간호윤리학

Ethics and Issues in Contemporary Nursing

CENGAGE Learning

Ethics and Issues in Contemporary Nursing

4th Edition

Margaret A. Burkhardt
Alvita Nathaniel

ISBN-13: 978-89-6069-401-9

Cengage Learning Korea Ltd.
Suite 1801 Seokyo Tower Building
133 Yanghwa Ro Mapo-Gu
Seoul 121-837 Korea
Tel: (82) 2 322 4926
Fax: (82) 2 322 4927

Cengage Learning is a leading provider of customized learning solutions with office locations around the globe, including Singapore, the United Kingdom, Australia, Mexico, Brazil, and Japan. Locate your local office at: www.cengage.com/global

Cengage Learning products are represented in Canada by Nelson Education, Ltd.

For product information, visit www.cengageasia.com

Printed in Korea
1 2 3 4 18 17 16 15

간호윤리학

Ethics and Issues in Contemporary Nursing

2014년 8월 20일 1판 1쇄 인쇄
2014년 8월 30일 1판 1쇄 발행

지은이 | Margaret A. Burkhardt, Alvita Nathaniel
옮긴이 | 엄영란 외
펴낸이 | 김진환
펴낸곳 | **정담미디어 · (주)학지사**
121-838 서울시 마포구 양화로 15길 20 마인드월드빌딩
대표전화_ 02-330-5188 팩스_ 02-326-0338
등 록 | 2010년 2월 8일 제313-2010-36호
메 일 | jdmpub@jdmpub.com
홈페이지 | http://www.jdmpub.com

ISBN 978-89-6069-401-9 93510

가 격 | 27,000원

간호윤리학

Margaret A. Burkhardt, Alvita K. Nathaniel 공저
엄영란 강소영 공병혜 김기경 김민아 김상희 김지현 박미현
박은준 안성희 이승희 이여진 최귀순 한미현 홍성경 홍은영 공역

ETHICS & ISSUES IN CONTEMPORARY NURSING

FOURTH EDITION

CENGAGE Learning™ 정담미디어

Andover • Melbourne • Mexico City • Stamford, CT • Toronto • Hong Kong • New Delhi • Seoul • Singapore • Tokyo

역자 소개

■ **대표역자**

엄영란 순천향대학교 간호학과

■ **역자**

강소영 부산가톨릭대학교 간호학과

공병혜 조선대학교 간호학과

김기경 연세대학교 원주의과대학 간호학과

김민아 목포가톨릭대학교 간호학과

김상희 연세대학교 임상간호과학과

김지현 백석대학교 간호학과

박미현 서울성모병원 간호부

박은준 건국대학교 간호학과

안성희 가톨릭대학교 간호학과

이승희 울산대학교 간호학과

이여진 가천대학교 간호학과

최귀순 중앙대학교 간호학과

한미현 혜전대학교 간호학과

홍성경 동남보건대학교 간호학과

홍은영 고려대학교 철학연구소

서문

강제수용소에서 살았던 필자들은, 마지막 남은 빵 한 조각을 주면서 다른 사람을 위로하던 사람들을 기억한다. 그 수는 많지 않았다. 그러나 한 인간에게서 모든 것을 빼앗는다 해도 단 한 가지는 빼앗을 수 없다는 증거가 되기엔 충분했다. 그것은 바로 인간이 어떠한 상황에 처한다 해도 그 상황에서 취하는 태도는 스스로 선택할 수 있다는 것이다.

– 빅터 프랭클, 〈죽음의 수용소에서〉

현 시대 간호사는 복합적이고 도전적인 이슈(개인적, 관계적, 전문직의, 제도적, 사회적)에 부딪치고 있다. 이러한 이슈에 어떻게 반응해야 적절한지 명쾌한 답은 없다. 특히 윤리적 딜레마 상황에서 어떤 선택을 해야 할지에 대해서도 명확한 답이 없는 상황이다. 윤리문제에 단일한 해결책이 있다고 주장하는 것은 타인에게 개인적 가치를 주입할 위험이 있다. 따라서 이러한 가능성에 민감해야 하며, 배경 요인 · 환자와 가족의 가치관 · 관계 · 도덕 발달 · 종교적 신념 · 영적 관점 · 문화 · 법률적 제약 같은 변수에 따른 딜레마에 대한 필자들 자신의 반응도 인식해야 한다.

이 책을 쓴 취지는 (1) 각 개인이 도덕적 행위자임을 인정하고, (2) 윤리적 의사결정에 필요한 요인은 수없이 많다는 것을 인식하며, (3) 의사결정 모델을 제시하여 개인이 정보를 수집하고 행동을 취할 수 있도록 돕는 것이다. 그리고 (4) 간호를 윤리적으로 책임감 있는 전문직으로 확신시키려는 것이다. 필자들은 간호의 관점에서 윤리 이슈를 제시하고, 다음과 같은 배경 요인이 관계와 의사결정 권한에 영향을 미친다는 것을 인정한다. 배경 요인은 전문적 지위, 성별(gender, 젠더), 간호직의 발달단계, 개인적인 윤리적 입장, 사회적 · 경제적 · 제도적 · 정치적 풍토, 개인적 · 전문적 임파워먼트(empowerment) 등이다.

윤리 이슈를 다루려면 가치 명료화, 윤리적 의사결정, 자기 인식, 임파워먼트, 초문화적(transcultural, 超文化的) 민감성, 불공정에 대한 저항 등의 기술이 필요하다. 이 교재는 현 시대 이슈에 관한 문제를 제시하고, 윤리 문제를 해결하는 데 필요한 민감성과 기술 개발의 과정을 제공한다. 또한 간호사의 다양한 환경과 역할을 중시하여, 이슈와 의사결정에 대한 개인의 접근방법을 스스로 인식하고 성찰할 수 있도록 연습문제와 탐구활동을 포함시켰다. 필자들의 목적은 이 교재 전반에 걸쳐 제시된 실제 상황을 보여주는 사례(Case Presentation), 생각을 하게 해주는 자료인 자신에게 질문하기(Ask Yourself)와 생각해보기(Think About It), 그리고 토론주제와 탐구활동(Discussion Questions and Activities)을 활용하여 학생이 능동적으로 학습하도록 하는 것이다.

다른 문화권에서도 다양하고 풍부한 역사를 가진 간호가 있음을 인정하지만, 필자들은 서양의 관점에서 저술하였다. 저술 배경을 말하는 이유는 이슈를 비판적으로 검토하고 권위를 가진 결정을 하는 데 도움이 되거나 방해가 될지도 모를 많은 요인을 설명해주기 때문이다. 이 책은 서양문화에서 간호전문직에 영향을 미친 역사적 요인들, 특히 종교와 젠더의 영향을 탐색하는 것으로 시작한다. 이는 학생이 간호 배경과 윤리적 의사결정에 대한 임의적이고 인위적인 장애물들을 더욱 충분히 이해하는 데 도움이 될 것이다.

I부에서는 윤리이론과 원칙, 다양한 이슈에 관련된 윤리학과 윤리적 의사결정을 다룬다. 정치적 · 전문적 · 법률적 · 사회적 · 젠더 이슈를 탐색할 때, 윤리 문제에서 많은 요소들이 서로 연관됨을 생각해보기 바란다. 이를 위해 구체적인 것에서 추상적인 것으로, 일반적인 것에서 실제적인 것으로, 전반적인 것에서 개별적인 것으로, 이슈에서 원칙으로, 이렇게 지속적으로 앞뒤로 움직여보기를 권한다.

간호의 관점에서 윤리 이슈를 논하는 것을 유지하면서, 필자들은 이 네 번째 개정판에 몇 가지를 새로 추가하였다. 간호의 배경철학 및 간호사 윤리강령의 발달에 대해 더 깊게 논의하고, 윤리위원회, 인간 장기 밀매, 의료개혁, 영적인 측면 등에 관한 내용을 더 추가하였다. 또한 논란이 되고 있는 에이즈 검사와 동성애와 양성애, 성전환 환자의 간호 문제도 추가하였다.

이 책의 핵심 주제는 개인적 · 전문적 상황에서 원칙에 근거한 행위이다. 윤리와 관련된 간호의 역사를 간략하게 서술하는 것으로 시작하는 I부 '원칙에 근거한 행위를 위한 가이드'에서는 원칙에 근거한 행위를 안내해줄 윤리이론, 모델, 원칙을 보여준다. II부 '원칙에 근거한 행위의 개발'은 가치 명료화, 도덕 발달, 윤리적 의사결정을 포함하는 개인적 이슈를 논한다. III부 '전문영역에서의 원칙에 근거한 행위'는 현 시대 간호에 중요한 전문적 · 법률적 개관과 구체적인 이슈를 다룬다. 이 III부에 간호사가 일하고 있는 보건의료 시스템, 기술, 환자의 자기결정과 관련된 자율성, 권한, 책무, 윤리강령, 학문적 이슈, 실무 이슈에 관한 논의를 포함시켰다. IV부 '간호실무에 영향을 미치는 글로벌 이슈'는 현 시대 보건의료시스템에서 간호사가 부딪치게 되는 이슈들을 이해할 수 있는 배경으로서, 글로벌 의식을 필요로 하는 21세기의 이슈들을 서술한다. 여기에서는 세계인의 건강 · 정치적 · 경제적 · 사회적 · 젠더 · 초문화적 · 영적 이슈에 관한 고려사항을 간호사의 역할, 잠재적 딜레마, 전문적 실무 차원에 비추어 논의하였다.

이 책에서 필자들은 간호를 받는 사람을 지칭하는 말로 '대상자(client)'라는 단어보다 '환자(patient)'를 선택하여 사용하였다. 간호사는 다른 전문인들과 함께 다학제적 건강관리 팀의 구성원으로 일하고 있는데, 간호사 이외의 전문인들도 환자라는 단어를 공통적으로 사용하고 있기 때문이다. 이러한 공통된 용어를 사용해야 소통과 이해, 그리고 협력에 도움이 된다. 또한 미국간호협회(ANA, 2010)는 'Nursing's Social Policy Statement'에서, 간호 수혜자가 여러 명의 간호사 중 한 명의 간호사를 선택할 수 있다는 의미에서 '대상자'라는 단어를 일부 간호사들이 사용하고는 있으나 그러한 선택이 일반적인 현상은 아니라고 명시하였다. 필자들은 '대상자(client, person, or individual)'라는 용어가 어떤 상황에서는 더 나아보이기도 하고, 필요하다면 독자가 직접 구별해보기를 권한다.

비록 서구적 관점에서 이 책을 저술했지만, 필자들은 서구 문화에도 다른 많은 문화권에서 온 사람들과 그들의 전통이 녹아있음을 인정한다. 필자들은 초문화적 상황과 이슈 성찰에 민감하려고 노력했다. 이런 맥락에서, 이 책에서 역사적 사건들의 연대를 언급할 때 더 친숙한 B.C.(Before Christ)가 아닌 B.C.E.(Before the Common Era)를 사용하였다.

이 책은 개인을 위한 것이다. 필자들은 실생활에서의 상황에 관련된 자신의 선택과 가치를 검토하고 의문을 가져보기를 권한다. 학습은 변화된 행위로 증명되듯이, 필자들은 이 책을 읽는 독자가 더 민감하고 능력 있고 용기 있으며 책임감 있는 의사결정자이자 시민이 되기를 희망한다. 필자들은 Phyllis Kritek(1994)의 "한 개인의 성격과 가치는 얼마나 어리석은 선택을 잘 피했는지가 아니라, 그 실수를 통해 배움으로써 실수를 반복하지 않게 되었고 그것을 책임졌는지에 달려 있다. …의미를 발견한다는 것은, 가치 있는 것을 찾기 위해 모든 사람들의 도움을 마다치 않고 받아들이는 과정이다."(pp. 21, 23)라는 말이 일리 있다고 생각한다. 이 책은 개인적 · 전문적 영역에서 타당한 선택을 하고 원칙에 근거한 방식으로 행동하는 것을 공부하는 과정을 도와주는 가이드를 제공한다. 독자가 이 책을 사용할 때, 플로렌스 나이팅게일의 〈Notes on Nursing〉 서문의 "나는 그녀를 가르치려는 것이 아니라 그녀에게 스스로를 가르치라고 요청한다. 이러한 목적을 위해, 나는 몇 가지 힌트를 그녀에게 주고자 한다."(1859)라는 말에 공감할 것이다.

참고문헌

American Nurses Association. (2010). *Nursing's social policy statement: The essence of the profession* (New edition). Silver Springs, MD: Author.

Kritek, P. B. (1994). *Negotiating at an uneven table: A practical approach to working with difference and diversity*. San Francisco: Jossey-Bass.

Nightingale, F. (1859). *Notes on nursing: What it is, and what it is not*. London: Harrison & Sons.

역자 서문

2014년 4월 16일 아침 발생한 세월호 참사로 국민들은 정부와 기업, 사회 리더들에 대한 신뢰를 상실하고, 속속 드러나고 있는 총체적 부실과 부패에 분노하였다. 뒤이어 발생한 장성 요양병원 화재 참사로 보건의료기관의 안전과 도덕성도 도마에 오르게 되었다. 인간과 생명의 존엄성에 대한 도덕적 의미가 더욱 크게 다가오게 되었다.

간호계는 어떠한가? 간호사 개개인은 너무도 희생적으로 힘겹게 일하고 있다. 한편 요양병원 화재로 드러났듯이 간호사 수가 너무나 적은 현실을 합리화해주는 법 규정들, 인증평가를 받아도 여전히 안전하지 않은 환경 안에서 일하고 있다.

이제 우리 간호사도 기관과 의사의 그늘에 가려 우리의 것을 제대로 주장하지 못하는 한편, 우리의 행위에 대해 덜 책임지는 수동적이고 안이한 현실에서 탈피할 때가 되었다. 우리 간호직이 보건의료 분야의 인정받는 전문인으로서 뿌리를 내려 사회적 영향력이 커진 만큼 우리의 현실을 비판적으로 살펴보고 독자적으로 행위할 책임이 있다고 생각한다. 간호행위의 주체는 우리 간호사 자신이며, 우리를 둘러싸고 있는 사회와 국가 그리고 세계와 보다 더 주체적으로 관계를 맺고 변화에 대응해나가야 할 때가 된 것이다.

이러한 현실에 부응하여 간호윤리교육도 이제 윤리지식을 가르치는 것을 넘어, '도덕적으로 행동하는 것이 무엇이며 어떻게 행동해야 하는가?'란 질문에 더 현실감을 가질 때가 되었다. 교육의 초점이 '간호의 윤리'에서 '도덕적인 간호'로, '윤리지식의 교육'에서 '도덕적 역량을 키우는 학습'으로 전환할 때가 되었다. 역자들은 이러한 문제의식에서 Margaret A. Burkhardt와 Alvita K. Nathaniel의 『Ethics & Issues In Contemporary Nursing, 4th Ed.』을 번역 출간하게 되었다.

이 책은 간호사가 행위의 주체가 되어 실제 간호상황에서 어떻게 도덕적으로 판단하고 행동해야 하는가를 탐색하도록 돕는다. 이 책의 저자들은 간호의 역사와 현실의 긍정적인 측면과 부정적인 측면을 모두 서술하여 간호사가 상황에 대한 균형감각을 갖도록 촉구한다. 예를 들어 기독교가 간호의 역사에 미친 긍정적인 영향 못지않게 부정적인 영향도 서술하여 보건의료현장에서 현재 간호사가 부딪치고 있는 갈등과 딜레마의 원천을 짚

어볼 수 있게 해준다. 특히 1장을 읽을 때 불편할 독자도 있을 것이다. 그동안 우리가 간호의 역사나 기독교가 간호에 미친 영향을 미화시켜온 탓이다. 그러나 과거와 현실을 있는 그대로 직시해야 비판적 안목을 가질 수 있고 비판적 안목이 있어야 우리가 원하는 미래를 가꾸어 갈 수 있을 것이다.

원저는 본래 20개의 장으로 구성되어 있었다. 역자들은 전체 내용을 검토한 후 우리 학생들의 현실과 다소 거리감이 느껴지거나 다른 교과목과 내용이 겹치는 부분이 많은 5개의 장을 빼고, 대신 2장('인간학에 기초가 되는 현대철학사조')을 추가하여 학생들이 간호의 대상인 인간과 그 세계를 깊이 있게 이해하는 데 도움이 될 수 있도록 철학이론을 포함한 총 16개 장으로 구성하였다.

이 책의 주요 내용은 간호사가 도덕원칙에 근거하여 판단하고 행동할 수 있도록 전통적인 철학 및 윤리이론, 생명의료윤리의 원칙들, 간호사 윤리강령의 소개와 더불어, 가치관의 발달과 명료화 및 의사결정모형의 활용방법을 보여준다. 또한 간호사가 전문인으로 활동하는 데 관련된 법률적 이슈, 다양한 관계, 테크놀로지의 활용, 환자의 자기결정, 연구윤리 등을 다루고 있다. 뿐만 아니라 시대적 트렌드에 맞추어 경제적 이슈, 젠더 이슈, 초문화적 영적 이슈의 도덕적 측면도 소개하고 있다. 우리나라에서도 병원 민영화가 논의되고 있는 현실과 간호학과에 남학생이 늘어나고 있는 현실, 그리고 다문화의 가속화 등의 현실을 감안할 때 매우 중요한 이슈들이다.

이 책은 학생이 자기 주도적으로 도덕적인 사고훈련을 할 수 있도록 실제 상황을 보여주는 사례들과 스스로 자신의 생각을 탐색하게 해주는 질문들, 그리고 다양한 토론주제와 관련 자료를 제시해주고 있다. 이러한 자료들을 강의시간에 활용한다면 다른 학생들의 생각과 관점을 이해하여 사고의 지평을 넓히면서 자신의 도덕적 사고를 비판적으로 검토하는 기회가 될 수 있을 것이다.

이 책의 번역을 기획하고 출판을 적극적으로 도와준 정담미디어에 감사드린다.

2014년 8월

대표 역자 **엄영란**

차례

PART I

원칙에 근거한 행위를 위한 가이드 _ 1

CHAPTER 1

간호 발달에 대한 사회적 · 철학적 · 역사적 영향 _ 3

서론 _ 4
사회적 요구의 영향 _ 6
영적, 종교적, 성별, 철학적 영향 _ 9
영적/종교적 영향 _ 9
고대 _ 10
초기 기독교 시대 _ 14
중세 _ 15
르네상스와 종교개혁 _ 21
근대 _ 22
요약 _ 25
주요내용 _ 26
토론주제와 탐구활동 _ 27
참고문헌 _ 27

CHAPTER 2

인간학에 기초가 되는 현대철학사조 _ 31

서론 _ 32
실증주의 _ 36
현상학 _ 37
해석학 _ 40
프래그머티즘 _ 42
분석철학 _ 43
삶의 철학 _ 44
정신분석학 _ 46
실존철학 _ 48
구조주의 _ 49
후기구조주의 _ 50
  푸코와 탈근대 이론 _ 50
  보드리야르와 '과실재' 개념 _ 53
인간 본성에 관한 생물학적 결정론 _ 62
토론주제와 탐구활동 _ 64
참고문헌 _ 65

CHAPTER 3

윤리이론 _ 67

서론 _ 68
  윤리와 간호 _ 69
철학 _ 71
덕과 윤리 _ 73
  윤리이론의 철학적 기초 _ 74
윤리이론들 _ 77
  공리주의 _ 78
  의무론 _ 83
  덕윤리 _ 87
  도덕적 특수주의 _ 91
요약 _ 93
주요내용 _ 94
토론주제와 탐구활동 _ 95
참고문헌 _ 96

CHAPTER 4

윤리원칙 _ 99

서론 _ 100

인격존중 _ 100

자율성 존중 _ 101

환자 자율성 침해에 대한 인식 _ 103

사전동의 _ 105

부권주의 _ 106

옹호 _ 107

지시불이행 _ 108

선행 _ 109

악행금지 _ 111

정의 _ 113

윤리규칙 _ 116

정직 _ 116

비밀유지 _ 119

비밀유지의 예외 _ 121

신의 _ 123

요약 _ 124

주요내용 _ 124

토론주제와 탐구활동 _ 125

참고문헌 _ 127

PART II

원칙에 근거한 행위의 개발 _ 131

CHAPTER 5

가치 명료화 _ 133

서론 _ 134
가치란 무엇인가? _ 134
도덕적 가치 _ 135
가치 습득 _ 135
자기인식 _ 136
자기인식의 증진 _ 138
간호전문직 상황에서의 가치 _ 140
기관의 가치가 미치는 영향 _ 140
환자와 함께 가치를 명확히 하기 _ 144
요약 _ 146
주요내용 _ 147
토론주제와 탐구활동 _ 147
참고문헌 _ 149

CHAPTER 6

가치관 발달 _ 151

서론 _ 152
가치관 발달에서의 초문화적 고려 _ 152
신념과 가치관 _ 154
가치관 발달에 관한 이론적 관점 _ 156
피아제의 인지발달단계 _ 157
콜버그의 도덕성 발달 이론 _ 157
길리건의 여성 심리 발달 연구 _ 159
파울러의 신념 발달단계 _ 160
간호에서 고려할 점 _ 164
요약 _ 167
주요내용 _ 167
토론주제와 탐구활동 _ 168
참고문헌 _ 168

CHAPTER 7

윤리와 간호전문직 _ 171

서론 _ 172
간호의 전문적 지위 _ 172
전문가로서의 간호사 _ 175
간호사 윤리강령 _ 176
간호윤리의 주제 _ 180
돌봄 _ 180
전문성 _ 182
자율성 _ 183
책무 _ 186
책무의 메커니즘 _ 186
권한 _ 190
동질감 _ 191
요약 _ 193
주요내용 _ 193
토론주제와 탐구활동 _ 194
참고문헌 _ 195

CHAPTER 8

윤리적 의사결정 _ 197

서론 _ 198
문제 분석 _ 198
도덕적 불확실성 _ 199
도덕적/윤리적 딜레마 _ 199
실천적 딜레마 _ 201
방해 요인 _ 201
윤리적 의사결정 _ 205
의사결정 _ 206
윤리적 의사결정 모델 _ 211
문제를 명확히 진술하라 _ 212
자료를 수집하고, 충돌하는 도덕적 주장을 파악하라 _ 212
전략을 탐색하라 _ 213
전략을 수행하라 _ 214
행동의 결과를 평가하라 _ 214

도덕적 고뇌, 도덕적 분노, 도덕적 심사숙고 _ 217
도덕적 고뇌 _ 217
도덕적 분노 _ 221
도덕적 심사숙고 _ 222
도덕적 심사숙고를 예측, 최소화, 통제하는 방법 _ 226
요약 _ 228
주요내용 _ 229
토론주제와 탐구활동 _ 229
참고문헌 _ 230

PART III

전문영역에서의 원칙에 근거한 행위 _ 235

CHAPTER 9

법적 쟁점 _ 237

서론 _ 238
법과 윤리의 관계 _ 238
일반적인 법적 개념 _ 240
고의적 불법행위 _ 251
사기 _ 251
사생활 침해 _ 252
공격과 폭행 _ 253
긴급피난과 동의 _ 253
불법감금 _ 254
명예훼손 _ 255
현대의 법 동향 _ 256
간호사의 의료과오에 대한 손해배상청구 _ 257
간호사 과실의 형사범죄화 _ 258
전자 통신상 비밀유지 _ 259
위기관리 _ 261
환자와의 의사소통 유지 _ 261
성실한 실무 _ 263
자율성과 권한의 유지 _ 263
책임보험 _ 264

전문가 증인으로서의 간호사 _ 265
요약 _ 266
주요내용 _ 267
토론주제와 탐구활동 _ 268
참고문헌 _ 269

CHAPTER 10

전문직 관계에서 발생하는 이슈들 _ 273

서론 _ 274
전문직 영역에서의 문제해결 _ 274
개인적 가치에 따른 관심 유지하기 _ 275
책임을 명확히 하기 _ 276
문제의 본질 파악하기 _ 278
신중한 대안 선택하기 _ 281
기관과 간호사와의 관계 _ 281
다른 간호사들과의 관계 _ 285
간호사와 의사와의 관계 _ 289
간호사와 하급 직원간의 관계 _ 291
차별과 괴롭힘 _ 293
인종차별 _ 294
장애인 차별 _ 296
성희롱과 성차별 _ 297
요약 _ 300
주요내용 _ 300
토론주제와 탐구활동 _ 301
참고문헌 _ 302

CHAPTER 11

테크놀로지 관련 이슈 _ 305

서론 _ 306

테크놀로지의 이점과 도전들 _ 306

삶의 질 _ 307

선행과 악행금지의 원칙 _ 308

현재의 테크놀로지: 이슈와 딜레마 _ 308

환자 치료: 중단과 목적 _ 309

삶과 죽음, 임종에 대한 이슈 _ 310

연명의료 _ 313

심폐소생술 금지 _ 317

인공영양과 수액공급 _ 320

테크놀로지 관련 법적 이슈 _ 321

완화의료 _ 324

완화의료 회의 _ 324

다른 테크놀로지에서 잠재적인 딜레마의 예 _ 326

논란이 많은 테크놀로지 _ 328

테크놀로지 발전과 관련한 간호실무 _ 331

테크놀로지, 프라이버시, 비밀유지 _ 331

태도와 가치관 _ 333

의사소통의 중요성: 누가 결정하는가? _ 334

돌봄: 사람에게 초점 맞추기 _ 335

요약 _ 336

주요내용 _ 336

토론주제와 탐구활동 _ 337

참고문헌 _ 339

CHAPTER 12

환자의 자기결정 관련 실제 이슈 _ 343

서론 _ 344
자율성과 가부장주의 _ 344
자율성이 얼마나 보장되어 있는가? _ 346
사전동의 _ 348
사전동의의 윤리적 · 법적 요소들 _ 349
간호계의 역할과 책임: 사전동의 _ 351
사전의료의향서 _ 353
의사결정능력 _ 355
간호 역할과 책임: 사전의료의향서 _ 360
삶과 건강 관련 선택 _ 362
추천된 치료에 관한 선택들 _ 362
논쟁이 되는 선택들 _ 366
비밀유지 _ 372
요약 _ 373
주요내용 _ 374
토론주제와 탐구활동 _ 375
참고문헌 _ 377

CHAPTER 13

학문 및 연구윤리 _ 379

서론 _ 380
학문적 정직 _ 380
연구관련 이슈와 윤리 _ 382
연구에서의 윤리적 쟁점 _ 383
특별히 고려할 사항: 취약계층 _ 390
인권보호 이상의 이슈들 _ 391
자료의 윤리적 처리 _ 393
요약 _ 395
주요내용 _ 395
토론주제와 탐구활동 _ 396
참고문헌 _ 397

PART IV

간호실무에 영향을 미치는 글로벌 이슈 _ 399

CHAPTER 14

경제적 이슈 _ 401

서론 _ 402
의료경제학의 개요 _ 402
분배 정의 _ 404
자격(의료를 제공받을 자격) _ 404
공정한 분배 _ 407
자원 분배 _ 407
정의의 이론 _ 408
최신 동향과 의료 경제 이슈 _ 410
의료 개혁 _ 411
매니지드 케어 _ 413
요약 _ 415
주요내용 _ 415
토론주제와 탐구활동 _ 416
참고문헌 _ 417

CHAPTER 15

젠더 이슈 _ 419

서론 _ 420
젠더에 기반한 이슈에 대한 역사적 관점과 개요 _ 420
간호에서의 성차별 _ 422
간호에서의 여성 _ 422
간호에서의 남성 _ 422
여성 건강에서의 젠더 이슈 _ 424
성별과 돌봄 _ 425
간호에서의 성희롱 _ 427
현대의 성차별주의 _ 428

성적 취향 _ 429
레즈비언, 게이, 양성애자, 성전환 환자를 위한 돌봄 _ 430
성별과 관련된 의사소통 문제 _ 430
간호사-의사 의사소통 _ 431
환자와의 의사소통 _ 431
성별과 인종 _ 432
요약 _ 434
주요내용 _ 435
토론주제와 탐구활동 _ 435
참고문헌 _ 437

CHAPTER 16

초문화 및 영적 이슈 _ 441

서론 _ 442
초문화적 이슈들 _ 442
문화의 이해 _ 443
문화적 가치와 신념 _ 444
문화와 보건의료체계 _ 448
보완대체요법 _ 450
초문화적 이슈와 관련된 법적 고려사항 _ 452
영성과 종교에 관한 이슈들 _ 453
영성에의 접근 _ 453
영성과 종교 _ 455
영성의 육성 _ 460
요약 _ 461
주요내용 _ 461
토론주제와 탐구활동 _ 462
참고문헌 _ 464

부록 _ 467

용어설명 _ 485

찾아보기 _ 497

Part I

원칙에 근거한 행위를 위한 가이드

GUIDES FOR PRINCIPLED BEHAVIOR

I 부는 간호사가 이슈를 비판적으로 검토하고 윤리적 의사결정에 체계적으로 참여하는데 기초가 된다. 1장은 전체 사회 시스템의 한 부분인, 서구 문화에서의 간호전문직에 대한 통찰력을 제공한다. 특히 철학의 영향, 종교적 관습, 그리고 여성의 사회적 지위에 중점을 둔다. 윤리이론과 원칙을 알게 되면 간호사가 개인적인 의사결정에서 일관성 있고 논리적인 시스템을 개발하는데 도움이 된다. 2, 3, 4장은 철학적 입장과 고전적인 윤리이론과 윤리원칙을 서술한다.

Chapter

1

간호 발달에 대한 사회적 · 철학적 · 역사적 영향

Social, Philosophical, and Other Historical Forces Influencing the Development of Nursing

어떤 일에서나 시작이 가장 중요하다. 특히 어리고 연약한 경우는 더욱 그렇다. 이 시기에 성격이 형성되고 자신이 바라는 인상이 만들어지기 때문이다.

– 플라톤, 〈국가론〉

학습목표

1장을 공부하면, 학생은 다음을 할 수 있다.

1. 간호의 기원과 사회적 요구간의 관계를 토론한다.
2. 간호의 기원과 도덕적 추론간의 관계를 토론한다.
3. 간호직과 더 큰 사회가 서로 유익한 관계임을 서술한다.
4. 문화적으로 지배적인 신념체계가 간호실무에 미친 영향을 설명한다.
5. 역사적인 영적 신념과 종교적 관행이 간호 발전에 어떤 영향을 미쳤는지 파악한다.
6. 여러 문화에서의 여성 지위의 역사적 배경이 간호실무에 어떻게 관련되는지 토론한다.
7. 철학이 사회 내 신념과 관습에 미친 영향을 검토한다.
8. 간호실무 진화과정과 간호직의 현재 상태를 연관지어 설득력 있게 추론한다.

서론

이 장은 서구 사회에서 간호의 위치를 비판적으로 검토하는 데 중요한 역사적인 신념과 전통을 요약한다. 사상과 전통, 신념은 각 시대간에 서로 연관된다. 각 역사시대는 이전 시대가 어떠했는지에 영향을 받기 마련이다. 1장에서는 간호 관습에 기초가 되어온 철학과 종교, 사회적 구조에 역사적으로 관련되는 것들을 설명한다. 윤리적 의사결정에서 간호사가 어떠한 역할을 해왔는지 비판적으로 살펴보기 바란다. 비판적으로 검토한다면 전통을 넘어 사려깊고 객관적인 추론을 하게 되고 도덕적 담론 참여에 필요한 준비를 더 잘 할 수 있다.

서구 국가의 윤리규약이 서양 철학과 전통에서 유래되었기 때문에 이 책은 서양 철학과 전통에 중점을 둔다. 그렇다고 동양의 전통과 종교, 철학이 값어치가 없다는 것은 아니다. 필자들은 동양의 풍부한 지식과 지혜가 간호에 기여해왔음을 인정한다. 브라만교, 불교, 자이나교, 유교, 도교는 서양철학이 유명해지기 전부터 독자적으로 동양철학을 발전시켰다. 이러한 동양 전통은 중요하므로 이에 대해 더 공부해볼 것을 권한다. 문화가 점점 더 다양해지는 최근 환경을 고려할 때, 다른 문화권의 신념과 전통을 인정해주는 것이 중요하다.

인간은 본래 가까운 주변의 신념과 관습을 수용한다. 우리는 가족과 주변 사회집단의 가치관, 전통, 문화적 관습을 생각하기 마련이다. 또한 주변 사람들이 믿는 것을 믿고, 자신의 신념에 일치하는 방식으로 행동하려고 한다. 사회집단은 그 신념에 적합한 행동을 가치있는 것으로 평가한다. 사람들은 자기가 속한 사회집단의 인정을 받고 싶어하기 때문에 전통이 지속될 수 있다. 미국 철학자 퍼스(Charles Sanders Peirce, 1839~1914)는 사람들이 신념을 고정하는 데 사용하는 방법을 제시했다. 간호역사 대부분은 퍼스가 제시한 신념고정의 방법 중에서 권위의 방법(authority method)이라 할 수 있다.

퍼스는 신념고정의 방법으로 고집(tenacity), 권위(authority), 선험성(a priori), 추론(reasoning)이라는 4가지를 파악해냈다(Houser & Kloesel, 1992). 그는 진리란 모든 인간이 탐구하는 목적이며 탐구와 논리는 한 사람이 진리를 발견할 수 있는 방법을 제공해준다고 주장했다. 그러나 퍼스는 한 사람이 정말로 어떤 것에 의문을 가질 때에만 진리를 발견할 수 있다고 하였다. 대부분의 사람들은 자신의 신념에 대해 의문을 갖지 않는다. 따라서 권력자나 기관이 어떤 원칙을 '올바른 신념(correct beliefs)'이라고 지속적으로 반복해서 강요하고 교육시키는 권위의 방법으로 신념을 고정하게 된다. 이 권위의 방법은 신학적 · 정치적 도그마(dogma)

를 유지하는 주요 수단이 되어왔다. 넓은 의미에서 볼 때, 역사가 간호직에 미친 영향도 바로 이러한 권위의 방법이라 할 수 있다. 그러나 간호의 역사를 잘 살펴보면 신념을 고정하는 다른 방법들이 간호학에 어떤 영향을 미쳤는지 알 수 있다. 이것을 더 깊이 이해한다면 여러분이 전문인으로서의 역할을 생각하면서 자율적인 도덕적 추론을 할 수 있게 될 것이다.

간호는 '도덕 중심의 보건의료 전문직(morally central health care profession)'(Jameton, 1984, p.xvi)으로 불려왔다. 환자를 돌보고 질병을 치료하는 사람들은 항상 있어왔다. 의료와 간호, 다른 보건의료 직종들의 뿌리가 같으므로 간호직의 발달만 추적하는 것은 쉽지 않다. 그럼에도 도덕적 추론이 간호의 탄생과 진화, 관습에서 역사적 기초가 되었음을 알 수 있다. 간호의 정신과 본질은 사회와 개인의 도덕 규약에서 나온 것이기 때문이다. 이 장에서, 우리는 도덕적인 분야로서 간호에 역사적 영향을 미친 '사회적 요구', '영성/종교', '철학', '여성의 역할' 4가지를 살펴볼 것이다.

도덕과 윤리학은 다양한 수준에서 간호에 영향을 미쳤다. 간호사로서 타인을 돌보려는 동기는 도덕적 추론에서 생겨난다. 집단의 도덕적 신념이 모아져 행위의 규칙이나 윤리학을 만들어냈다. 문화적으로 수용되어온 규칙들은 간호의 경험과 직업의 통합적인 부분이 되었다. 이상(ideals)의 표현과 도덕적 이슈의 토론, 도덕 원칙, 윤리강령 등은 간호역사 속에서 계속 발견된다. 고통받는 사람들에게 위안을 주고 돌보는 것은 인간의 문화에 근본적인 이익이 되므로 간호는 도덕적으로 가치 있는 일이다(Jameton, 1984). 현대 보건의료 기술이 가능한 것의 경계를 확장함에 따라 모든 사회는 새로이 부각되는 윤리적 이슈를 검토하도록 도전받고 있다. 우리 간호사들은 도덕적 의사결정을 필요로 하는 보건의료 시스템 내에서 윤리적 긴장을 느끼고 있는데, 아직도 합법적인 의사결정을 하는 역할에 제약을 받고 있다. 필자들은 현대 보건의료시스템 내에서의 우리의 위치를 이해하기 위해 간호의 역사를 검토하고자 한다.

이 교재의 목적은 간호사가 의사결정의 힘을 갖도록 격려하는 의미에서 간호윤리를 제시하려는 것이다. Fulton(1997)은 간호사의 관점은 부정적인 메시지를 주는 역사적인 힘으로 인해 왜곡되고 억압받아 왔다고 하였다. Stevens에 따르면, 이 왜곡과 억압이 "어떤 강요도 받지 않고 자유롭고 동등하게 사회에 참여하는 것을 방해한다."(1989, p.58) 불가능한 상황에 대처하기 위해 애써야 하기 때문에, 간호사는 자신에 관한 부정적인 메시지를 계속 믿게 되고 건설적이지 않으며 힘을 주지도 못하는 방식으로 행위하게 된다(Hedin, 1986; Roberts, 1983). 다시 말해, 우리는 사회적 · 전문적 역사와 연관지어 현재 상황을 이해할 수 있을 뿐이기 때문이다(Harden, 1996). 이런 생각들은 하버마스(Habermas, 1971)와 프레이리(Freire, 2000)의 비판적 사회이론(critical social theory)과 관련된다. 비판적 사회이론의 기본 원칙은 사회현상의 각 국면은 그 현상이 발견된 역사 및 구조와 연관지어야 이해할 수 있다는 것이다. 권력과 관심에 대한 역사적 · 사회적 관습과 얽힘의 맥락에서 객관적으로 볼 때에만 생각의 의미를 파악할 수 있다(McCarthy, 1990). 하버마스(1971)는 한 개인의 삶에 영향을 주는 숨겨진 억압을 인식할 수 있어야만 증거들을 평가할 수 있고 충분히 참여할 수 있으며, 그 억압으로부터 자유로워질 수 있다고 하였다. 앞으로 나아가기 위해, 간호역사를 공부하여 통찰력을 얻어야 그 억압이 무엇인지 볼 수 있고 억압을 해석하여 해방되는 방법이 무엇인지 찾아낼 수 있다. 이를 위하여 필자는 간호직의 윤곽을 만들어온 역사적 · 사회적 힘들을 보여주려고 한다.

역사 전체에서 간호직의 발달에 대한 명확한 그림을 찾아내는 것은 쉽지 않다. 의료와 간호는 둘 다 치유자로서의 긴 역사를 통해 발전해왔기 때문이다. 두 직종은 처음부터 서로 아주 밀접하게 얽혀있기 때문에 각각의 기원을 정확하게 아는 것은 불가능하다(Donahue, 1996). 그러나 우리는 간호의 역사는 사람들, 특히 여성들이 다른 이들의 고통을 완화시켜주려고 노력한 결과임을 알고 있다. Selanders는 "간호의 역사는 고대로부터 현대까지 살아온 사람들의 역사다. 어떤 한 개인이나 하나의 사건, 또는 하나의 목적 때문에 발전된 것이 아니다. 오히려 간호의 현대적 지위는 보건의료 틀 내에서 사회적 발전의 집합적인 그림을 표현해주는 것이다."(1998a, p.227)라고 했다. 타인을 돌봐주려는 간호사의 동기는 처음부터 실천적, 도덕적 또는 영적 영향력에서 나온 것이었다. 간호사의 역사는 불가피하게 여성의 지위와 연결된 직업의 스토리이기도 하다. 치유자로서의 역사와 이에 뒤이은 간호사로서의 역사는 여러 시대 사회운동에서 중요한 부분이다. 간호사의 역사는 당시의 사회적 표준에 영향을 받은 전문집단의 이야기이다(Donahue, 1996).

사회적 요구의 영향

돕는 전문직(치유 전문직, helping profession)의 기원과 목적 그리고 의미는 문화적으로 수용된 도덕적 규범과 개인의 가치관, 인지된 사회적 요구의 맥락에서 찾을 수 있다. 타인에게 봉사하고 그들의 요구에 반응함으로써 간호사는 도덕적 신념을 표현한다. **도덕적 숙고(moral thought)**라는 용어는 옳음과 그름(right and wrong), 좋음과 나쁨(good and bad)을 사려깊게 검토하는 것과 관련된다. 도덕적 추론(moral reasoning)은 이런 유형의 숙고 수준들을 포함한다. 도덕적 추론이 복합적이고 잘 개발되어 있을 수도 있으나 초보적인 수준일 수도 있다. 사람이 도덕적 이슈를 신경 쓰는 이유는 무엇일까? 어떤 도덕 철학자들은 공감이 도덕적 추론과 행위에 대한 동기가 된다고 말한다. 예를 들어 타인의 고통을 떠올릴 때, 마치 자신이 고통받는 것처럼 상상한다. 어떤 사람들은 타인을 도우려는 욕구는 "다른 사람들이 당신에게 해주기를 원하는 대로 행하라"는 황금률(golden rule)과 비슷한 사회적 양심과 동기에서 나온 자연스러운 결과라고 한다. 세계적으로 유명한 교훈인 황금률은 기독교, 유대교, 이슬람교, 유교, 힌두교, 불교, 도교 등을 포함하여 주요 도덕적 전통에 어떤 형태로든 들어있다(Honderich, 2005; Spooner, 1914). 어떤 학자들은 황금률을 따르는 이유는 곤경에 빠진 사람을 돕기 위한 것이기도 하지만, 부분적으로는 자신이 비슷한 곤경에 빠졌을 때 누군가가 자신을 도와주기를 바라는 마음에서라고 한다. 다른 한편, 도덕적 추론이 순수하게 종교적 신앙에만 기초한다면, 계명을 지키기 위해서라든가, 신에 대한 의무라고 믿고 있는 것을 수행하기 위해서이거나, 아니면 영적인 보상을 얻기 위해서일 것이다. 도덕적 행위의 본래 동기가 타인을 도우려는 것이든 종교적인 의무에 기초하든 관계없이, 행위의 결과는 동일하게 타인의 건강요구를 충족시켜 주는 것이다. 도덕이 중심이 되는 건

자신에게 질문하기

도와주려는 동기는 무엇일까?

모든 사람이 다 행복하고 건강하며, 인간관계도 만족스러운 유토피아를 상상해보자. 여기에는 질병이나 죽음도 없고, 타인의 도움 없이 각자 자신의 욕구를 완전하게 충족시킬 수 있다. 이런 세상에서는 모든 사람이 만족스럽게 살고 건강하고 행복하므로 사회문제도 없고 경찰이나 의사, 간호사, 변호사, 사회복지사 같은 돕는 전문직도 필요하지 않다. 사람들은 도덕적 이슈를 생각할 필요도 없다. 자, 이제 이 세상에 심각한 질병이 퍼지게 될 경우를 상상해보자. 환자가 된 사람은 스스로 자신을 돌볼 수 없게 되었고, 자신의 기본적인 욕구도 해결할 수 없게 되었다.

- 사회는 이 문제를 어떻게 해결할 수 있을까?
- 환자가 된 사람은 완전히 스스로를 책임져야 될까?
- 질병에 걸리지 않은 사람들은 타인의 고통을 무시하면서 계속 유토피아적 생활을 할 수 있을까? 아니면 사회 전체가 도움이 필요한 환자를 도울 책임이 있는가?
- 사회는 질병에 걸린 사람들이 고통을 받도록 내버려 둘까? 아니면 건강한 사람들이 환자를 도울 경우 '완벽한' 삶이 변하게 되어 사회질서가 새로이 일반화될까?

강관리 전문직으로서 간호는 역사적으로 인간의 고통에 반응해왔다.

위의 〈자신에게 질문하기〉 연습에서 예로 든 가상의 사회에서, 적어도 몇 사람은 도움이 필요한 사람을 돕는 일이 중요함을 인식할 것이다. 그 사람들은 자신의 신념을 검토하는 것과 같이 도덕적 숙고를 시작할 것이다. 도덕적 문제를 해결하는 것과 관련되는 행위의 규칙 형태로서 윤리학이 생겨나게 될 것이다. 환자를 돕는 데 참여하는 사람들은 개인의 능력을 활용하여 최대 이익을 산출하는 방법과, 서비스와 자원을 제공하는 부담을 공정하게 나누는 방법 등을 고안하게 될 것이다. 이 예에서도 볼 수 있듯이 간호는 개인과 집단의 어떤 요구를 충족시켜주기 위해 존재하는 전문직이며, 따라서 간호는 사회에서 사람들의 도덕적 추론의 산물인 것이다.

앞으로 다른 장에서 더 살펴보겠지만, 각 시대의 사회적 요구는 한 전문직의 존재와 한계를 결정하는 기술적 능력 및 지식 기반과 결합된다. 직업의 경계선은 사회의 요구가 변화됨에 따라 달라지는 역동적인 것이다. 간호는 사회의 한 부분이다. 간호직이 계속 존재하려면 우리의 관심사는 '부분이 속한 전체'의 관심사에 봉사해야 하며 봉사하고 있는 것으로 인정받아야 한다(미국간호협회[ANA], 1980, p.3). 〈간호: 사회정책서(Nursing: A Social Policy Statement〉(ANA, 1980)는 간호의 사회적 책임을 서술한 최초의 문헌이다. 이 문헌과 이후 개정된 〈간호의 사회정책서(Nursing's Social Policy Statement〉(ANA, 1996)는 간호직과 사회와의 관계와 간호를 받는 사람들에 대한 책임을 이해하는 개념틀을 제공한다. 이 문헌들에는 간호직과 사회는 서로 혜택을 주는 관계라고 서술되어 있다.

> 전문직은 사회, 문화와 제도, 다른 직업들과의 관계에서 인정받고, 연관성과 의미가 있어야 한다. 전문직은 일차적으로 특정 사회와 그 구성원들의 욕구, 상태, 전통의 차원에서 인정받고 연관성이 있어야 한다. 구성원들이 가장 필요로 하고 원하는 직업적 기술과 지식이 무엇인가는 사회의 기술적 · 경제적 발달 수준과 사회경제적 · 정치적 · 문화적 조건 및 가치관에 따라 결정된다. 다음, 다양한 재정적 수단으로써, 기관들이 구성원들의 수요를 공급하기 위해 일부 사람들을 교육하게 된다. 그렇다면 논리적으로 볼 때, 특정 사회에서 개인들이 참여하고 있는 전문직은 개인의 소유가 아니라 사회의 재산인 것이다(ANA, 1980, p.3).

생각해보기

사람들이 봉사 지향적이 되도록 해주는 것은 무엇인가?

- *도움을 필요로 하는 사람들을 돕도록 동기부여되는 이유는 무엇인가?*
- *특정 상황에서 타인을 돕기로 선택한 행위는 이기심, 이타주의, 또는 여러 동기가 종합된 것에 기초하는 것으로 설명된다. 오늘날 치유 전문직(healing profession)에서 타인을 돌보려는 동기부여는 어떻게 서술할 수 있는가?*

간호직은 특정 건강요구를 충족시켜 주려는 목적을 위해 사회가 만들어낸 것이다. 이에 응해, 간호직은 구성원들이 그 서비스를 제공할 전문적 능력을 갖출 것을 은연중에 약속하고 더 나아가 그 서비스를 제공할 수 있는 유일한 구성원이 되었다. 사회적 요구와 타인을 돌볼 동기와의 관계는 상호보완적이다. 인간의 본성이 타인에 대한 봉사에 관심이 있다는 것은 다행이다.

영적, 종교적, 성별, 철학적 영향

영적/종교적 영향

과거와 현대 문화에서 영적 · 종교적 기초는 보건의료의 여러 국면을 결정한다. 영적 신념과 종교적 관습이 간호와 다른 치유 전문직의 도덕적 기초에 중요한 기여를 했다. 또한 성별과 치유자의 행위에도 영향을 미쳤다. 영적 · 종교적 원칙들은 사람, 생명, 죽음, 건강의 가치에 관한 신념에 영향을 주었다. 역사적으로 우세한 종교적 기관들이 치유의 기원과 핵심을 판단하고, 누가 합법적인 치유자의 지위를 가질 것인지를 결정한 시대도 있었다. 고대 이래 간호가 밟아온 길도 순탄하지는 않았다. 여기에는 발전도 있었고 좌절도 있었다. 광범위한 집단이 간호사란 호칭으로 불려왔다. 장서들이 파손되어 역사 초기 문화에서 간호사였던 사람들에 대한 기록은 거의 남아있지 않다. 어쨌거나 어떤 형태로든 간호는 모든 문화에서 존재해왔고, 영적인 신념, 종교적 습관, 관련되는 문화적 가치관의 영향을 받아왔다.

성별 영향

사회에서 여성의 역할은 간호실무에 영향을 주는 가장 중요한 요인 중 하나이다. 모든 문화에서 여성은 치유자였다. 간호는 일반적으로 여성의 직업이었기 때문에(처음부터 간호사의 95~98%는 여성이었다), 여성의 사회적 지위는 간호사에게 허용된 자유와 존중의 범위를 결정하는 데 핵심이었다. 사회에서의 성역할을 결정하는 사회적 힘이 간호직의 외형을 만들었다. 간호사에게는 성에 대한 고정관념이 항상 문제가 되었다. 여성은 본래 더 인도적이고 더 돌보는 존재로 인식된 결과로, 여성은 누구나 간호의 재능을 자연적으로 부여받은 것으로 간주되었다. 플로렌스 나이팅게일(Florence Nightingale)조차도 "모든 여성은 인생에서 한때 자녀같은 누군가의 개인적인 건강을 책임지므로 간호사라 할 수 있다."(〈Nightingale〉, 1859, 서문)고 썼다. 이러한 고정관념은 간호에 축복이기도 하지만 저주이기도 하다.

사회는 여성에게 독자적으로 의사결정을 하거나 의사결정과정에 참여하는 권위적인 역할을 허용하기도 했지만, 허용하지 않는 시기도 있었다. 역사에서 여성이 유일한 치유자로 존경받은 시대도 있었지만, 치유의 보조적인 역할만 강요되던 시기도 있었다.

철학적 영향

고대로부터 오늘날까지 철학자들은 문화를 형성하는 데 도움이 되는 중요한 문제를 제기하고 이론을 제시했다. 철학자들은 진리와 실재의 본질에 관한 문제를 제기했다. 그들은 도덕성과 좋은 삶의 특성에 관한 이론을 제시했다. 그들은 과학적 방법에 영향을 준 행위, 상호작용, 원인과 결과에 관한 이론도 제시했다. 철학자들이 나타난 이래 철학은 사회의 모든 요소에 영향을 미쳤다.

고대

고대 종교적 영향과 여성의 역할

한 문화의 **우주론(cosmology)**은 질병과 치유의 기원에 관한 특정 신념을 결정짓는다(Achterberg, 1990). 우주론은 한 문화에서 무엇보다 중요한 신념체계다. 우주론은 한 문화권의 사람들이 우주의 구조, 기원, 과정을 생각하는 방법을 묘사한다. 우주론은 신에 관한 신념도 포함한다. 어떤 문화에서 숭배되는 신의 본성은 지배적인 치유 신념에 직접적인 영향을 미친다. Achterberg는 고대 문화에 관해 다음과 같이 말한다.

> 신들이 지구에 살았을 때 온 지구는 신성의 징후로 숭배되었다. 강, 바위, 특히 인간은 신성한 장소의 거주자였다. 우리가 무생물이라 부르는 것이나 생물이라 부르는 것이나 모두 다 살아있는 것이었고 서로 연관된 것이었다. 모든 인간은 영의 숨을 호흡하고 영의 물을 마셨다(p.188).

따라서 고대 문화에서 치유자는 치유 실무에서 영과 지구의 신성한 요소와 연관되었다.

초기 문화에서는 신성과 연관된다는 점에서 치유자를 천직으로 보았다. 고대에 치유자의 지위는 특별한 영적 재능으로 결정된다고 생각되었다. 유적을 살펴보면, 수메르, 덴마크, 그리스를 비롯한 여러 지역의 고대 문화에서 치유 기술은 제사장이나 샤먼(shaman)이 신성한 의식으로 수행했음을 알 수 있다. 이들 고대 치유자들은 각 문화의 신이 형상화된 것으로 묘사되었다(Achterberg, 1990). 고대 페르시아에는 3가지 유형의 치유자가 있었는데 칼로 치유하는 사람, 약초로 치유하는 사람, 신성한 말로 치유하는 사람이었다. 이중 신성한 말로 치유하는 사람이 가장 위대한 품격을 가진 치유자로 간주되었다(Dolan, 1973). 고고학적 증거에 의하면 초기 문화에서 치유자의 지위는 신성함과 연관되었다.

고대에는 지배적인 신이 여성적이든 양성적 혹은 남성적인 본성을 갖든 관계없이 치유술을 행하는 리더는 항상 여성이었다. 초기 역사에서 여성이 치유자와 여사제로서 존경받는 역할을 했다는 증거가 광범위한 문화에 걸쳐 남아있다. 세계가 거칠어지고 신이 남성적인 본성으로 생각됨에 따라 독자적이고 일차적인 치유자로서 여성의 역할은 없어지게 되었다(Achterberg, 1990).

아스클레피우스(Asclepius or Asklepios)는 고대 그리스 신화에 나오는 의료와 치유의 신이다. 아스클레피우스는 신으로 간주되었으나 어떤 사람들은 인간적인 요법으로 유명했던 실제 인물로 생각하기도 한다. 아스클레피우스는 수술 기술과 약물, 마술, 사랑의 묘약을 사용하고, 시체를 일으켜 세우기도 했다는 것이다. 신화에서 아스클레피우스는 여러 자녀를 두었다. 히게이아(Hygieia)는 건강의 여신이었고('위생'을 뜻하는 'hygiene'은 그녀의 이름에서 유래했다) 파나시아(Panaceia)는 치유의 여신이었으며('만병통치약'을 뜻하는 'panacea'는 그녀의 이름에서 유래했다) 이아소(Iaso)는 약의 여신이었다. 아스클레피우스의 제자들은 치유의 신전을 세웠는데 이 신전은 '아스클레피우스의 신전'이라 불렸다. 당시 사람들은 신전의 사제에게서 적합한 치료제가 '계시'되기를 기대하며 환자를 신전에 밤새 머물게 하였다고 한다. 병이 나은 사람은 아스클레피우스에게 수탉을 제물로 바쳤다(Hart, 2000).

로마가 아스클레피우스를 숭배한 기간은 기원전 800년부터 기원후 400년 정도였지만 그의 영향력은 여러 세기 동안 미쳤다. 어떤 사람들은 히포크라테스(Hippocrates)도 아스클레피우스의 신전에서 공부했다고 한다. 히포크라테스 선서는 "나는 아폴로신, 치유자인 아스클레피우스, 히게이아와 파나시아에게 맹세한다. 그리고 나는 모든 신과 여신에게 맹세하고, 나의 능력과 판단을 지킬 것과 선서 협정을 따를 것을 맹세한다."라는 말로 시작한다(Temkin & Temkin, 1987). 나이팅게일이 가장 존경했던 고대 철학자 플라톤은 소크라테스의 마지막 말을 기록한 대화편 〈파이돈(Phaedo)〉에서 "크리톤, 우리는 아스클레피우스에게 수탉을 바쳐야 한다. 그에게 이 제물을 바쳐라, 잊지 말아라."(플라톤, 1977 번역, p.99)라는 기록으로 아스클레피우스에게 경의를 표하였다. 오늘날까지도 미국의사회와 미국정형외과의사협회의 상징은 투박한 지팡이에 뱀 한 마리가 감겨있는 아스클레피우스의 지팡이이다. 아마도 아스클레피우스와 그의 딸들인 히게이아, 파나시아, 이아소와의 관계는 긴 역사동안 지속되어 온 남성 중심의 부권주의적(paternalistic) 시스템에 기여했을 것이다.

서구적 사고에 가장 큰 영향을 미친 것은, 종교의 중요한 부분으로서 보건의료 실무로 성문화된 초기 히브리인의 가르침이라 할 수 있다. 모세법의 보건 규정이 개인, 가족, 공동체 생활의 모든 면에 적용되었다. 여기에는 휴식, 수면, 청결, 위생, 출산에 관한 원칙들이 포함된다(Dolan, Fitzpatrick, & Herrmann, 1983). 이 규정에는 음식물 검사, 질병 탐지와 보고, 배설물 처리 방법, 부인 위생, 전염병 환자의 격리 요청 등이 포함되어 있다. 손씻기와 음식물 관리 방법도 구체화되어 있다. 히브리인 대사제는 사제-의사(priest-physician)의 자격으로 사람들을 훈속하였다. 그러므로 초기 히브리인에게 건강에 관한 '옳은' 행위는 종교적인 원칙으로 통치되었다.

고대 의사인 히포크라테스(기원전 460~377년 추정)는 서양 의학의 아버지로 인정되고 있다. 그의 가르침은 고대 그리스의 치유술에 혁명을 일으켰고 의술을 다른 분야와 구별되는 하나의 전문직으로 확립했다(Garrison, 1966). 당시 유행하던 종교나 마술 같은 미신적인 질병 치유술과는 다르게, 히포크라테스는 환자 관리에 증상 관찰, 합리적 결론, 예후 예측을 포함시켜야 한다고 생각하였다(Grammaticos & Diamantis, 2008; Yapijakis, 2009). 그는 자연 치유력에 의지해 소극적으로 접근했다. 히포크라테스는 자연이 물, 흙, 바람, 불이라는 4가지 요소로 만들어졌다는 피타고라스 이론의 영향을 받았다. 따라서 인간의 몸은 검은 담즙, 황색 담즙, 점액, 혈액으로 이루어졌다는 '4체액설'을 제시했다. 그는 의사의 목적은 자비로운 자연치유력을 촉진시켜 체액을 건강한 균형을 이루도록 회복시키는 것이라고 생각하였다. 히포크라테스는 그의 저술에서 엄격한 직업의식을 제시했다. 그는 의사는 단정하고, 정직하고, 침착하고, 이해심 있으며, 진지해야 한다고 권고했다(Garrison, 1966). 히포크라테스 선서의 대부분의 내용이 의사 윤리로서 논의되어 왔다.

고대의 철학

기원전 6세기에서 4세기 사이에 지구 곳곳에서 엄청난 발전이 이루어졌다. 뛰어난 창의적인 생각을 하는 사람들은 당시 유행하던 신념과 설명에 만족하지 않았다. 이 초기 철학자들은 수세기 동안 전해 내려온 종교적 신념, 신화, 민간 전승에 의문을 갖기 시작했다. 철학자들은 지혜를 찾으며 추상적인 사유를 하고 야심찬 질문을 던졌다. 그들은 대중의 자연에 대한 생각과, 자연과 신 및 여신과의 종잡을 수 없는 관계에 대한 생각에 의문을 가졌다. 그들은 모든 것의 기원과 본질을 찾기 시작했고, 실재와 진리의 본질을 깊이 탐색했다. 그들은 인간이 삶을 올바르게 사는 방법도 탐구했다(Soloman & Higgins, 1996). 초기 철학자들이 고안해낸 사상이 수세기에 걸쳐 사회의 모든 면에 영향을 미쳤다.

소크라테스, 플라톤, 아리스토텔레스는 진리, 실재, 관계, 윤리, 좋은 삶에 관해 새롭고도 놀라운 사상을 제시했다. 소크라테스(기원전 470~399년)는 고대의 가장 위대한 철학자이다. 소크라테스가 많은 사람들과 나눈 대화를 플라톤이 정리한 대화록은 최초로 온전하게 기록된 철학 저작이다. 소크라테스는 지식이 있어야 '좋은 삶(good life)'이 가능하다고 생각했다. 소크라테스는 좋은 삶을 경험하기 위해 지식을 탐구하고 자기 내면을 개발해야 한다고 주장했다. 그는 인간은 옳은 것을 행해야 한다고 주장하면서 다른 사람이 반대할 때에도 옳은 것을 행해야 한다고 생각했다. 소크라테스와 플라톤은 인간의 욕망이나 바람, 의견 등에 좌우되지 않는 좋은 삶의 특별한 유형이 있는데, 이는 공부와 관조를 통해서만 얻을 수 있다고 주장하였다(Soloman & Higgins, 1996).

소크라테스의 교육 방법론은 그의 주요 업적 중 하나이다. 플라톤의 대화록에서 보여지듯이, 소크라테스 대화법은 서로 반대 견해를 가진 두 명의 사람이 하는 변증법적 토론방법이다. 논증이나 논쟁과는 반대로, 소크라테스 대화법은 두 사람이 서로 질문하고 답하는 과정을 통해 두 사람의 생각이 점점 진리에 가까워지게 되는 방법이다. 학생들은 이 방법을 사용하여 문제를 체계적이고 객관적인 방법으로 철저하게 생각하는 법을 배운다. 오늘날에도 교사들은 소크라테스 대화법을 흔히 사용하고 있다. 이 교재의 〈생각해보기〉나 〈자신에게 질문하기〉에 대한 토론 시 소크라테스 대화법을 활용해 볼 수 있겠다.

플라톤의 제자인 아리스토텔레스는 스승과는 다른 사상을 제시했다. 그는 덕은 '중용'의 행위라고 생각했다. 예를 들어 용기의 덕은 비겁함과 무모함의 중용이라는 것이다. 아리스토텔레스는 좋은 삶의 목적은 '유대모니아(eudaimonia, 행복이나 풍요로움으로 번역됨)'라고 주장했다. 그는 유대모니아는 삶의 목적을 실현할 수 있는 덕과 탁월성을 갖춘 삶을 통해서만 얻어질 수 있다고 하였다. 플루트 연주자의 목적은 플루트를 잘 연주하는 것이고, 목수의 목적은 건물을 잘 짓는 것이다. 행복은 목적을 향한 탁월성에 집중할 때 얻는 것임을 말해주는 예이다. 아리스토텔레스는 "인생에서 옳은 행위를 하는 사람이 고귀함과 좋음을 성취할 수 있다."고 하였다(Aristotle, 2000년 번역, p.14).

초기 기독교 시대

초기 기독교 시대 종교와 여성의 역할

기독교의 출현으로 종교는 서구 문화에서 치유에 관한 신념과 실무에 가장 지대한 영향을 미치게 되었다. 기독교의 신앙과 조직은 치유의 역사에 다방면으로 영향을 미쳤다. 간호의 역사 교재를 살펴보면 저자들 간에 의견이 분분하다. 기독교가 간호역사에 미친 긍정적인 영향만 제시한 저자들이 있는가 하면, 다른 한편 간호의 발전을 저해한 파괴적이고 여성혐오적인 힘이라고 기독교를 비난하는 저자들도 있다. 1916년 출간된 간호역사에 관한 책을 보면, "남성과 우주는 창조자의 계획된 실행으로 창조되었다."라 쓰여 있다고 Dolan은 지적한다(1973, p.3). 그러나 Dolan은 신약성서를 인용하여 타인 돌봄에 관한 예수의 메시지는 다음과 같다고 설명한다: ① 타인 돌봄은 예수를 돌보는 것이다. ② 타인을 돌봄으로써 영적인 보상을 얻는다. ③ 이기적이고 증오에 찬 세상에서도 하느님과 이웃을 사랑해야 한다. ④ '가장 가난하고 비참한 사람'도 하느님의 나라에서는 중요한 사람이다. ⑤ 모든 사람은 가치있고 존엄하다. 이 예가 보여주고 있듯이 서구 문화에서 간호학 교재는 초기 기독교의 가르침이 치유 실무와 간호직에 지배적인 영향을 미치고 있음을 반영하고 있다.

초기 기독교 시대 간호사는 흔히 고위층 여성이었고 독자적인 실무를 행했다. 그들은 자기 집의 특정 장소를 간호에 사용했는데 이 장소는 기독교의 방(Christrooms)이라 불렸다(Dolan, 1973; Dolan et al., 1983). 초기 기독교인들은 모든 인간의 본래적인 가치를 존중하여 타인을 돌보았다.

수세기가 지나면서 치유 실무의 길은 평탄하지 않게 되었다. Achterberg는 예수 탄생 후 처음 500년간을 '폭풍전의 고요'로 묘사했다. 그녀는 "이 때는 종교가 예수 이전과 다신교, 민간 전통의 요소들과 혼합되어 있던 순조로운 시대였다."(1990, p.39)고 하였다. 시간이 지남에 따라, 전쟁과 질병 그리고 기독교 교리가 치유 전통의 방향을 바꾸기 시작했다.

종교적 신앙이 남성인 유일신으로 바뀌게 되자, 여성의 치유 역할은 신성한 치유자에서 보조적인 돌봄 제공자로 변화되었다. 예수 생전에는 치유술에서 여성의 지위는 아주 낮았다. 하지만 예수는 여성들과 자유롭게 교류하며 가부장적 전통에 도전했다. "기독교에서의 하느님의 이미지는 역사에서 어떤 남성신보다도 유대 전통에서 가장 인정많고 모성적인 이미지를 가진 양성적인 것이었다. 초기 어떤 종파에서 하느님은 삼위일체(성부–성자–성신)가 아닌 이체적 존재(어머니–아버지)로 생각되기도 했다."(Achterberg, 1990, p.38). 이러한 결과로 여성은 새로이 치유자로서 받아들여지게 되었다. 초기 기독교인들은 종교운동에서 여성의 지성과 기여를 존중했다. 그러나 이런 힘과 존중의 부활은 얼마 지속되지 못했다.

초기 기독교 시대 철학

초기 기독교 시대 서구 철학자 중 많은 사람은 새로운 종교의 도전과 실천적인 관심을 받아들이는 데 어려움을 겪었다. 초기 기독교 시대 가장 영향력 있는 철학자는 성 바오로(St. Paul)였다. 그리스 전통에서 교육받은 바오로는 초기에는 모든 인간에게는 타고난 양심이라는 자연법이 있다는 비기독교적인 도덕철학을 받아들였다(Soloman & Higgins, 1996). 성 아우구스티누스(St. Augustine)는 초기 기독교 시대의 또 다른 중요한 철학자였다. 그는 기독교 교리와 플라톤 철학을 통합하는 데 헌신했다. 그는 진정한 실재는 영적이며 모든 존재는 하느님에게서 나온다고 생각했다. 그는 인간의 개인적이고 내적인 삶을 강조하여 서양 철학에 기여했다. 성 아우구스티누스는 인간 존재의 목적은 하느님을 경외와 존경심으로써 관조하는 것이라고 했다(Soloman & Higgins, 1996). 이외에도 그는 사랑과 신앙을 포함하는 영혼의 열정과 모든 인간에게 발생하는 탐욕, 오만, 호기심과 같은 악덕에의 충동을 검토하는 데 관심을 기울였다.

중세

중세 철학

중세의 대부분은 암흑기로 사회 붕괴와 문화 쇠퇴의 기간이었다. 교회는 계속 사회에 요새를 쌓아 그 결과 철학은 신학에 머물렀다. 성 아우구스티누스의 저작이 높이 평가되었으며, 이 시기에 토마스 아퀴나스(Thomas Aquinas)는 그리스의 합리주의를 기독교 교리에 통합했다. 그의 저술은 이 시기에 가톨릭 철학의 토대가 되었다(Russell, 1967). 중세 후기에는 플라톤과 아리스토텔레스의 저술을 다시 번역해 내는 데 관심이 쏠렸다.

중세 종교의 영향

중세가 시작되던 초기에 사람들은 세상이 멸망하고 있다고 생각했다. 이 시기에 질병과 식량부족, 전쟁이 있었기 때문이다. 전쟁으로 농부들은 농토를 떠났고 농작물이 파괴되었다. 이로 인하여 사람들은 굶주리게 되었고, 사람들은 굶어죽거나 질병의 공격을 받아 죽었다(Cartwright, 1972). 기존 사회구조는 무너지고 혼란스러워진 공동체는 봉건제도, 수도원 제도로 전환되었다. 어떤 지역에서는 이슬람교를 혼돈의 해결책으로서 받아들였다. 이 시기에 수도원과 종교 단체가 남성과 여성에게 간호라는 일을 할 수 있는 유일한 기회를 제공했다. 병원 간호의 대부분은 수녀나 남자 수사가 담당했다. 종교적으로 조직화되어 간호서비스를 제공한 집단으로는 집사단, 귀부인들의 모임, 세속적인 간호 단체 등이 있었다.

이 초기 간호사들은 가난한 사람들을 위해 일생을 바친 예수를 닮으려면 하느님의 계명을 따라야 한다고 믿었다. 많은 사람들에게 간호 봉사는 구원을 받는 방편으로 보였다. Dolan은 자선수녀회 설립자인 성 루이스 마릴락 수녀(Saint Louise de Marillac)가 1633년에 쓴 편지를 인용하고 있다. "우리는 하느님의 역사하심에서 자신의 영적인 완전성을 추구하려고 하지 않는 사람은 원치 않는다. 하느님과 이웃에 봉사한다는 하나의 동기만 가지고 와야 한다."(1973, p.100) 간호수녀회에 들어온 여성들은 재산과 재물을 모두 성당에 기부하고 평생 봉사에 헌신했다. '자선'을 '사랑'과 같은 의미로 생각하여, 초기 기독교인들은 재산을 팔아 교회나 가난한 사람들에게 기부했다. 노예나 하인이 '간호'를 제공한 경우도 많았지만, 종교적인 수도단체는 존경받는 사람들이 간호사로 봉사할 수 있는 유일한 통로가 되어 주었다.

문화의 전반적인 신념 체계는 구성원들이 다양한 치유방법과 건강관리 관습을 받아들이는 범위에 영향을 미친다. 중세의 치유 기술에서 그 역사적인 증거들을 볼 수 있다. **경험적(empirical)**이라는 용어는 관찰과 경험 과정을 통해 얻어진 지식과 관련된다. 교회에 참여하는 많은 사람들은 비경험적인 신념(anti-empirical beliefs)을 가졌다. 따라서 사람들은 종교적 유물을 만지거나, 신성한 장소를 방문하거나, 찬송가를 부르고, 교회가 인정한 다른 방법을 치유 방법으로 찾았다. 당시에는 종교적 열정 때문에, 경험적 치료(특히 교회가 명확하게 인정하지 않은 사람이 제공하는 치료)는 아무리 성공적일지라도 악마가 하는 것으로 생각되었다. 교회의 입장은 오로지 신과 악마만이 질병을 일으키거나 치유할 수 있는 힘을 가졌다는 것이었기 때문이다.

기독교 교리의 영향력이 커짐에 따라 인간의 몸은 더 경시되었다. 중세 사람들은 영혼을 중시하여 '육욕을 억제'해야 한다고 믿었다. 사람들은 신체적 요구에 관심을 거의 기울이지 않아서 더러웠고, 피부발진과 '냄새나는 종기'로 뒤덮였다. 이 문제는 거칠고 더러운 모직옷과 진드기, 벼룩 때문에 더 심해졌다. 종교적 가르침의 결과, 중세의 보건의료 실무는 질병을 퍼뜨리고, 건강문제를 악화시키고, 효과가 있는 경험적인 치유는 제한하는 결과를 낳았다(Achterberg, 1990).

1096년에 시작되어 200여년간 지속되었던 십자군 전쟁은 국민 건강에 많은 변화를 가져왔다. 이 전쟁으로 위생상태는 더욱 악화되었고, 피로와 영양불량, 설사, 전염성 질환이 전파되었다. 이런 건강문제로 인해 병원과 보건의료인이 더 많이 필요해졌으며, 강력한 요구에 부응하여 군사 간호단이 조직되었다. 이때 대규모의 남성이 간호 현장에 투입되었다(Dolan, 1973).

십자군 전쟁의 또 다른 결과는 교회가 유골을 수집한 것이다. 치유의 기적을 일으킨다고 믿었기 때문에, 교회는 전리품으로서 전쟁 순교자들의 신체부분을 수집했다. 교회는 이 유골을 팔아서 부와 권력을 갖게 되었다. Achterberg(1990)는 이 시기를 이전의 로마 신화 시기에 비유하였다. 많은 신과 성인을 섬겼던 로마 신화 시기에 사람들은 성인의 유골, 성지 순례를 건강의 비결로 믿었었다.

중세에 로마 가톨릭은 유럽 국가의 정부와 국민에게 엄청난 영향을 미쳤다. 교회의 권력자들이 치유술 가운데 무엇이 적합한 것인지를 결정지었다. 의사, 간호사, 조산사 자격 인정은 교회의 손에 달려있었다. 시민 법제화가 일반화된 이후에도 교회는 법률과 실무자 감시에 계속 영향력을 미쳤다(Achterberg, 1990). 다시 살펴보겠지만 이 권력은 사회에서 여성의 지위에 영향을 미치는 종교 교리를 강화하는 데에도 사용되었다.

초기에 환자에 대한 대우는 다양했다. 어떤 병원은 수도회가 운영했는데 환자는 손님으로 환대받아서 사람들이 입원하고 싶어 꾀병을 앓을 정도였다. 반대로 다른 곳에서는 간호수도회조차도 환자를 비인간적으로 대우했다. 이러한 간호수도회는 자신들의 의무가 환자의 신체적 요구가 아니라 하느님과 영혼에게 있다고 생각하여 신체적 · 정서적 안락함에 대한 요구에 관심을 거의 기울이지 않았다.

수세기 동안 정신질환자는 귀신이 들렸거나 죄에 대한 벌을 받는 것이라는 종교적 신념이 일반적이었기 때문에, 이들에 대한 비인간적인 처우가 만연했다(Dolan, 1973). 이에 따라 환자를 쇠사슬에 묶어놓거나 굶기거나 더러운 곳에 방치했다. 심지어 광기를 몰아내는 데 고문이 유용하다고 생각하던 시기도 있었다.

중세 여성

중세 동안 여성의 지위는 낮아졌다. 이는 여러 가지 면에서 교회의 교리와 직접적인 연관이 있다. 교회 내에서 '천사같은 박사'로 알려져 있는(Donahue, 1996) 토마스 아퀴나스는 "여성은 자식을 낳아 대를 잇는다든가 음식을 준비하는 등의 목적을 위해 이용해야 한다… 여성은 남성의 조력자로 창조되었는데 유일한 역할은 임신이다… 다른 목적을 위해서는 남성의 도움을 받는 것이 낫다."고 말했다(Achterberg, 1990, p.68에서 재인용). 교회의 또 다른 리더였던 성 제롬(St. Jerome)은 "여성은 악마의 문이며, 사악함의 통로이고, 한마디로 위험한 목적을 가진 사탄의 침"이라고 했다(Heer, 1961, p.322). 이 종교계 리더들은 이후 수백년 동안 여성을 박해하고 여성혐오증을 유산으로 남기는 계기를 만들었다.

중세에 간호사가 되고 싶은 여성에게 유일하게 합법적인 길은 수도원과 교회가 허가한 세속 간호단이었다. 교회는 순결, 청빈, 봉사라는 이상을 대중화했다. 13세기 말까지 약 20만 명의 여성들이 세속 간호단으로 일했다(Achterberg, 1990). 이 여성들은 십자군 전쟁 동안 특히 환영받았으며 임시 진료소에서 순례자들을 돌보았다. 그 시절에 흔히 그랬듯이, 이들은 남성단체의 보조적인 일을 했다(Donahue, 1996). 그렇지만 이들은 교회 구조 내에서 어느 정도 독자성과 자율성을 갖고 일했다. 이들이 그 시대 보건의료에 지대한 기여를 한 것은 의심의 여지가 없다.

중세에 교회와 당시 새로이 형성된 의료 전문인이 일반 여성 치유자를 몰아내는 데 적극적으로 관여했다. 여성은 대학에 들어갈 수 없었다. 교회는 수녀간호단에 들어가지 않으면 여성이 치유술을 하지 못하게 했다. 13세기에 교회는 의료전문직에 엄격한 제재를 가하여 여성이 이 분야에 진출하는 것을 공식적으로 금지했다(Achterberg, 1990). 그럼에도 여성은 가정 안과 밖에서 비밀리에 치유술을 계속 행했다. 이들은 경험적 지식과 직감을 다음 세대에 전수했다.

여성은 본성상 악마라는 견해는 교회에서 일반화되어 있었다. 출산의 고통은 이브가 하느님의 말씀을 어긴 것에 대한 처벌로서 여성이 원죄를 상기하게 하는 것으로 생각되었다. 출산의 고통을 완화시켜 주려는 사람은 엄격하게 처벌되었다(Achterberg, 1990). 이후에 이브의 원죄는 마녀사냥으로 여성을 고문하고 살해하는 것을 정당화시켜 주는 데 이용했다.

의료전문직은 교회가 공식적으로 규제하였으며 남자 의사의 교육은 대학에서 이루어졌다. 그렇지만 과학적인 지식은 매우 적었다. 의사들은 단지 미신에 의지했을 뿐이었다(Ehrenreich & English, 1973). 대학교육을 받은 의사들이 방혈, 점성술, 연금술, 주술을 사용했다. 이들이 치료한 환자들은 부자들이었다. 의사의 치료는 대개 효과가 없었고 위험하기도 했으며, 가난한 사람들은 그러한 혜택조차 받을 수 없었다.

여성 치유자와 사회적 혼란

가난과 질병으로 고통받는 사람들에게 유일한 치유자는 농부의 아내들이었다(Ehrenreich & English, 1973). 민간 치유자들은 여러 세대에 걸쳐 구전으로 전해내려 온 치유 지식을 갖고 있었다. 그들은 관찰과 시행착오, 평가를 반복하는 경험적인 방법으로 자신들의 실무를 개선했다. 의사들이 계속 미신에 의존하는 동안, 이 여성 치유자들은 뼈와 근육, 약초, 약물, 산파술에 대한 광범위한 지식을 개발했다(Barstow, 1994; Ehrenreich & English, 1973). 어떤 관리들은 이 여성들이 마술이나 요술을 사용한다고 생각했다(Barstow, 1994). 교회 관리들은 여성 치유자들이 악마의 형상을 한 예전의 토속신을 숭배하다고 생각하기도 했다(Achterberg, 1990). 하지만 이 여성들은 단순히 당시 유행하던 민간 신념의 방식으로 사람들을 돌보았을 뿐이었다. 그러나 중세 유럽의 사람들 대부분은 이 여성들의 행위를 마술로 생각했다(Barstow, 1994). 이러한 분위기는 교회가 금지하는 범죄를 저지른 사람들을 다스리는 마녀사냥의 형태로 드러났다.

유럽사회를 휩쓴 마녀사냥은 14세기에서 17세기까지 지속되었다. 종교적 열정, 미신, 정치적 불안정 등으로 인한 전쟁, 질병, 빈곤 등이 혼합되어 마녀사냥의 분위기를 초래한 것이다. 마녀사냥은 교회, 정부, 새로 전문화되기 시작한 의사들의 조직적인 협력으로 이루어졌다. 여성, 특히 여성 치유자는 교회와 정부를 정치적 · 종교적 · 성적으로 위협하는 존재로 간주되었다. 미신적 분위기와 마술에 대한 우려가 여성들을 살해하는 마녀사냥이란 형태의 끔찍한 범죄를 지속시켰다(Achterberg, 1990; Barstow, 1994; Ehrenreich & English, 1973).

독일의 마녀들을 숙청하기 위해 교황청의 권위로 무장한 도미니크공화국의 종교재판관 Kramer와 Sprenger는 〈마녀의 망치(Malleus Maleficarum)〉라는 책을 썼다. 이 마녀사냥 매뉴얼은 악의에 차서 여성과 성을 반대했다. 저자들은 여성이 '거짓말쟁이고, 남성보다 미신적이고, 더 지조가 없으며, 사악한 마음을 가져 남성의 감독이 필요한 존재'라고 주장했다(Barstow, 1994, p.172). 이들은 "여성이 배우지도 않고 겁 없이 치료를 하려고 한다면 마녀이며 죽어 마땅하다."(Kramer & Sprenger, Ehrenreich & English, 1973, p.19에서 재인용)고 하며 "산파만큼 가톨릭 교회에 해를 끼치는 존재도 없다."(p.13), "여성이 혼자 생각할 때는 악마를 생각하고 있는 것이다… 여성은 지적으로 어린아이와 같다."(Kramer & Sprenger,

Barstow, 1994, p.172에서 재인용)고도 썼다. Kramer와 Sprenger는 마술은 하느님을 배반하는 것으로 단정짓고 여성이 반항하는 것이라고 서술했다. Barstow에 따르면 "이 매뉴얼은 여성을 두려워하고 혐오하면서, '남성을 죄악으로부터 보호하려는' 하느님께 감사한다고 결론내렸다."(1994, p.62). 마녀사냥 매뉴얼이었던 〈마녀의 망치〉는 1486년부터 1669년 사이에 29판까지 나왔고 4개 언어로 번역되었다.

여성들이 고발된 죄목은 무엇이었을까? 어떤 여성은 자녀의 피부병에 연고를 발라주었다는 것만으로도 마녀로 고발되었다. 치료가 실패하면 여성이 환자를 저주했다고 생각했고, 치료에 성공하면 여성이 악마의 힘으로 한 것이라 했다. 아무도 하겠다는 사람이 없어서 산파로 일하도록 허락받은 여성임에도 산모나 신생아에게 무슨 문제가 생기면 그 여성이 마녀로 고발되었다.

그 시절에 마녀사냥으로 살해된 여성이 정확히 몇 명인지는 아무도 모른다. 남아있는 기록은 아주 끔찍한 경우들에 불과하다. 대체로 본명이 사용되지 않았고, 판결기록도 남아있지 않다. 희생자의 85~95%는 여성이었으며, 이 여성들의 수는 20만 명 정도로도, 천만 명 정도로도 추산된다(Barstow, 1994). 12세기 러시아에서는 마녀를 찾아내기 위해 관리들이 어떤 지역의 모든 여성들을 끌어내기도 했다. 유럽의 한 작은 마을엔 여성이 한명도 남아있지 않을 정도였다(Achterberg, 1990; Barstow, 1994; Ehrenreich & English, 1973).

마녀사냥이 유럽에 어떤 영향을 미쳤는지는 정확히 알 수 없다. 여성은 다른 여성들이 대중에게 모욕과 고문, 외모 손상, 살해를 당하는 것을 조용히 지켜보아야 했다. Barstow는 그 당시 대중은 여성의 악마적 본성 때문에 모든 여성이 모욕당하고 위협당해 마땅하다고 생각했었다고 한다. 고발된 여성이나 지켜보아야 하는 여성 모두 고문이나 처형을 막을 힘이 없었고, 이는 여성의 능력과 힘에 대한 여성 자신들의 신념을 붕괴시켰다. 모든 사회가 이런 생각을 만들어낸 것이다. Achterberg는 "여성은 어떤 국가에서도 온전한 시민권을 갖지 못했고 치유 전문인의 역할도 회복하지 못했다."(1990, p.98)고 하였다. 마녀사냥의 시대가 끝난 이후에도 유럽 국가에서 여성이 독자적인 치유 전문인이 되는 것은 법률로 금지되었다. 이로 인해 남성이 권위적인 의료 전문인이 되어 감독하고 후견인이 되는 풍토가 조성되었다(Ehrenreich & English, 1973). 대부분의 간호역사책에 마녀사냥에 대한 언급이 빠져있기는 하지만, 이 사건이야말로 간호직의 미래에 그 어떤 사건보다도 큰 영향력을 발휘했다고 볼 수도 있다. Ehrenreich와 English는 "마녀사냥은 간호역사에서 핵심이 되었다."(1973, p.6)고 썼다.

자신에게 질문하기

치유인가 마술인가?

자신이 어린 자녀가 있는 16세기의 부모라고 상상해보자. 당신은 치유 지식의 기원에 대한 교리를 믿는 사람이다. 가족과 이웃은 마녀사냥이 점점 더 심해지고 있음을 알고 있다. 그런데 자녀가 병에 걸렸고, 예전에 당신의 부모가 같은 질병에 사용했던 성공적인 치료법이 생각났다.

- 마녀로 처형될 위험을 무릅쓰고 당신 자녀의 고통을 완화시켜 주기 위해 그 방법을 공개적으로 사용해 보겠는가?
- 그런 결정을 하는 당신의 기분은 어떠한가?

르네상스와 종교개혁

14세기에서 16세기 초까지 르네상스와 종교개혁이라는 2가지 큰 움직임이 있었다. 종교개혁은 종교 리더들 간에 종교 생활과 교리에 대한 의견 갈등으로 인하여 촉발된 종교운동이었다. 이 시기에 온전하게 남은 구교회는 별로 없었다(Collison, 2006). 계몽주의 시대로 불리기도 하는 르네상스는 과학의 시대를 예고한 지성의 부활을 가져왔다.

16세기 종교개혁은 역사 전체를 통해 가장 큰 종교개혁 가운데 하나였다. 16세기 초 유럽에는 로마 가톨릭이라는 하나의 종교만 있었다. 중세 동안 교회는 엄청난 부를 축적하고 권력을 수없이 남용했다. 로마 카톨릭 교회가 유럽 문화에 미친 힘을 약화시키고 프로테스탄티즘(Protestantism)을 확립한 16세기 운동에 불을 붙인 사람은 마틴 루터(Martin Luther)였다. 사람들은 점차 로마 카톨릭의 억압적인 통제에서 벗어나 종교개혁으로 허용된 새로운 생각을 하게 되어 르네상스로 향하는 문을 열게 되었다. 철학과 과학은 더 이상 종교의 검열을 받을 필요가 없게 되었다.

종교개혁은 사회 불안을 야기했다. 교회 지도자들의 신념 차이로, 전 유럽에 걸쳐 가톨릭과 프로테스탄트 집단 사이에 투쟁이 벌어졌다. 이 혼란의 결과 중 하나는 프로테스탄트 국가에서 가난하거나 취약한 사람들을 인도적으로 돌보는 것을 법과 관습이 좌절시킨 것이다(Donahue, 1996). 간호수녀단은 병원에서 쫓겨나 결국엔 문을 닫기에 이르렀다. 이 시기에 병원은 공포의 장소였다. 간호수녀단을 대신할 만한 자격을 가진 사람들이 없었다. 자격도 없고 바람직하지 않은 여성들이 간호업무를 맡았다. 1550년에서 1850년 사이는 최악의 상태로 '간호의 암흑기'였는데, 회복기 환자, 매춘부, 죄수, 주정뱅이들이 병원 간호를 제공했다(Donahue, 1996).

르네상스는 과학혁명과 새로운 치유술을 촉진시켰다. 교회의 통제에서 벗어나 과학자들은 수학과 과학의 발전을 이루어내기 시작했다. 철학적 인본주의(philosophical humanism)가 르네상스 기간 중에 시작되었다. 인본주의에서 관심의 초점은 신이 아닌 인간이었다. 이 새로운 관점을 통해 과학자들은 우주가 일반적인 원칙의 지배를 받는다는 견해를 밝히게 되었다. 코페르니쿠스는 지구가 우주의 중심이 아니라는 것을 이론화했다. 철학자이자 과학자였던 갈릴레오는 우주에 관한 새로운 지식을 찾는 데 직접적인 관찰 방법을 사용했다. 르네상스 동안의 과학 발전은 그 시기 철학자들에게 영감을 불어 넣었다. 이들은 진정한 지식은 경험적인 현상을 주의깊게 관찰하고 주관적으로 추론함으로써 얻을 수 있다고 생각하기 시작했다(Soloman & Higgins, 1996).

어떤 사람들은 르네상스로 혜택 받은 사람은 남성이지 여성은 아니라고 주장한다. 마녀사냥의 공포로부터 해방되기는 하였으나 르네상스 시기의 여성은 여전히 남성에게 종속되어 살았다. 여성의 일상생활은 바뀐 게 없었다. 대부분의 여성이 교육을 받을 수 없었고 전문직종에 합법적으로 진출할 수 없었다.

생각해보기

윤리적 의사결정을 할 권리가 있는 사람은 누구인가?

윤리적 의사결정은 의사만의 영역이 아니다. 간호사는 환자 및 가족과 도덕적 문제를 논의할 준비도 더 잘 되어있고 기회도 더 많이 가지고 있다.

- *의사만이 윤리적 의사결정을 할 권한을 갖고 있다고 생각하여 간호사(환자와 가족까지)가 의사결정 과정에 참여하는 것을 거부하는 상황을 그려보라.*
- *당신이 어떤 상황에서 중요한 기여를 할 수 있는데, 당신의 의견이 묵살되면 어떻게 반응하겠는가?*
- *당신은 간호사가 복종이란 강력한 유산을 어떻게 극복할 수 있다고 생각하는가?*

근대

근대(modern era)는 르네상스 직후 16세기 후반에서 18세기 후반까지를 말한다. 이 시기는 과학, 정치, 철학에 엄청난 발전을 가져왔다. 근대 철학자들의 사상은 간호직에 직접적인 영향을 미쳤다. 칸트(Immanuel Kant)는 의무에 기초한 윤리체계를 세웠고 밀(John Stuart Mill)은 윤리학과 정의론에 새로운 사고의 방법을 제시했다. 칸트와 밀의 철학은 3장과 4장에서 더 자세하게 설명할 것이다. 한편 데카르트(René Descartes)는 과학의 방향을 바꿀만한 이론을 제시했다.

데카르트는 몸과 마음의 분리에 관한 철학적 신념을 바꾸는 이론을 제안한 사람으로 인정되고 있다. 그는 우주란 물리적인 것으로 우주의 모든 것은 기계처럼 분석되고 이해될 수 있다고 주장했다. 데카르트는 나아가 몸과 마음은 분리된 실체이며 인간은 정복하기 위해 탐구해야 하는 대상의 세계와는 다른 존재임을 이론화했다(McCarthy, 1990). 데카르트의 철학은 인간의 육체와 영혼의 영역에 대한 종교적 신념을 대체하기 시작했다.

데카르트 철학으로 인해, 치유술에서 돌봄과 치료가 서로 분리된 것으로 인식되기 시작했다. 데카르트의 철학은 과학을 발전시키고 과학적 탐구를 가능하게 하였으나 간호의 지위를 높여주지는 못했다. Achterberg는 이 시기를 중요한 전환점으로 파악하였다. 그녀는 데카르트 철학에 관하여 "영혼을 더 이상 문제삼지 않게 되자 신체적인 것을 존중하기 시작했다. 차후 의학은 동료 인간이 고통 속에 있는데 초월성이나 갈망하던 비밀의 영역에서 일하는 것이 아님을 알게 되었다."(1990, p.103)라고 말한다. 알고 있듯이 오늘날의 간호는 이 근대에 시작된 것이다. 데카르트 철학은 간호사와 의사를 명료하게 구분지었고 이들의 위계적인 관계를 공식화했다. 보건의료에서 간호사의 위치는 '돌봄' 영역에 제한되었다. 치유술의 위계에서 돌봄에는 치료보다 낮은 지위가 부여되었다. 이러한 유산이 오늘날 간호에도 여전히 남아있다고 주장하는 사람들도 있다.

근대 간호의 창시자인 플로렌스 나이팅게일(Florence Nightingale, 1820~1910)은 르네상스와 종교개혁의 영향을 받았다. 독실한 신앙을 가졌지만, 나이팅게일은 교회와 연결되지 않고 자유로이 일해서 '극복한 여성(over busy mother)'이라 불렸다(Roberts & Group, 1995). 한 인간으로서 나이팅게일은 수수께끼 같은 사람이었다. 그녀는 간호를 교회와는 분리된 하나의 전문직으로 보았지만, 간호를 시작한 것은 신비한 체험 때문이었다(Simkin, 2006). 나이팅게일은 16세 때 역사에 참여하라고 부르시는 하느님의 음성을 4번이나 들었다고 말하였다(Selanders, 1998b). 크리미아 전쟁에서의 경험은 자신이 하느님의 부르심이라고 말한 하느님의 두 번째 현시의 결과였다(Dossey, 2000; Showalter, 1981). 간호학교에 입학하는 기준으로 교회 입회서를 사용하는 것을 반대하면서도, 부지런한 학생을 칭찬할 때 "십자가 없이는 왕관도 없다."고 했던 말을 보면 그녀의 신앙이 작용했음을 알 수 있다(Achterberg, 1990; Selanders, 1998b). 이외에도 나이팅게일은 간호를 몸과 마음을 돌보는 것으로 서술하여 데카르트 철학인 이원론을 거부했던 것으로 보인다.

나이팅게일은 모든 간호사들에게 모델이 되었다. 그녀는 간호사이자 통계학자, 위생전문가, 사회개혁자, 학자였다. 나이팅게일은 플라톤의 저서 일부를 영어로 번역하기도 했다. 그녀는 공공서비스에 대한 플라톤의 개념을 간호에 연관지었다. 플라톤은 교육의 목적은 유능한 국민이 일반 시민을 이끌어 공동체의 선을 도모하는 것이라고 생각했다. 나이팅게일은 서비스에 대한 이러한 방향이 바로 국민의 복지를 향상시켜 주는 간호 목적의 기초로 보았다.

나이팅게일은 정치적인 통찰력이 있었고 지성적이었으며 일편단심이었다. 당시 정당한 것으로 받아들여졌던 빅토리아 여왕 시대 사회제도에 반대하면서, 나이팅게일은 용기와 확신에 차서 도덕적인 이슈를 연설했다. 그녀는 여성의 권리에 대한 강력한 의견을 내세우며 기존의 남성중심 지배에 도전했다. 나이팅게일은 여성이 직업을 갖지 못하게 막고 있는 금지법을 철폐할 것을 주장했다(Simkin, 2006). 나이팅게일은 간호사들을 교육하기 위해 "'여성에게 적합한 것'이든 아니든 선한 것을 행하라."고 썼다(Nightingale, 1859, p.76). 나이팅게일은 페미니스트는 아니라고 주장하는 사람들도 있지만, 그녀의 저술을 살펴보면 사회구조에서 여성이 더 중요한 위치에 있어야 한다고 지적한 것을 볼 수 있다. 그녀는 "열정, 지성, 도덕적 행위-여성들이 이 3가지에 만족스러웠던 적은 없었다. 냉혹하고 억압적인 전통적 풍토에서 여성들은 만족할 수 없다."고 썼다(Nightingale, 1852/1979, p.29). 그녀는 여성은 정신과 영혼이 없고 남성의 목적과 쾌락을 위해 이 지구상에 존재한다는 데카르트의 유명한 말을 믿지 않은 것이 확실하다(Roberts & Group, 1995).

Lavinia Lloyd Dock(1858~1956)은 간호계의 위대한 또 다른 리더다. 급진적인 페미니스트였던 Dock은 사회저항운동, 피켓시위, 여권운동에 적극적으로 참여했다(Roberts & Group, 1995). 그녀는 간호사를 괴롭히는 문제에 관심을 갖고 보건의료 분야에서의 남성 지배가 간호직이 직면한 가장 주요한 문제라고 경고했다. 동시대 사람들은 그녀의 경고를 무시했지만, 21세기 간호사들도 똑같은 전쟁을 치르고 있음을 알 수 있다.

1900년대 중반에 간호는 크게 발전했다. 간호사가 전문적 · 사회적 · 정치적 영역에 진출했다. 되풀이되고 있는 부권주의(paternalism)와 종속의 주제는 간호직에 계속 영향을 미치고 있지만, 21세기 여성은 정치적으로 더 활발해졌다. 여성운동은 여성들이 고통받는 현실을 바로잡도록 정치적 · 사회적 · 경제적 행동을 하라고 부추겼다. Roberts 등(1995)은 "복종적이고 억압적인 집단에 대한 의식이 높아져 어떤 간호사들은 급진적으로 역할을 파괴하고 위험을 감수하는 행위를 옹호하자고 추진했다."(p.187)고 썼다. 간호직은 합법적인 보건의료 인력으로 수용되는 수

확을 거두었다. 1958년에 미국간호협회(American Nurses Association, ANA)와 미국의사협회(American Medical Association, AMA)의 연합위원회가 만들어졌으며, 이 두 단체는 1964년에 역사적인 연합회의를 했다. 1965년 간호직이 연방정부정책결정에 대표로 참여하여 메디케어(Medicare) 법안에 사인했고 이후 1997년 메디케어에서 전문간호사에게 보험급여를 제공하는 연방법안 인준에 참여하였다(Zolot & Nelson-Hogan, 2000).

20세기 후반에 이르러 간호사들은 더 이상 종속적인 역할을 강요당하지 않게 되었고 독자적인 보건의료서비스를 제공하게 되었으며 기관과 정계에서 리더의 자리도 차지하게 되었다. 보건의료 위기가 커지고, 포괄적이고 접근이 쉬우며 적합한 보건의료에 대한 요구를 인정함에 따라, 도전을 받고 있는 사회에서 간호사를 더 많이 활용하자는 요구가 높아져 간호사의 역할이 더욱 확장되고 있다. 자원 부족의 문제로 인해 전문간호사와 조산사를 비롯한 상급 실무 간호사들은 스스로를 독자적인 전문인이라고 주장하기 시작했다.

21세기에 들어오면서 서구 문화에서 간호는 과거의 종교적/영적 · 문화적 영향을 받은 형태를 이루어가고 있다. 많은 간호사들이 치유 전문직의 완전한 구성원으로서 실무에서의 사회적 · 제도적 장애물을 극복했지만, 아직도 다른 간호사들은 가부장적인 제도적 위계 속에서 투쟁하고 있다. 치유에서 돌봄과 치료라는 2가지에 대한 요구가 합법적인 것임을 인식한다면, 간호사는 자신의 지위를 발전시키고 과거의 문제가 반복되지 않도록 함께 노력할 책임이 있다. 오늘날 보건의료시스템은 아주 빠르게 변화하고 있다. 의료관리제도(managed care)를 비롯한 보건의료 개혁 프로그램들은 간호사에게 기회이면서 도전이기도 하다. 이 시스템 내에서 간호사의 전문인으로서의 위치는 확실하지 않다. 과거의 교훈을 거울삼아, 간호사는 전문인으로서 새로이 인정받아야 하는 위협을 민감하게 인식해야 할 것이다.

요약

간호는 구체적으로 인지된 건강요구를 충족시켜 주려는 목적에서 사회가 만들어 낸 하나의 전문직이다. 간호직은 사회에 속하며, 사회가 필요로 하는 요구(간호직의 존재이유)를 만족할 만하게 충족시켜 주어야 할 의무가 있다. 따라서 간호사 개인은 간호직이 사회에 약속한 것을 실천해야 하는 의무가 있다.

모든 문화에서 간호직은 여러 가지 면에서 영성과 종교적 관습의 영향을 크게 받아왔다. 치유자와 치유 행위는 특성상 각 시대의 지배적인 우주론의 영향을 받았다. 지난 200여년 이전까지, 치유는 종교와 강력하게 연관되었다. 종교제도는 특정 집단을 포함시키거나 배제하는 방식으로 전문직의 조건과 구성원 자격에 영향을 미쳤다.

고대로부터 오늘날까지, 철학자들은 문화를 형성하는 데 도움이 되는 이론을 제안하고 중요한 문제를 제기해왔다. 사람들이 인정하지 않을 때에도 문화는 철학자들의 사상에 영향을 받았고 이들의 사상은 사회, 관계, 전문직에 스며들었다. 철학자가 처음 나타난 이래 사회의 어떤 요소도 철학자들의 영향으로부터 자유로울 수 없었다.

모든 문화에서 여성은 치유자였다. 간호는 기본적으로 여성의 직업이므로 여성의 사회적 지위는 보건의료시스템에서 간호사의 역할을 결정하는 주요 요인이었다. 여성의 사회적 지위는 교육받고, 독자적으로 생각하고 행동하며, 치유술에 온전히 참여하는 데 필요한 자유를 직접적으로 결정짓는다. 역사에서 여성에게 자유와 책임이 허용된 시기가 있었다면 여성이 종속되어 살았던 암흑기도 있었다. 오늘날 간호는 과거의 제약으로부터 자유로워졌지만, 전문직으로서의 권력과 권한이 완전히 보장되지는 않는 기로에 서 있다.

주요내용

- 전 역사를 통해 영적 신념, 종교적 관습, 문화 규범, 정치적 요인이 간호의 발전적 변화에 영향을 미쳤다. 이러한 요인들은 오늘날에도 간호실무에 계속 영향을 미치고 있다.
- 지배적인 철학 사상은 문화의 여러 면에 영향을 준다.
- 사회적 요구는 모든 전문직의 존재 기준이다.
- 도덕적 사유는 개인이나 집단이 타인의 요구를 충족시키려고 할 때 발생한다.
- 간호실무는 타인의 건강관리 요구를 충족시켜 주는 데 중점을 둔다. 그러므로 간호실무는 도덕적 사유에서 시작된 것이다.
- 전문직은 사회의 요구를 충족시키기 위하여 존재한다.
- 사회는 규정된 기준 내에서 실무할 독점적인 권리를 전문직에 부여한다.
- 전문직은 사회에 만족할 만한 수준으로 실무할 상호적인 의무를 갖는다.
- 간호는 기본적으로 여성의 직업이므로 여성의 사회적 지위는 간호전문직의 지위에 영향을 미친다.

- 간호전문직의 지위는 간호사들이 자유와 책임감을 갖고 실무할 간호사의 능력을 결정한다.

토론주제와 탐구활동

1. 간호사, 의사, 목사를 만나 도움이 필요한 사람을 돕기로 선택한 이유가 무엇인지 그들의 견해를 물어보자. 강의실로 돌아와 그 응답들을 분석하고 비교해보자.
2. 의사와 간호사 직종이 분리되는 데 원인이 된 역사적 사건들은 무엇인지 토론해보자. 각 직업을 구별하는 경계선이 어떻게 그어지게 되었는가? 오늘날 여러분은 그 경계선을 어떻게 바꿀 수 있을까?
3. 플로렌스 나이팅게일에 대한 인터넷 자료를 찾아보자. 사진과 짧은 역사 이야기를 http://www.spartacus.schoolnet.co.uk/REnightingale.htm에서 찾아보자.
4. 역사에서 여성의 역할과 간호사의 지위는 어떤 관계가 있는가?
5. 오늘날 여성의 역할과 간호사의 지위는 어떤 관계가 있는가?
6. 은퇴한 간호사 몇 분을 만나보자. 1900년대 중반 간호사와 의사의 관계를 설명해달라고 부탁해보자. 간호사와 의사의 관계는 그 시기 여성의 사회적 역할과 어떤 관계가 있는가?
7. 오늘날 보건의료시스템에서 간호사의 역할과, 임상현장에서의 윤리적 의사결정에서 간호사의 역할은 어떤 관계가 있는지 토론해보자.
8. 미래 보건의료시스템에서의 간호전문직의 역할권한 획득과 유지에 관련되는 도전에 대해 토론해보자.

참고문헌

Achterberg, J. (1990). *Woman as healer*. Boston: Shambhala.

American Nurses Association. (1980). *Nursing: A social policy statement*. Kansas City, MO: Author.

American Nurses Association. (1996). *Nursing's social policy statement*. Washington, DC: Author.

Aristotle. (trans. 2000). *Nicomachean ethics* (R. Crisp, Trans. & Ed.). Cambridge, UK: Cambridge University Press.

Barstow, A. L. (1994). *Witchcraze: A new history of the European witch hunts.* San Francisco: HarperCollins.

Cartwright, F. F. (1972). *Disease and history*. New York: Dorset Press.

Collison, P. (2006). *The Reformation: A history*. New York: Modern Library.

Dolan, J. A. (1973). *Nursing in society: A historical perspective* (13th ed.). Philadelphia: Saunders.

Dolan, J. A., Fitzpatrick, M. L., & Herrmann, E. K. (1983). *Nursing in society: A historical perspective* (15th ed.). Philadelphia: Saunders.

Donahue, M. P. (1996). *Nursing: The finest art*. St. Louis, MO: Mosby.

Dossey, B. M. (2000). *Florence Nightingale: Mystic, visionary, healer*. Springhouse, PA: Springhouse.

Ehrenreich, B., & English, D. (1973). *Witches, midwives, and nurses: A history of women healers*. New York: The Feminist Press.

Freire, P. (2000). *Pedagogy of the oppressed* (30th anniversary ed.). New York: Continuum.

Fulton, Y. (1997). Nurses' views on empowerment: A critical social theory perspective. *Journal of Advanced Nursing, 26*, 529–536.

Garrison, F. H. (1966). *History of medicine*. Philadelphia: Saunders.

Grammaticos, P. C., & Diamantis, A. (2008). Useful known and unknown views of the father of modern medicine: Hippocrates and his teacher Democritus. *Hellenic Journal of Nuclear Medicine, 11*(1), 204.

Habermas, J. (1971). *Communication and the evolution of society*. Boston: Beacon Press.

Harden, J. (1996). Enlightenment, empowerment and emancipation: The case for critical pedagogy in nurse education. *Nurse Education Today, 16*(1), 32–37.

Hart, G. D. (2000). *Asclepius: The god of medicine*. London: Royal Society of Medicine Press.

Hedin, B. A. (1986). A case study of oppressed group behavior in nurses. *Image: Journal of Nursing Scholarship, 18*(2), 53–57.

Heer, F. (1961). *The medieval world*. New York: New American Library.

Honderich, T. (Ed.). (2005). *The Oxford companion to philosophy* (2nd ed.). Oxford, England: Oxford University Press.

Houser, N., & Kloesel, C. (Eds.). (1992). *The essential Peirce: Selected philosophical writings* (Vol. 1). Bloomington: Indiana University Press.

Jameton, A. (1984). *Nursing practice: The ethical issues*. Englewood Cliffs, NJ: Prentice–Hall.

McCarthy, T. (1990). The critique of impure reason. *Political Theory, 18*(3), 437 – 469.

Nightingale, F. (1859). *Notes on nursing: What it is, and what it is not*. London: Harrison & Sons.

Nightingale, F. (1979). *Cassandra*. Old Westbury, NY: Feminist Press. (Original work published 1852)

Plato (trans. 1997). Phaedo. In J. M. Cooper (Ed.) *Plato: Complete works*. (G. M. A. Grube, Trans.). Indianapolis, IN: Hackett Publishing.

Roberts, J. I., & Group, T. M. (1995). *Feminism and nursing: An historical perspective on power, status, and political activism in the nursing profession*. Westport, CT: Praeger.

Roberts, S. J. (1983). Oppressed group behavior: Implications for nursing. *Advances in Nursing Science, 5*(4), 21–30.

Russell, B. (1967). *The history of Western philosophy*. New York: Simon & Schuster.

Selanders, L. C. (1998a). Florence Nightingale: The evolution and social impact of feminist values in nursing. *Journal of Holistic Nursing, 16*(2), 227–243.

Selanders, L. C. (1998b). The power of environmental adaptation: Florence Nightingale's original theory for nursing practice. *Journal of Holistic Nursing, 16*(2), 247–263.

Showalter, E. (1981). Florence Nightingale's feminist complaint: Women, religion, and suggestions for thought. *Journal of Women in Culture and Society, 6*, 395–412.

Simkin, J. (2006). *Florence Nightingale*. Retrieved February 14, 2006, from http://www.spartacus.schoolnet.co.uk/REnightingale.htm

Soloman, R. C., & Higgins, K. M. (1996). A short history of philosophy. New York: Oxford University Press.

Spooner, W.A. (1914). *The Golden Rule*. New York: Scribner's Sons.

Stevens, P. E. (1989). A critical social reconceptualization environment in nursing: Implications for methodology. *Advances in Nursing Science, 11*(4), 56–68.

Temkin, O., & Temkin, C. L. (Eds.). (1987). *Ancient medicine: Selected papers of Ludwig Edelstein*. Baltimore: Johns Hopkins University Press.

Yapijakis, C. (2009). Hippocrates of Kos: The father of clinical medicine, and Asclepiades of Bithynia, the father of molecular medicine. *In Vivo, 23*(4), 505–514.

Zolot, J. S., & Nelson–Hogan, D. (2000). News. *American Journal of Nursing, 100*(10), 32–37.

Chapter 2

인간학에 기초가 되는 현대철학사조

우리가 보는 바를 우리가 말한다는 것은 무의미한 일이다. 왜냐하면 우리가 보는 것은 결코 우리가 말하는 것 속에 존재하지 않기 때문이다. 또한 이미지나 은유, 비교를 통해 우리가 말하는 것을 보여주려고 시도하는 것은 부질없는 일이다. 왜냐하면 그 찬란함 속에서 그것들이 차지하는 공간은 우리의 눈앞에 펼쳐지는 것이 아니라 통사법의 계기적 묘사들에 의해 규정되는 공간이기 때문이다.

–푸코, 말과 사물(Les mots et Les Choses)

학습목표

2장을 공부하면, 학생은 다음을 할 수 있다.

1. 의료 현장과 관련하여 철학적 사유가 왜 필요한지 성찰해 본다.
2. 윤리적 물음을 철학의 전체 틀 내에서 조망하고 인간이해의 측면에서 현대철학을 검토한다.
3. 인간의 본질에 대해 물음을 던지고 인간의 문제를 사회의 구조와 틀 속에서 이해할 수 있는 기반을 다진다.
4. 현대철학에서 다루어지는 근본 주제들과 문제들을 체계적으로 검토하고 이를 간호학에 접목시킴으로써 보다 주체적으로 철학에 접근한다.
5. 철학에서의 사유방법과 문제의식들이 간호학문에 어떻게 응용, 적용될 수 있는가를 실천과 이론의 측면에서 고찰한다.

서론

철학은 궁극적이고 추상적이며 매우 보편적인 물음들에 관해 탐구한다. 예컨대 존재란 무엇인지, 또 실체란 무엇인지 등과 같은 물음을 던지고 그것들의 본성을 탐색하며, 우리가 감각이나 지적 능력을 통해 얻게 되는 지식의 본성 및 인간에게 특징적으로 나타나는 이성 및 인간의 근본적 속성 등을 의문을 갖고 깊이 성찰하는 데 목적을 둔다. 철학한다는 것은 생각하는 것, 다시 말해 사물을 사유에 의해 고찰하는 것이라고 할 수 있겠다.

철학의 분과들로는 크게 존재론, 인식론, 윤리학, 논리학 등이 있다. 먼저 존재론은 존재와 앎의 본질에 관해 연구하며, 인식론 분야에서는 지식의 개념을 다룬다. 전통적으로 인식론에서는 지식의 기준을 세우는 것이 중요한 문제로 등장했고 이는 바로 믿음이나 종교적 교의로부터 지식을 구분하기 위해 필요했던 것이다. 예컨대 감각이나 이성 또는 직관이 지식의 원천이 될 수 있는지에 대한 물음을 던진다. 다음으로 윤리학은 가치를 다루는 영역이므로 인간의 행위와 관련하여 실천의 영역에서 도덕적 선과 악의 문제, 옳고 그름의 문제를 근원적으로 논의한다. 끝으로 논리학이란 말이 로고스(logos)에서 유래하였듯이 로고스는 '생각', '이성', '말'을 의미한다. 이러한 이유로 논리학은 때때로 사고 법칙에 관한 학문으로 정의되어 왔다.

이제 본격적인 현대 철학사적 고찰에 들어가기에 앞서, 우리 시대의 특정 학문 분야인 인간학으로서의 의료학문분야에 철학적 사유가 왜 필요한지를 검토할 필요가 있다. 철학은 진리를 탐구하는 분야라는 말로 요약된다. 여기에는 '진리란 무엇인가'라는 물음이 맞닿아있다. 이 물음은 철학에 관한 질문인 동시에 그 자체가 철학적인 질문이기도 하다. 바로 이러한 점에서 철학은 다른 학문과 구분된다. 예컨대 "물리학이란 무엇인가?"라는 질문은 물리학에 관한 외적 질문이지 물리학 내부에서 생길 수 있는 내적 질문, 즉 물리학적 질문은 아니다. 사물을 보면서 동시에 그렇게 보는 자신을 또 바라보는 반성적 시선이야말로 철학에만 있는 고유한 특징이 아닌가 한다.

철학사를 고찰해 볼 때, 시대마다 새로운 철학적 문제의식이 등장하는 이유를 2가지 측면에서 검토해 볼 수 있다. 우선 상황과 시대의 변화를 꼽을 수 있겠다. 철학도 시대의 산물임에는 틀림없다. 철학적 물음은 그 시대 특유의 문제 상황과 연관지어 제기되는 것이 일반적이다. 어떤 철학도 그 시대, 그 상황을 벗어나서는 추상물로 남을 뿐이다. 그리하여 시대가 변하고 상황이 바뀌면 그 상황에 맞는, 그 시대의 요구에 부합하는 새로운 철학에 대한 갈망이 생기게 마련이다.

반면에 철학자에게는 언제나 시대와 역사를 초월한 영구적 진리에 대한 갈망이 있다. 영원불변한 이데아의 세계를 설파한 플라톤의 철학은 이러한 갈망의 원형이다. 중세에는 진리란 신에 내재하고 신에 의해 주어져있다고 보았기 때문에 진리에 대한 갈망보다는 그 진리에 대한 증명이나 전파에 심혈을 기울였지만, 현대에는 무엇이 진리이냐보다는 '진리란 무엇인가'라는 메타언어적 질문에 몰입하게 되었다. 데카르트(R. Descartes)의 철학은 중세철학의 기나긴 폐쇄성에 대한 당대인들의 실망과 그에 따른 회의주의 사조가 만연할 무렵, 확실한 지식 체계를 세우려는 욕망이 커진데서 비롯되었다고 볼 수 있다.

철학의 중요한 역할은 사실상 문제의 해답을 제시하는 것보다 문제제기에 있다고 할 수 있다. 또한 철학은 그것을 말하고 있는 사람의 관심, 그리고 그 관심을 규정하고 있는 사회적 요구와 문화적 형태의 소산이라고 할 수 있다. 철학이 제기하는 모든 문제는 인간의 보편적 상황에서 비롯되지만 그 문제에 해답을 내려는 시도는 필연적으로 문화적일 수밖에 없다. 따라서 철학이 할 수 있는 역할은 그 문제제기에 있는 것이지, 결코 그 문제에 대한 보편적 답을 얻는 것에 있다고 생각하지 않는다. 그러한 문제의 해답은 궁극적으로 그 문제를 풀어가는 인간이 살고 있는 사회 구조와 그 사회 문화의 논리에 의해 규정되며, 더더욱 중요한 사실은 한 사람의 언어는 그 사회의 공통적 규약에 제약을 받고 있기 때문에 철학은 결코 그 언어 밖으로 나갈 수 없다는 사실이다. 그리고 그 언어들은 문화적 차이로 인해 의미 변화를 겪게 되므로 철학사는 문화사적 특성을 완전히 버리기는 어렵다.

따라서 근대에 등장한 과학의 역사에 대한 철학적 이해, 특히 과학사를 이성의 역사로 볼 때 그 역사가 함축하는 역사철학적 문제들의 탐구, 과학의 객관성의 문제 즉 사회구성주의의 문제, 과학과 사회 · 정치 · 자본주의 등과의 관계, 문화 전체에서 과학이 차지하는 위상, 한국사회의 역사에서 과학문화가 차지하는 위상, 존재론, 개념사의 방법, 정의 문제 등은 주요 탐구 영역이 될 수 있다. 그리하여 '의학이란 무엇인가?'라는 질문에서 시작하여 '의학은 과학인가?' '의학의 대상은 실재하는가?' '질병이란 무엇인가? 그에 상응하는 사실이 존재하는가? 아니면 규범적 판단에 기초하는가?' '정상과 비정상을 나누는 기준은 무엇인가?' '그러한 개념들은 어떻게 변천해 왔는가?' '건강에 대한 정의는 가능한가?' '의학과 간호학에서 상정하는 인간관은 어떠한가?' '생물학적 유기체인가?' '정신과 신체가 유기적으로 관계를 맺고 있는 존재인가?' '고통은 측정 가능한 객관적 사실인가?' '증상은 환자의 신체에서 일어나는 객관적 사실인가?' '의학과 간호학에서 상정하는 인간관은 같은가,

다른가?' '의료인의 주관적 판단과 해석은 의료현장에서 어떤 의미를 갖는가?' '질병의 과학적 사실만이 치료에 도움을 주는가?' 등과 같은 질문을 던짐으로써 문제의 상황과 특성을 명료히 할 수 있다.

그럼 이제 이 책의 주요 테마이자 철학의 한 분야인 윤리학으로 들어가보자. 윤리학에서는 인간이 반드시 행해야 할 것과 또 어떻게 사는 삶이 바람직하고 행복한 삶인지, 또 도덕적으로 가치가 있는 것이 무엇을 의미하는지, 일정한 사회에서 따르고 지켜야 할 규범은 무엇인지 등과 관련하여 탐색하는 것을 주요 과제로 한다. 즉 가치를 다루는 분야이므로 규범과학이라고도 칭한다.

우리는 사실상 살아가며 다양한 영역에서 가치 판단을 한다. 아침에 일어나서 저녁에 잠자리에 들 때까지 우리는 끊임없이 행위 유형들과 관련하여, 또는 일정한 대상에 대해 '좋다', '나쁘다', '보기 싫다', '아름답다', '예쁘다' 등과 같이 여러 형태로 일정한 가치판단을 한다. 이러한 판단들은 일정한 사실을 인식한 다음에 그 사실에 대해 평가하는 것일 때도 있고, 때로는 어떤 사실을 인식함과 동시에 순간적으로 판단을 내릴 때도 있다. 어떤 때에는 무엇인가 예상되는 사실에 대해 미리 판단을 내릴 때도 있다.

우리가 행동할 때에 '좋다', '나쁘다', '옳다', '그르다' 또는 '마땅히 해야 한다', '당연히 해서는 안된다'와 같은 의식을 갖는다는 것은 우리 행동에 일정한 윤리적 가치나 규범의식이 늘 동반된다는 것을 의미한다. 인간이 살아간다는 것은 어떤 행동을 한다는 것이고, 어떤 행동을 하는가는 인간이 어떻게 살고 있는가를 보여주는 것이라고 할 수 있겠다. 따라서 인간의 모든 행동이 윤리적 가치 의식 아래 이뤄진다고 본다면, 결국 인간생활 자체가 곧 윤리의식을 반영한다고 볼 수 있겠다.

소크라테스 이래로 철학자들은 인간에게 발생하는 이러한 윤리문제에 답하고 해명하기 위해 많은 노력을 해왔다. 즉 모든 사람이 반드시 따라야 할 규범과 일정한 공동체 사회에 필요한 정의를 실현하기 위한 방법들을 끊임없이 탐색해왔다. 특히 소크라테스는 자신이 살고 있던 당시 윤리가 땅에 떨어져 있었으므로 폴리스 공동체를 수호할 윤리체계를 정착시키는 데 몰두했다. 그는 폴리스 법을 지키고 습속을 따르며 공동체를 위해 열심히 싸우고 격정을 누르며 경건한 삶을 누릴 때, 비로소 행복에 이를 수 있다는 가르침을 대화를 통하여 전달하려 했다.

또한 근세 철학을 대표하는 철학자 칸트는 인간이 도덕적으로 행동하고 사유할 수 있는 능력인 실천이성을 검토하여 자유의지의 문제에 천착함으로써, 도덕법칙을 인간이 스스로 어떻게 세울 수 있는지를 보여주었다. 칸트는 일상적 도덕을 신뢰하고 있었으므로, 문제는 도덕성을 처음으로 발견하거나 변경하는 데 있는 것이 아니라, 소박한 보통 사람들이 선과 악을 단적으로 구별하는 근원이 되어있는 도덕의 최고 원칙을 명백히 의식하도록 하는 데 있었다.

한편, 영국의 명예혁명 이후 급속히 쇠퇴한 절대왕정과 더불어 낡은 봉건제도는 소멸되어가고 신흥자본가가 생겨나면서 영국의 산업혁명을 위한 분위기가 무르익어 갈 무렵, 근대 자본주의의 형식은 확립되어가고 있었다. 이때 등장한 것이 신흥자본가의 대변자라 할 수 있는 벤담(J. Bentham, 1748~1832)이 창도한 공리주의(utilitarianism)이다. 그의 목적은 이 새로운 자본주의 생산 관계에 알맞은 법률 체계를 확립하는 데 있었다. 공리주의에서 유일한 선은 쾌락이고 유일한 악은 고통이다. 벤담은 '최대 다수의 최대 행복(the greatest happiness of the greatest number)'을 주창하면서 이기적 쾌락 추구에만 빠지지 말고 사회 전체의 쾌락을 추구할 것을 역설했다.

벤담이 마련해놓은 틀 위에서 영국의 공리주의자 밀(J. S. Mill, 1806~1873)은 이론을 더욱 발전시켜 나갔다. 벤담의 공리주의가 쾌락의 양적 다소에만 한정되었던 반면, 밀은 쾌락에 질적 차이가 있음을 주장함으로써 벤담 공리설의 난점을 해결하였다. 이와 같이 밀은 질적 쾌락을 인정함으로써 이기적인 개인이 공익을 위해 행위할 수 있는 근거를 마련해주었고, 공리주의가 표방하는 바가 자기 개인의 행복이 아니라 관련된 사람들 전체의 행복이라는 것을 주지시킬 수 있었다.

이상에서 살펴본 바와 같이 철학의 한 분과인 윤리학에서는 도덕을 일종의 사회현상으로 보고 그것을 사회학적으로 연구하기도 하고, 때로는 일종의 심리현상으로 보고 그 발생 과정, 조건 등을 탐색하기도 한다. 그러나 이러한 인간의 행위와 실천의 문제에 대한 탐색은 결국 인간을 둘러싼 사회와 물리적 환경에 대한 인간의 이해와 해석에 깊이 관련되어 있다. 따라서 특히 현대 철학에서 논의되고 있는 실증주의, 해석학, 프래그머티즘, 생물학적 결정론을 비롯하여 삶의 철학, 실존철학, 정신분석학 및 구조주의 등에 대한 이해는 세계 속에서 살아 숨쉬는 인간의 문제를 한편으로는 사회라는 구조와 틀 속에서 이해할 수 있는 관점을 제공하며, 다른 한편으로는 인간의 본질에 대한 물음을 던질 수 있는 기초를 마련해줌으로써 변화하는 윤리적 이슈에 대해 근본적으로 천착할 수 있는 기초를 제공해줄 수 있다.

실증주의

실증주의란 용어는 사실상 프랑스 실증주의 철학의 전통을 확립한 콩트(A. Comte, 1798~1857)에게서 처음으로 시작되었다. 그는 과학적 발전을 견고한 토대 위에 놓기 위해 실증적 방법을 채택했다. 경험적 증거에 기반을 두어 과학적 발견을 구축하려 했던 것이다. 오늘날 모든 과학은 실증적 방법을 채택하고 있으며 감각적 증거를 과학의 가장 중요한 구성 원천으로 사용하고 있다.

그러나 인지된 바와 같이, 실증주의 원칙들은 인간존재와 관련된 연구에 사용할 경우 문제를 일으킬 여지가 많다. 실증적 토대로서의 감각적 경험에 호소한다는 것은 우리가 관찰하는 감각 경험에 대한 기술이 이론으로부터 자유롭다는 것을 전제하는데, 관찰 언명이라는 것은 이미 이론에 오염되어 있을 가능성이 많기 때문이다. 스티븐 에드워즈(Steven D. Edwards, 〈Philosophy of Nursing(2001)〉의 저자)가 제시한 '저것은 한 컵의 물이다'라는 예를 인용해보면, 이것은 그러한 물이 존재하고 있다는 것과 그러한 컵이 거기 그렇게 있다는 것, 그리고 그러한 컵이 투명하다는 것과 같은 존재론적 주장들을 전제한다. 그것은 바로 그 컵이 거기에 일순간에 나타난 것은 아니라는 것이다. 이는 그 컵이 일정 시간에 걸쳐 일정 공간에 지속적으로 존재해왔다는 것을 의미한다. 이 말은 그 물컵이 시공간의 위치를 점유하고 있다는 것이며, 이는 시간과 공간에 대한 개념 및 이론이 이미 전제되어 있다는 것을 뜻한다. 여기에서 우리는 우리가 독립적이라고 믿어왔던 관찰 언명들이 이미

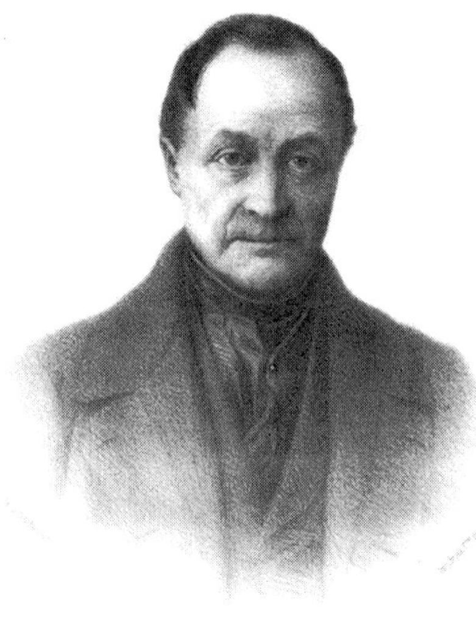

그림 2-1 ● 콩트

이론에 물들어있음을 알 수 있다.

또한 관찰자에 의해 드러나는 것이 그다지 독립적일 수 없는 이유는 관찰 또한 문화적 요인에 영향을 받기 때문이다. 따라서 이론적 주장에 오염되지 않은 독립적인 기초 토대가 있을 거라는 믿음은 그 지반이 흔들릴 위기에 처하게 된다.

실증주의 과학에 대한 적절한 설명으로써 그 기반을 굳히지 못한다면 간호학분야가 실증주의적 방법을 따를 때 과학에서 직면하는 문제를 피하기 어렵게 되므로, 이 부분에 대한 면밀한 탐구와 논의가 필요하다. 간호학은 과학에서와 달리 자연현상을 그대로 기술하는 데 목적이 있는 것이 아니라, 어떤 형태로든 곤경에 처한 환자를 효과적으로 돌봄으로써 일정한 효과와 결과를 가져올 수 있어야 하기 때문이다. 더욱이 이때 환자의 안위 상태에 대한 해석과 관련해서는 과학에서 자연현상을 관찰할 때와 같은 3인칭 관점이 중요한 것이 아니라, 환자 자신의 1인칭 관점이 주요한 의미를 띠며 중요한 평가 기준이 되기 때문이다.

실증주의적 방법이 객관적 입장에 기초하여 공적 관점을 중시한다면, 간호학에서의 관찰(환자 자신의 증상에 대한 환자의 해석이든, 간호사의 관찰이든)은 개별자의 사적 관점이 의미를 갖는다. 자신의 상황에 대한 환자의 해석은 고통이나 아픔 및 삶의 질과 관련하여 일차적으로 중요한 자료가 될 수밖에 없다. 따라서 간호에 내재한 도덕적 차원, 주관적 해석의 차원 등을 잘 고려하여 과학의 실증주의적 방법을 적절히 응용, 채택하여야 할 것이다.

현상학

어떤 한 대상을 특정한 대상으로만 지각하고 더 이상 다르게 생각할 여지를 두지 않는 태도를 '자연적' 태도라고 한다면, 이 대상 지각을 두고 이 대상이 가상일 수도 있다고 여기기도 하고 또 다르게 경험될 수도 있다고 생각하며, 예컨대 할미꽃이라는 대상을 두고 이렇게도 보고 저렇게도 보는 의식 현상을 논하는 태도를 '현상학적' 태도라고 한다. 이는 대상 지각을 반성하는 태도이며, 하나의 대상을 여러 각도에서 바라보며 의식의 여러 현상이 갖는 본질 구조를 분석하려는 태도이다. 이러한 태도가 바로 현상학적 태도라고 할 수 있는데 이러한 반성적 태도의 가능성을 연 철학자가 후설(Edmund Husserl, 1859~1938)이다.

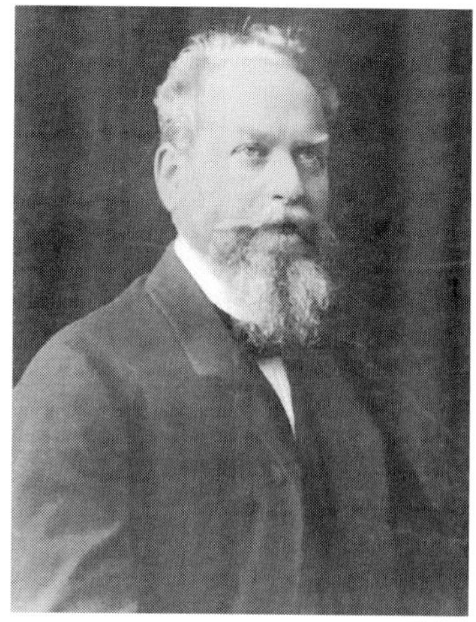

그림 2-2 ● **후설**

현상학(phenomenology)이란 현상을 중요하게 여기는 현대 철학사조로, 살아 있는 인간 경험을 연구하려는 철학적 접근이다. 후설 현상학은 사물 그 자체로 다시 돌아가는 것이며 사실을 있는 그대로 보면서 경험의 본질을 찾아내는 것이다. 즉 현상학은 스스로 드러내는 대로 그 자체를 볼 수 있도록 돕는다. 말하자면 어떤 선입견이나 이론에 오염되지 않고 경험 세계에 기초하여 본질을 밝히고자 하는 입장이다. 후설의 현상학은 특히 실증주의가 의식과 대상을 실체적으로 분리시켜 사고하는 태도를 신랄하게 비판하면서 시작되었다. 우리의 의식은 항상 무엇과 관계를 맺고 있기에, 대상 역시 의식을 매개로 하지 않고서는 대상으로 다루어질 수 없다는 것이다.

현상학적 태도에서의 '현상학'은 의식 현상의 학이며, 더 나아가 대상 의식에 대한 분석이라고 할 수 있다. 이러한 분석을 후설은 지향론이라고도 부른다. 지향론적 분석에서는 이 지향적 대상이 어떻게 해서 그 대상성을 지니게 되었는가를 추적해나간다. 이러한 과정을 위해 각자는 자신의 의식의 흐름을 반성하게 된다. 후설은 의식이 대상에 대해서 갖는 관계를 지향성이라고 하지만 이것은 의식과 사물간의 단순한 관계를 특징짓는 것이 아니라 의식작용의 본질을 가리킨다고 설명한다. 주변의 생활 세계에서 우리가 당연하게 여기는 사물의 일상적 경험을 지향적 의식의 대상화 작용을 통해 분석함으로써 새삼스럽게 반성하는 것이 지향론적 분석의 목표라고 할 수 있다.

일상적 세계에서 우리는 주위 세계와 의식간의 지향적 관계를 망각하기 쉽다. 그리하여 자연적 태도에서 우리가 보고 만지는 것들이 우리로부터 독립되어 있는 것으로서 응당 실재한다고 여기지만, 잠시 이 사물과 우리와의 관계를 고찰해보면 이 양자 간에는 외적 관계가 아닌 내적 관계가 있음을 인식하게 된다. 객관으로서의 사물 세계와 주관으로서의 우리 사이에는 이미 상관관계가 있음을 알 수 있다. 생생하게 살아있는 의식작용은 자연적 태도에서는 망각되어 있으나 현상학적 태도로 반성하게 되면 비로소 전면에 나타나게 된다. 따라서 의식은 어떤 대상에 대한 대상으로서 이 대상에 대해 관계를 맺는 것이 아니라, 그 대상을 객체로서 정립하는 것이다.

현상학적 입장에서 인간은 의식의 지향성 때문에 자신의 의식 외부에 놓여있는 세계를 경험한다. 따라서 지향성은 인식 주관의 성격일 뿐만 아니라 인간적 존재의 기본 양식인 셈이다. 시간과 공간 안에 끝없이 펼쳐져있는 세계 속에서 우리는 오감으로 이 세계를 체험한다. 의식의 지향성은 바로 이 세계와의 관계를 가리키며 이 지향성으로 인해 의식은 세계에 열려져있고 또한 세계는 의식을 통해 세계로서 우리에게 드러나는 것이다.

후설에 의해 체계를 잡은 현상학적 방법은 이후 하이데거, 사르트르, 메를로 퐁티를 거치면서 실존적 현상학이라는 이름으로 탈바꿈하며 실존적 존재론적 관점을 부가하게 된다. 하이데거는 현존재의 실존론적 분석을 통해 존재론의 근원적인 현상학적 방법을 구성해낸다. 즉 그의 실존적 현상학은 '존재와 시간'을 통해 세계 속에 열려져 있는 현존재를 분석하고 이해하는 과정을 거쳐 진행된다. 그리하여 하이데거는 현상학적 방법에 의해 인간 현존재를 분석함으로써 실존의 형태로 드러나는 '존재이해'의 과정을 밝혀내는 데 주력한다.

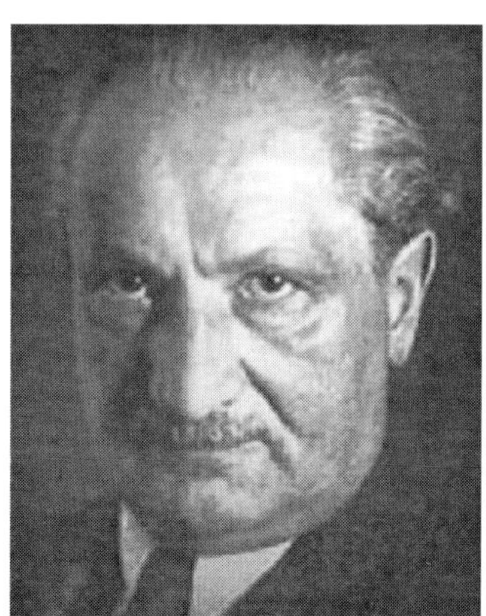

그림 2-3 ● 하이데거

현상학은 대상자가 사물을 경험한 내용을 있는 그대로 분석하여 인간이 경험한 현상의 내용과 의미, 즉 현상의 본질을 드러내는 것이라 할 수 있다. 이러한 과정은 인간 행동에 대한 이해를 도움으로써 일상 경험의 본성과 의미를 깊이 있게 이해하도록 도와준다. 따라서 이러한 현상학적 태도와 방법은 의료 현장에서 환자의 질병경험과 태도를 적절히 이해하여 간호행위를 잘 수행할 수 있도록 돕는 의미 있는 방법으로 기능할 수 있다. 즉 특정 환경과 세계 속에서 경험하는 환자의 신체와 질병 경험에 대한 반응과 태도를 이해하는 데 중요한 도구로 기능할 수 있을 뿐만 아니라, 그러한 과정을 통해 곤경에 처한 인간의 대처능력을 키울 수 있도록 돕는 데에 중요한 관점을 제공할 수 있다.

해석학

해석학(hermeneutics)은 의미의 해석에 관한 이론이나 철학이라고 정의할 수 있다. 근대 해석학은 그 기원이 19세기 초엽으로 거슬러 올라가며, 사회과학이나 예술철학뿐만 아니라 언어철학, 문예비평 등에서도 하나의 중심 논제로 등장하고 있다. 인간이 행하고 있는 표현이 일정한 의미를 담지하고 있으며 이는 주체에 의해 이루어지고 있을 뿐만 아니라 해석이 가능하다는 인식은 해석학상의 문제를 일으키게 되었다.

그리하여 해석학에서는 이런 과정이 어떻게 가능한가의 문제와, 주관적으로 의도된 의미의 설명이 해석자 자신의 주체성에 의해 매개된다는 사실 앞에서 어떻게 그것을 객관적으로 드러낼 수 있는가의 문제가 제기된다. 해석학 이론은 인간과학(human science) 혹은 사회과학을 포함하는 정신과학의 방법론으로서 해석에 관한 일반 이론의 문제틀에 초점을 맞추고 있다.

본래 해석학이라는 말은 '해석하다'로 번역되는 그리스어 'hermeneia'에서 그 기원을 찾아볼 수 있다. 이해의 기술로서 해석학 이론을 정립한 철학자는 독일의 프리드리히 슐라이에르마허(Friedrich Schleiermacher)라고 할 수 있다. 그에게서 해석의 기술은 고대 희랍적 사유에 근원을 둔 해석학 이론의 역사 이래 최고도의 정점을 이루었다. 여기에서 우리는 개체가 그 전체와의 관계 속에서 그 의미를 획득하게 된다는 '해석학적 순환(hermeneutical circle)'을 도입하는, 인간성의 보편적 매개체로서 언어성에 대한 최초의 논의를 보게 된다.

이해의 인식론과 방법론이라 할 수 있는 해석학 이론은 19세기 철학자이며 문예사가였던 빌헬름 딜타이(W. Dilthey)에 의해 더욱 진전되었다. 딜타이는 해석학을 자연과학에 대비되는 정신과학의 방법상 토대로 삼고 자연과학적 사유의 틀을 인간학에 적용하려는 환원주의적이고 기계론적인 사유 방식을 신랄하게 비판하였다. 이러한 맥락에서 딜타이는 인간의 내면적이고 구체적인 삶을 객관적으로 이해하고 해석하기 위한 방법들을 제시하였는데 그것이 바로 해석학적 방법인 것이다.

자연과학이 정지된 객관적 세계를 기술하고 설명하는 영역이라면, 정신과학은 구체적이고 개별적이며 일회적인 삶의 표현을 기술, 이해하는 것이다. 딜타이는 역사적 행위나 문학 등 예술작품으로 표현된 삶의 모습을 이해해나가는 과정은 해석학적 순환을 통해 가능하다고 보았다. 과거와 현재 사이의 끊임없는 대화와 주체 및 객체 간의 대화적인 변증법적 매개를 통해 해석학적 순환의 틀을 따름으로써 어떠한 이해도 가능하다고 보는 것이 딜타이의 입장이다. 이러한 이해는 단순히 개별자에 대한 이해로 국한되는 것이 아니라 주체가 처해있는 역사적 맥락과의 연계를 통해 그 의미가 드러나며 해석될 수 있는 것이다.

존재의 해석학으로서 하이데거의 후기철학과 방법을 계승한 가다머(H. G. Gadamer, 1900~2002)의 저작에서는 해석학상의 문제가 언어적 · 철학적 전환을 맞이하게 된다. 가다머는 인간의 이해 과정을 역사적이며 언어적일 뿐만 아니라 변증법적인 진리의 사건이라고 표명한다. 가다머에서 해석학이란 딜타이에서와는 달리 삶의 인식론이나 이해의 한 방법이 아니라 진리에 대한 경험이라고 할 수 있다.

가다머가 말하는 이해의 역사성이란 인간 삶에 대한 이해가 역사적인 사실과 의

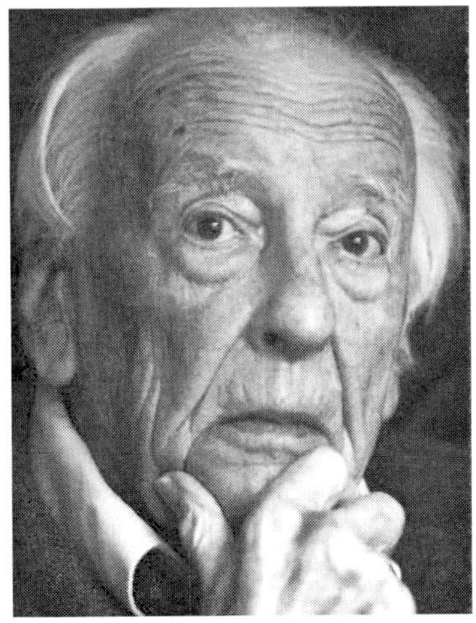

그림 2-4 ● 가다머

미 연관의 관계를 가지고 있음을 설명한다고 볼 수 있다. 우리는 변화하는 역사 속에서 어떤 형태로든 살 수 밖에 없고, 그러한 역사 내에서 정식화된 의미 지평의 틀 안에서 세계를 해석하고 이해하게 되는 것이다. 이러한 과정을 그는 '지평 융합(fusion of horizons)'이라고 부른다. 즉 이러한 상호 교섭은 의미 지평의 혼융으로 귀착되는 대화의 형태를 띤다.

이러한 해석학적 방법은 간호 맥락과 관련하여 중요한 자리를 차지하고 있다고 볼 수 있는데, 어떤 환자가 불안해하고 공격적 성향을 보이거나 안위 상태를 필요로 한다는 판단은 모두 간호사의 해석을 전제로 하고 있기 때문이다. 의사에게 환자의 갑작스런 혈압 상승을 통보하는 간호사의 행위 또한 간호사 자신의 해석과 판단 결정에 따라 이루어진다. 특히 숙련된 간호사에 의해 맥락과 상황판단에 따라 이루어지는 종합적이고 즉각적인 해석은 환자 개별간호에 결정적으로 도움을 준다.

그러나 해석학적 방법은 주관주의와 상대주의 문제를 비껴가기 어렵기 때문에 실재론(realism)에 부분적으로 의존하지 않을 수 없다.

프래그머티즘

먼저 프래그머티즘(pragmatism)이란 말은 '프라그마(pragma)'라는 그리스어에서 유래했다. '프라그마'란 '행동, 실행'이란 뜻인데 영어의 'practical'에 해당한다고 볼 수 있다. 이 말에서 미루어 짐작할 수 있듯이 인간의 행동과 실천을 중시하는 것이 바로 프래그머티즘의 핵심이라 할 수 있다.

프래그머티즘이란 명칭을 처음으로 사용하며 나름의 독자적 체계를 구축한 인물이 바로 미국 철학자 퍼스(C. S. Peirce, 1839~1914)인데, 그는 자신이 영향을 많이 받은 칸트 철학에서 힌트를 얻어 프래그머티즘이라는 말을 붙이게 되었다고 한다. 윌리엄 제임스, 존 듀이 등에 의해 확고한 기반을 구축한 프래그머티즘은 철학자에 따라 그 내용과 경향을 달리하긴 하나, 이들 모두의 근본 입장은 우리의 구체적 실생활을 존중하고, 지식은 실제 생활에 유용한(useful) 것으로 검증될 때에만 참이라고 보는 데 있다.

이러한 입장은 사실상 퍼스로부터 시작된다. 퍼스는 초기에 과학의 진보에 기여할 수 있는 방법과 논리를 탐구하는 데 주력하였다. 그는 실험이라고 하는 행위에 나타나지 않는 명제는 의미가 없다고 보았다. 이런 맥락에서 퍼스는 어떤 생각이나 명제가 참인가의 여부는 '실제적인 결과'에 따라 결정된다는 입장을 취하였다. 이

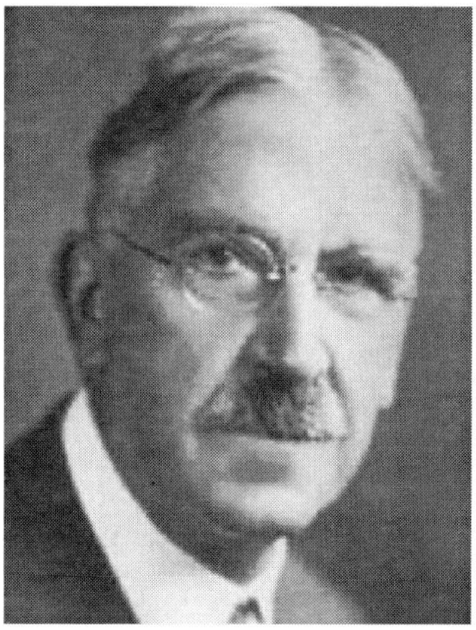

그림 2-5 ● 듀이

러한 입장에 서게 되면 종래의 형이상학적 관념들은 대체로 무의미하게 된다. 또한 '자유냐 필연이냐?', '진리의 근원은 존재하는가?' 등과 같은 물음은 설 자리를 잃게 된다.

이같이 프래그머티즘은 과학적 인식을 신뢰하고 그것을 근간으로 하여 철학을 구축하려는 데 있다고 볼 수 있다. 그러나 프래그머티즘이 다른 경험철학과 구분되는 점은 가치평가의 문제를 간과하지 않는다는 점이다. 프래그머티즘에서 인식을 인간이 환경에 적응해가는 도구라고 보고, 이때 가장 유용한 지식이 참된 인식이라고 보는 까닭이 여기에 있다. 그리하여 제임스는 '그것이 참이기 때문에 유용하다'라고 말할 수 있으며, 또한 '유용하기 때문에 참'이라고 말할 수 있다고 지적한다.

프래그머티즘이 유용성과 진리성을 동일시한다고 해서 일상적인 이기적 욕구를 만족시켜주는 것이 모두 참이라고 주장하는 이론이라고 생각해서는 안된다. 프래그머티즘은 공동의 삶이 살아 숨쉬는 사회를 존중한다. 또한 우리 모두가 처한 환경에 잘 대처하고 적응해나가기 위해서는 어떤 행동을 앞으로 취하는 것이 좋은지를, 또한 어떤 인식을 취하는 것이 유용한지를 점검하는 일이 중요하기 때문이다.

분석철학

분석철학(analytic philosophy)이란 주로 20세기 초부터 헤겔(Hegel)류의 절대주의적 사변철학에 대한 비판을 통해 차츰 고양된 철학사조이자 하나의 철학적 탐구

방법이다. 여기서는 형이상학적 전제를 세우는 것을 거부하며 논리적 분석을 통하여 문제를 명확히 하고 그것을 해결하고자 한다. 이때 '분석'이란 주로 언어 분석으로서 철학적 용어를 명료히 하고 철학을 과학화하는 작업들이 시도되었다.

그리하여 그동안 결함이 많다고 생각해온 자연언어(natural language)를 정화하고 엄밀한 인공언어(artificial language)를 정립할 뿐만 아니라, 자연언어를 주의 깊게 사용하는 방법을 명확히 함으로써 여러 가지 혼란을 극복할 수 있다고 생각했다. 전자는 주로 비엔나학파와 논리실증주의자들에 의해, 후자는 옥스퍼드의 일상언어학파(philosophy of ordinary language)에 의해 이루어졌다.

특히 논리실증주의자들이 형이상학을 배제하는 방식은 매우 흥미롭다. 종래의 방식과는 달리 형이상학적 명제가 거짓임을 증명하는 입장을 취하는 것이 아니라, 형이상학적 명제는 진위를 가릴 수 없는 인식적으로 무의미한 것임을 지적함으로써 형이상학의 학으로서의 지위를 박탈하려고 했다. 바꿔 말하면, 전통적 경험론자들이 경험할 수 있는 것만이 존재한다고 주장함으로써 형이상학의 허구성을 지적하려 했다면, 논리실증주의는 형이상학의 언어적 표현을 분석함으로써 그것이 무의미(meaningless)하다는 것을 폭로하는 데 있다.

간호행위에서도 환자가 때로는 맥락이 맞지 않거나 부적절한 용어를 사용함으로써 돌봄 상황을 혼란스럽게 만들 수도 있다. 이때 언어적 표현을 적절히 분석한다면, 환자의 상황에 훨씬 더 쉽게 대처하고 혼란을 막을 수 있을 뿐만 아니라 문제를 잘 해결할 수 있다.

삶의 철학

근대 이성주의가 최고조에 달해 모든 것을 합리적 기준에서 계량화하고 물화하는 시점에서, 독일 등 유럽은 이에 대한 반동 현상으로 낭만주의 분위기에 휩싸이기 시작했다. 낭만주의는 이성주의의 계몽주의적 사고방식을 거부하고 고전주의에도 반감을 가졌다는 점에서 이성의 합리성보다는 감정이나 개성을 중시하는 쪽에 서 있었다.

헤겔에게서 극단적으로 나타나는 이성주의에 대한 안티테제로 등장한 철학이 바로 19세기 독일 철학자 쇼펜하우어(A. Schopenhauer, 1788~1860)의 생철학이다. 쇼펜하우어는 우리가 살아가고 있는 이 세계는 과학이나 수학에 의해 합리적으로 설명되는 것이 아니라 이성에 의해 파악될 수 없는 비합리적인 것이라고 설명한다. '삶에의 의지'가 오히려 합리성의 근저에서 작동하는 우주 생명의 근원이라는 것이다.

1819년 쇼펜하우어는 그의 주저인 〈의지와 표상으로서의 세계〉에서 의지와 표상을 대조시켰는데, 근대 이성주의의 대표자인 칸트와 헤겔은 '표상'을 파악하는 데 불과했고 자신이야말로 이성적 표상의 근저에 있는 가장 근본적인 '삶에의 의지'를 통찰하고 있다고 했다. 여기에서 제시되는 '삶에의 의지'는 대단히 강렬한 것이긴 하지만 거기에는 어떤 이유도 목적도 없다는 의미에서 그는 이것을 '맹목적 의지'라고 보았다.

한편 프랑스의 현대 철학자 베르그손(H. L. Bergson, 1859~1941)은 서구의 자연과학적 세계관과 '분석'적 방법에 비판을 가하면서, '이성'보다는 '직관'에 주목하는 방식으로 철학을 전개해나갔다. 인간의 실상은 '삶', 즉 '생명의 약동'이라고 한 그의 생명존중사상은 세계 사상계에 큰 영향을 미쳤다. 베르그손은 과학의 지성적 방법을 '공간화'의 방법이라고 규정하고, 근대 이래 자연과학은 시간성을 공간화하는 오류를 범했다고 비판했다. 과학이 운동현상을 공간적으로 파악할 때, 이는 바로 움직이는 것을 정지한 것으로 분해하여 파악함으로써 운동 그 자체의 실상을 제대로 파악할 수 없다고 설명한다.

베르그손의 주장에 따르면, 생명의 연속적 활동은 결코 정지된 공간적 고체 덩어리가 아니라 생은 참다운 연속이며 흐름이고 시간인 것이다. 그의 '생철학'은 기술 만능주의에 매몰된 현대인에게 생명의 약동을 강조함으로써, 생명을 존중하고 인간성을 존중하는 휴머니즘의 입장을 취함으로써 그동안 과학철학이나 지식론에서 간과해왔던 본능과 직관의 의미를 새롭게 바라보게 했다.

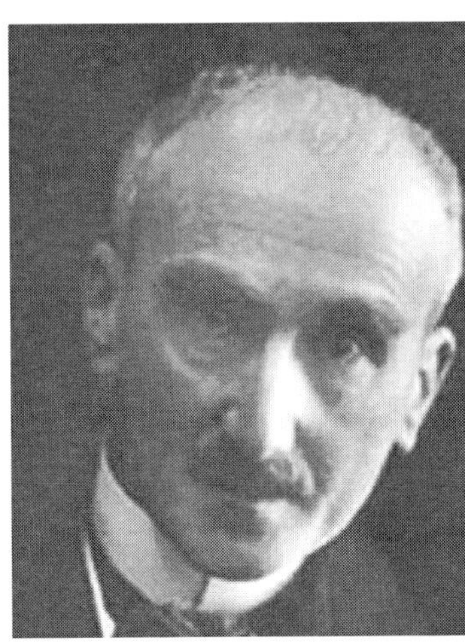

그림 2-6 ● 베르그손

정신분석학

프로이트(S. Freud, 1856~1939)에 의해 창시된 정신분석학은 정신의학 분야에서뿐만 아니라 철학, 문학, 사회학, 예술 분야 등에 광대한 영향을 미친 주요 학문 조류이다. 프로이트는 신경증 환자를 연구하면서 정신분석의 방법을 터득하였는데, 우리 정신의 밑바닥에 자리한 무의식(의식에 영향을 미치긴 하나 꿈이나 정신분석에 의하지 않고는 드러내지지 않는)을 발견함으로써 그의 이론은 급속히 진전되어 나갔다. 프로이트는 행위 당사자가 전혀 알지 못하는 이 무의식이 인간의 성충동과 밀접한 관련을 맺고 있다고 보았으며, 모든 인간 문화는 순화된 리비도(libido)의 산물이라고 설명했다.

그는 자유연상과 꿈의 해석 및 아동기의 체험, 가족관계 분석이란 기법을 개발하여 치료에 적용하였다. 프로이트의 정신분석 방법은 무의식적 역동성, 현재 문제와 관련된 아동기 발달과정의 중요성, 적응 수단으로서의 불안과 자기방어, 전이와 역전이에 대한 이해를 기초로 하고 있다.

프로이트가 밝힌 의식에 대한 지형학적 설명은 의식의 구조에 관한 것인데, 그는 의식을 세 부분으로 나누어 설명한다. 즉 현재를 지각하는 부분이자 개인이 현실생활에서 쉽게 알아차릴 수 있는 정신생활의 부분으로 노력하지 않고도 알게 되는 모든 활동이며 깨어있을 때만 작용하는 '의식(consciousness)', 생각과 반응이 저장되었다가 부분적으로 망각되는 마음의 일부분인 '전의식(preconsciousness)', 그리고 마음의 가장 큰 부분으로, 물 위에 나타난 빙산의 작은 부분이 의식에 해당된다면 그 밑에 숨겨져있는 넓은 부분인 '무의식(unconsciousness)'의 세 부분이 그것이다. 프로이트는 모든 정신과정이 무의식으로부터 기원하는 것으로 간주하였기 때문에 무의식을 가장 중요한 의식 수준으로 보았다.

프로이트 정신분석학의 핵심 용어인 리비도(libido)는 성적 에너지로서 인간이 태어날 때부터 갖추고 태어나나 성장단계(구순기, 항문기, 남근기)와 더불어 변화 발달한다. 그러나 각 단계에서 제대로 충족되지 못하면 불안을 겪게 되거나 또는 어떤 대상을 향해 리비도가 정지됨으로써 고착이 일어나기도 한다. 즉 리비도가 그 에너지를 방출하지 못하고 축적되면 신경증이 일어난다.

그는 인격조직 또한 세 부분으로 나누어 설명하는데 이드(id), 자아(ego), 초자아(superego)가 그것이다. 이드의 유일한 기능은 내적 또는 외적 자극에 의해 유기체 안에 생긴 많은 흥분을 직접 방출하는 것으로서 이것은 쾌락원리에 기초하고 있다. 자아의 영역에서는 자기 충족과 목적 달성을 위해 외부 현실을 인지하고 세

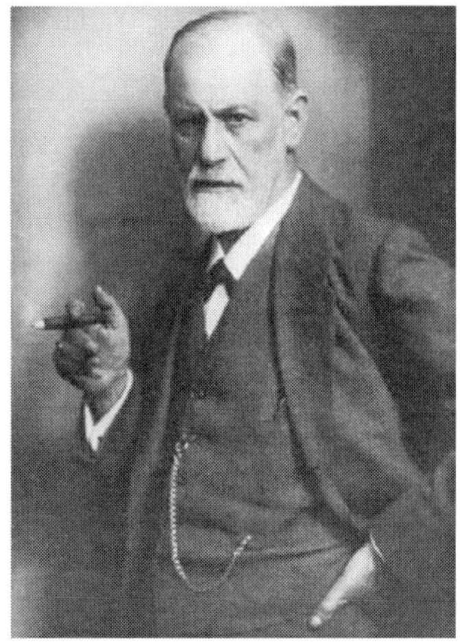

그림 2-7 ● 프로이트

계에 적응하려고 노력한다. 자아는 적절한 행동을 통해 긴장과 고통을 참을 줄 알며 현실을 위해 쾌락을 보류하기도 한다. 초자아는 인격의 도덕적 · 사법적 측면이라고 할 수 있는 것으로서 현실적인 것보다는 이상적인 것을 지향한다. 고결하게 행동했거나 좋은 생각을 갖고 있을 때 긍지를 느끼고, 반대로 유혹에 넘어갔을 때 수치심을 느낀다. 이 세 체계는 각기 다른 명칭을 갖고 있기는 하나 독립된 실체는 아니다.

심리적 과정에 방향을 부여하는 에너지의 총량으로 설명되는 본능은 2개의 큰 그룹으로 나뉜다. 생명 본능은 신체적 욕구와 관련되는 것으로서 성본능으로 대표되어 나타난다. 결국 삶의 본능이 사용하는 에너지가 리비도(libido)이며 공격 본능이나 죽음 본능을 지배하는 것이 타나토스(thanatos)이다.

이상과 같은 프로이트의 정신분석학 이론은 간호학에서 환자 돌봄과 관련하여 이론을 개발할 때나 간호행위를 구체적으로 실천할 때, 환자와의 관계에서 발생하는 자신의 심리적 상황이나 문제를 분석하고 이해하는 데 큰 도움을 줄 수 있다. 하이데거의 '배려(sorge)' 이론을 굳이 끌어들이지 않더라도 인간이 언제나 일정한 기분 상태에 놓여있으며 그러한 정신적 상황을 나름대로 해결하고 극복해나가는 과정이 우리의 삶이라고 보는 것은 그리 어색하지 않다. 알게 모르게 우리는 정서적 갈등을 겪고 있으며 이러한 감정문제는 곧바로 크게는 질병을 일으킬 수 있고 작게는 정서적 곤란 상태에 빠지게 할 수 있다. 인간에 대한 정확한 이해와 분석은 환자의 안위를 도모하는 것이 주요 과제인 간호학에서 중요한 부분이 아닐 수 없다.

실존철학

생의 철학과 마찬가지로 비합리주의적인 경향을 띠면서 개별적 존재의 삶과 구체적 인간실존의 문제를 다루는 것이 바로 실존철학(existential philosophy)이다. 삶은 개별적이고 역사적일 뿐만 아니라 현실적이고 또한 상대화될 수 없는 절대적인 상황이다. 따라서 합리적인 인식으로도 파악될 수 없으며 직관이나 체험을 통해서도 완전히 파악할 수 없다.

대표적 철학자 키에르케고르(S. Kierkegaard, 1813~1855)는 유일한 현실의 주체가 바로 '실존(existenz)'이라고 하였다. 이는 구체적인 존재를 의미하며 현실 속에 살고 있는 우리의 삶을 의미한다. 이러한 의미에서 '보편타당한 객관적인 것이 진리다'라고 주장하는 헤겔에 반대하여 '주체성이 진리다'라고 강조하였다. 그런데 이와 같은 참다운 진리와 우리 사이에는 넘을 수 없는 장벽이 놓여 있으므로, 이런 상황에서 진리에 도달하려고 한다면 그것은 절대적 '역설(paradox)'에 빠지게 된다. 그에 따르면 '신 앞에 홀로 있는 실존'만이 참된 실존이다.

독일 실존철학의 대표자라 할 수 있는 하이데거(M. Heidegger, 1889~1976)는 현실 속에서 죽음을 의식하며 '세계 내에서(in der welt)' 살아가고 있는 인간을 '현존재(dasein)'라고 부르며 현존재의 실존론적 존재분석을 할 것임을 그의 주저 〈존재와 시간〉에서 밝힌다. 그는 미래를 기획하며 '세계 내'에 던져져있는 이러한 현존재가 '본래적인 자아'를 실현하려면, 자신이 '죽음에의 존재'임을 인정하고 양심의 소리에 귀를 기울여야 한다고 설명한다.

이와 같은 실존철학은, 간호행위를 인간이해의 한 과정이라고 볼 때 개별적 인간을 이해하는 하나의 틀로서 잘 기능할 수 있다. 또한 인간이 자기 자신을 어떤 측면에서 배려하고 관심을 갖는지를 이해할 수 있으며, 인간의 자기 투영 방식이 어떤 가치나 목표에 의해 좌우되는지를 파악할 수 있게 한다.

환자로 다가오는 개별적 인간은 자신만의 독자적인 삶의 방식을 가지고 있을 수밖에 없고 살아온 길, 방향 등이 다르므로, 간호사는 모든 사람에게 같은 접근방식을 적용할 수 없다. 피아니스트의 삶을 살아온 사람에서의 손가락 부상의 의미와 축구선수에서의 무릎 부상이 갖는 의미는 서로 다른 맥락을 가질 수밖에 없다.

간호행위 과정에서 간호사는 각각의 환자가 무엇에 관심을 두고 중요한 것으로 여기고 있는지를 잘 평가할 필요가 있다. 환자가 처한 곤경에 대한 환자 자신의 해석이 타인의 해석보다 중요한 의미를 띠기 때문이다. 환자 자신의 견해가 다른 사람의 의견과 다르다 할지라도 그것이 중요한 의미를 갖는 이유는, 그 환자의 스트레스를 산출하는 것은 바로 자신의 상황에 대한 그 자신의 해석이기 때문이다.

구조주의

20세기 중반, 프랑스에서는 실존주의나 마르크스주의의 뒤를 이어 구조주의(structuralism)가 등장했다. 인간의 사상과 삶 및 사회의 일반적 틀을 지배하는 힘은 무엇인가, 역사법칙, 실존적 인간과 같은 문제틀 저변에서 우리에게 영향을 미치고 있는 것은 무엇인가 등에 관한 물음을 던지며, 그러한 움직임 아래에서 그러한 요소들을 지배하는 '심층구조(structure)'에 관심을 갖기 시작했다. 이렇게 등장하게 된 것이 현대 프랑스 사상을 지배하는 구조주의이다. 구조주의를 대표하는 인물로는 구조주의 언어학의 소쉬르와 야콥슨에 이어 레비스트로스, 알튀세르, 푸코, 라깡, 롤랑 바르트 등을 들 수 있다.

2차 세계대전 이후 황폐해진 인간 삶에 의미를 부여하고 그 실체를 모색하는 실존주의가 '인간 주체성'을 강조한 반면, 이 이후에 등장하게 되는 구조주의에서는 인간 주체성 근저에서 작동하고 있는 구조가 바로 이러한 인간의 삶과 사상을 지배하고 이러한 것들은 단지 표층적 효과에 불과하다는 설명을 하게 된다. 구조주의자들은 실존주의나 마르크스주의에서 인간이라는 이성적 주체가 인간사회를 비롯하여 모든 문화적 현상들을 지배해왔다고 보는 입장에 반대하고, 심층에서 작동하고 있는 구조가 원초적이라고 주장한다. 즉 인간이 모든 것을 바꿀 수 있고 변화시킬 수 있다는 생각은 지나친 '인간중심주의'에서 비롯된 오류라는 것이 바로 구조주의의 핵심이다.

이 '구조'는 개개의 요소나 부분의 총화가 아니라 그 구성요소들 간의 관계에 주목하는 것으로 '차이의 체계'에 의해 설명된다. 그들은 인간중심적인 모더니즘으로부터 탈피하여 사회 · 문화 · 역사에서 무의식적으로 작동하는 구조를 밝히는 데 주력한다.

20세기를 대표하는 문화인류학의 거장인 레비스트로스(C. Lévi-Strauss, 1908~2009)는 '구조', '체계'의 개념을 정착시킨 인물로 볼 수 있다. 레비스트로스는 친족과 신화의 연구에서 사회현상과 문화현상을 상징 기호체계로 설명했다. 인간과 사회의 기본 구조에 대한 그의 생각은 '교환' 개념에 의해 구축된다. 그에 따르면 인간이 사회를 구성한 기본 원리는 교환인데, 이는 여성 교환에 기초한 친족 조직과 부의 교환 즉 경제적 시장 교환, 언어적 소통 교환의 3가지이다. 바로 이러한

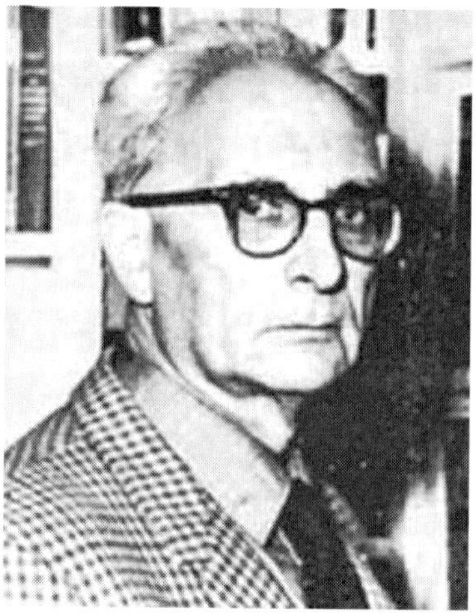

그림 2-8 ● 레비스트로스

교환 체계 바탕 위에서 인간의 사회문화적 삶이 이루어진다고 본다.

〈슬픈 열대〉, 〈야생의 사고〉, 〈친족의 구조〉 등에 특징적으로 나타나 있는 그의 구조주의적 방법은 바로 인간사회와 경제 체계 및 언어 형태로 표현되는 소통체계 등을 새롭게 다른 관점에서 이해할 수 있게 하는 하나의 독창적이면서 생산적인 틀을 제시했다고 볼 수 있다.

후기구조주의

푸코와 탈근대 이론

80년대 이후 탈근대 논의와 더불어 여러 학문 분야에 걸쳐 광대한 영향을 미친 철학자는 말할 것도 없이 후기구조주의를 대표하는 철학자, 미셸 푸코(Michel Foucault, 1926~1984)이다. 그동안 많은 번역서와 해설서가 출간됐지만 푸코는 '난해한 철학자'라는 오명을 씻어내지 못했다. 첫째는 푸코의 사상을 지나치게 '포스트모던'의 관점에서 바라봄으로써, 그의 사상 전체가 보여주고자 하는 의도와 논지를 모호하게 만들었기 때문이다. 푸코의 사상을 총괄적으로 이해한다면, 탈근대에 관한 논의는 그의 독특한 역사 분석의 방법을 적용하는 과정에서 단지 파생적으로 등장하게 된 영역임을 알 수 있다.

둘째는 영미권에서 이해된 푸코의 사상을 그대로 들여오는 과정에서, 푸코 후기의 계보학적 방법에 근거한 '권력-지식'의 연계 문제에만 피상적으로 초점을 맞춤으

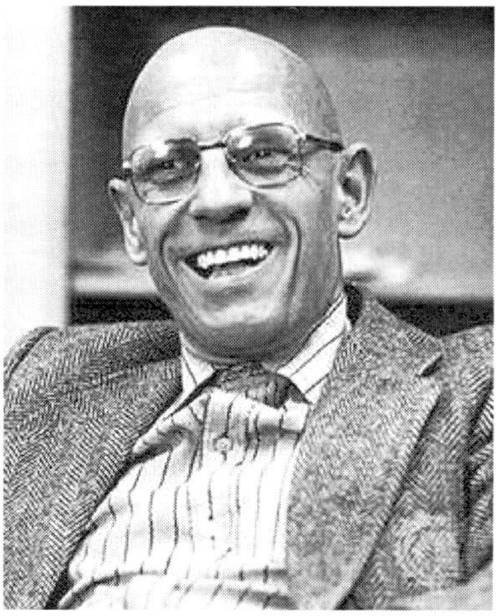

그림 2-9 ● 푸코

로써, 그의 철학적 배경과 초기의 고고학적 방법에 의해 마련된 역사이해의 방법 및 인식론적 기반이 충분히 이해되지 못했기 때문이다. 따라서 푸코가 자신의 논의 기반인 역사적 실증성의 영역들을 어떻게 분석함으로써 기존의 역사적 성과물들을 재평가하고 있는지, 그리고 어떤 인식틀 속에서 분석하고 있는지 검토할 필요가 있다.

푸코는 상호간에 어떤 관계도 없어 보이는 사물들의 돌연한 근접 앞에서 이러한 기괴한 병치를 가능케 하는 인식근거에 근본적인 물음을 던지고, 이러한 문제의식 속에서 우리의 분절 과정이 그렇게 객관적이지도 근본적이지도 않음을 보이고자 시도한다. 푸코의 작업은 바로 이러한 인식의 가능조건을 탐색하는 데 주력한다. 즉 인식과 이론을 가능케 하는 토대에 관심이 모아져있다. 요컨대 〈말과 사물〉은 지식의 공간에 배치된 경험의 근본적 존재양식이자 역사적 과정에 내재해 있는 구조의 필연적 체계인 '에피스테메(episteme)'를 통해 담론의 형성과 변환을 다룬다.

조르주 캉길렘(George Canguilhem)에서는 개념사의 방법이 생물학, 해부학, 생리학 등 관련 학문영역 내에서 주로 사용된 반면, 푸코에서는 한 걸음 더 나아가 매우 상이한 학문영역들을 연결하는 데 사용된다. 즉, 서로 다른 영역들인 일반문법 · 자연사 · 부의 분석과 같은 고전시대 경험과학들을 유사하게 묶어내는 공통의 개념적 구조를 밝혀낼 때 사용된다. 또한 여기서 멈추지 않고 유사성과 표상 및 인간 같은 개념들이 일정한 시기의 학문영역들에 깊이 스며있음을, 또 인간의 위치가 어떻게 변화를 거듭하는지를 르네상스 시대와 고전주의 시대 및 근대를 축으로 탐색한다.

이러한 기획에 도달하기 위해 고안해 낸 방법이 바로 '고고학(archeology)'이다. 마치 고고학자가 역사적 지층 속에서 그 시대의 유물을 발굴해 일정한 시대상을 재현하듯, 푸코는 과거의 역사 속에서 각 시대를 가능케 한 인식의 가능조건을 발굴해 일정한 시대의 사유근거를 밝혀낸다. 이러한 담론 형성의 규칙에 근거해 인간 사유의 역사를 분석하는 고고학은 그 파생적 결과물로 근대 이래 전개된 주체 중심 철학에 대한 비판 · 불연속 · 시원과 모순에 대한 새로운 해석 등을 산출한다.

고고학은 다양한 담론 형성들의 특이성과 형성 규칙들의 수준 위에서 나타나는 유비와 차이의 놀이를 드러내는 데 주력한다. 그리하여 종래의 지성사가 가정해 온 연속성 · 통일적 주체 · 기원 · 진보의 개념을 부정하게 되며, 대신 불연속 · 파생적 주체 · 반복 · 대립의 개념을 전면에 내세우게 된다. 전통적 인식론이 주체와 객체의 이분법 속에서 대상세계를 인식주체에 의해 파악하려 했다면, 고고학은 이러한 인식론적 반성 형식을 가능케 하는 무의식적 근거를 파헤친다. 그동안 동일자의 역사에서는 모습을 드러내기 어려웠던 타자 · 환자 · 질병 · 비이성 및 광기와 같은 소외된 영역들이 사유의 전면에 등장할 수 있는 것도 바로 이러한 방법론이 가지는 특성 때문이라고 할 수 있겠다.

그는 고고학적 방법의 한계를 보완하기 위해 〈감시와 처벌〉을 기점으로 계보학(genealogy)적 방법을 전개시킨다. 고고학이 국지적 담론에 적합한 방법이라면 계보학은 그렇게 묘사된 국지적 담론으로부터 출발해 거기서 끄집어낸 앎들을 작동시키는 기술이다. 그는 권력의 개념을 새롭게 이해 · 설정해 놓음으로써 인간을 둘러싸고 벌어지는 사회 · 정치 · 경제적 문제들을 그 발생 차원에서 심도 있게 통찰해낸다. 즉 전통적으로는 권력을 주체로부터 파생된 통제와 지배의 형식을 갖는 억압기제로 보고 법의 속성과 연결시켜 사법적 특성을 갖는 것으로 이해한 반면, 푸코는 권력을 도처에 편재해 있는 생산적 힘으로서 모든 사회와 제도에 스며있는 것으로 이해한다. 푸코는 권력놀이의 작용지점으로써 인간의 '신체'가 어떤 그물망 속에 얽혀 우연적으로 구성되는지를 보여주며, 훈육적 기술과 생체권력(bio-power)의 대상으로써 신체의 개념이 갖는 의미를 새롭게 포착해낸다.

〈주체와 권력〉 서두에서 푸코가 자신의 연구 작업의 목표를 분명히 밝힌 것처럼, 그가 드러내고자 하는 것은 이론이나 방법론이 아니다. 그렇다고 권력현상을 단순히 분석하거나 이러한 분석에 필요한 이론을 제공하려는 것도 아니다. 오히려 그는 인간 주체화의 상이한 양식들의 역사를 산출하려고 시도한다. 즉, 인간존재를 주체로 변형시키는 대상화의 3가지 양식을 다룬다. 우선 스스로에게 과학의 지위를 부여하는 양식이 존재한다. 다음으로 그는 자체의 내부에서 나눠지거나 또는 타자로부터 분절되는 주체를 분석한다. 예컨대 광인과 정상인, 병자와 건강한 사람 등이 존재한다.

끝으로 최후 저작들에서 주로 다뤄지는, 인간이 자신을 주체로 전환시키는 방식에 대한 연구가 있다. 여기에서는 '성(性)'을 하나의 영역으로 선택해 인간이 어떻게 자신을 '성'의 주체로 인지하게 되는가를 밝힌다. 사실상 '통치' 개념으로까지 권력 개념을 확장시킴으로써, 푸코는 근대 통치형식들의 어떤 측면에로 방향 전회한다. 푸코에게 '통치(government)' 개념은 권력관계에 놓인 개인들의 상호작용을 함축한다. 그 개념을 통해 권력을 위한 정치적 투쟁, 통치에 대한 비판적 반성 및 자기에 대한, 또 타자에 대한 자기의 관계 사이에 개인적 자유를 정초하기 위한 초석을 놓는다.

푸코의 마지막 관심사는 '권력관계들이 어떻게 합리화되는가', '우리는 바로 이 순간에 어떤 합리성의 형식 속에 살고 있는가', '우리는 누구인가'이다. 푸코는 이러한 질문을 던지는 것만이 개인과 개인의 자유에, 또 그들의 삶에 위협을 가하는 것들로부터 피할 수 있는, 그리고 그와 같은 목적과 효과를 지닌 또 다른 제도들로부터 벗어날 수 있는 유일한 방법이라고 주장한다. 사실상 그가 궁극적으로 분석하고자 한 것은 이념이나 이데올로기, 자유의 본질, 외부세계를 구성하는 주체가 아니라, '인간 존재가 스스로에 대해 반성하게 되고 또 그렇게 될 수 있도록 유도하는 문제설정과 그 실천들의 전체'인 것이다.

이와 같은 푸코의 사상은 사회적 의미를 지니는 인간의 신체, 건강에 대한 정치적 함의, 역사적 상황에서 이야기되고 있는 인간의 삶 등과 밀접한 관련을 맺고 있는 간호학문에 결정적으로 중요한 사유 실마리를 제공할 수 있다. 즉, 질병과 건강 개념이 역사적으로 또 정치사회적으로 어떻게 구성되는지를 그의 이론을 따라 검토함으로써 보건의료에서 사용되는 개념들의 상대적 변화 가능성의 문제를 논구해 볼 수 있으며, 또한 인간의 생명이나 삶에 정치가 어떻게 개입 · 관여하는지를 탐구함으로써 좀 더 폭넓게 이러한 문제에 접근할 수 있고, 이것을 응용할 수 있다.

보드리야르와 '과실재' 개념

1970년대 중반까지 장 보드리야르(Jean Baudrillard, 1929~2007)를 국제적인 지식인으로 만든 것은 그의 박사학위 논문을 포함하여 〈소비의 사회〉(1970), 〈기호의 정치경제학 비판〉(1972), 〈생산의 거울〉 같은 그의 초기 저작들이었다. 그는 '시뮬라시옹(simulation)', '시뮬라크르(simulacre)'와 같은 개념을 도입하고, '기호'의 세계로 현대문화를 이해하였으며, 이러한 그의 사유방식은 현대의 많은 사상가들에

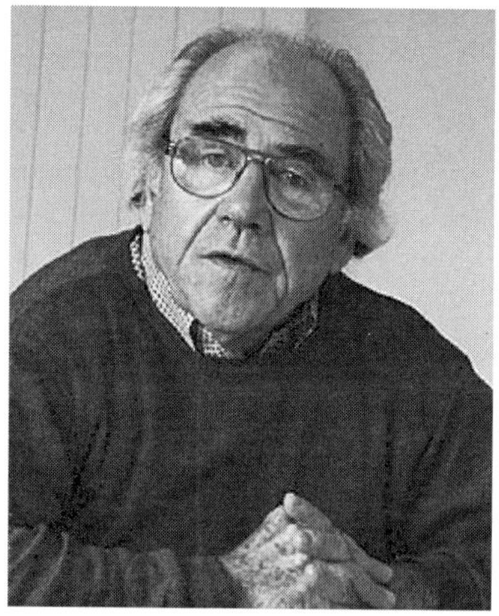

그림 2-10 ● 보드리야르

게 적지 않은 영향을 미쳤다.

보드리야르의 작업은 마르크스의 문화 읽기나 경제 해석과는 궤를 달리함으로써 그 윤곽을 드러내 보여주고 있다. 마르크스의 관점에서 보면, '생산', '노동', '교환가치', '생필품' 등이 중요한 개념이겠지만 보드리야르는 이러한 개념들의 반대편에 위치한 '소비'의 구조에 주목한다. 마르크스가 기본적으로 제기한 문제 틀에 기호학을 접목시켜 현대 자본주의가 갖는 일상성에 비판적인 시각으로 접근하고, 그 문제점을 폭로하며, 이러한 서구사회를 특징짓는 상징체계가 어떤 틀을 갖고 작동하고 있는지를 검토한다.

보드리야르에 따르면, 2차 세계대전 이후 서구의 정치경제제도는 생산된 물품만큼 소비됨으로써 생산이 소비를 좌우하는 구조가 아니라 반대로 생산이 소비에 의존하게 된다는 사실에 주목하게 된다. 예컨대 소비가 보장되지 않는 범위 내에서의 상품 생산이란 아무런 의미가 없으며, 이런 국면에서 생산을 부추길 수 있는 유일한 길은 소비의 조장이라는 것이다.

쉽게 말하면, 가전제품을 비롯하여 자동차, 휴대폰 등이 난무하는 현대 산업사회에서, 이러한 사물이 갖는 필요성에 따라 물품을 구입하는 시대는 이미 지나갔다. 더 편리한 모델, 더 그럴듯한 외관, 고급스러움, 편리함, 신기함 등은 새로운 상품에 대한 신속한 교체로 이어지며, 필요해서 물품을 구입하기보다는 이제는 그러한 새로운 상품과 결탁된, 매스컴이나 광고를 통해 양산되는 가상적 이미지에 의해 구매욕구가 촉진되고 때로는 강요되기까지 한다는 것이다. 소비자는 광고를 통해 창출된 이미지에 따라 새로 물품을 구입하지 않고는 견디지 못하며, 조바심을 내고 불안해하게 된다.

매력적인 여성과 함께 등장하는 자동차의 새로운 모델은 광고를 보는 이로 하여금 남성은 그 상품을 구매함으로써 그러한 뭇 여성을 곁에 둘 수 있으며, 많은 여성들의 선망의 대상이 될 수도 있다는 환상을 갖게 한다. 결국 그 자동차를 구매하는 사람은 바로 그 자동차를 산다기보다는 그 자동차에 묶여 연상되는 이미지를 구입하는 셈이다. 귀족의 이미지를 연상시키는 신용카드 회사의 선전문구나 광고영상의 효과도 마찬가지이다. 신용카드 이름과 함께 등장하는 호텔 로비 웨이터의 정중한 행동은 그 카드를 사용하게 되면 저절로 귀족처럼 신분이 승격될 수 있다는 암시를 줌으로써, 그 카드 구매자에게 카드를 산다기보다는 귀족 신분을 사는 것과 같은 기분이 들게 한다. 이미 자동차, 카드, 휴대폰이 있는데도 사람들은 다시 자동차, 카드, 휴대폰을 구매함으로써 새것으로 교체하고 이러한 충동을 충족시키고 싶어한다. 이제 더 이상 사물의 구매 욕구는 상품에 대한 필요에서 촉발되는 것이 아니라 복잡한 여러 이미지가 매개하는 또 다른 상징적 가치에 지배당하게 된다. 이때 이미 최초의 상품은 본래의 필요나 사용가치에서 떨어져 나와 독립되어 자체의 의미를 새롭게 구축하게 된다.

이와 같이 변화를 겪는 사물의 의미는 궁극적으로는 우리가 세계와 교류하는 방식에 변화를 가져온다. 사물들이 본래의 고유한 성질과 실제적 차원을 상실했다는 것은, 우리의 육체가 외부 사물과 직접적으로 대면할 기회가 없어지고 있다는 것을 의미한다. 우리가 대면하게 되는 것은 이러저러한 형태로 나타나는 기호들의 상징적 차원일 뿐인 것이다. 이와 같은 사물들의 의미 변화는 하나의 사물에서 또 다른 이미지로, 새로운 이미지로 우리를 인도하며 다시 새로운 담론으로 나아가는 과정 속에 놓여있게 되고, 일반 사용자들은 갈피를 잡지 못하고 혼돈에 빠져든다. 이때 앞서 생산된 상품들은 다양해질 뿐만 아니라 그것들의 의미 자체 역시 변화하게 된다.

앞서 지적한 바와 같이 사물은 관계 속에서 그 의미를 만들어가는 기호이며 그 각각의 의미와 기능을 전체 기호체계 안에서 부여받으며, '소비'의 개념 또한 그러한 기호체계 내에서 이해된다. 생산자는 이제 더 이상 소비자가 필요로 하는 필수품을 생산하지 않는다. 이제 생산자는 소비자의 욕망을 더 가까이에서 자극하며 그 욕망을 자극할 수 있는 물건을 생산하고 소비하게 한다.

시뮬라시옹과 시뮬라크르

매스미디어는 소비자의 욕망을 자극하고 소비를 불러일으키기 위해 광고를 통해 기호를 만들어내고, 상품을 소비시키는 것이 아니라 기호를 소비하게 만든다. 그리하여 한 가지 상품에 수많은 기호의 옷을 입힘으로써 똑같은 상품이 다양한 기호 속에 녹아들어 하나의 상품에 창출된 다양한 이미지를, 기호를 소비하게 되는 것이다. 상품을 소비하는 것이 아니라 기호를 소비한다는 것 자체가 이미 소비의 극한적 확대 가능성을 보여주는 셈이다. 보드리야르는 바로 작금의 현대사회가 이러한 이미지와 기호를 사고파는 '소비의 사회'라고 진단한다.

이러한 과정을 거치면서 사물들은 기호가치 체계 속에서 그 자리를 획득하며, 다른 한편 인간은 그렇게 사회적으로 형성된 욕구 체계를 따라 움직인다. 〈기호의 정치경제학 비판〉에서 보드리야르는 사용가치에 근거를 두고 있는 마르크스의 정치경제학을 비판하고 상품의 형태가 기호의 형태로 전화하고 있음을 알리면서, 기존 산업사회를 설명하는 개념적 범주와 가치로는 더 이상 새롭게 변화를 겪는 우리 사회를 설명하기 어려움을 암시함으로써 마르크스의 길로부터는 거리를 두게 된다. 그리하여 새로운 현대 자본주의 사회에서는 기호의 생산이 사물의 생산을 대체하고, 기호와 코드가 지배하는 의미작용 체계가 생산양식을 대신하고 있다고 지적한다.

여기에서 보드리야르가 기호가 사물을 대체하고 허상(모사, 시뮬라크르)이 실재를 대신하는 사회에서 모사물이 실재를 대체하고 지배하게 되는 과정을 어떻게 검토하고 있는지 살펴보자.

보드리야르는 실재보다 더 실재같이 기능하고 작용하는 모사의 세계가 새로운 문화를 주도하고 있음에 주목한다. 현대사회에서 실재와 모사물의 관계란 이미 역전된지 오래며 그 양자 간의 경계가 불분명하게 되었다고 〈시뮬라크르와 시뮬라시옹〉에서 지적하고 있다. 보드리야르에 따르면 실재보다 더 실재적인 시뮬라크르의 체계가 우리 사회체계를 주도하게 되었으며, 그 속에서 사물의 의미체계는 새로운 질서를 형성하고 유지하게 된다.

현대사회에서 시뮬라크르를 끊임없이 생산해내는 대중매체가 현실을 압도하는 가상현실을 보드리야르는 '과실재(hyperreality)'라고 부른다. 이는 실재보다 더 실재적이고 오리지널보다 더 오리지널처럼 기능하는 시뮬라크르를 지칭하는 말이다. 과거에 이미지는 어떤 원형을 모사 · 반영하거나 그대로 드러내는 위치에 있었다고 볼 수 있다. 반면에 오늘날 이미지는 자연적인 원래의 대상을 그대로 재현해내는 데 목적을 두지 않고, 위치가 바뀌어 원래의 모습과는 상관없는 독자적인 모델이나 원형의 위치를 차지하게 된 것이다. 이러한 특권적 지위를 차지한 이미지를 보드리야르는 시뮬라크르(허상)라고 부른다.

포스트모더니즘 이론의 기초를 이루고 있는 후기구조주의 담론을 그대로 따르고 있는 보드리야르의 이론은 기표(기호)의 질서가 기의(사물의 의미와 대상 그 자체)에 대한 지시 및 재현의 관계로부터 독립하여 자율적인 의미를 생산한다는 입장을 견지하고 있다. 이렇게 생겨난 시뮬라크르는 대상을 그대로 재현하기보다는 자기 자신을 지시하며 창조한다. 그뿐 아니라 기호가 창조한 대상은 재현의 범위를 넘어 자연적 대상을 능가하기까지 한다. 그것은 어떤 의미에서 더 실재적이고 탁월하여 과실재로 기능하기 때문이다.

그것이 과실재인 이유는 자연적 대상보다 이상적이고, 그 대상에 대하여 모델의 위치를 점하고 있기 때문이다. 이전에는 자연적 대상을 기준으로 의미와 가치가 창출되었던 반면, 이러한 탈근대 사회에서 우리는 기호가 생산한 대상에 비추어 거꾸로 원래 대상의 의미와 가치를 평가한다. 기호체계가 자연적 대상을 비추는 거울이 되었으며 인간은 그러한 거울을 배제하고는 사물에 대한 통찰을 할 수 없게 되었다. 그러므로 기호의 힘은 원래의 자연적 대상을 능가할 뿐 아니라 주체로서의 인간 또한 초월한다.

이러한 기호의 세계는 인간이 완전히 파악할 수도 없고 통제할 수도 없는 자율적 영역을 구축한다. 이러한 기호는 자연적 지시대상으로부터뿐만 아니라 인간으로부터 해방되어 있는 것이다. 이는 더 나아가 대상과 주체를 구성하는 틀로 기능한다. 보드리야르가 지칭하는 시뮬라시옹은 기호에 의해서 자연적 실재를 넘어서는 과실재가 산출되는 과정을 가리킨다.

시뮬라크르의 소멸

보드리야르는 탈근대사회를 지배하는 기호체계와 시뮬라크르는 끝없는 자기증식의 최종단계에서만 파괴될 수 있다고 설명한다. 그에게서 코드의 바깥은 없는 셈이다. 기호는 그 특성상 무한증식하다가 다른 기호와의 변별적 관계가 상실될 때까지, 그리고 유사기호가 증가함으로써 기호로서의 기능을 더 이상 하지 못하게 될 때까지는 엄청난 힘을 과시하게 된다. 그러나 그 제한도의 극한에서 기호는 자기 파괴의 길을 걷게 되는데 보드리야르는 이 상황을 '내파(implosion)'라고 칭한다. 이 단계에서는 기호가 지닌 의미 자체가 소멸하며 정보의 홍수 속에서 어떤 것도 그 기능을 제대로 하지 못하고 사라지게 된다. 코드의 과잉과 포화상태가 극한에 도달하면서 재앙이 초래되는 것이다. 정치적 발언의 홍수 속에서 정치가 일반화되며, 예술의 홍수 속에서 예술 고유의 독자성이 사라지며, 성조차 모든 곳에서 외설적으로 탐욕적으로 노출됨으로써 초기에 노렸던 성적 욕망조차 감소하게 되는 지경에 이르게 된다는 주장이다. 보드리야르는 이와 같은 현상을 '기호의 안개 속에 실재가 사라진다'는 표현으로 요약한다. 이러한 논지는 그가 대략 10년에 걸쳐 발표한 글을 모아놓은 〈토탈 스크린〉에 잘 정리되어 나타나있다.

예컨대 모든 행동 언어가 정치적인 뉘앙스에서 벗어나지 못하고 정치적인 것이 되어버리면 그 어떤 말이나 행동도 정치적 효력을 발휘할 수 없으며, 그런 의미에서 정치적인 것은 사라지게 된다는 의미이다. 성적 욕망과 그에 따르는 표현 행위도 마찬가지로 무제한적으로 도처에 편재하게 되면 그 어떤 것도 성적 욕망을 자극하는 코드로 기능할 수 없게 된다. 영상정보기술의 발전으로 스크린이 도처에 난무하게 되면 주객의 차이, 보여주는 자와 보는 자의 구분이 사라지고 사막화된다.

이러한 보드리야르의 이론은 스크린은 그것의 외부가 있을 때만 스크린일 수 있다는 논리를 보여준다. 정치적인 것은 비정치적인 것이 있을 때만 정치적일 수 있고, 성적인 것 또한 그것을 가리고 있는 것이 있을 때만 성적인 요소로 기능할 수 있다. 온 천지가 성의 코드로 꽉 차 있고 모든 표현이 성적인 코드로 둘러싸여 있는 곳에서 우리는 어떤 성적 유혹도 느낄 수 없다. 어떤 'S'는 그것과 일정한 거리를 유지하고 있는 '-S'가 있을 때만 'S'일 수 있기 때문이다.

그는 현대사회가 거의 모든 영역에서 이런 형태로 자체의 잉여공간(-S)을 상실하고 있기 때문에, 모든 것은 코드에 종속되고 시뮬라크르의 대상이 되어감에 따라 사막화 과정을 겪고 자체의 힘을 극단적으로 실현시키는 과정에서 자멸하게 된다고 본다.

대상보다 더 실재적인 기호인 시뮬라크르에 의해 잉태된 상징적 가치는 사실상 사물의 사용가치나 교환가치보다 훨씬 우월한 고지에 위치하고 있다. 소비사회로 집약되는 오늘날의 현대 자본주의 사회에서 구매와 소비의 대상은 자연적 대상으로서의 상품 자체나 용도가 아니라 상징적으로 형성되어 그 사물에 매개된 기호학적 가치인 셈이다.

보드리야르는 에이즈, 전자바이러스, 테러리즘, 광우병 등에 주목하고 이런 현대를 상징하는 현상들을 우리시대의 고유한 병리적 징후로 간주한다. 말하자면 에이즈는 성의 상징적 코드가, 전자바이러스는 정보 코드가, 광우병은 생물학적 코드가 과잉 상태를 겪으면서 생겨나는 혼돈 상태라는 것이다.

포르노 속에서 물신화되는 육체

포르노에는 세부적인 것에 대한 환각이 작동하고 있다. 과학에 지대한 영향을 받은 우리는 현미경적인 미세한 관찰에 익숙해 있을 뿐만 아니라 아주 세부적인 것 속에서 과다한 실재를 관찰하는 습관에 젖어있다. 게다가 눈에 보이지 않는 세포들의 구조에 관한 기초도면과 정확한 것을 훔쳐보려는 기묘한 욕구에 길들여져 있다. 요컨대 우리는 상상의 영역에서 유희를 하기보다는 장치의 정교함에 의해서만 밝혀질 수 있는 사실에 익숙해있는 터에, 비밀이라는 공간은 이제 사라져버렸다.

보드리야르에 따르면, 포르노적인 묘사에서 나체는 하나의 기호에 불과하다. 옷으로 가린 나신은 보일 듯 말 듯 은밀한 대상으로 기능하고 벗겨진 나체는 신체 그 자체가 하나의 기호로서 표면에 떠오른다. 흥분해 있는 성기는 일련의 하이퍼섹슈얼리티 속에서 하나의 기호로 작동한다.

사람들은 과도하게 드러나 있는 성의 실재(본 모양) 속에서 베일이 벗겨진 채 꿈틀거리는 성의 작용 속에서 정신을 잃고, 그 모습을 따라 눈을 이동하면 할수록 더욱 그 기호들 속에 잠식되고 무한한 기호체계 속에 갇히게 된다. 말하자면, 실제 성행위 모습보다 더 실재처럼 작동하는 성의 유희를 통해 존재하지 않는 육체의 과도한 몸짓들, 작위적 행위들과 같은 과실재의 시뮬라크르에 잠기게 된다는 것이 보드리야르의 생각이다.

육체에 관한 우리의 모든 문화는 육체적인 욕망을 표현하는 것뿐만 아니라 그것을 입체적으로 전달하는 과정에서도 과도한 기호체계를 작동시킨다고 볼 수 있다. 그리하여 늘 벌거벗은 채로 사는 어느 원주민에게 벗은 몸이란 특별한 육체적 기호로 작동하지 않는다. 그것은 단지 벌거벗은 것에 불과할 뿐이며 그 원주민은 나체를 객관적인 대상으로 기호화하지 않는다. 그런 종족의 문화 속에서 육체란 그저 얼굴과 마찬가지의 기능을 할 뿐이기 때문이다. 거기에서 육체는 음란한 것도 외설스러운 것도 아닌 것이다. 그저 벌거벗은 채로 보여지고 있을 뿐이다.

그러나 육체가 물신화되어 대상으로 꿈틀거리는 문화권 속에서 육체는 얼굴과 구별될 뿐만 아니라 유혹의 대상으로 태어난다. 여기에서 육체란 우리의 눈에 엄청나게 드러나는 욕망의 기호로 기능한다. 외설스런 육체가 완전한 승리를 거두고 얼굴이 의미를 상실하게 되는 단계가 바로 포르노인 셈이다.

에로틱한 상황을 극단적으로 자아내는 포르노에 등장하는 배우들에게 얼굴은 그다지 큰 의미를 지니지 못한다. 그래서 포르노에서 기억에 남는 것은 배우들의 생김새가 아니라 그들의 성적 행위들이다. 여기에서 상황이 더 극단화되어 실내의 음향효과에 치중하게 되면 육체조차도 흩어져버리고 신음소리와 교성만이 실내를 장악하여 관찰자의 시선은 소리에 몰입하게 된다.

보드리야르의 공식에서 생산한다는 것은 비밀스럽고 유혹의 공간에 속하는 것을 억지로 끌어내어 우리 눈에 구체화시키는 것이다. 그리하여 유혹은 생산에 대립되는 개념으로 이해된다. 그러나 성행위가 즉각적으로 이루어지고 쾌락과 욕망이 강렬하게 실현되는 우리의 대중문화와 포르노에서는 유혹을 찾아보기 힘들다. 포르노에서 실재는 과장되어 표현되고 성행위는 미세하고 적나라하게 드러내 보이면서 구체화가 강요된다.

우리는 포르노를 놓고 일반적으로 2가지 관점에서 비난한다. 우선 성매매와 그것이 가져올 타락상에 대해 비난하며, 다음으로는 관찰자를 하이퍼리얼리티 속에서 기만하기 때문에 비난한다. 자유롭게 해방된 성이 아니라 인간을 욕망의 도구로 구속하는 성, 그리고 그것을 통해 자본과 결탁하여 성과 욕망에 대한 진실을 은폐한다는 점에서이다.

실제적인 성행위의 관점에서 보면 포르노에서 보여주는 것과 같은 실재의 세계란 그저 상상의 세계일 뿐이다. 과도한 흥분과 쾌락, 과도한 행위들의 난무를 바라보면서 그곳에 시선을 몰두하고 있는 관찰자는 구체적이고 실제적인 개별적 성행위를 오히려 불완전하고 잘못된 어떤 것으로 여긴다. 그리하여 이상화된 대상을 쫓아 상상적 조루 상태에 빠지는 경험을 하게 되기까지 한다.

오늘날의 우리 문화를 '조루의 문화'라고까지 보드리야르가 표현하는 것은 바로 이러한 관점에서이다. 실재보다 더 실재 같은 대상에 빠져있는 관찰자는 자기도 모르는 사이에 가상의 인형과 같은 대상의 행동에 빠져들어 과도한 성욕을 소비할 욕구를 느끼고, 이러한 자본의 체계에 자기도 모르는 사이에 휘말려 들어가게 되는 것이다.

그리하여 보드리야르는 오늘날 우리에게 이해되고 있는 성욕이란 생물학적 의미에서 이해되기보다는 '그리 오래되지 않은, 우리의 의식에 익숙해진 하나의 습관'으로 이해될 필요가 있다고 설명한다. 이러한 문화에서는 성행위 자체가 궁극적 관심의 대상이 되는 것이 아니라 그와 관련된 소비가 주요 관심사이기 때문이다. 여기서 우리는 자본의 논리에 따라 강제적 사정행위를 할 뿐 아니라 생산의 곡선을 따라 움직인다. 사랑 행위 역시 이러한 결론을 끌어내기 위한 과도기적 단계라는 가설을 내세우면, 좀 심한 억측이라는 비난을 면하기 어려울까?

자연스럽게 욕망을 표출하는 단계를 넘어버린 현대인은 욕망이란 언제나 즉각적으로 실현되어야 한다는, 보이지 않는 강압적인 요구에 시달린다. 사람들은 도처에 숨겨져 있는 욕망과 충동의 코드에, 기계적인 체계에 기능적으로 잘 맞춰진 채 톱니바퀴처럼 움직인다. 심지어 우리는 이런 환청에 시달리게 된다. '너는 성욕을 가지고 있으니 소비해야 한다, 너의 무의식은 그것을 말해야 한다, 너는 육체를 가지고 있으니 그것을 향유해야 한다, 너는 리비도를 가지고 있으니 그것을 소비해야 한다' 등.

이러한 과정을 거치면서 우리의 육체는 성적인 것만을 담아내는 그릇으로 기능할 뿐 거기에 더 이상의 의미는 존재하지 않는다. 오늘날 우리 주변을 둘러싸고 있는 대중매체를 통한 광고메시지를 보면 이러한 현상을 쉽게 읽을 수 있다. 자동차 광고를 비롯하여 휴대폰, 초콜릿, 콜라, 주류 등의 상품광고를 조금만 눈여겨보면, 우리는 그러한 광고들이 상품 자체의 사용가치보다는 광고 언어에 의해 그 상품에 부가되는 기호학적 가치에 주목하고 있음을 쉽게 알 수 있다.

예컨대 자동차 광고의 경우, S라인을 지닌 늘씬한 젊은 여성을 자동차와 함께 이미지화함으로써 특정 자동차의 구매가 여성의 유혹을 동반할 수 있다는 환상을 갖게 하고, 주류광고 또한 속이 비치는 야한 옷을 걸친 여인을 술과 함께 등장시킴으로써 술의 소비와 아리따운 젊은 여성의 이미지를 중첩시킨다. 우리가 흔하게 접하게 되는 '코카콜라' 광고 역시 콜라병의 외형을 여성의 나체와 유사하게 만듦으로써 콜라를 마시는 순간 여성의 몸을 만지고 그런 몸을 지닌 여인 자체를 들이킬 수 있다는 이미지를 소비하게 한다.

결국 '코카콜라'를 마실 때 우리가 소비하는 것은 거품이 들어있는 검은 액체가 아니라, 그것에 담겨있는 기호학적 가치인 젊음과 여성의 상품적 특성 및 성적 유혹인 셈이다. 말하자면 그 특정 음료가 이러한 기호학적 가치를 매개로 다른 음료와 구분되어 갖게 되는 변별적 가치를 소비하는 것이다.

그런데 중요한 것은 이러한 기호학적 가치가 상품 생산과 소비 과정에만 국한되어 끝나는 것이 아니라는 점이다. 이러한 상징적 기호체계는 우리가 살고 있는 현실 자체를 구성하고 창출하며 우리의 구체적 삶에 깊게 관여한다. 말하자면 성을 통한 소비문화는 모든 사물의 진실코드를 성이라는 요소에 초점을 맞추게 하고 외모와 태도를 성적 자극이라는 코드에 맞추게 하는 문화를 만들어낸다. 요즈음 우리가 우려하고 있는 외모 중심 사회의 대표적 징후군인 성형 신드롬이나 다이어트 열풍 등이 그 증거라 할 수 있다.

봄이 되면 유행처럼 반드시 찾아오는 '발렌타인데이', '화이트데이', '빼빼로데이' 등도 이러한 현상을 보여주는 좋은 예라 할 수 있다. 여기서는 초콜릿 판매라는 자본의 목적이 젊은 남녀의 사랑 행위를 매개로 하여 구현된다. 남녀의 자발적 감정 표현이 아름답게 드러나는 사랑이라는 현상 자체를 초콜릿과 연결시킴으로써 사랑하면 초콜릿을 건네야 한다는 코드를 작동시킨다. 성인 남녀의 주머니도 모자라 초등학생의 용돈까지 겨냥한 모드가 바로 '빼빼로데이'이다.

이와 같이 우리 삶에 깊게 침투해있는 성을 매개로 한 소비문화는, 상품 판매라는 초기의 목적 실현으로 끝나는 것이 아니라 대중의 의식 틀을 그것에 맞게 바꾸어가고 무의식중에 세뇌시킨다. 이는 모든 것이 기호와 코드로 조작되는 후기 산업 사회에서 구체적인 상품과는 분리된 기호가 불러일으킨 욕망에 의해 구매 행위가 이루어지기 때문이다. 그것은 결국 실제 상품과 진짜 욕망의 만남이 아니라 상징적 기호와 가짜 욕망의 만남인 것이다.

인간 본성에 관한 생물학적 결정론

인간은 왜 다른 방식으로 행동하지 않고 지금과 같은 방식으로 행동할까? 본능에 따르는 걸까? 아니면 이런 방식이 인류가 그 종을 유지시키는 데 가장 유익한 방식이었기 때문일까? 오늘날의 생물학자들은 그 기원을 생명의 기본 단위인 유전자로 거슬러올라가 추적한다. 다윈주의자들은 어떤 유전자가 생존하고 어떤 유전자가 도태될지를 자연선택을 통한 진화가 결정한다고 주장한다. 이러한 입장에서는 개체가 보유하는 생물학적 차이를 결정짓는 것은 유전적 차이이다.

이러한 설명을 우리가 동물의 행위나 인간의 신체 구성 방식에 초점을 맞춰 논의한다면 큰 이의 제기 없이 받아들일 수 있다. 그러나 개체의 모든 행동이 유전자에 의해 결정된다고 한다면 논쟁을 피해가기는 어려울 듯하다. 개체와 환경과의 상호작용이라는 함수 관계를 배제하는 입장을 강화하는 논의를 하게 될 경우, 개체가 환경을 통해 변화를 겪을 가능성 자체가 논의에서 제외되기 때문이다. 물론 적응과

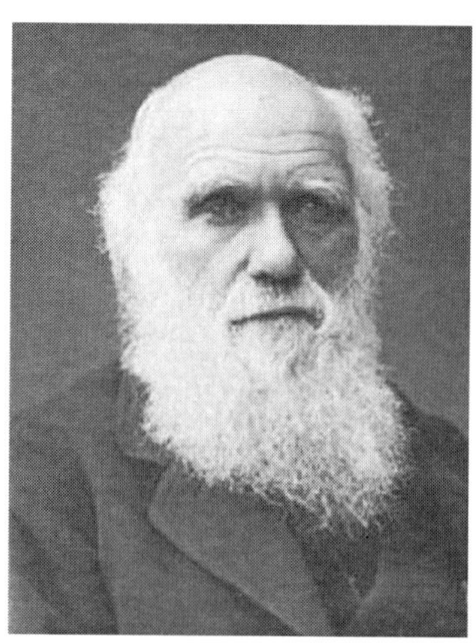

그림 2-11 ● 다윈

관련된 환경 조건에 의해 진화의 방향이 정해진다는 입장을 지지하게 된다면 극단적 상황을 피해갈 수는 있을지 몰라도, 개체의 행위를 설명하는 주요 요인이 유전자라는 견해와 환경이라는 견해는 서로 팽팽히 대립할 수밖에 없는 구조이다.

이러한 논의는 인간을 연구하게 되면 더욱 극단적 상황에 직면하게 된다. 동물과 달리 인간은 자연환경을 변화시키면서 적응해나갈 뿐 아니라 문화나 전통 및 사회 등과 같은 인공적 환경을 지속적으로 만들면서 그 속에서 삶을 영위해나가기 때문이다. 생물학적 결정론의 입장을 지나치게 고수하는 사람들은 개미의 유전자가 개미의 행동 양식을 결정하듯, 인간의 유전자가 인간이 만들어가는 모든 문화영역까지 지배한다고 생각하는 것처럼 보인다. 또 이와 반대로 사회 · 문화가 인간의 전체적 삶의 틀을 규정해나간다고 보는 극단적 입장에 있는 사람들은, 유전자에 의한 두뇌활동은 인정하더라도 여전히 인간의 행동은 사회적 맥락 안에서 이해될 수 있고 인간의 고유한 본성은 생물학적인 것과는 거리가 멀다고 여긴다.

어떠한 사회도 인간의 생물학적인 기본적 특성을 무시할 수는 없다. 그럼에도 유전자를 통해 문화를 설명하려는 사람과, 문화가 생물학적인 원인과는 전혀 무관하다고 생각하는 사람 사이에는 상당한 견해 차이가 있다.

사회생물학을 '모든 사회적 행동의 생물학적 토대에 대한 체계적인 연구'라고 정의한 에드워드 윌슨(Edward O. Wilson)의 설명대로, 사회생물학에서는 다윈의 자연선택설이나 유전학을 통해 인간의 행동을 설명하고자 한다. 사회생물학자들은 학습보다는 유전적 영향을 통해 인간의 정서적 문제까지 설명하려 한다. 그러나 우리는 어떠한 행동이 단순히 세대에서 세대로 이어진다고 해서 그러한 행동이 유전적 기원을 갖는다고 말할 수 있는가? 또 유전자가 허용하는 행동의 유연성은 어느 정도인가?

사회생물학에 많은 비판이 제기된 이유는 그것이 동물과 인간의 행동을 동일한 방식으로 설명하려는 경우가 적잖이 있었기 때문이다. 이러한 문제점을 극복하기 위해 윌슨 이후의 사회생물학자들은 인간 정신의 특이성과 문화의 중요성을 인정하면서 '유전자–문화 공진화(gene–culture coevolution)' 개념을 내세운다. 이러한 맥락을 따라가다 보면 사회생물학은 사회과학을 대체하려기보다는 사회과학에 협력을 구해야 할 것처럼 보인다.

문화가 단순히 유전자의 운반 도구라는 관점이나, 아니면 독립적으로 발달한다는 관점과는 무관하게, 대부분의 생물학자들은 유전자를 통해 인간의 행동을 해명할 수 있다는 데 동의한다. 그러나 우리는 인간을 번식 영역에서 성공을 거두기 위해 경쟁적으로 분투하는 개체로 보지 않고, 사회와 같은 좀더 포괄적인 전체의 구성원으로 파악할 수도 있다. 이렇게 되면 인간의 본성은 사회의 창조물이라고 생각될 수 있으며, 그런 연유로 사회가 서로 다르면 인간의 본성 또한 다르다고 생각해 볼 수 있을 것이다. 이 때 생물학적인 특성은 부차적 중요성을 갖는 것으로 여겨진다. Milton Fisk는 역사적 상황의 변화가 '새로운 사회질서와 새로운 인간형'을 만들어낼 수 있다고 주장한 바 있는데, 이런 관점에서는 유전자와 관련된 생물학적 논의는 큰 의미를 갖기 어려워진다.

우리가 어떤 입장을 선택하든 복잡한 인간의 속성을 단순히 한 가지 특정이론에 종속시켜 버리는 것은 오류를 범할 가능성이 크다. 결론적으로 인간의 행동은 유전인자만으로도, 또 환경적인 설명만으로도 설명할 수 없다. 즉 인간은 물리적 개체일 뿐 아니라 이성적 존재이기도 하고 자의식을 갖춘 주체이기도 하기 때문이다. 그러나 어떤 입장을 선택하든 생물학적 관점은 인간을 이해하는 중요한 틀이며 인간에 대한 일정한 형태의 통찰을 제공하는 데 없어서는 안 될 영역이라는 생각을 떨쳐버리기는 어렵다. 그럼에도 인간은 단순히 유전자에 의해서만 형성된 존재라고 할 수는 없다. 이는 마치 인간을 사회적 산물로만 규정지을 수 없는 것과 같은 맥락에서이다.

인간 본성에 대한 이러한 생물학적 결정론의 입장은 인간 이해의 중요한 도구로 기능한다. 돌봄의 현장에서 마주하는 환자는 결국 환자이기 이전에 하나의 개체로서 인간이기 때문이다. 인간 본성에 대한 생물학적 관점에서의 성찰은 인간 본성에 대한 다양한 입장들을 이해하고 그러한 특성을 적용, 때로는 응용함으로써 돌봄 수행 과정에서 발생하는 여러 문제들을 폭넓게 이해하고 해결해나갈 수 있도록 도와줄 수 있다.

토론주제와 탐구활동

1. 각 시대마다 새로운 철학적 문제의식이 등장하는 이유와 우리시대의 철학적 화두는 무엇인지 토론해보자.
2. 의학과 간호학이 상정하는 인간관은 같은가? 다른가? 다르다면 어떻게 다른지 생각해보자.
3. 우리사회에서 건강과 질병 개념은 어떻게 담론화되어 있는가? 그것은 고정불변의 개념인가? 아니면 변화가능한가?

4. 현재 우리사회에서 도덕적 인간은 어떤 인간을 지칭하는가? 구체적 예를 들어 이야기해보고 그렇게 바라보는 이유를 사회의 구조적 변화와 관련하여 논의해보자.
5. 객관적 입장에 기초하여 공적 관점을 중시하는 실증주의적 관점은 환자 해석에 기초한 개별적 간호와 양립가능한가?
6. 후기구조주의를 대표하는 프랑스 철학자 푸코의 사상은 의료와 관련하여 어떤 질문을 제기할 수 있도록 돕는지 논의해보고, 구체적 질문을 던져보자.
7. 기호와 가상적 존재로 가득 찬 이 세계가 우리에게 던지는 위험에는 어떤 것이 있는지 생각해보자.
8. 인간 본성에 대한 생물학적 결정론과 문화결정론의 차이를 검토해보고 각각의 관점이 안고 있는 한계가 무엇인지 논의해보자.

참고문헌

1. S. P. Lamprecht 저, 김태길, 윤명로 역(2008), *서양철학사*. 을유문화사.
2. Albert Schwegler 저, 김종호 역(1991), *서양철학사*. 일신서적.
3. Johannes Hirschberger 저, 강성위 역(1983), *서양철학사*. 어문출판사.
4. 홍은영(2013), *돌봄과 철학*. 수문사.
5. Steven D. Edwards 저, 공병혜 · 홍은영 역(2008), *돌봄과 치유의 철학*. 철학과 현실사.
6. Johanna Oksala 저, 홍은영 역(2008). *HOW TO READ 푸코*. 웅진지식하우스.
7. 홍은영(2009), *성철학*. 민음인.
8. Terence Hawkes 저, 오원교 역(1988). *구조주의와 기호학*. 신아사.
9. Jean Baudrillard 저, 하태환 역(2001). *시뮬라시옹*. 민음사.
10. Colin Jones & Roy porter(1998). *Reasssessing Foucault : Power, Medicine and the Body*, ROUTINEDGE.
11. Robert Wright 저, 박영준 역(2003). *도덕적 동물*. 사이언스북스.
12. Aaron Ridley(2007). *Nietzsche on Art*, ROUTLEDGE.
13. Michael S. Gazzaniga 저, 김효은 역(2009). *윤리적 뇌*. 바다출판사.
14. Jurgen Habermas 저, 이진우 역(1994). *현대성의 철학적 담론*. 문예출판사.

15. Hans-Georg Gadamer 저, 이유선 역(2002). *철학자 가다머 현대의학을 말하다*. 몸과 마음.

16. Philippe Meyer(2000). *Philosophie de la Medicine*, GRASSET.

17. Alan Petersen & Robin Bunton(1997). *Foucault, Health and Medicine*, ROUTLEDGE.

사진출처

콩트

http://www.bolender.com/Sociological%20Theory/Comte,%20Auguste/Another%20Picture%20of%20Auguste%20Comte.jpg

하이데거, 가다머, 듀이, 베르그손, 레비스트로스, 다윈

네이버 지식백과 http://terms.naver.com/

후설, 프로이트, 푸코, 보드리야르

위키피디아 http://ko.wikipedia.org/wiki/Main_page

Chapter

3

윤리이론

Ethical Theory

싯다르타 안에서는 지혜가 진실로 무엇인지에 대한 지식과, 그의 오랜 구도의 최종 결과가 서서히 자라서 익어가고 있었다. 그것은 영혼이 내밀한 사유의 기술을 갖추고, 삶의 모든 순간에서 일체(一體)를 느끼면서 일체와 함께 호흡하는 능력을 가지도록 준비하는 일, 바로 그것이었다. 이런 생각이 그의 안에서 서서히 익어갔으며, 그런 싯다르타를 쳐다보는 바수데바 노인의 표정도 어린아이처럼 변했다. 그것은 조화, 이 세계의 영원한 완결성에 대한 지식, 그리고 일체였다.

–싯다르타, 〈헤르만 헤세〉

학습목표

3장을 공부하면, 학생은 다음을 할 수 있다.

1. 철학의 목적을 토론한다.
2. 도덕철학과 윤리라는 용어를 정의한다.
3. 간호에서 체계적인 윤리 학습의 중요성을 토론한다.
4. 윤리이론의 중요성을 토론한다.
5. 공리주의를 설명한다.
6. 의무론적 윤리를 설명하고, 정언명령과 실천적 명령을 정의한다.
7. 덕과 덕윤리를 정의한다.
8. 도덕적 특수주의를 토론한다.

서론

간호는 본질적으로 윤리적, 혹은 도덕적으로 불확실한 요소를 지닌 이슈와 상황들을 다룬다. 점점 더해지는 기술 의존과 이로 인해 길어지는 수명, 그리고 늘어나는 보건 의료비용과 전문가적 자율성의 증가는 간호사들이 더욱 복잡해지는 문제들을 마주해야 하는 환경을 만들었다. 간호사는 자신이 속한 상황이 윤리적이거나 도적적인 문제가 있는지를 알아챌 수 있어야 하고, 공인된 윤리원칙과 이론에 따라서 적절하고 논리적인 윤리적 결정을 내려야 한다. 3장에서는 이슈들을 분석해서 논리적이며 일관성 있고 사려 깊은 윤리적 결정을 내릴 수 있도록 해 줄 것이다. 여러분은 윤리 학습을 통해서 더욱 합리적이고 책임감 있는, 그리고 자신감 있는 유능한 사람이 될 것이다.

우리는 간호사로서 일상 업무의 윤리적인 측면을 인식할 수 있어야 하며, 구조화된 윤리적 의사결정과정에 참여해야 한다. 간호사는 감정적으로 힘겨운 이 작업에 참여하려는 의지와 용기를 가져야 한다. 관련된 사람들에게 매우 중요한 쟁점들을 다루는 윤리적인 문제는, 바로 그렇기 때문에 손쉽고 명확한 해법이 없다. 간호사는 윤리적인 요소가 있는 상황을 인식할 수 있도록 확고한 윤리지식의 바탕을 갖추어야 한다. 간호사에게는 개인적 가치와 문화적 규범, 도덕성 발달, 윤리이론에 대한 지식과 이해가 있어야 하며, 예민하고, 끈기 있고, 통찰력이 있어야 한다. 어떤 상황 안에 윤리적인 문제가 있을 때, 그 실마리를 잡아내기 위해서는 우리가 처한 곤경의 모든 측면을 세심하게 살펴야 한다. 이를 위해서는 시간과 주의력, 민감성이 요구된다. 우리는 논리적이고 공정하며 일관성이 있는 결정을 내릴 수 있도록 풍부한 지식과 능력을 갖추어야 한다. 윤리적 의사결정 모델들은 이성적인 결론을 도출할 수 있는 여러 가지 방법을 제시한다. 윤리적 의사결정에 참여하기 위해서는 자발성과 용기, 지식, 도덕적 민감성을 모두 가지고 있어야 한다.

사례

간호학생이 윤리적 딜레마에 직면하다

토냐와 리디아는 간호학과 2학년 학생으로 중환자실에서 환자를 담당하게 되었다. 환자는 87세의 은퇴한 제철공인 던 씨였다. 그는 2층 집에서 혼자 살았는데, 당뇨병을 앓고 있었다. 시력을 거의 상실했으며, 전립선암과 알츠하이머병이 중등도로 진행되어 있었다. 자기 집에서 의식을 잃고 쓰러져 있는 것을 이웃이 발견하여, 그는 중환자실에 입원하게 되었다. 당시 그는 대사성 산증이 있었고 왼발에 심한 괴사성 상처가 있었다. 외과의사는 던 씨의 왼발을 절단하려고 했지만 던 씨나 이웃에 사는 던 씨의 조카로부터 동의를 얻을 수 없었다.

토냐는 간호학생으로서 자신의 능력에 자부심이 있었다. 그녀는 빠르게 결정을 내려 던 씨가 왼쪽 발을 절단해야 한다고 주장했다. 그녀가 보기에 해야 할 일들은 명확했다. 반면에 리디아는 옳은 행동이 무엇인지에 대한 확신이 없었다. 리디아는 던 씨의 상황에 대해서 던 씨, 그리고 던 씨의 조카와 이야기를 나누었다. 그녀는 다리를 절단하는 것이 최선의 해결책인지에 대한 의문을 가졌다. 그리고 수술 후 던 씨의 삶의 질이 어떻게 될 것인가에 대해 생각했다. 던 씨가 혼자서 살아갈 수 있을지, 강제로 요양원에서 살도록 했을 때 그의 마음이 어떠할지에 대해 걱정했다. 만약 자신의 아버지가 똑같은 상황에 처했다면 자신은 어떻게 하고 싶을지도 자문해보았다. 리디아는 밤에 이런 생각을 하면서 잠자리에 들었다. 그녀는 이 문제를 해결하기 위해서 어떻게 해야 하는지를 몰랐다. 토냐는 리디아에게 짜증이 났다. 그녀는 이미 해결책이 나왔는데 이 문제에 대해 걱정하느라고 노력과 시간을 쏟아봐야 소용이 없다고 생각했으며, 이런 일로 리디아와 이야기하느라 시간낭비하는 것이 싫었다.

생각해보기

윤리적 딜레마에 직면하는 것

- *위 사례의 어떤 부분을 읽고 윤리적 딜레마가 있다는 것을 알았는가?*
- *어려운 윤리적 결정을 내려야 할 때 어떤 느낌이 드는가?*
- *위 사례에 제시된 상황에서 간호학생이 어느 정도까지 의사결정에 관여해야 한다고 생각하는가?*
- *두 간호학생은 어떤 특성을 가지고 있는지 말해보자.*

이 사례에서는 양극단에 있는 두 간호학생을 볼 수 있다. 토냐의 경우 재빨리 결정을 내렸지만 문제의 윤리적 특성, 결과가 당사자에게 줄 수 있는 부담, 또는 서로 다른 가능한 해결책을 인식하는 데 실패했다. 그녀는 자신의 의사결정 능력에 큰 자부심이 있었으며, 자신이 내린 결정이 옳다는 자신감이 있었다. 반면 리디아는 사려 깊고 예민했기 때문에 이 문제에 분명한 해결방안이 없다는 것을 직관적으로 알아차리고 이에 관해 고민을 했지만 이런 곤경을 해결할 만한 방안은 가지고 있지 못했다. 간호윤리 학습이 두 간호학생에게 도움이 될 것이다.

윤리와 간호

간호는 사람들의 삶 중에서도 가장 개인적인 면을 다루는 직업이다. 옛날부터 간호사(치유자, 돌보는 사람, 양육자, 간호사 등으로 불려온)는 매우 개인적이고 친밀한 방법으로 어려움에 처한 사람들을 돌보아왔다. 간호사는 오랜 시간동안 환자의 요구에 주의를 기울인다. 가정 방문을 하기도 하고 환자의 가족을 만날 수도 있다. 임종하는 환자의 침상 곁에서 여러 시간 혹은 여러 날 동안 간호를 한다. 간호사는 간호사–환자 관계에 내재하는 친밀함과 신뢰를 통해 윤리적 의사결정 과정에서 중요한 참여자가 된다.

전문직에 종사하는 사람으로서, 우리 간호사는 전문직 그 자체에 영향을 미치는 윤리적인 선택을 하게 된다. 예를 들면 사회의 필요와 요구가 달라짐에 따라 간호의 영역이 확장되거나 축소되게 된다. 이에 따라 전통적인 간호업무를 간호사가 아닌 돌봄제공자에게 위임하고 간호의 영역을 확장할 것인지 같은 이슈에 대해서 결정을 내려야만 된다. 전문직은 자율적 규제를 하고 있으므로, 동료를 평가하고 규율을 만드는 일을 하게 될 수도 있다. 간호직의 영역을 확장하고, 대중을 보호하며, 전문직의 일관성(cohesiveness)을 유지하고 싶어하는 우리의 바람과 의무 사이에서 균형을 맞추려고 하면 많은 윤리적 생각을 해야만 한다.

간호사는 광범위한 범위에서 의사결정에 참여할 수 있다. 우리는 과거 어느 때보다도 더 많이 정책결정 협의체에 참여하고 있다. 지역사회 혹은 국가 차원의 태스크포스, 위원회, 자문위원단 등이 간호사들을 꼭 필요로 하며, 간호사들이 존경받는 구성원으로 참여하고 있는 보건의료 의사결정 단체들이다. 이러한 차원에서 의사결정에 참여하고 있는 간호사, 특히 자원과 서비스 배분을 어떻게 할 것인가를 다루는 결정에 참여하는 간호사로서 그 결정이 가지는 윤리적인 의미를 알아야 하는 것은 당연한 일이다. 자원과 서비스 배분 같은 문제는 우리 사회가 한 개인의 가치에 대해서 어떤 믿음을 가지고 있는지와 같은 차원의 문제이기 때문에, 결정에 참여하는 사람들은 모든 사항에 심사숙고해야 한다.

이 장에서는 몇 가지 윤리이론에 관해 설명할 것이다. 그러면 여러분은 이 이론들을 실무에서 어떻게 사용할 것인지 궁금해할 것이다. 그러나 간호업무를 하면서 이 중에서 하나의 이론만을 선택해서 사용하지는 않을 것이다. 따라서 도덕적 · 윤리적 결정의 바탕이 되는 이 이론들의 미묘한 차이와, 이 이론들로부터 도출된 많은 규칙들에 대한 명확한 지식을 가지는 것이 더 중요하다. 여러분은 보건의료 체계에 종사하는 다양한 사람들이 사용하는 의사결정 모델들에 대해서 더 잘 알게 될 것이며, 스스로 명확하고 일관된 윤리적 선택을 할 준비를 갖추게 될 것이다. 윤리용어들을 이해하게 되고, 간호전문직 내 · 외의 사람들과 대화를 나눌 수 있는 능력을 갖게 될 것이다.

철학

철학(philosophy)은 신념과 가설을 심도 있게 비판적으로 검토하는 일이다. 이것은 당연하고도 꼭 필요한 일이다. 철학은 사유와 경험의 모든 영역에 일관성을 부여하며, 어떤 행동과 품성이 가장 가치 있는 것인지를 결정할 수 있는 원칙을 제공한다. 철학은 어떤 의미와 맥락이 서로 일치하지 않을 때 이것을 찾아내기도 한다(Kneller, 1971). 1장과 2장을 공부하면서 역사적으로 많은 철학 학파들이 있었음을 알게 되었을 것이다. 철학 자체의 성격 때문에, 철학적 신념이나 이론을 증명하

생각해보기

소크라테스식 질문법

소크라테스는 질문법을 사용했다. 그가 질문을 한 이유는 학생들의 생각이 정확하고 완전한지를 확인해 보려는 것이었다. 교수는 새로운 견해를 제시하고 학생들이 각자의 생각을 정리하는 것을 돕기 위해서 소크라테스식 질문법을 사용할 수 있다. 교수는 개념을 확실히 하는 질문, 가설을 탐색하는 질문, 이유와 근거를 탐색하는 질문, 관점과 견해에 대한 질문, 의미와 결과에 대한 질문 중에서 어떤 것이든지 사용할 수 있다. 사례를 하나 보자.

제임스는 응급실에서 일하면서 대학원에 다니는 간호사이다. 수업시간에 전문가의 의무에 대한 토론을 하면서 그는 "나는 국회에서 약물 중독자에게 마약 처방을 금하는 법을 통과시켰으면 좋겠다."고 말했다. 교수는 제임스가 생각하는 문제와 관련된 법조문의 성격을 충분히 파악하고 있는지를 확인하려고 했다. 제임스가 미처 고려하지 못한 요소들을 드러내기 위해서, 교수는 제임스에게 다음과 같은 질문을 던지고 학급 전체에 토론을 유도할 수 있다.

- *중독자에게는 마약류를 절대로 처방하면 안 된다는 뜻인가?*
- *누군가를 약물 중독이라고 분류할 때 당신은 어떤 기준을 사용하는가?*
- *어떤 사람이 약물 중독자라고 하는 당신의 판단이 틀렸을 경우를 상상해 볼 수 있는가?*
- *약물 중독자도 심한 통증이 있을 수 있다는데 동의하는가?*
- *어떤 부류의 사람들이 통증완화 치료를 받을 자격이 있나?*
- *약물 중독자에게 마약류를 처방해도 되는 상황을 상상해 볼 수 있는가?*
- *약물 중독인 사람이 합법적인 경로로는 절대로 마약류를 처방받을 수 없다면, 장기적으로는 어떤 사회적 결과가 일어날까?*
- *그러한 법조항으로 누가 이익을 얻고 누가 손해를 볼까?*

는 것은 불가능하다. 그렇지만 철학 공부는 신념과 가설에 질서와 일관성을 부여하는 데 도움이 된다. 철학은, 철학이 없었다면 무질서했을 사고와 신념, 가설, 가치, 맹신 등에 형태를 잡아준다.

철학자는 삶의 가장 중요한 측면을 다루는 질문들을 연구한다. 전형적인 질문들은 다음과 같은 것들이다: 인생의 의미는 무엇인가? 신은 있는가? 실재는 무엇인가? 진리란 무엇인가? 지식의 핵심은 무엇인가? 무언가를 어떻게 알게 되는가? 사람들 사이의 관계 또는 인간과 신의 관계를 어떻게 설명할 수 있는가? 행복이 무엇인가? 이상적인 또는 고매한 인격이란 무엇인가? 사람들의 신념, 가치, 도덕을 어떻게 이해할 수 있는가? 이런 질문들은 유명한 철학자들이 제기한 것들이다. 부처는 "어떻게 고통의 끝으로 안내하는 길을 발견할 수 있을까?"라는 질문을 했다. 공자는 "사회적 무질서(난맥상)에 대한 처방은 무엇인가?"라고 물었다. 소크라테스는 "어떻게 살아야 하는가?"라는 질문을 했다. 어느 곳에서든지 철학은 인간 삶의 진수를 규정하는 주제들에 집중했다. 마틴 부버(Martin Buber)는 "인간은 비상하는 힘으로 자신에게 주어진 것 그 이상에 도달한다. 지평선과 익숙한 별들을 넘어 날아올라 전체를 거머쥐는 것이다."라고 했다(1965, p. 61). 소설가이자 사회철학자인 아인 랜드(Ayn Rand)는 아래의 글에서 자신의 생각을 감동적으로 표현했다.

> 철학체계는 존재를 보는 통합된 견해다. 인간으로서, 당신에게 철학이 필요하다는 사실은 선택의 여지가 없다. 당신이 선택할 수 있는 것은, 자신의 철학을 의식적이고 이성적이며 훈련된 사고과정과 주도면밀한 궁리를 통해 구축할 것인가, 아니면 자신의 무의식이 부실한 결론과 모순된 일반화, 막연한 소망, 의심과 공포 같은 것들을 아무렇게나 쓰레기더미처럼 쌓아올리게 놓아 둘 것인가의 둘 중 하나일 뿐이다. 당신의 무의식은 이 쓰레기더미를 통합하여 일종의 사이비 철학 같은 것을 만든다. 그것은 자기 불신이 되며, 정신의 날개가 자라나야 할 곳에 채워진 족쇄와도 같은 방해물이 된다(1982, p. 5).

철학은 기본적으로 두 분야로 나뉘는데, 지식의 철학과 실용의 철학이다. 지식철학은 사실과 논증에 관련된 가설들을 비판적으로 연구하는 데 초점을 맞춘다. 이 분야에는 인식론(지식에 대한 연구), 형이상학 또는 존재론(궁극적 실재에 관한 연구), 과학철학, 심리철학, 철학적 논리학이 있다. 실용철학은 규범과 가치에 대한 가설을 비판적으로 검토하는 데 초점을 맞추며, 여기에는 윤리학, 사회철학, 정치철학, 법철학이 있다. 인식론, 형이상학, 논리학은 간호연구에 중요한 기초를 제공하지만, 이 장에서는 실용철학, 특히 도덕철학에 초점을 맞추고자 한다. 도덕철학은 간호 분야에서 접하는 많은 복잡한 도덕적 이슈들을 토론하는 데 기초를 제공하기 때문이다.

도덕이론은 정밀하고 일관성 있는 윤리적 추론과 의사결정을 할 수 있는 틀을 제공한다. 많은 윤리이론들이 있는데, 어떤 것은 다른 것보다 더 타당해 보이며, 어떤 것은 다른 이론들을 결합한 것이다. 보다 포괄적인 철학이론을 반영하고 있는 윤리이론들이 가장 상위에 있다. 이러한 윤리이론들은 고대 플라톤이나 아리스토텔레스 같은 역사적 인물들의 사상을 명백하게 반영하고 있다. 이 장에서는 현대의 생명윤리와 간호에 가장 큰 영향을 미친 두 가지 도덕이론인 공리주의와 의무론을 중점적으로 다루려고 한다. 또한 덕윤리 성품윤리에 관해서도 다루었다(특별히 자원 배분과 관계가 있는 자유주의 이론은 14장에서 다룬다). 어떤 이론을 좀 더 자세히 살펴보려면 현대 저자들의 분석뿐만이 아니라 원래의 이론가들의 저술을 읽어야 한다.

덕과 윤리

도덕철학(moral philosophy)은 도덕적 이슈의 측면에서 무엇을 선이라고 혹은 악이라고 생각하는지, 무엇을 옳고 그르다고 생각하는지를 다루는 것이다. 도덕적 이슈란 핵심적이며 기본적이고 중요한 것이다. 생명 존중, 자유, 사랑 같은 중요한 사회적 가치 혹은 규범이 여기에 속하는데, 이것들은 양심을 건드리거나 죄의식, 수치심, 자존감, 용기, 희망 같은 감정을 불러일으킨다. 우리는 여기에 대해서 "*반드시, 당연히, 옳다, 그르다, 선하다, 악하다*" 등의 반응을 보인다. 그리고 매우 복잡하거나, 소모적이거나, 합의가 불가능하거나, 혹은 기타 설명하기 어려운 것이 도덕적 이슈들이다(Jameton, 1984). 도덕이란 어떤 행동이 옳다, 그르다고 하는 전통 혹은 신념을 말한다. 도덕은 역사와 학습 가능한 규칙들로 된 규범을 가진 사회문화적 제도이다. 도덕은 우리가 그 규칙을 배우기 전부터 존재하며, 우리는 문화 속에서 성장하면서 그것을 배우게 된다(Beauchamp, 2001).

윤리(ethics)는 사회 도덕에 관한 연구와 사회규범 및 관행에 대한 철학적 성찰이다. 윤리는 "이 상황에서 나는 무엇을 해야 하는가?"라는 질문을 하게 함으로써, 도덕철학을 실무에 적용할 수 있게 해준다. 전문직 윤리강령은 도덕철학을 실제로 적용하는 공식적인 절차를 제공하는 도구이다. 윤리에 대한 연구는 논리적이고 일관성 있는 결론을 내리는 기초를 제공하며, 도덕 혹은 공식적인 도덕이론을 기반으로 결론을 내릴 수 있게 한다. 윤리는 구조화된 가이드라인을 제공하지만, 어떤 특정한 상황에서 이렇게 하라고 꼭 집어서 이야기해 주는 것은 아니다. 우리는 간호사 윤리강령을 잘 익혀서 각 사례마다 충분한 정보에 기초한 윤리적 결정을 내릴 준비를 해야 한다.

윤리이론의 철학적 기초

각 개인의 경험과 가치가 그 사람의 개인윤리를 형성하는 데 기여하는 것과 마찬가지로, 전문인은 같은 목적을 위해서 헌신하는 구성원을 위해서 그 직업에 맞는 행동 규범을 개발하기 위해 노력한다. 어떤 전문직종을 형성할 때 만들어지는 **전문직 윤리강령**은 그 직업에 종사하는 사람들의 행위를 규제한다. 전문직은 그 직업이 봉사의 대상으로 삼는 사람들을 보호하고, 구성원의 수준을 유지하며, 전문직의 위상과 신뢰성 유지를 이유로 구성원의 행동에 지속적으로 관심을 기울인다. 대부분의 윤리강령은 구성원들이 스스로 정직하고 공정하며 능숙하고 선하게 행동하도록 명시하고 있으며, 도덕적으로 모호한 상황에서 윤리적으로 행동할 수 있는 지침을 제시하고 있다(Bullock & Sangeeta, 2003; Pipes, Holstein, & Aguirre, 2005). 7장에서 보여주는 것처럼 간호사 윤리강령은 간호사가 환자, 동료, 간호직과 사회와 어떤 관계를 맺어야 하는지에 대한 지침을 제공하고 있다(Pipes et al., 2005; van der Arend, 2003). 미국간호협회(ANA), 캐나다간호협회(CNA), 국제간호협회(ICN)에서 만든 간호사 윤리강령들처럼 간호사를 위한 특정한 윤리강령은 간호실무를 위한 윤리 지침을 제공한다. 간호사 윤리강령은 논리적인 철학적 기초와 확립된 윤리이론을 기반으로 하여 만든다.

자신에게 질문하기

자신의 신념은 무엇인가?

- 모든 경우에 전적으로 잘못된 윤리적 행동이 있다고 믿는가? 예를 들어보자.
- 자신이 옳고 그름에 대한 타고난 분별력을 가지고 있다고 믿는가?
- 옳고 그름을 어떻게 배웠는가? 부모님이 준 영향은 어떤 것이었는가? 사회나 다른 것들의 영향은?
- 당신은 옳고 그름에 관한 신념이 어떻게 생겨난다고 생각하는가?
- 옳고 그름에 대한 법칙들은 어느 정도까지 보편적인 자료로부터 나온다고 생각하는가? 또한 어느 정도까지 당신 안으로부터 나온다고 생각하는가?

수학이나 다른 경험과학과는 달리 윤리에는 명백하게 완벽한 법칙은 없다. 수학자는 시간이나 환경, 감정, 또는 계산을 하는 사람의 신념과는 아무 상관없이 '2 더하기 2는 4'라고 확실하게 말할 수 있다. 윤리법칙은 덜 확실하고, 증명하기 어렵거나, 아예 증명할 수가 없다. 예를 들면 어떤 사람은 '어떤 이유로도 살인은 언제나 잘못이다.'라고 믿는 반면, 어떤 사람은 '안락사는 개인 또는 사회를 위해 이로울 수도 있다, 산모의 생명을 살리기 위한 낙태는 허용할 수 있다, 전쟁 중의 살인은 정당화될 수 있다.'고 반박할 수 있다. 위의 어떤 의견에 대해서든지 반대되는 입장에서서 반박하는 논의를 할 수 있다. 합리적인 인간이 어떻게 이렇게 다른 결론에 도달할 수가 있을까? 이 질문에 대한 대답은 아마 '그 개인이 가지고 있는 특정한 시각에 따라서 달라진다.' 정도가 될 것이다.

윤리이론은 두 가지 기본적인 관점 중 하나로부터 나오는데, 이것은 자연주의와 합리주의다. 이런 시각을 살펴보는 것은 각종 이론들의 논점을 밝히는 데 도움이 될 것이다.

자연주의

자연주의(naturalism)는 도덕적 판단에 관한 견해 중에서도, 윤리는 인간의 본성과 심리에 기초를 둔다고 하는 입장이다. 자연주의에서는 도덕규범이 차이가 나는 이유는 사회적 조건이 다르기 때문이라고 설명한다. 자연주의에 따르면 거의 모든 사람이 비슷한 심리적 경향을 가지고 있다(Raphael, 1994). 이렇게 비슷하기 때문에 도덕적 판단에는 보편성이 있게 된다. 그러므로 사람들은 특정한 상황에서 어떤 특정한 행동에 대해서 가지는 느낌을 근거로 해서 (도덕적) 판단을 내릴 수 있다. 비슷한 상황이라면 대부분의 사람들이 내리는 결정도 서로 비슷하다. 다만 자연주의로는, 명백히 이성적이라고 생각되는 사람이 내리는 모순되고 이기적인 또는 잔인한 선택에 대해서 설명할 수가 없다.

자연주의는 모든 사람이 집단적으로 비슷한 윤리적 결정을 내린다는 견해를 가진다. 문화권에 따라 많은 가치 차이가 있지만, 사실 그 차이는 생각하는 것처럼 그렇게 크지가 않다는 것이다. 말하자면 대부분의 사람들은 행복을 바라며, 즐거운 일을 원하고, 고통을 피하려고 하는 공통점이 있다. 사람은 다른 사람의 감정과 필요에 공감을 느끼고, 그 결과 결핍이 있는 사람을 돕고자 하는 자연적인 성향을 가지고 있다. 라파엘은 문화권 간의 유사성을 아래와 같이 묘사했다.

> 모든 사회에는 적어도 자기 구성원을 해치는(또는 도덕적으로 강력한 이유가 있지 않는 한, 구성원을 죽이는) 일은 잘못이라는 생각과, 믿음을 지키고 곤경에 처한 자

를 도와야 한다는 생각, 이렇게 사람들이 모두 인정하는 법칙을 의도적으로 따르지 않는 자는 처벌을 받아야 한다는 생각이 있다(1994, p. 16).

공감(sympathy)은 도덕적 의사결정을 내리는 데 동기요인이다. 공감은 (상상 속에서) 다른 사람의 감정을 나누는 것이다. 우리는 자신이 다른 사람의 입장이라고 상상함으로써 그들의 감정을 느껴 보는 일을 하게 된다.

생각해보기

어떻게 할 것인가?

자연주의 이론이 진실이라면, 대부분의 사람은 비슷한 상황에서는 비슷한 반응을 할 것이다. 다음과 같은 상황에서 당신이 어떤 행동을 할 것인지를 생각해보고, 다른 사람들도 당신과 같은 방식으로 행동을 할 것인지를 생각해보라.

- *어린아이가 부모도 없이 혼자서 혼잡한 교차로로 걸어 들어가고 있다.*
- *한 여성이 연못으로 가더니 물에 빠져서 등을 위로 한 채로 움직이지 않는다.*
- *동료가 부주의로 인하여 헤파린을 1μ/ml가 아닌 성인용 농도(10,000μ/ml)로 미숙아에게 주사하려고 한다.*

공감에는 즐거움(다른 사람을 즐겁게 해 준 사람을 따뜻하게 대하려고 하는 경향), 고통(다른 사람에게 고통을 준 사람에게 적대감을 가지려는 경향) 같은 감정도 포함된다(Raphael, 1994). 어떤 사람들은 공감이 자연적인 성향이며, 도덕적 추론의 기초가 된다고 주장한다.

합리주의

위와 반대되는 관점이 **합리주의(rationalism)**이다. 합리주의자는 많은 사람이 감정이나 지각이 비슷할 수 있겠지만, 모든 사람이 다 똑같을 수는 없다고 반박한다. 합리주의자는(소크라테스가 그렇게 믿었듯이) 인간의 본성에 따라서 달라지는 것이 아닌 절대적인 선이 있다고 믿는다. 윤리적 가치는 인간과는 독립적으로 우주 혹은 신으로부터 유래한 것이며, 인간은 이성적 추론을 통해서 이것을 알게 된다는 것이다. 합리주의자는 세계에 대한 필요하고도 보편적인 진리가 있으며, 이 진리는 우리가 감각을 통해서 받아들이는 정보보다도 훨씬 상위에 있다고 믿는다(Raphael, 1994).

합리주의자에게 도덕규범은 반드시 진리이다. 합리주의자는 감각을 통해 습득한 지식은 경우에 따라서 진리일 수도 아닐 수도 있다고 본다(Raphael, 1994). 예를 들면 풀은 녹색으로 지각이 되지만, 실제 다른 색일 수도 있고, 어떤 사람은 다르게 볼 수도 있다는 것이다. 누군가가 불행에 처했다는 말을 듣고 기분이 안 좋아진 사람이 다른 사람의 불행에 대해서도 똑같은 기분을 느끼지는 않을 것이다. 이에 반해서 도덕 혹은 윤리규범은 더 높은 곳에서부터 유래한 것이기 때문에 항상 진리이다. 예를 들면 합리주의자는 상황이 어떻든 곤경에 처한 사람을 돕는 일은 항상 선하다고 주장한다.

이 두 학파간의 차이는 윤리의 기원이 어디인가 하는 질문에서 찾을 수 있다. 윤리는 감정의 문제인가, 이성의 문제인가? 윤리의 기초는 인간의 본성에 있나, 아니면 보편적인 진리에 있나? 자연주의와 합리주의의 차이를 분명하게 밝혔으므로 이 두 가지 견해를 생각하면서 윤리이론을 공부해 보기 바란다.

윤리이론들

도덕철학은 인간이 가지고 있는 가치에 대한 신념과 가정을 다루는 철학의 한 분야이다. 윤리는 도덕철학을 실제에 적용한 것이다. 말하자면 선과 악 또는 옳고 그름이 있는 도덕적 상황에 마주쳤을 때 "나는 이 상황에서 어떻게 해야 하나?"를 묻는 것이다. 철학자는 요소들이 마치 퍼즐 조각들처럼 논리적으로 맞아 떨어지는, 통합적인 보편적 비전을 제시한다. 철학자가 윤리이론을 만들어 나갈 때는, 문화적 · 도덕적 규범과 연관시켜서 가치와 행동을 설명하려고 한다. 각각의 이론은 그 철학자 개인의 독특한 견해에 기초를 두고 있으며, 그 이론 내에서는 철학적인 일관성을 유지하고 있다. 앞서 자연주의와 합리주의에 관한 논의에서 도덕철학자들 간의 한 가지 기본적인 차이를 설명했다. 이 단원에서는 또한 공리주의 윤리이론과 의무론을 논의할 것인데, 이 이론들은 완전하며 포괄적이고 의료윤리와 간호윤리, 생명윤리에서 핵심적인 이론이다.

다음 사례는 여러 가지 윤리이론 간의 차이를 보여줄 것이다. 윤리적 딜레마에는 정답이 없다는 것을 기억하라. 여러분이 기본적으로 어떤 견해를 가지고 있는지가 대답에 반영이 될 것이다. 만약 여러분의 대답에 일관성이 없다면, 실무를 하는데 필요한 윤리적 기초를 찾아내어 검토해야 할 것이다.

사례

상충하는 의무

워싱턴 여사는 지역 호스피스 서비스의 관리자다. 호스피스 업무와 별개로 그녀는 주 전체의 의료 서비스 배분에 대한 권고안을 만드는 자문위원회에서도 일을 하고 있었다. 연방정부 기금이 대폭 삭감되었기 때문에 위원회는 특정 프로그램을 중단하게 되었다. 워싱턴 여사를 포함한 위원회의 다른 위원들은 수천 명의 청소년을 대상으로 하는 건강검진 프로그램을 중단하든지, '질병 때문에 곤경에 처한' 몇 사람에게 도움을 주는 프로그램을 없애든지 둘 중 하나를 선택하라는 요청을 받았다. 호스피스에서 경험한 바가 있기 때문에 워싱턴 여사는 '질병 때문에 곤경에 처한 사람'을 돕는 프로그램의 중요성을 알고 있었지만, 수많은 어린이들에게 유익한 것으로 입증된 프로그램을 중단하자는 의견을 내기가 망설여졌다.

생각해보기

상충하는 의무의 해결

- *워싱턴 여사는 호스피스 환자들에게 도움이 되는 '질병 때문에 곤경에 처한 사람'을 돕는 프로그램이 계속 지원을 받도록 하는데 어느 정도의 일차적인 책임이 있는가?*
- *자문위원회의 위원으로서, 청소년 건강검진에 더 이상 지원이 이루어지지 않는다면 보건의료 혜택을 받을 수 없게 되는 수많은 청소년들에 대한 워싱턴 여사의 의무는 무엇인가?*
- *워싱턴 여사는 의사결정을 위해서 어떤 윤리적인 근거를 사용해야 하는가?*
- *이 경우 무엇을 해야 할지 당신은 어떻게 결정을 내리겠는가?*

공리주의

공리주의(utilitarianism)는 보건의료를 제공하는 데 핵심이 되는 도덕철학이다. 때로는 **결과주의**(consequentialism)라고도 불리는 공리주의는 목적론적인 이론(teleological theory)이다. 'telos'는 그리스어로 끝(end)을 의미한다. 공리주의는 어떤 행동이 그 결과에 따라서 선하거나 악하다는 입장을 취하는 도덕이론이다. 공리주의는 그 기초를 자연주의에 두고 있는 중요한 윤리철학이다. 공리주의 학파에 의하면 옳은 행동이란 가장 큰 **공리**(utility) 혹은 유용성 있는 행위이다. 어떤 행위도 그 자체로서는 옳거나 그르지 않다. 공리주의에 따르면 어떤 행위를 옳은 행위 혹은 그른 행위로 만드는 단 하나의 요소는 그 행위로부터 유래되는 생산물 혹은 최종 결과뿐이다.

뛰어난 정치철학자인 제레미 벤담(Jeremy Bentham, 1748~1832)은 현대 공리주의의 시조로 여겨지고 있다. 그의 이론은 오늘날의 정부와 사회과학의 기초가 되었다. 벤담의 이론에 의하면 어떤 행위가 행복을 증진시키고 불행을 감소시키면 옳은 것이고, 반대의 효과를 낸다면 그른 것이다. 벤담은 공리의 원칙(principle of utility)을 다음과 같이 정의했다.

> 공리(utility)란 어떤 것이 유익이나 강점, 쾌락, 선함, 행복 등을 만들어 내는 성질, 또는 그것과 이해관계가 걸려있는 당사자에게 피해나 고통, 악, 불행이 일어나는 것을 방지하는 성질을 말한다. 만약 그 당사자가 전체 사회라면 사회의 행복이, 특정한 개인이라면 개인의 행복이 된다.

벤담은 공리주의 원칙으로부터 과학을 만들어 내려고 했다. 그는 행위의 결과를 쾌락(pleasure)의 점수로 평가하자고 제안했다. 쾌락을 측정하는 6개의 기준은 강도, 지속시간, 확실성, 근접성(시간과 장소의 가까움), 다산성(fecundity, 같은 감각이 뒤따라서 이어질 가능성), 순수성(반대되는 감정이 뒤따라 오지 않을 가능성)이다. 벤담은 어떤 행동으로부터 나온 결과를 각 기준에 따라서 점수를 매기고 쾌락을 모두 합산해서, 이것을 비슷한 방법으로 측정한 고통의 총합과 비교하자고 제안했다. 우리는 수학공식에 따라서 행동해야 하며, 어떤 행동에 대한 윤리적 결론은 전체 점수를 모두 더한 것을 기준으로 내려야 한다는 것이다. 현재는 공리를 측정하는 벤담의 이 공식은 복잡하고 번거로워서 사용되지 않고 있다. 그렇지만 일련의 행동을 선택함에 사람들은 암암리에 예상되는 쾌락의 강도, 지속기간, 확실성 같은 벤담의 기준을 사용한다.

많은 비평가들이 벤담에 대해서 쾌락주의적 경향이 있다(그의 이론을 흔히 쾌락공리주의라고 부른다)고 말하지만, 그의 저작들을 보면 그의 관심사는 육체적인 쾌락을 훨씬 넘어서 있는 것을 알 수 있다. 그는 쾌락은 선, 이익, 장점, 유익 등 다른 많은 용어들과 같은 뜻이라고 했다. 사실상 그는 공익에 관심이 있었으며, 그의 이론이 쾌락주의라고 비난하는 사람들의 주장은 맞지 않다. 벤담은 행위가 사회의 행복을 전체적으로 감소시키는 것이 아니라 증진시킬 때 이것을 정의라고 볼 수 있다는 주장을 한 것이나 마찬가지다.

존 스튜어트 밀(John Stuart Mill, 1806~1873)은 19세기 영국의 뛰어난 도덕철학자였다. 밀은 공리주의자였다. 그는 "모든 행위는 어떤 결과를 위해서 하는 것이다. 따라서 행위의 원칙이 어떤 모습을 지닐지, 어떤 색채를 나타내는지는 그 원칙이 만들어 내려고 하는 결과로부터 도출된다고 생각하는 것이 당연하다."(Mill,

1910. p.2)고 하였다. '결과가 방법을 정당화한다'는 문구는 밀의 이론과 관계가 있다. 밀에 의하면 옳은 행동이란 오로지 최대의 행복을 만들어 내는 행동이다. 그의 '최대 행복의 원칙'에서 옳은 행동이란 행위자 자신의 행복을 위한 행동이 아니며, 관계되는 모든 사람의 행복을 위한 행동이다. 그는 또한 희생은 전체 행복의 총합을 증가시킬 때에만 선하다고 믿었다. 밀에 따르면 덕의 목표는 행복을 증진시키는 데 있다. 따라서 우리는 다른 사람의 행복을 위한 행동을 하고 있는 사람을 방해하지 않도록 조심해야 한다고 하였다.

밀은 개념들을 정의함으로써 자신의 이론이 뜻하는 바를 명확하게 했다. 행복은 (육체적인 쾌락에만 한정되지는 않는) 쾌락의 상태라고 설명했다. 아리스토텔레스의 고대 철학과 마찬가지로, 밀은 쾌락 중에서도 지적인 쾌락이 육체적인 쾌락에 비해서 한층 더 우선권을 가진다고 강하게 주장했다. 더 나아가서 밀은 감각적인 탐닉에 빠진 사람은 건강을 해치는 것이라고 했다. 그는 육체적 · 정신적으로 고통을 주는 것은 "애정을 가지고 있는 대상의 궁핍, 질병, 불친절, 무가치함, 조기상실 등이다."라고 했다(Mill, 1910, p. 14).

밀은 윤리규범이 신의 명령이라는 말에 동의하지는 않았지만, 공리주의를 유대교-기독교 교리와 연관지었다. 그는 공리주의가 "다른 사람이 너에게 해주기를 바라는 대로 다른 사람을 대하라."라는 황금률의 정신 안에 있다고 믿었다(Mill, 1910). 그리하여 황금률은 공리주의 도덕의 완벽한 이상을 표현해 준다. 밀은 인류의 행복은 분명히 자비로운 신의 관심사이며, 사람들은 이 금언을 따라서 윤리적 선택을 할 수 있는 기회를 부여받았다고 기술했다.

벤담과 밀의 저술들이 가장 자주 인용되고 있기는 하지만, 다른 많은 공리주의 이론들이 있다. 두 가지 기본적인 공리주의가 있는데, 행위 공리주의와 규칙 공리주의이다. **행위 공리주의(act-utilitarianism)**는 사람들은 모든 경우에 전체적인 선을 증진시키는 행동을 선택해야 한다고 제안한다. 반면에 **규칙 공리주의(rule-**

사례

상황에 기초해서 결정을 내리기

몇 년 전 간호학과 2학년인 메리는 작은 지역 병원 분만실에 실습 배치되었다. 작은 동네에서 흔히 그렇듯이 간호사와 의사는 많은 산모들의 배경이나 집안 사정 등을 알고 지내고 있었다. 분만실에 배치된 다음날 메리는 쌍둥이 미숙아 분만을 보게 되었다. 쌍둥이가 나오자 의사는 아기들을 안고 옆방으로 가서 테이블 위에 올려놓았다. 그리고 돌아서서는 "아무도 아기를 건드리지 마세요. 이 여자는 집에 아이가 아홉이나 있습니다. 더 이상 아이가 필요 없어요."라고 말했다.

이 아기들은 너무 미숙아라서 살아남을 가능성이 없어보였다. 그러나 간호사들은 도덕적인 이유 때문에 괴로워했다. 이 사례는 많은 윤리적 문제를 제기하며, 극단적인 가부장주의와 공리주의가 반영된 사례이다.

생각해보기

결과가 방법을 정당화하는가?

- *공리주의는 행위가 가져온 결과 또는 성과에 따라서 선하거나 나쁘다고 판정할 수 있다는 입장을 취하고 있다. 만약 의사가 공리주의적 입장에서 생각하면, 그의 행동을 변호할 수 있는 논리는 무엇일까?*
- *쌍둥이가 살아났다고 가정해보자. 그 후에 어떤 일들이 있을지, 당신이 생각할 수 있는 경우들을 모두 말해보라.*
- *의사의 결정을 반박하는 네 가지 논리와 찬성하는 네 가지 논리를 만들어보라.*
- *간호학생의 입장에서 메리가 취할 수 있는 행동들은 어떤 것이 있었을까?*
- *당신이 이 상황에 있다면 어떤 생각들이 머릿속을 지나갔을까?*

utilitarianism)는 사람들은 일관되게 지킬 경우 전체적인 선을 최대화할 수 있는 규칙을 선택해야 한다고 제안한다.

행위 공리주의

행위 공리주의자는 상황에 따라서 서로 다른, 때로는 서로 완전히 반대가 되는 행위를 할 수가 있다. 예컨대, 행위 공리주의자가 '진실을 말하는 것(또는 약속을 지키는 것, 살인하지 않는 것 등)이 최선이다'라고 믿고 있다고 하자. 행위 공리주의에서는 이 지침을 따르지 않았을 때, 몇 사람의 권리를 침해하게 되더라도, 전체적인 결과가 관여된 모든 사람들에게 더 좋은 경우도 있을 수 있음을 받아들인다(Beauchamp & Childress, 2012; Smart, 1997). 따라서 행위 공리주의자는 신조를 대략적인 지침으로 사용해야 하며 엄격한 법칙이 될 수는 없다는 것을 인정한다.

규칙 공리주의

반면에 규칙 공리주의자는 행복을 최대화하고 불행을 최소화하도록 하는 규칙에 따라서 행동해야 한다고 주장한다. 규칙 공리주의자는 '사람들은 어떤 경우든지 진실을 말하고, 약속을 지켜야 하며, 살인을 피해야 한다'는 규칙 등을 요구한다. 일관되게 이런 규칙을 지킴으로써 전체적인 선이 증가되기 때문이다. 규칙은 일관성이 있으며 배우기 쉽다. 예를 들면 환자를 속이는 것이 허용될 수도 있겠다고 생각하는 때가 있을 수 있다. 자동차 사고로 다친 노인이 상태가 위중하고 불안정한 상태라면, 그에게 부인의 죽음에 대해서 잠시 동안은 말하지 말아야 하는 것이 아닐까? 규칙 공리주의자는 "당신은 환자를 속여서는 안 된다."고 반박할 것이다. 만약 사실을 말하면 환자의 상태가 나빠질까봐 걱정이 된다고 해도, 거짓말을 계속 하면 결국은 선보다는 악을 더 많이 초래하게 된다. 어떤 경우에는 규칙을 어기는 그 행동이 선을 만들어 낼 수 있을지라도 모든 상황에서 엄격하게 규칙을 따르는 것이 최종적으로는 전체 선을 증진시킨다.

공리주의는 보건의료시스템에서 광범위하게 적용되고 있다. 이것은 보건의료서비스의 분배에 관한 정책을 결정하는 데 기초가 되며, 응급상황에서 환자를 분류하는 데 불가결한 원리가 된다. 정책 결정자들은 공공자원이 현명하게 할당되기를 바란다. 의료보호, 의료보장, 관리의료, 가족계획, 소아서비스, 정신보건 등 여러 가지 공공 프로그램 기금에 관한 논쟁들이 종종 뉴스에 등장한다. 이런 프로그램들은 많은 사람들에게 비용 효과적으로 보건의료를 제공하면서, 특정한 사람들만을 대상으로(즉, 다른 사람들에게는 자원을 나눠주지 않고) 어떤 특정한 서비스를 제공하거나 혹은 제공을 거절하게 되는데 이 모든 것이 공리주의에 기초를 두고 있다. 전쟁이나 자연재해 같은 응급상황에서는 공리주의가 결정을 내리는 데 기본적인 원리가 된다. 허리케인 카트리나 직후 뉴올리언스 공항에 설치된 재난구조팀에서 봉사했던 댈러스 시의 의사가 보낸 이메일을 살펴보자. "우리는 아기를 받는 것(분만)부터 위급한 환자에게 모르핀과 담요만을 제공하고 죽어가도록 놔두는 것까지, 어떤 일이든지 다 했다(Vankawala, 2005, p. 13). 그는 계속해서 이렇게 말했다.

> 가장 바쁜 날에는 비행기와 차량에서 거의 15,000명이 내렸다. 당시 30명 가량의 의료진과 100여 명의 보조 인력이 있었다. 우리가 할 수 있는 일이란 최소한의 증상 완화 정도였다. 우리는 무수한 사람이 죽는 것을 봤다. 우리는 가장 초보적인 수준의 의학적 환자 분류(medical triage)를 했는데, 이것은 가장 심한 사람을 '소생불능'으로 분류하여 다른 곳에서 죽을 수 있도록 사람들로부터 격리하는 일이었다(Vankawala, 2005, p. 8).

허리케인 참사 동안에 미국 전역의 간호단체 · 간호학교도 응급진료와 환자 분류에 참여했다. 예를 들면 오스틴에 있는 텍사스대학교 간호대학원 학생들과 교수들은 1차 지원시설을 세우고 대피자들이 의료 혜택을 받을 수 있도록 환자를 분류했는데, 첫날이 다 가기도 전에 3,000명 이상의 대피자들에게 자리를 지정해주었다(Patillo, 2005). 이런 사례들은 응급 재난상황에서 공리주의를 실제에 적용한 극적인 예를 보여준다. 공리주의는 또한 매일매일의 서비스를 배분할 때에도 근거로 제시할 수 있다. 예를 들면 중환자실에 침상이 부족한 경우 침상 배정을 할 때 공리주의 원칙을 적용하고 싶어할 것이다.

공리주의가 광범위하게 받아들여지고 있는 윤리이론이기는 하지만, 공리주의 원칙을 사용하는 데는 본질적으로 몇 가지 문제가 있다. 공리주의에는 인간 존중에 대한 충분한 고려가 없다. 사실상 공리주의에서는 전체의 선이라는 명목하에 소수 그룹 혹은 한 개인에게 위해를 가하는 것이 가능하다. 자율성 존중의 원칙에 대해서도 크게 중요시하지 않는데, 물건(상품)과 서비스를 공정하고 치우치지 않게 적절히 나누어야 하는 분배 정의 문제를 공리주의적 방법으로 결정하려고 할 때는 특히 그렇다. 공리주의자는 전체적인 선을 위해서 개인의 권리를 희생한다는 비판을 받는다.

자신에게 질문하기

공리주의는 유용한가?

- 자원 배분과 관련해서 공리주의는 어떤 유용한 지침을 제공하는가?
- 다수의 복리를 위해서 개인의 권리를 어느 정도까지 희생시킬 수 있을까?
- 한 사람의 복리를 위해서 다수의 권리를 어느 정도까지 희생시킬 수 있을까?

공리주의가 가진 문제점에도 불구하고 이 윤리이론은 여전히 매력적인 도덕철학이다. 가능한 한 많은 사람을 위한 행복을 추구한다는 단순한 규범이 사람들의 마음을 끌기 때문이다. 공리주의는 분배 정의의 문제를 다루는 데 특히 유용한 방법이다.

의무론

의무론적 윤리이론은 옳고 그름은 행위의 결과가 아니라 행위의 본성에 있다고 하는 합리론적인 견해이다. **의무론**(deontology)이라는 말은 '의무'를 뜻하는 그리스어 'deon'에서 나왔다. 의무론은 **형식주의**(formalism)라고도 하고, 어떤 사람은 **칸트주의**(Kantianism)라고도 부른다. 칸트주의는 많은 의무론적 공식을 만든 독일 철학자 임마누엘 칸트(Immanuel Kant)의 저술에 기초를 두고 있다. 이 장에서는 의무론과 칸트 윤리학이라는 말을 같은 뜻으로 사용하기로 한다.

칸트는 1724년 프로이센의 쾨니히스베르크에서 태어났다. 그는 별로 특별하지 않은 학자 경력을 거친 후 획기적인 윤리이론으로 세계를 놀라게 했다. 칸트는 당대 종교계와 과학계를 놀라게 했을 뿐만 아니라 현대 윤리이론에 강력한 영향을 끼치고 있는 철학 저술들을 발표했다. 그는 윤리규범은 보편적인 것이며 인간은 행동의 지침이 될 일관성 있는 원칙을 찾아낼 수 있다고 주장했다. 수세기 전 소크라테스가 그랬던 것처럼 칸트는 도덕규범을 아는 것은 자연주의자들이 주장하는 것처럼 경험을 통해서가 아니라 순수한 이성의 작용이라고 생각했다. 칸트는 도덕규범은 절대적인 것으로서 모든 사람이 모든 상황에서 항상 지켜야 한다고 주장했다. 그는 이성적인 인간은 윤리규범을 알 수가 있다고 했다. 그가 **정언명령(categorical imperative)**이라고 부른 격률(maxim, 행위의 원칙)을 따름으로써 어떤 상황에서든 무엇이 옳은 행동인지를 알 수 있다는 것이다. 여기서 정언(categorical)이라는 말은 '예외가 없다'는 뜻이며, 명령(imperative)이라고 하는 것은 원칙으로부터 도출이 된 규범이라는 뜻이다. 칸트는 단 하나의 정언명령이 있다고 말했다.

> 당신의 행위의 원칙이 동시에 보편적인 법칙도 될 수가 있는, 오로지 그런 행위의 원칙에 따라서만 행동하라(1959년 번역, p. 39).

다시 말하면, 어떤 행동이 도덕적으로 옳다면 그것은 당연히 엄격한 보편적인 (모든 사람에게 모든 경우에 적용이 되는) 법칙이 되어야 한다는 것이다. 칸트는 가족을 먹여 살리기 위해서 어떤 사람이 돈을 빌리는 경우와 연관된 도덕적 문제의 예를 들었다. 돈을 빌리는 사람은 자기가 갚을 수가 없다는 것을 안다. 그렇지만 언제까지 갚겠다는 약속을 하지 않으면 그는 돈을 빌릴 수가 없다. 돈을 갚겠다고 거짓말을 하는 행위가 도덕적으로 옳다는 자기만족을 얻기 위해서 그는 자신에게 질문을 한다. "모든 사람이 항상 지키지 못할 것이라는 사실을 알면서 약속을 해야 하는가?" 이성적으로 판단한 결과 그 사람은 이것이 일반적인 법칙이 될 수 없다는 것을 알게 된다. 만약 그렇게 한다면 누구도 약속을 안 믿게 될 것이기 때문이다. 결국 약속을 한다는 일은 아무 의미도 없게 되어버린다. 칸트는 자살, 재산의 낭비, 다른 사람을 돕는 일 등과 관련된 비슷한 예를 더 들었다. 그러나 칸트는 사례들을 일일이 모아서 제시하는 대신에 각각의 이성적인 인간은 자기 행위의 지침을 찾기 위해서 정언명령에 비추어 자신의 행위의 원칙을 시험하면 된다고 했다.

칸트는 정언명령 외에 **실천명령(practical imperative)**이라는 개념도 도입했다.

> 사람(자기 자신이든지 다른 사람이든지)을 대할 때는 그 사람을 수단이 아닌 목적으로 대하라(1959 번역, p. 47).

칸트에 따르면, 다른 사람을 목적으로 대한다는 것은 그 사람의 목적을 자신의 목적으로 생각하고, 자신의 목적을 위해서 행동하는 것처럼 그 사람의 목적을 위해서 행동을 하는 것이다. 예를 들면 환자의 목적이 건강 회복에 있다면 이것이 간호사의 목적이 되어야 한다. 간호사는 이 환자를 단순히 월급을 받기 위한 도구로 사용해서는 안 된다. Raphael(1994)은 칸트의 실천명령은 어떤 사람이 다른 사람을 지배하는 것이 옳지 않다는 점을 자동적으로 지적하고 있다고 주장했다. 지배라는 것은 지배받는 사람의 의사결정권을 허락하지 않는 것이기 때문이다. 또한 다른 사람을 자기 자신에게 하듯이 대하라는 말은, 가능하다면 도움이 필요한 사람은 당연히 도와야 한다는 뜻이다. 실천명령은 우리가 다른 사람에 대해서 가진 의무를 수행하도록 요구한다.

정언명령과 실천명령을 합치면, 각각의 인간은 목적의 왕국(정치적으로 조직된 사회)에 소속되어 있다는 강력한 메시지가 된다. 칸트는 이것을 '공동의 객관적인 규범을 통한 이성적인 존재들의 체계적인 연합'이라고 불렀다(1959년 번역, p. 51). 그렇다면 우리는 동등하고 자율적인 개인으로 구성된 사회의 한 사람으로서 행동해야 하며, 각각의 구성원은 다른 모든 사람을 도덕적 존재로 대해야 한다. 모든 사람이 다른 사람의 욕구를 존중하고 선택의 자유를 인정해야 한다. 칸트에 따르면 모든 사람은 동등하며, 모든 사람이 보편적으로 적용될 수 있는 입법적 의사결정을 할 능력이 있다. 칸트 윤리학은 정치적으로 조직된 사회 안에서 '자유, 평등, 형제애'를 요구하기 때문에 민주주의적 윤리라고 할 수 있다(Raphael, 1994, p. 57).

의무론은 또한, 윤리는 의무를 수행하는 데서 나온다고 주장한다. 사람은 의무 또는 책임을 다하기 위해 행동해야 한다. 칸트는 모든 의무의 명령(imperatives of duty)은 그의 정언명령(자신의 행동이 모든 사람의 행동의 보편적인 법칙이 될 수 있도록 그렇게 행동해야 한다)으로부터 도출될 수 있으며, 실천명령(모든 사람을 목적으로 대하고, 목적을 위한 수단으로 대하지 말라)을 만족시켜야 한다고 믿었다. 그는 또한 의무이기 때문에 한 행동이 도덕적인 가치를 가지게 되는 것은 규범을 지키고 의무를 수행했기 때문이지, 그 행동이 만들어 낸 결과 때문은 아니라고 했다(Paton, 1961).

대부분의 전문직 윤리강령은 칸트의 원칙에 기초를 두고 있다. 간호사 윤리강령도 환자들에 대한 의무를 수행하는 것과 각 환자의 존엄과 자율을 존중해야 하는 것 모두 강조하고 있다. 예를 들면 미국간호사 윤리강령 제1조 2항에는 "간호사는 환자와의 관계에서 편견 없이, 환자의 필요와 가치를 존중하면서 간호를 제공해야 한다."고 되어있다. 이것은 간호사가 환자 자신의 필요와 환자가 생각하는 가치를 존중하면서 환자에게 간호를 제공할 의무가 있다는 뜻이다. 이것은 4장에서 자세히 논의할 인격존중의 원칙과 선행의 원칙, 자율성 존중의 원칙을 잘 보여준다. 이 원칙들은 너무 자명하기 때문에 어떤 때에는 인식을 못하고 넘어가는 경우가 있다. 환자의 비밀을 지키고 환자 편에 서서 주장할 때, 자기가 한 약속을 지킬 때, 진실을 말할 때, 숙련된 솜씨로 일을 처리할 때, 여러분은 의무론적 원칙을 따르고 있는 것이다.

그러나 칸트식 윤리 혹은 의무론적 윤리를 실무에 적용하려고 할 때 발생되는 잘 알려진 문제점들이 있다. 칸트주의는 예외를 인정하지 않고 엄격하다. 상충하는 대안 또는 원칙 사이에서 선택을 해야 할 때에는 도움이 안 된다. 실제로 두 가지 설득력 있는 의무 사이에서 갈등을 만들어내기도 한다. 또한 어떤 행위의 결과를 자동적으로 무시한다면, 때에 따라서는 참담한 결과를 초래할 수도 있으리라고 생각하는 것이 당연하다.

공리주의와 마찬가지로 의무론은 매력적인 윤리이론이다. 사실상 의무론은 당대의 많은 신념들의 가장 흔한 기반이다. 이것은 행위의 옳고 그름을 판단하는 명백한 지침을 제공하고 있다.

사례

정의의 문제에서 권리와 의무의 균형

스미코는 B 할머니의 가정간호사이다. 환자는 89세로 5년 전에 남편과 사별하고 그 집에서 계속 살고 있다. 심한 류마티스관절염을 앓고 있으며 최근에는 인공항문을 만들었다. 인공항문은 심한 궤양성대장염 때문에 마지막 조치로 시행한 것이었다. B 할머니는 진행된 관절염 때문에 스스로를 돌볼 수가 없었다. 딸과 사위, 두 명의 손자가 그녀를 돌보기 위해서 이사를 왔다. 몇 달이 지난 후 가족들은 B 할머니를 돌보는 일이 더 이상 견딜 수 없는 부담이라고 느끼게 되었다. 그들은 스미코에게 B 할머니가 요양원에서 장기간 입원할 수 있는지 알아봐달라고 부탁했다. 그러나 B 할머니는 집에서 계속 살기를 원했다.

생각해보기

누구의 권리가 더 중요한가?

- *B 할머니는 자기 때문에 가족 전체가 불행해지더라도 자기 집에 머물 권리가 있는가?*
- *칸트식 윤리에 따르면 가족들은 결정을 내릴 때 어떤 요소들을 고려해야 하는가?*
- *칸트식 윤리는 의무 지향적이다. 결정을 내리는데 칸트식 윤리를 적용한다면 스미코에게는 누구에 대한 의무가 있는가?*
- *스미코는 결정을 내릴 때 다른 가족 구성원들의 권리를 어느 정도까지 고려해야 하는가?*
- *간호사 윤리강령은 이러한 상황에서 스미코에게 어떤 지침을 주는가?*
- *정언명령을 적용해서 결론을 내 보라.*
- *이 결정은 누가 내려야 하는가? 왜 그런가?*
- *당신이 스미코라면 어떻게 할 것인가? 당신은 어떤 기준을 가지고 의사결정을 내릴 것인가?*
- *이 상황에서 문화적 요인이 의사결정에 어떻게 영향을 미칠 수 있을까?*

칸트 윤리학은 개인의 존엄성과 자율성을 존중하며 모든 사람을 똑같이 대해야 한다고 한다. 이것은 보건의료 제공의 지침을 마련하고자 하는 오늘날의 많은 윤리적 추론에 기초가 되고 있다.

덕윤리

덕윤리(virtue ethics)는 **성품윤리**(character ethics)라고도 부르며, 개인의 행위가 어느 정도 선천적인 도덕적인 덕에 기초를 두고 있다는 생각을 대변한다. 플라톤, 아리스토텔레스, 초기 기독교 저술에서 처음 등장했던 덕윤리는 최근 다시 많은 관심을 받고 있다. 서구 도덕주의는 지혜, 용기, 절제, 정의, 관용, 신의, 희망, 자비 같은 핵심적인 덕과 함께 나타났다(Kitwood, 1990). 현대의 저술가들은 여기에 정직, 공감, 배려, 책임, 통합성, 통찰력, 신뢰성, 신중함 등을 추가했다. 과거 20년간 간호윤리 교과서에서는 볼 수 없었던 덕윤리가 어떤 행위의 도덕성을 검증하는 중요한 틀로 다시 각광을 받고 있다.

덕윤리 개념은 의무론과 공리주의 윤리에 도전한다. 의무론과 공리주의는 모두 도덕이 성립하기 위해 필요한 것에 대해서 비슷한 인식을 가지고 있다. 즉 도덕적으로 올바른 해법을 찾는 데 윤리가 지침을 제공한다는 것이다. 반면에 덕윤리는 도덕은 개인의 성품에 있다는 입장이다. 덕윤리에서는 따라야 할 원칙이나 규범이 없다. 덕을 갖춘 사람은 도덕적으로 올바른 행동을 선택한다는 것이다. 예를 들면 거짓말을 하지 말아야 하는 이유는 그것이 도덕규범에 어긋나기 때문도 아니며, 복리를 최대한으로 증진시키지 못하기 때문도 아니고, 오직 그것이 부정직하다는 것을 알기 때문이다(Crisp & Slote, 1997). Beauchamp(2001)는 "덕을 도덕적 요청이라고 생각해서는 안 된다. 이렇게 생각할 경우 이것을 원칙이나 규범과 착각할 수 있기 때문이다."라고 말했다. 도덕적인 덕목이란 신실함, 친절함 또는 정직 같은, 도덕적으로 가치가 있는 성격이라고 할 수 있다. 덕이 있는 사람은 일관되게 도덕적인 행동을 하며, 도덕적으로 적합한 욕구가 있다.

플라톤과 아리스토텔레스는 덕윤리에 대한 저술을 남긴 서구 최초의 철학자들이다. 두 사람 다 인간의 안녕(well-being)이 도덕의 최종 목표이며, 덕은 선한 사람이 되는 데 필요한 성품이라고 믿었다. 사실 윤리(ethics)라는 용어 자체가 아리스토텔레스가 말한 에티카(ethika)로부터 나왔는데, 에티카는 성품과 관계가 있는 것을 가리키는 말이다. 아리스토텔레스(384-332 BC)는 선한 성품의 최종적인 결과가 덕스러운 행동인 것이 아니라, 덕스러운 행동을 연마함으로써 성품의 선함이 생긴다고 했다. 아리스토텔레스에 따르면 덕은 행동하고, 느끼고, 판단하는 경향으로서, 인간이 본래 가지고 있는 능력을 적절하게 훈련하고 연습함으로써 개발할 수 있다. 그는 연습을 통해서 덕스럽게 행동하는 습관을 기를 수 있으며, 덕은 배울 수 있고 향상시킬 수 있다고 믿었다. 아리스토텔레스는 덕이란 성품의 탁월성과 같은 것이며, 자발성, 심사숙고, 분명한 판단, 자기관리, 연습에 의해 만들어진다고 했다(Aristotle, 2000년 번역). 그는 덕이란 지성적인 추구의 산물, 즉 충분히 계발된 사람이 현명하고 성숙한 경험을 통해서 성취하는 것이라고 보았다. 아리스토텔레스는 덕은 훈련과 습관화를 통해서만 이루어질 수 있다고 믿었다. 따라서 덕스러운 성품은 덕스러운 행동을 반복하는 동안에 만들어진다. 아리스토텔레스가 말한 덕스러운 성품의 특성에는 세 가지 기준이 있다.

1. 덕스러운 행동의 선택은 그 자체를 목적으로 해야 한다.
2. 선택은 굳건하고 변하지 않는 성품으로부터 나와야 한다.
3. 덕은 방법을 선택하는 성향이다.

덕스러운 행동에서 중용이란 넘치거나 부족하지 않도록 행동하는 것이다. 아리스토텔레스는 도덕원칙을 나열하지는 않았다. 그에게 근본적인 도덕적 질문은 "무엇을 해야만 하는가?"가 아니라 "어떤 사람이 되어야 하는가?"이다(Aristotle, 2000년 번역).

현재 덕윤리의 창립자 중 하나인 필리파 풋(Phillipa Foot)은 아리스토텔레스의 '덕스러운 인간'이라는 개념에 또 다른 의미를 부여했다. 풋은 '덕'은 덕스러운 행동을 실행하는 데에만 있는 것이 아니라, 덕스러운 행동을 하겠다는 의지 안에도 있다고 주장했다. 그녀는 의지를 '추구하는 것일 뿐만 아니라 실행하고자 하는 것'이라고 정의했다. 풋에 따르면 때로는 긍정적인 혹은 도덕적인 의지가 성공에 필요한 요인이 된다.

> 때로는 다른 사람들은 실패를 하는데 한 사람은 성공을 한다. 이것은 그들이 과거에 한 특정한 행위가 서로 차이가 있어서가 아니라, 그들의 마음이 다른 곳에 놓여 있기 때문이다. 어떤 성향의 마음을 가지고 있는지가 덕의 일부분이라고 할 수 있다. 말하자면 사람의 덕은 그가 어떤 의도를 가지고 있는지에 따라 판정할 수 있을 뿐 아니라, 그의 가장 깊은 곳에 있는 갈망에 의해서도 판정할 수가 있다. 이것은 예를 들면 관대함 같은 덕이 그 사람의 행동뿐 아니라 태도에 있다고 하는 생각과 일치한다 (1997, p. 166).

풋에 따르면 덕은 기술이나 예술(기예)같은 것이 아니다. 그것은 단순히 연습을 해서 완성할 수 있는 행동이 아니다. 거기에는 반드시 의지가 따라야 한다. 말하자면, 행동이 겉보기에는 친절하거나 관대하더라도 의도가 선하지 않으면 그것은 덕이라고 말할 수 없다는 것이다. 아리스토텔레스의 덕에 대한 생각은 희망적('모든 사람이 덕스러운 행동을 배울 수 있는 능력을 가지고 있다')이지만, 풋은 덕스러운 성품에 이르는 길은 쉽지 않다고 말하고 있다.

주요 덕목들

생의학적 윤리와 관련하여 덕을 논의하면서, Beauchamp와 Childress(2008)는 성품을 '개인의 판단과 행동에 영향을 미치는 일련의 일관된 성향'이라고 정의했다. 아리스토텔레스처럼, 이들도 사람들이 서로 다른 성향을 가지고 있지만 모든 사람이 도덕적으로 중요한 것을 배우거나 키워나갈 능력이 있다고 보았다. Beauchamp와 Childress는 어떤 사람이 덕이 있는지 없는지를 다른 덕목들보다도 더 잘 알 수 있는 4개의 핵심적인 덕목이 있다고 했다. 이것은 공감(동정심), 통찰력, 신뢰성, 통합성이다.

공감. **공감(동정심, compassion)**은 자기를 다른 사람의 입장에 놓아 볼 수 있는 능력이다. Beauchamp와 Childress는 공감을 다른 사람의 행복을 생각하는 태도와, 다른 사람이 고통을 받고 있을 때 그것을 알아채고 깊은 동감과 불편함을 느끼는 감정적인 반응을 합한 기질로 이 덕목은 황금률을 구현한 것이라고 정의했다. 공감은 실로 중요해서 환자들은 간호기술에 대한 요구보다 공감하고 배려하는 간호사가 있어주는 것을 더 요구하는 경우가 많다. 그렇지만 공감이 객관적인 의사결정을 방해하지 않도록 주의해야 한다.

통찰력. **통찰력(discernment)**이라고 하는 덕목은 우리가 전통적으로 지혜라고 부르던 개념과 연관이 있다. 통찰력은 날카로운 판단과 이해를 가지고 예민하게 꿰뚫어보는 것이며, 그 결과로 확실한 행동이 뒤따른다(Beauchamp & Childress, 2008). 통찰력은 주어진 상황에서 적절한 행동이 무엇인지 알게 한다. 그러자면 예민하고 주의 깊게 상황을 들여다보아야 한다. 예를 들면 통찰력이 있는 간호사는 환자가 언제 프라이버시를 유지하는 것 대신 위로와 격려를 필요로 하는지를 안다. 통찰력을 가지려면 인간 행동의 미세한 차이를 알아채고 이해할 수 있도록 계속 노력해야 한다.

신뢰성. **신뢰성(trustworthiness)**은 간호사가 가져야 할 또 다른 덕목이다. 신뢰(trust)는 다른 사람의 도덕적 인격에 대한 확실한 믿음이다. 또한 신뢰는 저 사람은 도덕규범에 맞는 올바른 동기를 가지고 행동을 할 것이라는 확신을 말한다(Beauchamp & Childress, 2008). 따라서 신뢰성은 다른 사람이 보았을 때 그 간호사가 도덕규범을 일관되게 따르고 있는지 앞으로도 계속 따를지를 가늠해 봄으로써 알 수 있다. 이것은 사실상 동료들이 내리는 평판이라고도 할 수 있다. 이 덕목은 우리가 환자, 의사, 다른 간호사와 관계를 맺는 데 중요하다.

통합성. **통합성(integrity)**은 아마 가장 중요한 덕목일 것이다. Beauchamp와 Childress(2008)에 따르면 이 덕목은 건전함, 신용, 전체성, 완전함, 도덕적 인격의 총화이다. 이것은 또한 우리가 오랫동안 지속적으로 도덕규범을 따르는 것을 말하기도 한다. 이것은 '앞뒤가 일치하는 안정적이고 정당한 도덕적 가치의 총합이며, 판단하고 행동할 때 적극적으로 이 가치에 충실하고자 하는 성격의 기질'을 말한다. 통합성이 있는 사람은 결단과 행동, 감정에 일관성이 있으며 사람들은 그를 믿을 수 있다. 간호사가 행동이 이랬다저랬다 하거나 간호윤리에 어긋나는 행동을 한다면 통합성은 훼손된다. 도덕적 통합성이 부족한 예로는 위선, 부정직, 배반 등을 들 수 있다.

간호에서의 덕윤리

덕윤리 혹은 성품윤리가 어떻게 원칙에 기초를 둔 전문직인 간호에 맞을 수 있을까? 원칙에 기초를 둔 행동이 선한 도덕적 품성의 영역에 속한 유일한 행동은 아니지만, 그런 품성이 있다면 원칙에 따른 행동을 더 잘 하게 될 것이다. 나이팅게일은 덕은 분명히 좋은 간호사가 가져야 할 중요한 성질이라고 생각했다. 나이팅게일은 어릴 때 그리스어를 배웠다. 그녀는 플라톤의 영향을 받았으며 〈파에돈〉, 〈크리톤〉, 〈변명〉의 일부를 번역했다. 나이팅게일은 많은 종류의 지식을 통괄할 수 있는 드문 자질을 가진 '엘리트'에 대한 플라톤의 설명에 흥미가 있었다. 그녀는 이런 사람들의 인격 혹은 덕에 공감하고 있었으며, 이는 그녀의 전 생애 동안의 저술에 반영되어 있다(Dossey, 2000). 나이팅게일은 재능이 있는 사람들의 지적 · 도덕적인 자질을 계발하는 것이 철학의 목적 중 하나라고 믿었다.

Lystra Gretter가 1893년에 작성했고 모든 졸업생이 외우는 나이팅게일 선서에 따라 간호사들은 순수(purity), 믿음(faith), 충성(loyalty), 헌신(devotion), 신뢰성(trustworthiness), 절제(temperance)를 약속하는데, 이것은 성품의 덕을 의미한다. 좋은 성품이 좋은 간호의 초석이며, 덕이 있는 간호사는 원칙을 따라서 행동할 것이라고 말할 수 있다. 덕은 훈련하고 배울 수 있다는 아리스토텔레스의 믿음이 옳다면, 우리는 이런 행동들을 계속해 나가서 훈련을 통해 덕이 있는 인간이 될 수 있는 행동들을 배울 수가 있다.

도덕적 특수주의

도덕적 특수주의(moral particularism)는 다른 도덕이론에서 나온 원칙과 규범을 사용한다. 이것은 사례의 유일함, 문화적으로 중요한 윤리적 특징, 각각의 사례에서의 윤리적 결정들을 포괄하는 도덕이론이다(O'Neill, 2001). 도덕적 특수주의자는 그 직업의 도덕 원칙과 격률(행위의 원칙, maxim)을 충분히 이해하고, 그것들이 도덕적 문제를 조명해야 한다고 생각한다(Fletcher, 1966). 예컨대 도덕적 특수주의는 공리주의와 의무론의 원칙을 인정하기는 하지만, 규범으로 보는 것이 아니라 일반 개념으로 간주한다.

대부분의 도덕이론은 각 사례의 맥락이나 상황, 관계, 개인 등 개별적인 요인들에 대해서는 별다른 언급을 하지 못한다. 도덕적 특수주의자는 이런 실패야말로 이 이론들의 근본적인 약점이라고 주장한다. 일반적으로 인정되고 있는 도덕이론이 있더라도, 보건 전문인의 도덕적 결정은 자기들이 일하고 있는 환경의 실제적인 상황에 따라서 모양을 바꾼다(Anspach, 1987). 간호사들에게는 특히 더 그렇다.

Little(2001)은 이론이 도덕적 삶에 필수적이라는 데 동의한다. 일반화는 가르치고 판정하는 데, 그리고 '왜'를 이해하는 데 유용한 것이다. 도덕적 특수주의는 규범에는 예외가 있을 필요가 있다고 주장한다. 아리스토텔레스가 '대부분 경우의' 일반화라고 말한 것은 아마 이런 뜻이었을 것이다. Little은 이것을 '파기할 수 있는(유용하지만, 어떤 상황에서는 무효화하거나 무시할 수 있는) 일반화'라고 불렀다. 이런 일반화의 예외는 오직 표준에서 벗어난 상황에서만 인정이 된다. 아리스토텔레스의 선례를 따라, 도덕적 특수주의자는 특정한 상황에서 어떤 행동이 도덕적인 것인지, 어떤 종류의 개념적인 우위인지, 무엇이 더 중심적인지, 평가할 때 어떤 것이 더 중요한지 등을 확실하게 할 수 있다. 모든 상황이 특별한 요소를 가지고 있기 때문에 우리가 매일 하고 있는 대부분의 도덕적 일반화는, 피할 수 없는 예외들로부터 일제히 사격을 받아서 더 이상 메꿀 수 없을 정도로 구멍 투성이가 되었다. 그래도 일반화는 어떤 특정한 사례를 틀 안에 넣어서 생각할 수 있도록 한다는 점에서 설명력이 있으며 통찰력을 제공한다(Little, 2001).

O'Neill(2001)은 정해진 한 가지 행동을 요구하는 대신 덜 확정적인, 즉 구속하기는 하지만 행동을 지정하지는 않는 선의의 실용적 윤리원칙이 있다고 주장했다. 어떻게 살아야 할 것인지를 가르치는 것이 아니라, 행동의 종류들을 제안한다. 삶의 특정한 측면에서 얼마나 똑같이 혹은 다르게 적용해야 하는지는 실제적인 추론(아리스토텔레스가 말한 심사숙고와 비슷하다)에 달려있다. 지각이나 직관, 실제적인 판단을 통해서 상황의 특별함을 알아채게 된다. 각각의 상황에는 특별한 점이 있기 때문에 도덕적 특수주의는 규범적이 될 수 없다. 판단을 내리려면 처음에는 공리주의나 의무론 같은 적절한 원칙을 가지고 시작해야 한다. 항상 어려우며 완벽하게 성공하기도 힘들기는 하지만, 실제적인 판단이란 여러 가지 요구를 만족시킬 수 있는 행동을 찾아내는 일이다(O'Neill, 2001).

간호사는 환자 개인을 자세히 파악하지 못하고서는 간호를 효과적으로 수행할 수가 없다(Donchin, 2001). 간호사와 환자의 관계는 친밀, 접촉, 근접(proximity)을 포함한다. 공식적인 윤리 또는 '처방' 윤리에 대한 비판에는 '먼 윤리' 대 '가까운 윤리'의 차이에 대한 비판도 포함된다. '먼 윤리'에서는 추상적인 윤리원칙과 규범이 강조되는 반면, '가까운 윤리'는 사람들 사이의 관계가 우선적이라는 입장을 취하면서 감정, 가치, 개인과 가족의 양심을 고려한다(Penticuff, 1991).

질병과 회복, 죽음을 겪는 환자들을 간호하는 간호사들의 이야기가 지닌 각각의 특별함이 축적되어, 환자에게 선한 일을 한다는 의미에 대한 간호계의 견해가 만들어졌다. 간호사는 매일매일 구체적이며 세부적인 일을 한다. 환자에게 무엇이 선한 것인가에 대한 간호사의 견해는, 간호사와 환자는 서로 팔 하나 거리에서 접촉을 하는 사이라는 독특한 시각으로부터 나온 것이다(Penticuff, 1997). 간호를 하려면 인간적인 접촉과 환자의 반응에 대한 자세한 관찰이 필요하기 때문에, 이런 식의 팔 하나 거리 안에 있는 관계가 필수적이다. Donchin(2001)에 따르면 이러한 관계 속에서 간호사와 환자는 환자의 선택 및 처해있는 환경에 맞는 고유한 목적을 함께 공유하게 되는 것이다.

자신에게 질문하기

당신은 도덕적 특수주의자인가?

도덕적 특수주의는 드러내어 논의되는 경우는 거의 없지만, 자주 이용된다. 당신은 매일 도덕적 특수주의가 행사되는 것을 볼 수가 있다. 다음 장에서 도덕원칙에 대해 더 많이 배우게 될 것이다. 원칙 중의 하나인 자율성의 원칙은 사람들이 자신에 관한 결정을 자유롭게 할 권리를 존중해주라는 요구를 한다. 또 다른 원칙인 선행은 우리에게 '선한 일을 하라'고 요구한다. 어떤 상황에서는 자율성의 원칙과 선행의 원칙이 충돌한다. 도덕적 특수주의자는 이 '특정함'이 우리가 어느 정도까지 원칙들을 따라야 하는지를 결정해야 한다고 주장할 것이다. 다음 상황에서 자율성의 원칙과 선행의 원칙을 생각해 보라. 두 원칙을 다 지지할 수 없다면, 당신은 도덕적 특수주의자일수 있다.

- 알츠하이머인 84세 환자가 어제 좌측 폐의 하부 염증(폐렴)으로 병원에 입원했다. 그는 산소와 항생제 주사 치료를 받고 있다. 그런데 그가 집으로 가겠다면서 전화를 해서 택시를 불렀다.
- 입원 중인 68세의 환자가 "나는 갓 결혼했을 때부터 라이솔(Lysol) 살균성 질 세정제를 써왔어요. 여기서도 매일 할 수 있도록 그것을 주었으면 좋겠어요."라고 말했다.
- 임신 22주인 20세 여성이 자동차 사고를 당해서 응급실로 실려왔다. 그녀는 간과 비장이 파열되었으며 출혈이 있었다. 혈압은 70/30이다. 태아는 살아 있었지만, 만약 오늘 출산을 한다면 살지 못할 것이다. 그녀는 "나는 여호와의 증인입니다. 수혈은 안 됩니다."고 말했다.

요약

윤리이론은 우리가 윤리적이고 도덕적인 사고 및 행동의 원천과 절차를 이해하는 데 도움이 된다. 공리주의 이론은 제레미 벤담이 개발하고 후에 존 스튜어트 밀이 다듬었다. 공리주의는 결과물 혹은 최종적인 결과에 의해서 도덕적 의사결정이 되어야 한다고 제안한다. 따라서 어떤 행동도 그 자체로서는 본래 옳거나 그르지가 않다. 이 이론은 또한 '최대 다수의 최대 행복'을 주장한다. 공리주의는 정의가 흔들리는 상황에서 특히 유용하지만, 소수자 혹은 개인의 권리는 무시하는 경향이 있다.

의무론, 또는 칸트식 윤리는 처음에 임마누엘 칸트에 의해 개발된 것이다. 이 이론은 정언명령이라는 방법을 통해서 개인이 윤리적인 결정을 하도록 도와준다. 정언명령은 자신에게 다음과 같이 물어보는 것이다. 즉, 이 행동(원칙)이 모든 경우에 모든 사람에게 원칙으로 적용될 수 있을까? 이 이론은 실천명령이라는 것도 제안하는데, 이것은 오로지 모든 사람을 수단이 아니라 목적으로 대하라는 것이다. 칸트식 윤리는 윤리적 의사결정을 할 수 있는 분명한 지침을 제공한다. 그러나 의무 혹은 책무가 서로 충돌할 경우에는 해법이 없다.

덕윤리, 또는 성품윤리는 아리스토텔레스가 제창한 것으로 각 개인은 덕스러운 행동을 되풀이함으로써 덕을 훈련하고 학습할 수 있다고 하는 것이다. 결국 덕스러운 사람이란 덕을 습관화한 사람이 된다. 덕윤리는 다른 윤리이론들을 보완해 주며, 개인을 양육하거나 개인의 성품을 예측하는 데 사용될 수 있다. 윤리이론들은 우리가 윤리적인 의사결정 모델을 이해하는 데 도움을 주며, 일관성 있고 논리적으로 의사결정을 할 수 있는 체계를 만드는 데 도움이 된다.

특수주의는 다른 윤리이론들의 원칙과 규범을 사용한다. 각 사례가 지닌 독특함, 문화적으로 중요한 윤리적 특성, 각각의 특정한 사례에서의 윤리적 결정들을 받아들인다. 각 상황에 따라 달라지기 때문에, 도덕적 특수주의에는 미리 만들어놓은 처방이 있을 수가 없다. 도덕적 특수주의로 의사결정을 하기 위해서는 우선 공리주의나 의무론 같은 관련이 있는 원칙에서부터 시작해야 한다.

주요내용

- 철학은 신념과 가설을 심도 있게 비판적으로 검토하는 일이다.
- 도덕철학은 어떤 것이 선한지 악한지, 어떤 것이 옳은지 그른지를 논의하는 철학이다.
- 윤리는 도덕철학을 근거로 해서 논리적이고 일관성 있는 결정을 내리는 과정이다.
- 보건의료직인 간호에는 도덕적 · 윤리적 문제에 대한 예민함이 필요하다.
- 윤리이론들은 문화적 기준 및 도덕적 기준과 관련된 가치와 행동을 설명한다.
- 공리주의는 옳은 행동이란 최대의 유용성을 만들어 내는 행동이며, 그 자체로 선하거나 악한 행동은 없다고 주장한다.

- 의무론은 행동의 옳음이나 그름이 그 행동의 결과로 결정이 되는 것이 아니고, 그 행동의 성격에 달려있다고 하는 합리주의자들의 견해를 대변한다.
- 칸트주의는 칸트가 개발한 의무론적 이론이다.
- 정언명령은 칸트주의의 격률로서 모든 사람이 항상 따라야 하는 것이라고 주장할 수 없다면 그 행동은 옳다고 판정할 수 없다는 것이다.
- 실천적 명령은 칸트주의의 격률로서 사람을 수단으로 대하면 안되고 목적으로 대해야 한다는 것이다.
- 덕윤리는 아리스토텔레스가 창안했다고 하며, 개인의 행동이 천부적인 도덕적인 덕에 기초를 둔다고 하는 학설이다.
- 도덕적 특수주의는 각 사례의 고유한 측면을 중요시하며, 일반화할 수 있는 도덕원칙들을 사용한다.

토론주제와 탐구활동

1. 미국 조지타운 대학의 케네디윤리연구소(Kennedy Institute of Ethics) 웹사이트에서 윤리이론에 대한 최근 문헌을 찾아보고, 찾은 것을 보고하자.
2. 윤리규범들을 만든 신념의 차이들에 대해서 토론해보자.
3. 윤리적 딜레마가 있는 가상의 상황을 하나 만들어서, 행위 공리주의, 규칙 공리주의 이론에 따른 해법을 생각해보자.
4. 보건의료기금 조달정책을 찾아서 이것을 공리주의 이론을 사용하여 토론해보자.
5. 칸트 윤리학 또는 의무론적 윤리에 바탕을 두고 있는 윤리강령들을 찾아보자.
6. 윤리적 딜레마가 있는 실제 혹은 가상의 상황을 이야기해보자. 정언명령을 적용하여 이 딜레마를 해결해보자.
7. 간호사에게 중요하다고 생각하는 덕을 열거하고 설명해보자.
8. 다음과 같은 상황을 생각해보자. 간호학생 2명이 실습에서 부정행위를 한 것을 발견했다. 분명한 증거가 있는데도 교수가 질문을 하자 둘 다 부정행위를 하지 않았다고 부인했다. 덕윤리와 칸트 윤리학 입장에서 이 학생들에 대해서 토의해보자. 이 학생들은 진실성을 지니고 있는가? 이 학생들은 좋은 간호사가 될 수 있는 성품을 가지고 있는가? 여기에서 정언명령을 어떻게 적용하면 되는가?

참고문헌

Anspach, R. R. (1987). Prognostic conflict in life-and-death decisions: The organization as an ecology of knowledge. *Journal of Health and Human Behavior, 28*, 215-231.

Aristotle. (Trans. 1953). *Ethics*. (J. A. K. Thompson, Trans.). London: Penguin.

Aristotle. (Trans. 2000). *Nicomachean ethics* (R. Crisp, Ed. & Trans.). New York: Cambridge University Press.

Beauchamp, T. L. (2001). *Philosophical ethics* (3rd ed.). Boston: McGraw-Hill.

Beauchamp, T. L., & Childress, J. (2012). *Principles of biomedical ethics* (6th ed.). New York: Oxford University Press.

Bentham, J. (1948). *An introduction to the principles of moral legislation*. New York: Hafner Press.

Buber, M. (1965). *The knowledge of man: A philosophy of the interhuman*. New York: Harper & Row.

Bullock, M., & Sangeeta, P. (2003). Ethics for all: Differences across scientific society codes. *Science and Engineering Ethics, 9*(2), 159-170.

Crisp, R., & Slote, M. (Eds.). (1997). *Oxford readings in philosophy: Virtue ethics*. New York: Oxford University Press.

Donchin, A. (2001). Understanding autonomy relationally: Toward a reconfiguration of bioethical principles. *Journal of Medicine and Philosophy, 26*(4), 365-386.

Dossey, B. M. (2000). *Florence Nightingale: Mystic, visionary, healer*. Springhouse, PA: Springhouse Corporation.

Fletcher, J. (1966). *Situation ethics: The new morality*. Philadelphia: Westminster Press.

Foot, P. (1997). Virtues and vices. In R. Crisp & M. Slote (Eds.), *Virtue ethics* (pp. 163-177). New York: Oxford University Press. (Reprinted from P. Foot, *Virtues and vices*, Berkley, CA: University of California Press.)

Hesse, H. (1971). *Siddhartha*. New York: Bantam.

Jameton, A. (1984). *Nursing practice: The ethical issues*. Englewood Cliffs, NJ: Prentice-Hall.

Kant, I. (Trans. 1959). *Foundations of the metaphysics of morals* (L. W. Beck, Trans.). Indianapolis, IN: Bobbs-Merrill.

Kitwood, T. (1990). *Concern for others: A new psychology of conscience and morality*. London: Routledge.

Kneller, G. F. (1971). *Introduction to the philosophy of education* (2nd ed.). New York: John Wiley & Sons.

Little, M. O. (2001). On knowing the "why": Particularism and moral theory. *The Hastings Center Report, 31*(4), 32-40.

Mill, J. S. (1910). *Utilitarianism*. London: Dent & Sons.

O'Neill, O. (2001). Practical principles and practical judgment. *The Hastings Center Report, 31*(4), 15-24.

Patillo, M. (2005). UT School of Nursing response to Hurricane Katrina. University of Texas at Austin. Retrieved March 14, 2006, from http://www.utexas.edu/katrina/nursing.html

Paton, H. J. (Ed. & Trans.). (1961). *The moral law*. London: Hutchinson.

Penticuff, J. H. (1991). Conceptual issues in nursing ethics research. *Journal of Medicine and Philosophy, 16*, 235–258.

Penticuff, J. H. (1997). Nursing Perspectives in Bioethics. In K. Hoshino(Ed.), *Japanese and Western bioethics* (pp. 49 - 60). Norwell, MA: Kluwer.

Pipes, R. B., Holstein, J. E., & Aguirre, M. G. (2005). Examining the personal–professional distinction: Ethics codes and the difficulty of drawing a boundary. *American Psychologist, 60*(4), 325 - 334.

Rand, A. (1982). *Philosophy: Who needs it?* New York: Bobbs–Merrill.

Raphael, D. D. (1994). *Moral philosophy* (2nd ed.). New York: Oxford University Press.

Smart, J. J. C. (1997). Utilitarianism. In C. Sommers & F. Sommers (Eds.), *Vice and virtue in everyday life: Introductory readings in ethics* (4th ed., pp. 110–123). Fort Worth, TX: Harcourt Brace College.(Reprinted from *Utilitarianism: For an against*, by J. J. C. Smart & B. Williams (Eds.), 1973, New York: Cambridge University Press.)

Van der Arend, A. (2003). Content and use of codes of ethics in nursing. *Nursing Ethics, 10*(1), 97–98.

Vankawala, H. (2005). A doctor's message from Katrina's front lines. *NPR.org*. Retrieved March 14, 2006, from http://www.npr.org/templates/story/story.php?storyId=4836926

Chapter

4

윤리원칙

Ethical Principles

자비의 질은 측정될 수 없다. 자비는 하늘에서 땅으로 내리는 비와 같다. 그것은 줄 때와 받을 때 받는 두 번의 축복이다.

– 윌리엄 셰익스피어, 〈베니스의 상인〉

학습목표

4장을 공부하면, 학생은 다음을 할 수 있다.

1. 자율성 존중의 원칙을 환자의 권리, 사전동의, 옹호, 지시불이행 측면에서 설명한다.
2. 간호실무와 관련된 악행금지의 원칙을 설명한다.
3. 간호실무와 관련된 선행의 원칙을 설명한다.
4. 보건의료자원, 서비스 제공과 관련된 정의의 원칙을 설명한다.
5. 사전동의를 설명한다.
6. 부권주의를 설명한다.
7. 3가지 윤리규칙을 설명한다.
    1) 간호실무의 관점에서 정직을 설명한다.
    2) 간호실무에서 비밀보장에 대하여 법적 적용과 예외 상황을 설명한다.
    3) 사회에 대한 약속으로서 성실의 원칙을 설명한다.
8. 2가지 혹은 그 이상 윤리 원칙들이 갈등을 일으키는 상황에 대하여 토론한다.

서론

윤리 이슈들은 **윤리원칙(ethical principles)**을 근거로 생각할 수 있다. 윤리원칙은 숙고와 행동의 지침이 되는 기본적이고 분명한 도덕진리이다. 주요 윤리이론들 다수가, 사용하는 정도는 서로 다르지만 동일한 윤리원칙의 강조점 혹은 의미를 사용한다. 예를 들어, 자율성 존중은 의무론에서 지배적인 원칙이지만 공리주의에서는 덜 중요한 원칙이다. 간호사는 필수적으로 이것을 이해하고 윤리원칙들을 의미 있고 일관성 있게 적용하여야 한다(그림 4-1 참고). 아래에서 윤리적 간호실무에서의 기초로서 원칙의 중요성을 논의하고자 한다. 이 장에서는 아래 윤리원칙들을 검토한다: 자율성 존중, 선행, 악행금지, 정의, 비밀보장, 정직과 신의.

인격존중

이 장에서 다루는 모든 윤리원칙은 간호사들이 인간의 가치와 고유성을 존중한다는 것을 전제로 한다. 간호사는 윤리원칙만을 생각하는 것이 아니라, 타인이 높은 관심을 받을 가치가 있음을 뜻하는 **인격존중(respect for persons)**을 함께 고려하여야 한다. 모든 돌봄 전문직을 움직이는 힘은 타인에 대한 진정한 관심과 존중이다. 전문직 윤리의 주춧돌이 되는 간호사 윤리강령에서 인격존중을 명료하게 진술하고 있다. 이 장에서 윤리원칙에 대한 논의는 인격존중의 원칙에 대한 간호사의 가치와 신념을 기초로 한다.

자율성(autonomy)
선행(beneficence)
악행금지(nonmaleficence)
정의(justice)
비밀유지(confidentiality)
정직(veracity)
신의(fidelity)

그림 4-1 ● 윤리원칙

자율성 존중

자율성 존중(respect for autonomy)은 타인의 자율성에 대한 윤리적 의무를 나타내는 원칙이다. **자율성**(autonomy)이라는 말은 자기통치를 의미한다. 또한 자율성은 거짓이나 억압 또는 강압으로부터 자유롭게, 한 사람의 삶에 영향을 주는 문제에 대하여 선택을 할 수 있는 자유를 나타낸다. 자율성 존중은 인격존중의 개념과 밀접하게 연결되어 있다. 모든 개인들이 독특하고 가치 있는 사회의 구성원으로 간주되는 문화에서 중요한 원칙이다.

자율성 존중은 4가지 기초 요소를 포함한다. 첫째, 자율적인 사람은 존중된다. 타인의 독특한 인간성과 타고난 가치를 존중하는 간호전문직에서 자율성 존중은 논리적인 선택이다. 이는 자율성을 확보하는 데 필수적인 요소이다. 둘째, 자율적인 사람은 자신의 목표를 스스로 결정할 수 있어야만 한다. 개인의 목표는 명확하게 드러나기도 하지만 그렇지 않은 경우도 있다. 예를 들어, 발목 손상 환자의 목표는 상해 2주 후 운동경기에 참가하는 것일 수도 있고, 또는 단순하게 통증 없는 상태일 수도 있다. 어떤 경우에나 환자가 본인의 특별한 라이프스타일에 일치하는 목표를 개별적으로 선택할 수 있다. 셋째, 자율적인 사람은 행동계획을 결정하는 능력이 있다. 개인은 가능한 결과의 의미를 이해하면서 다양한 선택사항을 생각할 수 있어야 하며, 선택의 의미를 이해할 수 있어야만 한다. 예를 들어, 음식점에서 메뉴판에 쓰인 글자를 이해하지 못하고 주문한다고 상상해보자. 제공하는 다양한 음식을 이해해야 의미 있는 선택을 할 수 있는 것처럼, 선택에 대한 자유와 책임감이 필요하다. 환자가 선택의 의미와 목표 또는 결과를 이해하지 못할 때, 그 사람이 '의사결정능력이 없다' 또는 '의사결정능력이 부족하다'고 한다. 정보에 근거한 선택을 하는 것이 불가능한 환자군이 있다. 아동과 태아, 정신장애가 있는 환자들이 이 군에 속한다. 넷째, 자율적인 사람은 자신의 선택에 따라 행동할 자유를 가진다. 목표를 설정하고, 다양한 선택사항을 이해하며 의사결정을 할 수 있는 상황에서도 계획을 실행에 옮길 수 있는 자유가 없다면, 자율성은 여전히 제한되거나 없는 것이다. 또한 자율적으로 고안한 계획이 존재하지 않아 완수할 수 없는 상황에서도 자율성은 제한된다. 건강보험이 없는 가난한 환자의 예를 살펴보자. 예를 들어, 인슐린 주사 대신 췌장 이식을 선택할 수는 있지만, 이 계획을 충족시키기 위한 경제적 수단이 없을 수 있다. 자율성이 보장되기 위해서는 4가지 요소들이 각각 합리적인 수준에서 존재해야만 한다.

환자의 자율성을 위협하는 요인들도 있다. 환자의 역할이 의존적인 경우이다. 환자는 필요에 의해 보건의료전문가를 찾게 되는데, 그 결과 전문가에게 의존하게 된다. 한편 보건의료전문가의 역할은 하나의 권력(power)이 된다. 권력은 지식과 권한에 기초하며 역할 내에 존재한다. 이러한 상호보완적인 관계는 필요한 것이기도 하지만, 환자가 자신의 자율성을 위하여 노력할 힘이 없다면 환자 자율성 위배로 이어질 수 있다.

보건의료전문가들은 소비자의 자율성을 약화시키고 체계적으로 비인간화를 가져 오는 보건의료산업의 방식에 무감각하다. 환자들은 의존적이 되거나, 의존적으로 행동하게 하는 규칙에 순응하도록 강요받게 된다. 병원에 입원하는 즉시, 환자들은 옷을 벗어야 하며 사적인 문제에 관한 질문을 받게 되고, 돈과 소지품을 포기하여야 하며, 침대에 남아서 의존하는 환자 역할을 강요받는다. 병실 내에서, 또 가끔 병실 문도 닫히지 않은 상태에서 환자복을 입도록 요구받는다. 환자에게 낯선 병원 근무자들이 환자의 프라이버시를 무시한 채 자유롭게 병실을 드나든다. 환자의 건강관리에 대한 개인적 습관 또는 지식을 고려하지 않고 목욕시간, 식사시간, 투약시간을 강요받는다. 또한 수년간 해왔던 환자의 자기간호 방법들이 방해를 받는다. 환자는 만들어져 있는 계획을 따라야 한다. 그렇지 않으면, 환자는 까다로운 환자 또는 지시불이행하는(noncompliant) 환자로 분류된다. 입으로는 자율성의 중요성을 이야기하지만, 보건의료전문가들은 환자들을 의존적 풍토-자율적이고 지적이며 독립적인 성인과는 달리 필수적으로 매우 의존적 역할-로 이끌고 있다.

모든 사람들이 평등하다고 여기지 않으며 개인의 권리보다 사회구조가 존중받는 문화에서, 자율성은 덜 중요하게 여겨진다. 노예제도가 존재했을 때나, 여성이 남성에게 복종해야 하는 곳, 소수 인종이 존중받지 못하거나 아동이 학대받는 곳에서 자율성을 언급하는 것은 의미가 없다. 자율성은 개인적 목표를 독립적으로 계획하거나 목표를 충족하는 선택안을 검토하는 특권이 허락되지 않는 곳에서는 꽃피기 어렵다.

자신에게 질문하기

환자 역할이 의존적인가?

- 당신이나 당신의 가족이 입원하여 환자가 되었을 때를 설명해보자.
- 당신이나 당신의 가족이 환자복이나 병원 가운을 입거나 아니면 더욱 나쁜 경우 벗은 상태에서, 옷을 입고 있는 간호사와 상호작용을 한다면 어떤 느낌이 들까?
- 이런 상황에서 당신이나 당신의 가족이 유지할 수 있는 존엄과 자율성의 정도를 서술해보자.

환자 자율성 침해에 대한 인식

간호사 및 보건의료 분야 종사자들은 종종 환자 자율성에 대한 미묘한 침해를 인식하지 못한다. 이러한 자율성 침해는 간호사들이 너무 당연한 선택이라고 생각하는 경우에 발생된다. 이러한 자율성 침해는 최소한 4가지 요인과 관련되어 있다. 첫째, 환자의 가치와 목표가 간호사 자신의 가치와 목표와 같을 것이라고 가정하는 것이다. 이는 간호사로 하여금 합리적인 행동은 한 가지뿐이며 간호사 자신의 가치와 일치하는 것이어야 한다고 믿게 만들며, 간호사는 이로 인해 잘못된 결론에 이르게 된다. 예를 들어, 스스로를 돌볼 수 없는 노인이 장기요양시설보다 자신의 집에 머무르는 결정을 한 경우, 간호사는 그 노인의 선택은 비합리적이고 그는 의사결정능력이 없다는 바탕에서 생각하게 된다. 다른 말로 하면, 간호사는 "나와 같은 올바른 선택을 하지 않으면 의사결정능력이 없다."고 생각한다. 사실, 그 노인은 익숙한 환경에 남아 있으면서 존엄을 유지하며 독립적으로 생활하고, 노후자금을 낭비할 필요가 없는 그런 생활을 그려보고 있었을 것이다. 그는 장기요양시설에 갈 경우와 자신의 집에 머무를 경우에 예측되는 결과를 고려하여 신중하게 결정을 내렸을 것이다. 또한 다른 사람들은 그 노인이 타인의 자율성을 위태롭게 하지 않는 한, 위험한 상황에 처하더라도 집에 머물 수 있도록 허락해야 한다고 주장할 수도 있다.

두 번째, 개인마다 사고과정이 다르다는 인식을 하지 못하는 것이다. 특정한 사고를 부정확하다고 치부하는 것은 사람들이 서로 다른 방법으로 정보를 취급한다는 사실을 고려하지 않은 것이다. 예를 들어, 어떤 사람은 아주 논리적이고 수학적으로 사고하는 반면, 다른 사람은 창의적이고 자유로운 사고를 한다. 여러 사람들과 함께 공통된 결정을 해야 할 경우 이러한 차이를 인식하는 것은 특히 중요하다. 한 사람에게 분명한 것이 모두에게 분명한 것이 아닐 것이다. 이는 가치와 지식 또는 지능의 차이 때문이 아니라 사람마다 사고 스타일과 배경이 다르기 때문이다(Harrison & Bramson, 1982). 이것은 환자, 환자의 가족, 다른 전문직과 협력할 때 중요하게 고려되어야 한다.

세 번째, 환자의 기본지식에 대한 간호사의 잘못된 가정이다. 간호사는 자신이 간호교육과 임상 경험을 통하여 신체에 대한 지식을 일반인보다 많이 가지고 있다는 사실을 쉽게 망각한다. 해부학, 생리학, 병리학, 약리학 등에 대한 깊이 있는 지식들을 모든 사람들이 적어도 비슷한 수준으로 가지고 있다고 생각하기 쉽다. 간호사는 환자가 가진 지식 수준이 환자가 가져야 하는 지식 수준보다 낮다고 생각한다. 결과적으로, 간호사는 환자가 지식이 부족해서 실수한 것일 때조차도 환자가 내린 결정의 적합성 여부를 살펴보는 것이 아니라 환자의 결정을 아예 무시하거나 비판한다. 선택, 결과, 의미에 대한 이해는 자율적인 의사결정에 본질적으로 필요한 것이다. 간호사는 환자의 자율성을 보장하기 위하여 환자의 이해 수준을 정확하게 사정하여야 한다.

대부분의 사람들이 자율성 개념을 수용하고 있지만, 자율성을 수용할 준비가 되어 있지 않은 사람들도 있다. 자율성 존중이라는 윤리원칙은 비이성적인 결정이나 끔찍한 결과를 가져오는 경우에서도 존중해야 하는 것은 아니다. 자율성의 가치를 존중한다 하더라도, 환자의 선택이 환자 본인이나 다른 사람에게 해를 주지 않는 것에 대한 책임감을 동시에 유지하여야 한다. 이러한 분별은 쉽지 않다. 모든 상황에서 모든 사람의 자율적인 의사결정과 행동을 수용해야 한다고 확대해석하는 것은 비합리적이며, 우리가 존중해야 하는 것은 개별적인 자율적 행동이 아니라 자율성 존중의 원칙이다(Gillon, 1985).

네 번째, 간호사의 주요 관심이 '업무'가 되는 불행한 경우이다. 이는 간호사들의 부지런한 습관에서 나온다. 간호사가 처치하고 투약하고 간호계획을 적는 등의 업무를 정신없이 하다보면 환자의 자율성이 무시되기 쉽다. 오늘날 진보된 기술과 회계의 불확실성, 직원 감소와 손익계산 관리로 인하여 간호사들은 돌봄보다는 업무에 초점을 두게 된다.

환자의 자율성은 사전동의(informed consent)[1]와 부권주의(paternalism), 옹호(advocacy), 지시이행(compliance), 자기결정(self-determination)처럼 더 큰 문제로 논의되고 있다.

사례

지시불이행 VS 자율성

코라는 실제 나이보다 더 나이들어 보이는 45세 여성이다. 그녀는 월수입이 아주 적고 건강보험이 없다. 그녀는 매일 1갑 반 흡연을 한다. 그녀는 심한 만성 폐쇄성 폐질환(COPD) 환자로 호흡곤란이 지속되며 자주 악화된다. 보건소에 근무하는 간호사는 건강 악화를 예방하기 위하여 그녀에게 금연의 중요성을 주지시켰다. 코라는 금연에 실패하면서 문제가 반복되고 더 커져서 아주 좌절적인 상황에 이르게 된다. 물론 코라에게 지시불이행이라는 딱지가 붙었다. 그녀의 호흡곤란이 아주 심하게 악화되자, 간호사는 "흡연을 계속하는 것은 자살을 저지르는 것입니다."라고 말했다. 코라는 "당신은 이해하지 못해요. 나는 혼자 살아요. 돈도, 친구도, 가족도 없고, 일도 할 수 없어요. 흡연을 계속하면 해롭다는 것을 알지만, 담배는 삶의 유일한 즐거움이예요."라고 대답했다.

[1] 사전동의(informed consent)는 '정보에 근거한 동의'로도 사용됨.

생각해보기

간호사가 환자에게 복종을 강요할 수 있나?

- *금연을 설득하기 위해서, 간호사는 코라의 자율성을 어느 정도 침해할 수 있을까?*
- *코라에게는 계속 흡연할 권리가 있나?*
- *권리와 책임감이 상관관계가 있다면, 간호사는 코라가 흡연을 지속하는 것에 대하여 어떻게 반응하여야 할까? 코라가 금연 간호계획을 따르지 않더라도 간호사는 계속 간호를 제공하여야 할까?*
- *코라와 같은 상황에서 어느 정도 복종을 강요할 수 있을까? 복종을 강요하는 것이 적절한 전략일까?*
- *당신이 간호사라면 어떻게 하겠는가?*

사전동의

사전동의는 내과적 · 외과적 치료 또는 의생명학 연구에서 자발적 동의를 할 역량이 있는 환자에게 잠재적 위험(risk)과 이득(benefit)에 대해 설명한 후, 동의하는 과정을 뜻하는 용어이다. 사전동의는 자율성 존중의 원칙을 실무에 적용한 것이다. 이것은 특정 치료와 절차에서 개인의 자율성에 대한 환자의 권리를 법적으로 보호하는 것이다. 사전동의는 의학적 치료에 대한 계획에서 환자에게 일련의 행동을 선택할 기회를 제공하는 것이다. 사전동의는 주로 수술이나 복잡한 내과 절차 또는 연구시에 이루어진다.

현시대의 사전동의는 과거 잔혹한 행위에서 직접 유래되었다. 신체와 질병, 손상에 대한 연구는 고대부터 이루어졌으나, 제2차 세계대전 때까지 의학 연구에서 인간 대상자를 보호하는 정부나 조직은 없었다. 제2차 세계대전 때 여러 나라에서 대규모로 이루어졌던 연구 윤리 위반이 확실한 문제가 되었다. 병원균으로 참여자를 감염시키고, 치명적인 상처를 만들고, 높은 고도에 대상자를 노출시키고, 대상자를 얼게 하는 등 방사선과 생물학적 화학적 제제에 대한 의료 실무를 향상시키기 위한 의학 실험들이 자발적 · 비자발적으로 이루어졌다(Harris, 1996; United States Holocaust Memorial Museum, 2010; Weindling, 1996). 끔찍한 인권침해에 대한 공론화 이후, 보건의료전달체계의 모든 측면에서 정책들이 개발되었다.

윤리적 행위에 대한 지침 없이 연구를 수행하였던 나치 의사들이 전범자로서의 책임을 지게 되었다. 이에 따라 뉘른베르크 재판 과정에서 판사는 나치 의사들의 행위와 비교하여 10개 가이드라인을 개발하였다(Nuremberg Military Tribunal, October 1946~April 1949; Shuster, 1997; Weyers, 2007). 이 가이드라인에서 첫 번째로 중요한 원칙은 연구참여는 연구대상자의 자발성을 바탕으로 이루어져야 한다는 것이다(부록 6 참조).

뉘른베르크 재판 이후, 넘쳐나는 내과적 · 외과적 연구에서 각 국가 정부와 국제 전문직 기구는 사전동의에 대한 지침과 정책을 만들었다. 이 정책들에는 많은 윤리적 · 법적 요구사항들이 포함되었다. 간호사는 각 연구단계의 과정과 법적 요구사항을 이해하여야 한다. 사전동의에 대한 더 세부적인 내용은 12장과 13장에 나와있다.

부권주의

부권주의(paternalism)[2]는 성별 편향적(gender-biased) 용어로서 아버지 같은 방식(fatherly manner)으로 행동하는 것이다. 전통적 관점에서 아버지의 행동은 리더십과 자애로운 의사결정, 보호, 규율과 같은 역할 행위이다. 그러나 간호에서 사용되는 부권주의는 지배적인 남성과 순종적인 여성 역할과 연관되어 부정적인 면이 내포되어 있다. 예를 들어, 사전동의를 사용하기 이전 시대에는 의사가 가장 좋은 치료를 결정해주는 '아버지'의 역할을 맡았다. 초기 의학윤리의 지도자였던, Dr. Thomas Percival은 의사가 아버지처럼 권위적으로 행동해야 한다고 주장하면서 "의사는 환자로부터 감사와 존경, 신뢰를 받기 위하여 예절과 부드러움, 인내심, 겸손을 권위와 함께 지녀야 한다."고 하였다(Percival, 1803, p. 27). 분명하게 사전동의를 거부하지는 않았으나, Dr. Thomas는 "오해는 실제 악보다 커지거나 상상을 만들어내므로, 환자 사례에 대하여 환자와 토의하지 않는다."(p. 29)고 하였다. 오늘날에는 이러한 성별 편향적 부권주의 개념은 부정적으로 인식된다.

부권주의는 일반적으로 간호사에게 부정적 정서를 야기한다. 이는 과거 환자의 자율성은 선행이라는 이름으로 침해를 받아왔다는 인식 때문이다. 전문가들은 전문적 지식을 보건의료 의사결정에서 덕목으로 생각하여, 더욱이 전문적 지식을 환자 의사결정에서의 유일한 지식으로 생각하여 전문가만이 유일하게 자격을 가졌다고 생각하는 위험한 가정을 하게 된다. 이러한 사고는 신체적 결과와 관련되지 않았지만 전인으로서의 환자에 영향을 미치는 수많은 요인들을 부정하도록 하였다. 이러한 요인들에는 경제적 고려사항, 생활습관, 가치, 역할, 문화, 영적 신념이 포함된다. 의사결정시 가능한 모든 요소를 함께 고려하여야 하는데, 이는 환자가 의사결정과정에 참여할 때 자율적이어야 한다는 뜻이다.

---

[2] 부권주의(paternalism)는 '선의의 간섭주의' 또는 '온정적 간섭주의'로도 사용됨.

간호학 서적과 의학 서적에서의 부권주의 개념을 비교하는 것은 흥미롭다. 간호학 서적들은 일반적으로 부권주의를 부정적으로 기술하고 있다. 일반적으로 간호사들은 부권주의를 환자를 자율적이지 못하게 하는 개념으로 생각한다. 반면 의학 서적들은 Dr. Thomas처럼 부권주의를 선행의 관점으로 언급한다.

옹호

옹호(advocacy)는 다른 사람의 이익을 위하여 대신 말해주거나 호소해주는 행동이다. 환자 옹호는 간호의 중심이 되며 간호사 윤리강령에 암묵적 혹은 명시적으로 포함되어 있다. 옹호는 환자의 자율성을 존중한다. 간호에서의 옹호 활동은 일반적으로 간호사-환자 상호관계에서 비형식적으로 내재된 기능이다. 간호 옹호의 목표는 환자의 복지를 확보해 주는 것이다. 부권주의와의 차이점은, 옹호는 환자가 결정하거나 선택할 수 있다고 간호사가 믿는 것이다. 핸더슨(Henderson)은 옹호에 대하여 처음 서술한 간호학자 중 한 사람이다. 그녀는 옹호는 환자가 힘과 의지, 지식이 결핍되었을 때 스스로를 간호하도록 일반적으로 간호사가 환자를 돕는 것이라고 하였다(Henderson,1966).

옹호는 많은 다양한 간호 상황에서 일어나게 된다. 직원회의에서 환자의 소원을 전달하거나, 의사결정에서 환자를 지지하는 것은 모두 옹호이다. 간호사가 환자와 함께 하면서 또는 환자와 함께 있지 않은 상황에서, 환자의 소원이나 저하된 의사결정능력에 대하여 표현하는 것 또한 옹호이다.

환자가 의사결정능력이 감소되었거나 의사소통할 수 없을 때 옹호는 특히 더 적합한 간호활동이다. 간호사는 환자의 소원에 대하여 가장 잘 알 수 있는 위치이다. 옹호자로서 선택이 가능할 경우, 간호사는 환자를 위하여 환자가 선택할 것이라고 믿는 것을 선택하게 된다. 예를 들어, 환자는 손상으로부터 보호받기를 원한다고 가정하게 된다. 같은 맥락에서, 의사결정능력이 없는 노인이 불안정할 때, 낙상을 예방하고 배회하지 않도록 하는 수단을 채택하게 된다. 이러한 형태의 옹호는 간호사가 해의 위험을 감지했다고 해서 가능한 것은 아니다. 역설적이게도, 옹호를 처음으로 정의한 잘 알려진 간호지도자인 핸더슨은 입원 환자로서 자신의 경험을 아래와 같이 이야기한다:

내가 입원하여 다른 환자들과 병실에 있었을 때, 계속 침대에 누워있는 것이 더 이상 견디기 어려워 의자에 앉아 있었다. 간호사가 병실로 들어와서 내가 앉아있는 것을 보고 말했다. "핸더슨 부인, 계속 의자에 앉아있으면 당신을 묶어놓을 겁니다."(Goldsmith, 1992, p. 4).

입원했을 때 핸더슨은 94세였으나, 스스로 의사결정할 수 있는 능력이 분명하게 있었다. 간호사는 비록 그 선택이 환자에게 해를 입히거나 의사결정능력을 저하시키게 될 것이 예상되더라도, 의사결정능력이 있는 환자는 자율적으로 행동하도록 허용하여야 한다. 예외적으로, 타인에게 해가 될 수 있는 행위는 의사결정능력이 있는 환자라고 하더라도 허락하여서는 안 된다. 옹호는 환자가 자율적인 의사결정을 할 수 없는 상황에서, 환자를 위한 진정한 관심과 결합된 것이다.

자신에게 질문하기

누가 결정할 수 있는가?

- 당신에게 의견을 묻지 않고, 당신에 대한 의사결정을 누군가 대신 했다면 어떤 기분이 들까?
- 간호사와 의사는 건강관리에 대하여 더 많이 알고 있으므로, 환자의 참여없이 치료방식(regimen)에 대한 의사결정을 하는 것은 적절할까?

특히, 환자가 의사소통할 수 없거나, 의사결정능력이 감소되어 있을 때 옹호와 부권주의 사이에 별 차이가 없을 수도 있다(Zomorodi & Foley, 2009). 그러나 옹호와 부권주의의 차이는 권력의 위치에 따라 달라진다. 부권주의에서 권력은 환자를 위하여 의사결정을 하는 사람의 손으로 간다. 이는 의사결정자가 가장 좋은 것을 알고 있음을 의미한다. 진정한 옹호는 환자가 권력을 유지하는 것이다. 옹호는 환자 스스로의 가치에 따라 행위하도록 하는 것이 목적이므로, 옹호는 환자의 자율성 존중으로 표현된다. Zomorodi와 Foley(2009)는 간호사가 환자의 소원을 모를 경우와 환자 가족이나 친지들과 접촉할 수 없는 경우에 대하여 경고한다. 이 상황에서, 간호사는 자신도 모르게 의학적 부권주의로 움직여 자신의 생각이 환자의 관심사인 것처럼 행동할 수 있다. 그러므로 간호사는 부권주의를 피하면서 옹호자 역할을 향상시키기 위하여 자신의 간호활동을 지속적으로 평가하여야 한다.

지시불이행

지시불이행(noncompliance)은 일반적으로 보건의료 활동에 참여하는 환자의 반항이다. 지시불이행은 환자가 수행하여야 하지만, 환자의 참여 없이 전문가 혼자 계획한 치료방식일 때 발생한다. 이러한 활동에는 계획대로 투약하기, 치료식이 또는 식이요법 유지하기, 규칙적으로 운동하기, 금연이 포함된다. 지시불이행이라는 용어는 환자의 실패이면서 동시에 간호사의 실패인 것으로 사용된다. 지시불이행과 지시불이행 환자의 간호는 기초적인 2가지 요인이 중심이다. 첫째, 간호계획에서 환자의 자율적인 참여이다. 환자가 치료받지 않았을 때의 결과와 치료에서의 모든 선택사항에 대하여 충분히 알고 있으며, 의사결정을 할 수 있도록 하였을 때 환자는 주인의식을 느끼게 되며 그 결과 스스로 간호에 참여하게 된다. 간호사는 과학적 지식에 맞추어 간호계획을 세우지만 환자가 보기엔 불합리해 보일 수 있다. 간호사가 간호계획 수립에 환자가 자율적으로 참여하도록 하지 않았다면 업무태만이다. 둘째, 치료계획을 따르는 환자의 능력이다. 환자는 자원부족과 지식부족, 가족 구성원의 지지 결핍, 심리학적 요인, 문화적 신념 등의 다양한 이유로 계획에 순응하지 못할 수 있다. 예를 들어, 진료실과 응급실에서 처방받은 약이 고가일 경우, 환자는 엄청나게 비싼 비용 때문에 투약을 하지 못하게 되어 지시불이행이라는 딱지를 받게 된다. 하지만 이러한 문제는 지시불이행이라기보다는 간호사가 환자의 능력을 사정하지 않아서 발생한 간호과실이다.

환자에게 간호계획에 대한 충분한 정보를 제공하였고, 수행할 능력이 있는데도 여전히 행하지 않는다면? 예를 들어, 금연과 같은 지도를 따르지 않는 환자가 있다. 간호사 윤리강령은 환자에 대한 존중, 개인의 선택 존중과 사회경제적 지위에 따라 차별하지 않는 것을 보편적으로 지지한다. 더욱이 간호사는 환자의 배경과 관습, 태도, 신념의 개별적 차이에 영향을 받지 않아야 한다. 간호실무는 결과와 관계없이, 환자의 배경과 관습, 태도, 신념, 계획의 통합된 부분이기 때문에 환자의 특권이며, 간호사가 제공하는 간호에 영향받지 않는다. 궁극적으로 간호계획 실천은 환자가 하게 된다. 간호사가 동의하지 않더라도 환자가 선택할 수 있다면, 환자는 지시불이행이라는 부정적인 딱지를 받지 않게 될 것이다. 자율적인 선택에 대한 권리를 지닌 의사결정능력이 있는 환자가 가치판단을 하여 선택을 했을 때, 전문가가 가진 신념으로 지시불이행이라고 딱지 붙이는 것은 적절하지 않다.

선행

선행(beneficence)의 원칙은 선(good)을 행하는 것이다. 이것은 간호사가 환자에게 이익이 되는 행위를 하는 것이다. 선행(beneficient acts)은 전문직 역할에서 도덕적 · 법적으로 요구된다(Beauchamp & Walters, 2007). 선행의 목적은 간호의 맥락(context)과 정당성을 제공하는 것이다. 선행은 사회가 간호전문직을 신뢰하고, 사람들이 간호사와 보건의료기관을 신뢰해주는 토대이다. 이 원칙은 간단해 보이지만 실제로는 매우 복잡하다. 선행에 대한 다음과 같은 몇 가지 질문을 생각해 볼 수 있다. 선행을 어떻게 정의할 수 있을까? 선(good)은 무엇일까? 무엇이 주관적인 아니면 객관적인 선인가? 사람들의 선에 대한 견해가 서로 다를 때, 누구의 의견을 채택할까? 선행은 절대적 의무인가, 만약 그렇다면 어느 정도까지 의무를 확장하여야 할까? 환자의 자율성을 억제하지 않는 것과 선행의 의무는 어떤 것이 더 클까? Veatch(2002)는 선행의 목표가 환자의 의학적 안녕을 증진하는지, 아니면 환자의 전체 안녕을 증진하는 것인지 생각해보아야 한다고 하였다. 간호사는 실무에서 이 질문을 새겨보아야 한다.

선행의 원칙에는 3가지 주요 요인이 있다. 첫째, 선(good)을 행하거나 증진한다. 둘째, 해(harm)를 막는다. 셋째, 악(evil)과 해(harm)를 제거하는 것이다(그림 4-2). 선행의 원칙에는 선을 행하거나 증진하는 것이 필요하다(Beauchamp & Childress, 2008). 선은 여러 방식으로 정의될 수 있지만, 일반적으로 간호사의 의도는 선을 행하는 것이라고 가정하는 것이 안전하다. 무엇이 선인지 결정할 수 없는 상황에서 간호사의 의도를 질문하게 된다. 예를 들어, 고통이 계속되는 말기 환자의 사례를 생각해보자. 어떤 사람은 생명은 신성하고 비용이 많이 들더라도 유지되어야 한다고 생각한다. 반면 다른 사람은 자연스럽고 평화로운 죽음이 고통스럽고 의존적인 삶보다 선호되어야 한다고 생각한다. 선의 정의는 특정 사례에서, 적어도 부분적으로, 취할 행동을 결정짓는다.

선행의 원칙에는 또한 해(harm)를 막거나 제거하는 것이 포함된다(Beauchamp & Childress, 2008). 사실, 어떤 사람은 선을 행하는 것보다 해(harm)를 막거나 제거하는 것을 반드시 해야 한다고 믿는다. 모든 간호사 윤리강령에는 해(harm)를 막거나 제거하는 것이 포함된다. 예를 들어, 국제간호협의회의 윤리강령(2006)에는 "간호사는 협력자나 다른 사람들에 의해 간호가 위험에 빠지게 되면, 개인과 가족, 지역사회를 보호하는 적절한 활동을 한다."는 내용이 포함되어 있다. 유사하게, 캐나다간호협회 윤리강령(2008)에는 "간호사는 간호사의 능력을 방해하는 안전하지 않고 비공감적 · 비윤리적이고 무능력한 실무 또는 안전하고 공감적 · 전문적인 실무 제공을 방해하는 것들에 대하여 질문하고 개입하여야 한다." (p. 9)고 나타나 있다.

마찬가지로 미국간호협회 윤리강령(2001)에는 이러한 상황에서 간호사의 책임에 대하여 명확하게 "환자의 옹호자로서, 간호사는 보건의료체계 또는 보건의료 간호팀의 구성원이 무능력하고, 비윤리적이며, 불법적이거나 손상된 실무를 하거나, 또는 환자를 위험에 처하게 하는 다른 사람의 활동에 대하여 적절한 행동을 할 수 있어야 하고 경고하여야 한다."고 나와있다. 한국간호사 윤리강령(2013)에는 〈전문가로서의 간호사 의무〉에서 "안전한 간호 제공-간호사는 간호의 전 과정에서 인간의 존엄과 가치, 개인의 안전을 우선하여야 하며, 위험을 최소화하기 위한 조치를 취한다." 그리고 〈간호사와 협력자〉에서 "대상자 보호-간호사는 간호대상자의 건강과 안전이 위협받는 상황에서 적절한 조치를 취한다."라고 나타나 있다.[3)]

선(good)을 행하거나 증진한다 해(harm)를 방지한다 악(evil)과 해(harm)를 제거한다

그림 4-2 ● 선행

악행금지

악행금지(nonmaleficence)의 원칙은 선행과 관련되어 있다. 선행은 해(harm)를 막거나 제거하는 것인 반면, 악행금지는 실제 해의 원인이 되는 것을 피하는 것이다. 이 원칙에는 고의적인 해, 해의 위험과 선행을 행하는 동안 발생된 해가 포함된다. 오늘날 윤리학자들의 생각은 무엇보다 특히 타인에게 해를 행하지 말라(악행금지의 원칙)를 첫째로 삼는 히포크라테스 전통과 일치한다. 고의적으로 해를 저지르는 행동은 분명하게 하지 말아야 한다. 예를 들어, 경제적 이득이 없는 수행, 또는 단지 학습 경험으로서의 실험 연구로 참여자들에게 해가 되는 것이 확실한 연구와 같은 경우 이 원칙을 위반하는 것이다.

악행금지에는 선의 결과로서 해를 피하는 것도 포함된다. 어떤 경우에, 기대된 선행에 비하여 해가 더 크게 된다. 예를 들어, 고통을 목적으로 아동을 바늘로 찌르는 것은 항상 나쁘다. 여기에는 어떤 이득도 없다. 다른 한편, 예방접종은 유사한 고통이 따르지만 결과적으로 아동을 심각한 질병으로부터 아동을 보호하는 이득이 있다. 주사를 맞는 고통보다 예방접종의 이득이 더 크다. 일상적 임상실무에서 해가 얻어진 이득과 똑같이 나타나거나, 해나 특별한 치료의 결과가 확실하지 않거나, 또는 신념과 가치의 갈등의 결과 때문에 구별이 명확하지 않은 상황에 놓

3) 한국간호사 윤리강령(2013).

이게 된다. 예를 들어, 고통스러워하는 말기 환자에게 투여하는 마취제를 생각해 보자. 마약성 진통제는 극심한 통증을 완화시키는 유일한 약물치료일 것이다. 그러나 마약 투약은 환자를 의존적으로 만들고 죽음을 재촉할 수 있다. Cammon과 Hackshaw(2000)는 다른 일반적인 예를 제시한다. 일상적 실무에서 치료와 검사를 위한 금식 처방에 대하여 대부분 간호사들은 질문하지 않는다. 치료와 검사를 위하여 노인 환자들을 6일간 금식시킨 예를 살펴보자. 노인에서 금식의 결과는 의심할 여지없이 위험하지만, 아직 장기간 금식 처방에 따르는 간호실무에 대한 의문은 거의 제기되지 않고 있다. 간호사는 이득보다 해가 더 큰 상황에서 환자의 가치와 간호사의 가치를 함께 고려하여야 한다.

사례

선행 VS 악행금지

중년 간호사가 악행금지와 관련된 신념에 대한 사건을 이야기했다. 그녀는 간호학생이었을 때, 복부에 교통사고 상처가 난 남자를 간호하는 책임을 맡게 되었다. 수술을 했으나, 집도의는 손상(damage)을 적절하게 복구할 수 없었다. 남자는 그날 생존할 가능성이 없었지만, 강한 사람이어서 깨어났다. 하지만 약간 혼돈 상태로 열이 섭씨 41.6도였다. 정맥으로 수액을 공급받고, 지속적인 비위관 흡입을 했다. 그 남자는 물을 마시고 싶다고 애원하였다. 의사는 금식 처방을 내렸는데, 물이 위로 들어갈 경우 비위관 흡입을 통하여 전해질이 손실될 것이라고 생각해서였다. 학생은 의사의 처방을 따라야 한다고 배웠기에, 그녀는 물을 마시고 싶다는 환자의 청을 계속 거절하였다. 대신 그녀는 부지런히 그를 얼음과 알콜 목욕, 활력징후 측정, 정맥주입 관찰 등으로 간호해주었다. 남자는 물을 달라고 계속 애원했지만 그녀는 완벽하게 처방을 따랐다. 끔찍한 6시간이 지나고, 그녀는 남자가 얼음주머니에서 얼음을 꺼내서 먹는 것을 발견하였다. 그녀는 방에서 나와 복도에서 울었다. 자신이 간호에 실패했다고 느꼈기 때문이다. 교통사고 상처로 인하여, 그 남자는 다음날 아침에 죽었다. 현재 그녀는 당시 상황에 대하여 그때와 다른 견해를 지니고 있다.

생각해보기

해와 이득을 견주어 보기

- *위의 환자는 해를 입었나? 당신의 답에 대하여 토론해보자.*
- *금식의 이득은 무엇인가?*
- *목마름의 해와 금식을 유지하는 이득 중 어떤 것이 더 좋을지 토론해보자.*
- *이 상황에서 관련된 다른 윤리원칙은 무엇인가?*
- *위의 간호학생은 왜 극심한 스트레스를 경험하였을까?*

정의

정의(justice)는 공정한, 공평한, 적절한 대우와 관련된 윤리원칙이다. 공정한, 공평한, 적절한 대우를 받아야 하는 것과 달리, 사람들이 받지 못하고 있는 것을 인식하면서 그들에 대한 의무 또는 그들에게 빚지고 있는 것에 비추어 적절하게 대우해주는 것이다. 이것은 간호윤리에서 물자(goods)와 서비스의 배분(distribution)에 초점을 둔 적용과 가장 관련되어 있는 원칙이다. 이러한 적용은 **분배 정의(distributive justice)**라고 한다. 불행하게도 물자와 서비스는 한정되어 있고, 모든 사람이 원하거나 필요로 하는 모든 것을 갖는 것은 불가능하다. 관리 체계의 일차적인 목적은 부족한 자원에 대한 공정하고 공평한 배분을 하는 정책을 형성하고 강화하는 것이다.

분배 정의에 대한 의사결정은 다양한 수준에서 이루어진다. 정부는 아동 예방접종, 노인 요양보험 같은 광범위한 건강문제에 대한 정책을 결정할 책임이 있다. 기관은 병원 중환자실에 입원할 수 있는 환자와 응급실에 수용될 환자를 결정하는 것 같은 문제를 다루는 기관 차원의 정책을 수립한다. 간호사와 다른 보건의료제공자들은 개인 수준에서 분배 정의에 대한 의사결정을 주로 하게 된다. 예를 들어, 간호사는 환자의 요구를 사정하면서 부족한 자원인 자신의 시간을 환자들에게 가장 효과적으로 할당할 수 있는 방법을 결정한다.

보건의료에서 분배 정의와 관련된 3가지 기초적인 질문이 있다. 첫째, 보건의료에 자원의 몇 퍼센트를 사용하는 것이 합리적인가? 둘째, 보건의료자원이 제한되어 있을 때, 어떤 분야에 지원을 더 많이 해야 할까? 셋째, 제한된 보건의료요원, 기구 등을 고려하여 어떤 환자에게 서비스를 제공하여야 할까?

분배 정의의 의사결정과정에서는 "이러한 물자와 서비스를 받을 자격이 있는 사람은 누구인가?"라는 질문을 하여야 한다. 철학자들은 많은 사람들 중에서 누구를 선택해야 하는지에 대한 다양한 방법들을 제안하였다. 그림 4-3의 목록은 사람들이 이러한 의사결정에서 역사적으로 가져왔던 질문이다.

모든 사람이 요구와 관계없이 공평하게 받아야만 한다고 믿는 사람들이 있다. 외관상, 국립보건체계는 이러한 특징을 충족하는 것처럼 보인다. 모든 시민은 같은 서비스를 받을 자격이 있기 때문이다. 그러나 어떤 시민은 다른 사람보다 더 많은 서비스를 필요로 하고, 국가 체계는 이러한 요구도 충족하여야 한다. 독일 철학자 니체(Friedrich Nietzsche)는 다른 관점으로 보았다. 니체는 사회에는 우월한 개인이 존재하고, 사회의 목표는 이러한 '초인(superman)'을 강화시키는 것이라고 믿었다. 니체에게 분배의 선택 기준은 명확한 한 가지, 즉 현재나 미래의 사회적 기여도였다(Durant, 1926). 자유주의자의 관점에서 개인의 권리에 따라 각자에게 황금률을 반영하여, 그가 대우받기 원하는 것에 따라 대우해준다는 것이다. 서구 문화에서는 노력에 따라서 받는다는 생각은 보편적인 신념이며 이것이 '직업윤리(work ethic)'이다. 일반적으로 미국의 정부복지 프로그램은 최대 다수에게 최대로 많은 물자를 적용하는 것과 요구의 결합을 기초로 하여 분배를 결정한다. 14장 '경제적 이슈'에서 분배 정의와 관련된 더 많은 세부적인 내용을 논의한다.

각자에게 똑같이

각자의 요구에 따라서

각자의 장점에 따라서

각자의 사회적 기여도에 따라서

각자의 권리에 따라서

각자의 개인적 노력에 따라서

각자가 행한 것에 따라서

'가장 많은 사람에게 가장 좋은 것'의 원칙에 따라서 각자에게

그림 4-3 ● 분배 정의

사례

신종 인플루엔자(H1N1)의 사례

2009~2010년 사이 신종 인플루엔자(H1N1)의 세계적 유행은 보건의료에서의 분배 정의를 보여준 드라마틱한 예이다. 2009년 4월 오래된 바이러스의 변형이 발생하였다. 질병통제센터(CDC) 공무원들은 위기 기간 동안 도덕적으로 적절한 의사결정을 위하여 자원을 분배하여야 했다. 어떤 사람은 2009년 CDC의 대응을 비판한다. 분배 정의에 대한 논의에서 모든 요인들을 검토하는 것은 중요하다. 이전 2번의 감염병 발생에 대해 검토해보고, 2009년의 공중보건 대응 효과를 생각해 보자.

1918년 돼지독감(swine flu) 바이러스에 5억 명으로 추정되는 사람들이 감염되었다. 돼지독감 바이러스의 변형은 의외로 아주 심각하여 5천만 명이 사망한 것으로 추정된다(Taubenberger & Morens, 2006). 유독하고 감염력 높은 바이러스가 연속적으로 빠르게 3번 유행하였다. 그 결과 세계 인구의 1/3이 감염되었다.

1976년 미국 공중보건 공무원들은 많은 돼지독감 사례를 확인하였다. 1918년 세계적 유행을 상기하고, 1956년 홍콩독감(Hong Kong flu) 백신이 너무 늦게 도착했다고 판단하여, CDC의 관리들은 신속한 집단 예방접종(rapid mass immunization)이 필요하다고 판단했다. 첫 번째 예방접종은 1976년 10월 1일 실시되었다. 두 달 후, 예방접종을 받은

사람들이 11배나 더 많이 길랑-바레 증후군(Guillain-Barre Syndrome)으로 고통받게 되었다. 1976년 11월 대량 면역 접종이 유예될 때까지 4천만 명이 예방접종을 받았다. 예측한 돼지독감이 세계적으로 유행하지 않아 이환율은 낮았고 사망은 없었다. 결국 백신이 질병보다도 더 위험한 것으로 밝혀졌다. 1976년 돼지독감 백신 프로그램은 '큰 실수', '재앙', '비극'으로 알려지게 되었다(Neustadt & Fineberg, 2005).

2009년 4월 15일 신종 인플루엔자가 처음으로 발생하였을 때, CDC는 즉각 개입하였다. CDC는 처음에는 새로운 인플루엔자를 '돼지독감 바이러스'라고 칭하였다. 공무원들은 1976년 잘못된 백신으로 해가 발생되었던 사실과 1918년처럼 세계적 유행이 발생하여 잠재적 사망자 수가 많아질 수 있다는 예측을 염두에 두어 재빠르게 판단하였다. 의사결정자들은 2개의 서로 다른 시나리오들의 잠재적 해에 대하여 균형적 사고가 필요함을 알았다. 6일 만에 CDC는 백신 개발에 대한 효과가 좋은 다양한 방법들을 동시에 추적하기 시작했다. 4월 22일, CDC는 바이러스 유전자 서열, 감시, 실험실 문제, 의사소통, 위험집단, 항바이러스 약물, 백신과 여행자들의 건강문제에 초점을 둔 응급통제센터를 활성화하였다(U. S. Centers for Disease control and Prevention, 2010). 이 시점에, CDC는 질병의 빠른 유행에 대한 가능성, 높은 이환율, 사망율, 특이한 이환연령, 다양한 유행 곡선을 인식하였다. 공무원들은 또한 1976년 실패한 돼지독감 백신과 관련된 높은 이환율과 사망율에 대하여 알고 있었다. 2009년 10월부터 수많은 항바이러스 약물이 제공되었고, 백신 개발이 늦게 진행되어 노출을 최소화하는 방법에 초점을 둔 매체를 통한 캠페인이 우선적으로 실시되었다. 2009년 10월 5일 첫 백신은 고위험군과 보건의료 종사자들에게 제공되었다. 2010년 중반까지 다양한 유행 곡선이 지속될 것으로 예상되어 생산과 배분이 천천히 진행되었다. 아무도 이후 상황을 예측할 수 없었다. 만약 이 새로운 바이러스가 (1918년 발생처럼) 높은 감염성과 독성이 있다면, 공중보건의 대응은 영웅적인 것이 될 것이었다. 2009년 신종 인플루엔자는 엄청난 예산을 투입한 캠페인 비용만큼 독성이 높지 않다는 사실이 밝혀졌다. 잠재적 이득과 잠재적 해의 균형을 찾는 일은 어둠 속에서 곡예를 하는 것과 같다.

생각해보기

CDC 대응에 대한 판단

- *위 상황에 잠재되어 있는 해와 이득은 무엇인가?*
- *2009년 신종 인플루엔자 공중보건 대응 의사결정에서, 어떤 요인을 고려하여야 할까?*
- *보건의료종사자와 알려진 고위험군에게 2009년 신종 인플루엔자 예방접종을 처음으로 실시하였다. 이러한 분배 정의에 대한 의사결정에 대한 의견을 말하라. 이것은 공평하였나?*
- *많은 사람을 보호하기 위하여 어떤 다른 방법을 사용할 수 있을까?*

윤리규칙

정직

정직(veracity)이란 진실(truth)을 말하는 것이다. 진실함(truthfulness)은 보편적 덕이다. 우리는 아동에게 진실을 말하도록 교육시킨다. 일반적으로 철학자들은 개방(openess)과 정직(honesty)을 선호한다. 간호학 서적에서 가장 많이 인용되는 철학자인 칸트와 밀도 진실을 말하는 것에 동의한다. 간호학 서적들은 덕으로서의 정직(honesty)과 중요한 간호 기능으로서의 진실 말하기(truth telling)를 지지한다. 그러나 보건의료전문가들 사이에는 서로 다른 관점들이 존재한다. 예를 들어, 생명윤리학자는 모든 상황에서 진실 말하기가 절대적으로 필요하다고 생각하지는 않을 것이다.

간호사들은 다양한 방법으로 진실을 말할 수 있다. 진실 말하기는 존경과 개방적 의사소통, 신뢰와 책임의 공유를 가져온다. 진실 말하기는 모든 간호사 윤리강령에서 지지하고 있다.

철학자 마틴 부버(Martin Buber, 1965)는 진정한 의사소통은 사람들 사이에 장벽이 존재하지 않을 때 가능하다는 아주 일반적인 해석을 하였다. 사람들 사이의 속임수는 장벽을 만들고 의미 있는 의사소통과 상호관계 설정을 방해한다. 간호사-환자 상호관계에서 의사소통은 주춧돌이 되므로, 환자와 효과적으로 의사소통하기 위하여 간호사는 진실하여야 한다.

정직의 원칙이 무너지면 간호사에 대한 존경심도 무너지게 된다. 거짓말을 하거나 정보를 공개하지 않는 것은 간호사나 다른 사람이 지나치게 환자를 간섭하는 것이며 환자의 자율성을 존중하지 않는다는 뜻이다. 다른 사람을 통제할 목적으로 정보를 조작하는 것은 강제로 그 사람을 통제하는 것과 같다(Jameton, 1984). 이것은 평등이라는 기초에서 의사결정하는 것을 방해하는 것이다.

또한 Jameton(1984)은 타인을 속이는 것은 간호사의 책임감 차원에서 불필요한 것이라고 하였다. 불행한 결과가 발생되면, 결과에 대한 책임도 거짓말한 사람이 지게 된다. 한편 진실을 말한 후 나쁜 결과들이 발생했을 경우에는 불운한 상황이 그 책임을 지게 된다.

진실 말하기는 신뢰를 낳는다. 환자가 간호사 및 보건의료인들에 대한 신뢰를 갖게 하기 위하여 반드시 진실 말하기를 해야 하는 것인지에 대하여 생각해 볼 수 있다. 환자가 자율성을 유예할 의지가 있고, 자신의 건강관리요구를 충족하기 위하여 도움을 구하고 있는 경우, 신뢰는 덕이 된다. 이러한 신뢰가 없는 간호사-환자

자신에게 질문하기

진실 말하기는 항상 선행일까?

- 위약(placebo)을 주면서, 당신이 느끼는 감정에 영향을 주는 상황적 변수는 무엇이 있을까?
- 당신의 목표가 선행이고 환자가 위약을 투약함으로써 이득이 되는 경우, 환자를 돕기 위한 속임수는 정당화될 수 있을까?
- 위약을 투여할 때, 당신은 어떤 원칙들로 인하여 갈등하게 될까?

상호관계는 붕괴될 것이다.

미국병원협회(AHA)의 환자권리장전(1992)에도 정직이 서술되어 있다. 환자는 진단, 치료, 예후에 대하여 이해할 수 있는 용어로 된 완전한 현재의 정보를 취득할 권리가 있다. 환자의 옹호자로서 간호사는 환자의 권리가 존중될 수 있도록 보장할 책임이 있다.

다른 원칙들처럼, 정직에 대해서도 의학 문헌과 간호학 문헌간에 극적인 불일치가 있다. 환자에 대한 정보공개는 의사와 간호사 모두에게 포함되어 있으며, 간호는 다학제간 협력이 필요함을 인식하면서, 간호사들이 의학적 관점을 이해하는 것은 중요하다.

의사는 종종 환자가 알고 싶어하지 않는 나쁜 소식과 정직한 정보가 환자에게 잠재적으로 해가 될 수 있다고 주장한다. 어떤 의사는 선행이라는 명목하에 환자에게 정보를 숨기거나 환자를 노골적으로 속이기도 한다. Lipkin(1991)은 의사는 때때로 환자를 속이거나 정보를 유보하여야 한다고 주장한다. 그는 환자에게는 자신의 신체기능에 대한 정확한 의학적 정보를 해석할 수 있는 충분한 지식이 없고, 가끔은 자신의 질병에 대한 진실을 알기를 원하지 않는다고 하였다. Ellin(1991)은 의사들이 진실을 말할 때 고려하여야 할 점을 제시한다. 그는 특히 희망과 긍정적 전망이 환자를 치유할 수 있고 생명을 연장할 수 있다면, 괴로움을 피하게 하는 의무를 다하기 위하여 정직을 절대적 윤리원칙으로 채택하는 것은 선행이 아니라고 제안한다. 그는 "정직의 의무를 유보하고 이러한 딜레마를 피하는 일은, 절대적이지는 않지만 아주 심각한 사례에서만.......더 크고 중요한 것을 위하여 이루어지기를 희망한다."고 하였다. 엘린은 거짓말(lying)과 속임(deception)을 구분하였다: 거짓말은 거짓(untruth)을 말하는 것이고, 반면 속임은 보통 비공개(nondisclosure)를 통하여 이루어지게 된다. 그는 의사나 간호사는 환자에게 거짓을 피하여야 하는 절대적 의무가 있지만, 속임을 피해야 할 의무는 없다고 주장하였다. 속임의 예로는 불량한 예후나 위약 투약에 대한 정보를 주지 않는 것이 있다. 아래의 상황을 생각해보자: 4살 아동의 어머니가 응급실에 입원하는데, 아동은 이미 사망하였으며 어머니의 상태도 아주 심각하였다. Ellin에 의하면, 그녀에게 자녀의 죽음을 말하는 것을 피해야 하지만, 만약 그녀가 묻는다면 진실을 말해주어야 한다.

자신에게 질문하기

진실도 가끔 해가 될까?

- 불필요한 고통을 피하기 위하여 환자를 속이는 것은 수용되어야 한다고 생각하는가?
- 만약, 당신이 예후가 좋지 않은 병에 걸렸는데-보건의료팀과 당신 가족들이 당신을 속일 생각을 했다면, 당신의 기분은 어떠할까?
- 알츠하이머 환자에게 불안을 감소시키기 위한 '작은 선의의 거짓말(little white lies)'은 수용되어야 한다고 생각하는가?

Bok(1991)은 의사들이 선행이라는 명목으로 환자를 속이는 상황에 대하여 조사하였다. Bok은 환자를 속이는 것은 부권주의로 분류되지만, 역사적으로 환자에게 거짓을 말하는 것도 용납되는 행동이었다고 한다. "정치가나 변호사, 그리고 다른 사람들이 하면 안되는 방식이지만 오직 의사만은 진실을 조작할 권리가 부여되어야 한다고 주장하는 사람도 있다.(p. 75)" 실제로 진실 말하기가 의학서적에서 고려할 원칙으로 존재하지 않았었다. 정직은 사실상 모든 의학 선서와 윤리강령, 기도문에 빠져 있다. 히포크라테스 선서에도 진실성에 대한 언급은 없다. 미국의사협회(AMA) 윤리강령(1847)에서는, 의사에게는 '환자를 좌절시키고 우울하게 하는 경향이 있는 모든 것들'을 피하기 위한 신성한 의무가 있다고 언급함으로써 어떤 형태의 '속임'을 인정한다(Bok, 1994, p. 1683).

간호와 의학은 정직을 서로 다른 관점에서 본다. 의학은 전통적으로 환자 복지에 도움이 되는 의미에서, 치료의 측면에서, 공개할 것인지 비공개할 것인지를 의사들의 통제 하에, 분명하게 정한다. 의사는 정보공개가 환자에게 해가 될 경우 나쁜 소식을 유보하는 것을 선행으로 생각한다. 다른 한편, 간호는 개인의 권리 지지와 인격존중, 자율성 존중의 원칙에서 정직을 지지한다. 그러나 간호와 의학이 성공적으로 협력하기 위해서는 각자의 관점을 인식하여야 한다. 5장에서 이러한 시각 차이가 있을 때 윤리적 문제에 대하여 의사결정하는 방법에 대하여 논의할 것이다.

비밀유지

비밀유지(confidentiality)와 **개인정보보호**(privacy)는 서로 관련되어 있다. 개인정보보호는 개인정보를 통제하는 것이나 타인에게 공개하는 것을 비밀로 하는 개인의 권리이다. 이것은 개인의 기본적인 권리이다(O'Keefe, 2001). 비밀유지의 윤리원칙은 개인적인 사항 또는 신뢰하는 사람에 대한 비밀스런 정보를 비공개하는 것이다. 즉, 비밀유지는 다른 사람에 대한 개인정보보호를 유지하는 것이다. 간호사가 환자의 개인적 정보를 알게 되었을 때 간호사는 그 정보를 비밀로 유지하여야 하며, 환자 간호를 제공하는 데 필요한 정보만 공유한다(ANA, 2001). 여러 나라의 의학과 간호 선서 및 윤리강령은 오랫동안 비밀유지를 지지해왔다. 간호사 윤리강령에도 환자정보에 대한 비밀유지가 포함되어 있다. 국제간호협의회 윤리강령(2006)에 의하면, "간호사는 환자 정보에 대한 비밀을 유지하여야 하며 정보공유에 대한 판단을 하여야 한다". 미국간호협회와 캐나다간호협회의 윤리강령도 유사하다. 한국간호사 윤리강령(2013)에도 간호사와 대상자에서 "사생활 보호 및 비밀유지－간호사는 간호대상자의 사생활을 보호하고 비밀을 유지하며 간호에 필요한 정보 공유만을 원칙으로 한다."고 나타나 있다.[4] 나이팅게일 선서와 히포크라테스 선서에도 명백하게 비밀유지가 나타나 있다. 대한간호협회에서 통일 번역한 나이팅게일 선서(1988)에는 "간호하면서 알게 된 개인이나 가족의 사정은 비밀로 하겠습니다."로 나타나 있다.[5]

한 사람의 생활에서 개인정보보호를 유지하는 능력은 자율성으로 표현된다. 타인들이 우리의 아주 사적이고 개인적인 사소한 정보들을 아는 것의 여부를 선택할 수 있는 능력은 중요하다. 이것은 우리의 삶에 대하여 통제 범위를 보존하고 존엄성을 유지할 수 있도록 해주기 때문이다. Markus와 Lockwood는 개인정보보호의 중요성에 대하여 아래와 같이 주장한다:

> 개인정보보호는 개인의 자율성과 밀접하게 연관되며, 궁극적으로 이것을 기초로 하는 가치이다. 개인정보보호의 가치는 수많은 익숙한 계율들로 표현된다. 즉, 엿보기를 하지 않는 것과 개인적 비밀을 존중하는 것, 비밀이나 친밀한 개인정보를 공유하는 상호관계에서 공개하지 말아달라는 특별한 요청이 없어도 이러한 정보를 전달할 때 주의를 기울이는 것이다(1991, p. 349).

[4] 한국간호사 윤리강령(2013).
[5] 대한간호협회. 나이팅게일 선서(1988).

여러 가지 방법으로 환자의 비밀을 관리하는 것은 개인에 대한 존중을 표현하는 것이며, 간호사-환자 관계에서 필수이다(아래 '사례' 참고).

비밀을 관리하는 것에는 적어도 2가지 윤리원칙이 관련된다. 첫째, 개인정보를 통제하는 개인의 권리이며 둘째는 공익이다.

개인정보보호에 관한 권리는 개인의 인격과 자율성에 대한 존중에서 기인한다. 이것의 한 예는, 환자의 사적인 정보가 보건의료제공자들 사이에서 불필요하게 공유되지 않을 권리이다. 환자의 정보는 엘리베이터 안이나 저녁식사 자리에서 적절한 주제가 아니다. 간호사와 다른 전문가들은 환자의 사적인 문제에 대하여 일상적으로 토론하므로, 주의를 기울여야 한다. 또 하나는 간호사가 환자 기록에 대하여 합법적으로 접근하는 것이다. 병원에서 환자 차트는 많은 개인들이 접근가능하다. 간호사와 의사, 영양사, 호흡기치료사, 의료관리자, 재정 담당자, 학생, 비서, 물리치료사 등은 환자의 기록을 검토할 타당한 이유가 있다. 이 과정에서 환자의 민감하고 사적인 성격의 정보는 보건의료시설 내에서 광범위하게 알려지게 된다. 간호는 환자 차트에 기록된 정보를 선택하면서 이루어진다. 특별 간호(special care)는 비밀의 부주의한 위반을 피하면서 이루어져야 하며(Erlen, 1998) 여기에는 전자기록 관리도 포함된다(Muldoon, 1996). 간호사가 환자의 비밀을 위협하는 많은 요인을 잘 아는 것은 중요하다.

환자에게 해를 입힐 수 있는 사적이고 민감한 정보가 있을 때, 비밀은 특히 중요하다. 해는 당황, 조롱과 차별, 권리 박탈, 신체적이거나 정서적 해, 역할 또는 상호관계 상실 등의 다양한 형태로 나타난다. 대중에게 잘 알려져 있는 질병, 후천성면역결핍증(AIDS) 환자가 겪는 곤경을 생각해 보자. 비밀은 특히 취약 집단에서 중요하다(Winston, 1988).

공익의 문제도 환자 비밀 관리와 관련된다. 보건의료제공자가 민감한 개인 정보를 무차별적으로 공개한다면 환자는 간호받기를 주저하게 될 것이다. 정부의 정책결정자들도 이 문제를 인식하고 있다. 생식 및 성생활과 관련된 사적인 특징과 관련있는 가족계획서비스에서 비밀유지는 의무로 되어있다. AIDS 환자들 또한 비밀유지를 필요로 한다. Winston(1988)에 의하면, 특히 AIDS 환자들과 일하는 사람들은 항체 상태에 대한 공개 또는 AIDS 진단 자체의 '냉각 효과(chilling effect)', 즉 간호를 요구하는 고위험군의 낙담을 고려하여야 한다. 정신질환, 알콜중독, 약물중독 환자들도 마찬가지이다. 이러한 질환은 밝혀지면 경멸받기 때문에 환자들은 치료받기를 포기하게 된다.

사례

최선의 선택

로라는 17세 치어리더이다. 그녀는 경구피임약을 처방받기 위해 가족계획클리닉 간호사를 방문했다. 로라는 매우 매력적이며 단정하고 유쾌한 환자이다. 첫 신체검진 과정에서, 전문간호사(nurse practitioner)는 최근 고막의 외상성 천공 등 신체학대의 증거를 발견했다. 로라는 주저하다가 울먹이며, 사실은 생부가 왼쪽 귀를 때렸다고 말했다. 로라는 어머니와 양아버지와 살았는데, 최근 생부의 집으로 이사오게 되었다. 양아버지의 성적 학대 때문에 아버지와 살게 되었다는 것이다. 그녀는 가끔씩 때리는 것은 참을 수 있다고 말하면서, 생부가 곤경에 처하거나 양아버지의 집으로 돌아가는 것은 원치 않는다고 했다. 주법(state law)에 따르면 간호사는 아동학대가 의심될 경우 보고하여야 한다. 간호사 윤리강령과 연방법(federal law)은 간호사가 비밀을 유지할 것을 요구하고 있다.

생각해보기

말해야 할까, 말하지 말아야 할까?

- *위 사례에 포함된 윤리원칙은 무엇인가?*
- *간호사는 비밀유지 의무를 위반하면서 아동학대 발생을 보고할 의무가 있을까?*
  – 특히, 환자가 비밀유지를 요구한 경우를 생각해보자. 로라가 14살이라면 어떠할까?
- *간호사에게 가능한 선택은 무엇인가?*
- *다른 선택에 대하여 가능한 결과는 무엇일까?*
- *로라의 자율성이 학대 상황을 보고해야 하는 간호사의 책임감보다 더 클까?*

비밀유지의 예외

비밀유지의 원칙은 모든 상황에서 존중되어야 할까? 비밀유지의 절대적 의무에 대하여 의문을 일으키는 상황들이 있다. 이런 의문은 해(harm)의 원칙과 취약성(vulnerability)의 원칙과 관련된다(Winston, 1988). 간호사나 다른 전문가가 비밀을 유지하는 것이 무고한 타인에게 해를 끼칠 수 있다고 인식하였을 때 다시 생각할 수 있다. 예를 들어, 결혼 전 매독검사를 받는 것은 무고한 배우자와 아기에게 심각한 감염성 질환의 전파를 막기 위한 의도이다. 이 예에서, 사회는 개인의 비밀정보보호 대신 무고한 사람의 건강을 보호하는 것을 선택한다. 비밀유지를 하여야 하는 간호사도 미국간호사협회 윤리강령(2001)에서 "비밀유지 의무는 절대적인 것이 아니며, 환자와 무고한 사람을 보호하고, 공시된 경우 공중 안전을 위하여 필요하면 수정될 수 있다."고 하였다.

드물기는 하지만, 판례에서 해 원칙을 지지하기도 한다. 1976년 캘리포니아 대법원에서 심리학자 Moore 박사와 그의 상사 Powelson 박사 및 그들이 근무했던 기관은 잘못된 사망사건에 대하여 판결하였다. 1969년 10월 Prosenjit Poddar가 Tatiana Tarasoff를 살해하였다. Tatiana의 부모에 의하면, 2개월 전 Poddar가 Tatiana를 살해할 의도가 없었다고 털어놓았다. 처음에 Moore 박사는 Tatiana의 부모를 회부시켰으나, Poddar가 집으로 돌아가도록 Powelson 박사가 개입하였다. Tatiana도 그녀의 부모도 모두 환자에게 가해진 위협에 대한 정보를 듣지 못했다. 법원은 피고가 Tatiana의 사망에 책임이 있다는 것을 확인하였다. 피고인 Poddar가 환자의 의도를 미리 알고 있었어야 했다고 생각했기 때문이다. 무고한 제3자를 보호하는 의무는 비밀유지 의무를 대신한다. 이 판례에서 주요한 관점에 따르면, 환자와 심리학자의 상호관계, 환자의 행동조절에 대한 의무가 있는 특별한 관계에 대하여 경고하는 것이다(Tobriner, 1991).

경고의 의무가 있는 비밀유지 갈등 상황에서 예견은 중요한 고려사항이다. 간호사나 보건의료전문인들은 경고의 의무를 찬성하면서, 비밀유지 원칙을 위반하더라도 무고한 타인에게 발생가능한 해나 손상을 합리적으로 예견할 수 있어야 한다. 타인에게 해가 되는 개인정보의 노출(blanket disclosure)은 배제하여야 한다. Tatiana 사례는 합리적 해의 원칙 적용의 예이며, 그 이후 법원 사례들도 Tatiana 사례를 지지한다. 법원은 개인정보보호는 절대적이지 않고 공중보건을 증진하는 법을 제정한 주(state)의 기본권 아래에 있다고 확인하였다.

해의 원칙은 무고한 취약한 대상에게 더욱 강화된다(Haggarty, 2000). 해로부터 타인을 보호하는 의무는 제3자가 의존적이거나 특히 취약한 대상자일 때 강화된다. 이 의무를 취약성의 원칙이라 한다. 취약성(vulnerability)은 취약한 사람이 자신을 보호할 능력이 없을 때, 해에 대하여 위험하고 감수성이 높음을 나타낸다(Winston, 1988). 예를 들어, 간호사는 아동학대에 대하여 보고할 절대적 의무가 있다. 아동은 의존적이며 취약하기 때문에 해를 입을 수 있는 위험이 높다. 해의 원칙과 취약성의 원칙이 결합하게 되면 비밀유지 원칙을 포기하는 강력한 이유가 된다.

윤리적으로 고려된 행동이 항상 합법적인 것은 아니다. 특별한 상황에서, 윤리적인 기초가 비밀유지의 원칙을 포함한다고 하더라도, 법적 판례에서 민감한 정보 공개는 법적 위험이 된다. 비밀유지에 대한 환자의 권리와 무고한 타인에 대한 경고 의무 사이에는 역동적인 긴장감이 있다. 간호사는 아무리 심사숙고한 윤리적 행위일지라도 정부나 법률체계의 지지를 받지 못할 수도 있음을 인식해야 한다.

생각해보기

간호사가 비밀유지를 위반할 수 있을까?

- *비밀유지와 해의 원칙과 취약성의 원칙은 어떻게 조화될 수 있을까?*
- *만약 친척이 HIV 감염자와 약혼하였는데 당신은 공중보건 공무원이라서 감염 사실을 알고 있고, 친척이 당신의 경고를 무시한다면 어떤 느낌이 들까?*
- *만약 당신이 HIV에 감염되었는데 간호 제공자가 비밀유지에 대한 당신의 권리를 위반한다면 어떤 느낌이 들까?*

신의

신의(fidelity)의 원칙은 충실성(faithfulness) 개념 및 약속 이행과 관련되어 있다. 사회는 면허와 자격인증 과정을 통하여 간호사에게 간호실무에 대한 권리를 부여한다. "간호실무의 권위는 공적 책무와 함께, 전문직의 권리와 책임감을 인정하는 사회적 계약을 기초로 한다(ANA, 1995, p. 3)." 면허 과정은 사회와 간호직이 정의한 간호영역 내에서 다른 집단은 실무할 수 없음을 보장해주는 것이다. 간호사는 면허를 받고 전문직 위임자로서 법적 구성원이 되는 것이다. 사회와 계약은 본래의 책임감을 동반한다. 구성원은 실무에 대한 권리를 보증하는 사회에 대한 충실성–전문직 윤리강령에 대한 약속, 간호의 정의와 실무 범위에서 설정된 실무, 유능한 실무 유지, 종사하는 기관의 정책 준수, 개별 환자에 대한 약속 이행–을 유지하여야 한다. 간호사가 된다는 것은 이러한 약속을 하는 것이다. 사회와의 약속 수행을 통하여, 간호사는 충실하게 그리고 일관되게 기본 원칙을 지키게 된다.

또한 신의의 원칙은 간호사–환자 상호관계 내에서의 충성심(loyalty)과 관련된다. 약속이나 계약을 지키는 독립적 의무로부터 충성심이 발생하며(Veatch, 2002), 이것은 간호사–환자 관계의 기본 전제가 된다. 이루어진 약속들과, 서로 다른 방식으로 해의 원인이 될 수 있는 약속들을 실행하는 사례에서, 약속의 잠재적 결과들 사이에 갈등이 있을 때 가끔 문제들이 발생한다. 신의는 간호사–환자 관계에서 주춧돌이기는 하지만, 대부분의 윤리학자는 절대적인 원칙은 없다고 생각한다. 약속 이행 의무도 예외가 아니다. 모든 경우에, 약속 이행의 이득 대비 약속 활동의 해로운 결과를 고려하여야 한다.

요약

간호사는 사회의 건강관리 요구를 충족시키는 데 참여하므로, 많은 상황에서 본래의 윤리 원칙의 의미를 잘 알아야 한다. 간호사에게는 숙고와 의사결정, 활동의 원칙이 되는 일관된 철학적 기틀이 있어야 한다. 이러한 철학적 기틀은 다양한 윤리원칙 개념을 통하여 형성된다. 이 장에서 논의된 윤리원칙들은 간호 본래의 인간존중을 전제로 한다. 윤리원칙은 자율성 존중, 선행, 악행금지, 정의이다. 윤리규칙은 정직, 비밀유지, 신의이다.

주요내용

- 윤리원칙은 숙고와 행동의 지침이 되는 기본적이고 분명한 도덕진리(moral truths)이다.
- 모든 윤리원칙은 기본적인 인격존중을 전제로 한다.
- 자율성 존중은 한 사람의 삶에 영향을 주는 문제에 대하여 선택하는 자유를 뜻한다.
- 다양한 내재적 · 외재적 요인들이 환자 자율성을 위협한다.
- 선행의 원칙은 해야만 하는 것을 행하거나 선(good)을 증진하고, 악(evil)이나 해(harm)을 막거나 제거하는 것을 유지한다.
- 악행금지의 원칙은 해(harm)와 해의 위험을 숙고하거나, 선행을 행하는 동안 발생하는 해를 포함하는 해의 원인을 피하는 것이다.
- 정직의 원칙은 진실 말하기의 보편적인 미덕과 관련되어 있다.
- 비밀보장은 맡겨진 개인의 사적 혹은 비밀 정보의 비공개를 필요로 하는 윤리원칙이다.
- 정의는 공정한, 공평한, 적절한 대우와 관련된 윤리원칙이다. 공정한, 공평한, 적절한 대우를 받아야 하는 것과 달리, 사람들이 제대로 받지 못하고 있는 것을 인식하면서, 의무 또는 빚지고 있는 것에 비추어 적절하게 대우하는 것이다.
- 신의는 충실과 약속 이행과 관련된 원칙이다.

토론주제와 탐구활동

1. 한국간호사 윤리강령(부록 2)을 읽고 이 장에서 논의되었던 윤리원칙과 관련된 다양한 진술들에 대하여 토의해 보자.

2. 아래 가상의 상황을 읽고 질문에 답해보자.

   작은 지역병원 응급실에 노인이 혼자 방문하였다. 노인의 왼손은 수축되어 있고 마비되어 있다; 분명한 표현실어증(expressive aphasia) 상태이며 최소한 부분적 수용실어증(receptive aphasia) 상태이다. 질문을 하자, 그는 구두를 벗으면서 오른쪽 엄지발가락을 가리켰다. 찡그린 얼굴은 분명히 그쪽에 문제가 있음을 나타내고 있었다. 간호사는 의사소통상 어려움으로 인하여 그에게서 더 이상의 정보를 얻을 수 없었다. 그를 돕기 위하여, 간호사는 친한 이웃이나 친구가 있는지 물었다. 노인은 고개를 흔들며 자신이 혼자임을 나타냈다. 간호사는 궁금하여 어떻게 병원까지 왔는지 질문했다. 환자는 자랑스럽게 웃으면서 셔츠 주머니에서 운전면허증을 꺼냈다. 그후 간호사는 병실을 떠났고, 몇 분 후 병실로 돌아와서 환자가 치료를 받지 않고 병실을 떠난 것을 발견했다. 간호사는 그 환자의 현재 신체상태가 운전에 적합하지 않다고 추측하였다.

   - 이 상황에서의 윤리적 함축은 무엇인가?
   - 이 상황에 포함된 윤리원칙은 무엇인가?
   - 간호사는 환자가 있을법한 도로를 추적하여야 할까? 그 환자가 운전한 결과 환자 자신과 다른 사람이 위험에 처하지 않을 것이라고 확신할 수 있을까? 이것은 비밀유지 위반일까? 자율성 존중의 위반일까?
   - 간호사는 이 상황에서 신의를 어떻게 표현할 수 있을까?
   - 무엇이 선행일까?

3. 부권주의 방식으로 환자에게 의사결정이 이루어지는 것을 목격한 적이 있는가? 부권주의와 옹호의 차이점에 대하여 예를 들어서 토론하자.

4. 아래 가상의 상황을 읽고 질문에 답하여 보자.

   마르타는 75세의 말기 방광암 환자이다. 방사선 치료 기간 동안 하복부와 골반 부위에 3도 방사선 화상을 입었다. 화상 상처는 복벽, 방광, 질을 포함하여 광범위하고 깊었다. 의사는 상처 세척을 위하여 자주 약품을 이용한 질 세척을 처방하였다. 질 세척은 매우 고통스러웠고, 환자는 치료를 거부하기를 원했지만 실제 치료거부에는 너무 소극적이었다. 의사는 처방을 변경하지 않고 있다.

- 선행과 악행금지 측면에서, 이 상황에 대하여 토론하자.
- 환자가 어떻게 자신의 자율성을 표현할 수 있을까?
- 환자의 자율성을 돕는 간호사의 책임은 무엇인가?
- 간호사는 환자에 대한 충성심과 윤리원칙 사이에서 어떻게 해야 할까?

5. 보건의료전문가는, 예를 들어 좋지 않은 예후가 있는 환자에게 스트레스의 원인이 될 수 있는 환자 관련 정보를 비공개로 해야 할까? 자신의 관점을 심도있게 토론해보자.
6. Jameton(1984)은 간호사가 전문성이 부족한 것은 비윤리적이라고 말한다. 신의의 측면에서 이 진술에 대하여 토론해보자.
7. 아래 가상의 상황을 읽고 질문에 답해보자.

넬스 그루더는 40세의 장애가 있는 트럭 운전수이다. 그는 몇 해 전 트럭사고로 상해를 입었다. 그 후 척추수술을 받았으나 극심한 통증이 계속되고 있다. 지역에 있는 신경외과 의사들을 모두 만났으나 여러 가지 이유로 치료에 만족하지 못하고 있다. 첫 손상이 심했기 때문에 그루더는 만성통증을 겪고 있다. 그루더는 심한 허리 통증을 자주 호소하고 있다. 그는 위궤양과 NSAIDs에 대한 알레르기가 있다. 전문간호사(NP)는 그가 극심한 통증을 겪고 있음을 확인하고 통증을 경감시키려 했다. 간호사는 마약성 진통제가 이러한 통증에 적절하지 않다고 인식하였으며, 그루더의 위궤양과 알레르기로 인하여 NSAIDs를 처방할 수 없었다. 그는 지역 통증클리닉에서 치료를 위한 운동을 하였으나 효과가 없었다고 하였다. 그는 마약성 진통제에 대한 응급실 정책을 알고 있었지만 필사적으로 응급실로 왔다. 그리고 마약성 진통제만이 자신의 통증을 감소시킬 수 있다고 주장한다.

- 이 상황에 관련되는 윤리원칙은 무엇인가?
- 통증 완화의 이득(benefit)이 마약성 진통제 장기사용으로 인한 잠재적인 해(harm)보다 더 중요한가?
- 간호사는 그루더가 약물의존성이 있다고 인지하면서도 그의 마약성 진통제에 대한 요구를 더 존중해야 할까?
- 간호사가 옳다고 생각하는 것과 그루더의 자율성을 존중하는 것을 어떻게 동시에 행할 수 있을까?
- 간호사의 행동이 환자를 만족시키는지 아닌지의 여부가 중요한가?

참고문헌

American Hospital Association. (1973, rev. 1992). *Statement on a patient's bill of rights*. Chicago: Author.

American Nurses Association. (1995). *Nursing's social policy statement*. Washington, DC: Author.

American Nurses Association. (2001). *Code of ethics for nurses*. Washington, DC: Author.

Beauchamp, T. L., & Childress, J. (2008). *Principles of biomedical ethics* (6th ed.). New York: Oxford University Press.

Beauchamp, T. L., & Walters, L. (2007). *Contemporary issues in bioethics* (6th ed.). Belmont, CA: Wadsworth.

Bok, S. (1991). Lies to the sick and dying. In T. A. Mappes & J. S. Zembaty (Eds.), *Biomedical ethics* (pp. 74–81). New York: McGraw–Hill.

Bok, S. (1994). Truth telling. In W. Reich (Ed.), *Encyclopedia of bioethics* (pp. 1682–1686). New York: Macmillan.

Buber, M. (1965). *The knowledge of man: A philosophy of the interhuman*. New York: Harper & Row.

Cammon, S. A., & Hackshaw, H. S. (2000). Are we starving our patients? *American Journal of Nursing, 100*(5), 43 - 46.

Canadian Nurses Association. (2008). *Code of ethics for registered nurses*. Ottowa, Canada: Author.

Department of Health and Human Services. (2002, rev. 2003). *General overview of standards for privacy of individually identifiable health information*. [45 CFR Part 160 and Subparts A and E of Part 164]. Retrieved March 17, 2006, from http://www.hhs.gov/ocr/hipaa/finalreg.html

Deshefy–Longhi, T., Dixon, J. K., Olson, D., & Grey, M. (2004). Privacy and confidentiality issues in primary care: Views of advanced practice nurses and their patients [Electronic version]. *Nursing Ethics, 11*, 378–393.

Durant, W. (1926). *The story of philosophy*. New York: Washington Square Press.

Ellin, J. S. (1991). Lying and deception: The solution to a dilemma in medical ethics. In T. A. Mappes & J. S. Zembaty (Eds.), *Biomedical ethics* (pp. 81–87). New York: McGraw–Hill.

Erlen, J. A. (1998). The inadvertent breach of confidentiality. *Orthopaedic Nursing, 17*(2), 47–50.

Erlen, J. A. (2004). HIPAA: Clinical and ethical considerations for nurses [Electronic version]. *Orthopaedic Nursing, 23*, 401–403.

Gillon, R. (1985). Autonomy and the principle of respect for autonomy. *British Medical Journal, 290*, pp. 1806–1808.

Goldsmith, J. (Ed.). (1992). Virginia Henderson, RN: Humanitarian and scholar. *Reflections, 18*(1), 4–5.

Haggarty, L. A. (2000). Informed consent and the limits of confidentiality. *Western Journal of Nursing Research, 22*(4), 508–514.

Harris, S. H. (1999). Japanese medical atrocities in World War II: Unit 731 was not an isolated aberration. Paper presented at the International Citizens Forum on War Carimes and Redress, Tokyo, Japan. Retrieved from http://www.vcn.bc.ca/alpha/speech/Harris.htm

Harrison, A. F., & Bramson, R. M. (1982). *Styles of thinking*. New York: Doubleday.

Henderson, V. (1966). *The nature of nursing: A definition and its implications for practice, research, and education*. New York: MacMillan.

International Council of Nurses. (2006). *The ICN code of ethics for nurses*. Geneva, Switzerland: Author. Retrieved from http://icn.ch/icncode.pdf

Jameton, A. (1984). *Nursing practice: The ethical issues*. Englewood Cliffs, NJ: Prentice-Hall.

Lipkin, M. (1991). On lying to patients. In T. A. Mappes & J. S. Zembaty (Eds.), *Biomedical ethics* (pp. 72-73). New York: McGraw-Hill.

Markus, A., & Lockwood, M. (1991). Is it permissible to edit medical records? British *Medical Journal, 303*, 349-351.

Muldoon, J. D. (1996). Confidentiality, privacy and restriction for computer-based patient records. *Hospital Topics, 74*(3), 32-37.

Munson, R. (1992). Major moral principles. *In Intervention and reflection: Basic issues in medical ethics* (4th ed., pp. 31-45). Belmont, CA: Wadsworth.

Neustadt, R. E., & Fineberg, H. V. (2005). *The swine flu affair: Decisionmaking on a slippery disease*. Honolulu, HI: University Press of the Pacific.

Nuremberg Military Tribunal. (October 1946-April 1949). *Trials of War Criminals Before the Nuremberg Military Tribunals* (Vol. 2, pp. 181-182).Washington, DC: U.S. Government Printing Office. Retrieved from http://www.loc.gov/rr/frd/Military_Law/NTs_war-criminals.html

O'Keefe, M. H. (2001). *Nursing practice and the law: Avoiding malpractice and other legal risks*. Philadelphia: F. A. Davis.

Percival, T. (1803). *Medical ethics: A code of institutes and precepts adapted to the professional conduct of physicians and surgeons* (3rd ed.). Oxford: Shrimpton.

Shuster, E. (1997). Fifty years later: The significance of the Nuremberg Code. *New England Journal of Medicine 337.*, 1436-1440. Retrieved from http://www.nejm.org/doi/full/10.1056/NEJM199711133372006

Taubenberger, J.K., & Morens, D. M. (2006). 1918 influenza: The mother of all pandemics. *Emerging Infectious Diseases*. Retrieved from http://www.cdc. gov/ncidod/EID/vol12no01/05-0979.htm

Tobriner, M. O. (1991). *Majority opinion in Tarasoff v. Regents of the University of California*. In T. A. Mappes & J. S. Zembaty (Eds.), Biomedical ethics (pp. 165-169). New York: McGraw-Hill.

United States Holocaust Memorial Museum. (2010). The doctors trial: The medical case of the subsequent Nuremberg proceedings. Retrieved November 4, 2010, from http://www.ushmm.org/research/doctors/

U.S. Centers for Disease Control and Prevention. (2010). The 2010 H1N1 pandemic: Summary highlights, April 2009-April 2010. Retrieved from http://www.cdc.gov/h1n1flu/cdcresponse.htm

Veatch, R. (2002). *The basics of bioethics* (2nd ed.). Upper Saddle River, NJ: Prentice Hall.

Weindling, P. (1996). Human guinea pigs and the ethics of experimentation: The BMJ's correspondent at the Nuremberg medical trial. *British Medical Journal, 313*(1), 1467–1470.

Weyers, W. (2007). *The abuse of man: An illustrated history of medical experimentation*. New York: Ardor Scribendi.

Winston, M. E. (1988). AIDS, confidentiality, and the right to know. *Public Affairs Quarterly, 2*, 91–104.

Zomorodi, M., & Foley, B. J. (2009) The nature of advocacy vs. paternalism in nursing: Clarifying the "thin line." *Journal of Advanced Nursing, 65*(8), 1746–1752.

Part

II

원칙에 근거한 행위의 개발

DEVELOPING PRINCIPLED BEHAVIOR

가치와 신념이 문화적으로 연관성이 있다는 것을 설명하기 위해서, Part II에서는 도덕발달과 가치 명료화와 관련된 이론에 대해 먼저 기술하였다. 이 장에서는 윤리적 의사결정의 과정을 검증하고 실제 임상에서의 적용에 대해 다룰 것이다. 개인적 가치와 도덕발달은 그 사람의 인식과 결정에 영향을 미친다. 그러므로 학생들은 자신의 가치에 대해 인식할 수 있어야 하고, Part I에서 다루어진 여러 다양한 이론의 관점에서 자신의 도덕발달수준을 점검해야 한다. 이러한 지식을 통해 다양한 관점, 의사결정능력, 다른 사람을 대하는 성향에 대해 조금 더 민감하게 될 것이다. 또한 개인의 가치와 도덕발달이 윤리적 의사결정과정에 미치는 영향을 인식할 수 있을 것이다.

Chapter

5

가치 명료화

Values Clarification

당신 스스로가 가치를 어떻게 인식하는지가 행동으로 드러나는 것처럼, 사고방식과 견해는 행동을 동반한 경험에 의해 구체화되며 또한 변화된다.

– Chinn(*2004*)

학습목표

5장을 공부하면, 학생은 다음을 할 수 있다.

1. 개인적, 사회적, 전문적, 조직적, 도덕적 가치를 구별하고 규명할 수 있다.
2. 가치를 획득해 가는 과정을 토론할 수 있다.
3. 윤리적 삶을 살아가기 위한 도구로서의 자기인식에 대해 토론할 수 있다.
4. 간호에서 가치 명료화가 필요한 상황을 설명할 수 있다.
5. 가치화 과정을 설명할 수 있다.
6. 간호실무에서 경험하는 가치 혼란과 이로 인한 영향에 대해 설명할 수 있다.
7. 개인적 가치와 조직적 가치의 상호연관성을 설명할 수 있다.
8. 환자와 간호사 자신의 가치에 주의를 기울이는 것이 중요한 이유를 설명할 수 있다.

서론

원칙에 따른 행동은 개인적 가치로부터 나오며, 이러한 원칙은 우리 삶의 전 영역에 걸친 반응과 행동, 결정을 이끈다. 윤리적 의사결정은 윤리이론 및 원칙에 대한 지식과 자기인식이 요구된다. 이러한 자기인식은 우리가 가치 있게 여기는 것 혹은 중요하게 여기는 것이 무엇인지 아는 것을 포함한다. 철학의 세부 분과 중에서 가치의 본질과 유형을 연구하는 한 영역을 **가치론(axiology)**이라 하는데 그 어원은 그리스어의 '가치'(worth) 혹은 '가치가 있는'(worthy)에서 시작한다. 이러한 가치론은 여러 분야에서 연구되고 있는데, 미학에서는 예술의 가치를 연구하고, 윤리학에서는 인간관계 혹은 인간의 도덕적 행위를 연구하며, 종교학에서는 신에 대한 믿음 등을 연구하기도 한다. 이 장에서는 개인적 가치를 인식하는 것의 중요성과 개인적 혹은 전문적인 영역에서 가치가 나와 타인 사이의 관계에서 어떻게 영향을 미치게 되는지에 대하여 논의하고자 한다.

가치란 무엇인가?

가치(values)란 개인, 그룹, 혹은 사회가 선호하고 최우선 순위에 두는 이상, 신념, 관습, 행동의 모습, 질, 혹은 목적이다. 가치는 추상적인 개념이지만 우리에게 중요한 것과 의미 있는 것이 무엇인지에 대한 성찰을 불러오게 한다. 가치는 의식적인 방법뿐 아니라 무의식적 방법을 통해서도 배울 수 있다. 가치는 주관적 선호도 혹은 행동과 결정을 이끄는 동기가 되는 의향으로 나타난다. 가치는 일상의 삶을 살아가는 맥락 가운데 우리가 하게 되는 선택이나 혹은 우리의 행동하는 양식을 통해서 표현되며 이를 통해 '실제화' 혹은 '현실화'된다. 우리가 선택에 직면하였을 때 우리가 선호하는 것과 가치 본질에 따라 정한 우선순위가 가치의 증거가 된다. 예를 들어 우리가 옷을 입었을 때 편안한 것과 보기에 적절한 것 두 가지 모두에 가치를 두고 있다면, 전문적인 인터뷰를 앞두고서 옷을 고를 때 편안한 옷보다는 좀 더 타이트한 정장을 골라 입을 것이다. 이때의 우선순위가 가치의 한 예가 될 것이다. 가치는 인식을 하든 안 하든 우리의 선택과 행동에 영향을 미친다. 가치는 삶의 의미와 방향을 제공하고 새로운 경험, 생각, 관계를 평가하고, 설명하고, 통합하는 데 중요한 참고자료로서의 틀을 제공하게 된다. 가치는 무엇인가를 지지하는 행동으로 직접적으로 표현되거나 명문화된 표준과 같이 명백하게 드러날 수도 있지만, 언어적 혹은 비언어적 행위를 통해 간접적으로 표현될 수도 있다.

도덕적 가치

3장에서 다룬 것처럼, 옳고 그름, 선과 악에 대한 개인적이고 인지적인 평가는 **도덕적 사고(moral thought)**에 의해 이루어진다. 이러한 도덕적 사고의 흐름(옳고 그름, 해야 할 것과 하지 말아야 할 것에 대한 성찰을 통한 인간 행위에서의 선호도나 의향)을 통해서 도덕적 가치가 검토된다(Omery, 1989). **도덕적 가치(moral values)**는 특별한 가치들이 모인 구체적인 실례를 구성한다. 이러한 특별한 상황은 윤리적 이슈나 딜레마를 다루게 되기 때문이다. 이러한 가치는 맥락 안에서 종교적 혹은 철학적 오리엔테이션, 혹은 우리가 가진 전문직관을 통해서 습득 된다.

가치 습득

개인적이고 윤리적인 행위는 개인이 과거를 지나오면서 발달시켜 온 가치의 영향을 받는다. 문화, 윤리, 가족 대대로 전해 내려온 풍습, 환경, 교육, 그리고 삶의 경험이 우리의 가치를 형성하는 데 도움을 준다. 우리는 가치를 습득하기 시작하면서 우리 삶의 존재와 과정에 접목하기 시작한다. 위에서 서술한 바와 같이, 가치는 의식적 혹은 무의식적 경로를 통해서 습득된다. 가치는 부모, 교사, 종교 지도자, 교육자, 전문가 혹은 사회의 그룹 리더들의 교육 등 의식적인 방법을 통해 학습된다. 많은 경우 전문가 집단의 윤리강령, 종교적 교리, 사회적 법, 기관 철학이 담긴 선언문과 같이 문서화된 자료에 의해 가치가 공식적으로 채택이 된다. 사회화와 역할 모델링은 가치를 배워갈 수 있는 또 하나의 방법이다. 어떤 종류의 가치는 우리의 삶과 밀접한 관련이 있고, 또 다른 어떤 종류의 가치는 개인의 발달과 경험에 대한 반응을 변화시킬지도 모른다. 이러한 가치를 자유롭게 선택하는 것은 가치를 형성하는 과정에서 중요하다(Lewis, 2007; Smith, 2001).

가치는 우리가 누구인지에 대한 존재를 설명해주게 하는 한 부분이기 때문에, 가치는 자주 의사결정과정에 개입하게 된다. 비록 우리가 의사결정을 할 때 가치가 어떤 영향을 미치는지 항상 인식하지는 못한다 할지라도, 우리는 지속적으로 가치에 대해 성찰하게 되고 이를 통해 판단하게 된다(Engebretson, 2013; Simon, Howe, & Kirschenbaum, 1995). 가치에 대해 좀 더 인식하려고 노력하는 것은 명확하고 신중한 의사결정을 할 수 있도록 하는 중요한 과정이 될 것이다.

자신에게 질문하기

당신은 어떻게 가치를 개발해 왔는가?

당신의 개인적 삶에서 가장 중요하게 생각하는 이상과 신념을 세 가지씩 생각해보자. 당신이 중요하다고 선택한 각각의 신념이나 이상에 대해 중요하다고 인식했던 최초의 시간으로 돌아가서 그 발자취를 더듬어보자.

- 언제 그리고 어떻게 각각의 신념이나 이상이 중요하다고 배웠는가?
- 시간이 지남에 따라 그러한 이상과 신념은 어떻게 변화해 왔으며 진화되어 왔는가?
- 어디에서 신념이나 이상에 대한 근거를 발견할 수 있었는가?
- 이러한 신념과 이상이 사람들 사이에 얼마나 우세하게 퍼져 있다고 생각하는가?
- 사람들이 갖고 있는 다른 종류의 신념 혹은 이상은 무엇이라고 생각하는가?
- 당신의 인생을 회고해 보라. 이러한 신념이나 가치가 도전받았을 때는 언제였는가? 그때 당신의 느낌은 어떠했는가? 그때 당신은 어떻게 반응했는가?

자기인식

다른 사람들과의 윤리적 관계는 자기이해(self-knowledge)와 타인에 대한 인식에 대해 정직하고 명확하게 표현하려는 마음에서 시작한다. 자기이해는 계속적으로 진화하며 개발되는 과정으로 우리가 우리 자신에 대한 진실을 알기 위해 노력하고 애쓰는 과정이 필요하다. 이 과정은 쉬운 일이 아니다. 때로 진실이 고통을 가져오게 만들 수 있지만, 역설적으로 우리를 자유롭게 만들 수도 있다. 우리가 진실이라고 믿는 것은 우리가 인지하는 대로 채색될 따름이며 시간에 따라 변할 수 있는 것임을 기억해야 한다(Covey, 2004). 대부분의 상황들이 흑백논리로 설명할 수 있는 것이 아님을 기억해야 한다. 카메라의 조리개와 같이 어떤 상황에서 우리가 보는 것은 우리가 사용하는 렌즈(우리가 서 있는 곳에서 얼마나 가깝고 먼지를, 우리가 찾는 물체로부터 각도가 얼마인지를 알려주는)에 의존하게 된다. 이러한 관점으로부터 상황을 보는 다양한 견해가 생길 수 있다. 세상을 바라보는 특별한 관점인 렌즈를 가지고 있다고 인식하는 것은 상황에 반응하는 우리의 모습을 기술하고 이해할 수 있도록 해 준다. 서로 다른 견해를 가질 수 있다고 이해하는 것과 개인적인 관점에 대해 열린 마음으로 나누는 것은 우리로 하여금 각 관점이 가진 진실을 인식하도록 돕는다.

가치 명료화(value clarification)라는 용어는 우리가 중요하다고 생각하고 가치 있다고 생각하는 것이 무엇인지에 대하여 의식적으로 명명화해 나가는 과정을 의미한다. 가치 명료화는 진행형의 과정으로 성찰, 지적판단, 자기 주도행위를 할 수 있는 우리의 능력에 기초가 된다(Burkhardt & Keegan, 2013; Hoalt & Hoalt, 2005; Lewis, 2007). 우리가 가진 가치를 성찰할 시간과 에너지를 들이고 주의력을 모아 집중함으로써 우리 개인이 가진 관점을 분명히 하고, 여러 관심과 질문거리에 대한 해답을 찾을 수 있게 된다. 가치 명료화를 위한 접근 방법 중 하나는 Gibson(2008)이 기술한 것과 같이 개인이 가진 가치에 대해 묘사를 하며 그림을 그려 가는 것이다. 개인 및 전문직 부분에 대해 가치에 대한 그림을 그리는 과정은 우선적으로 우리 자신과 타인이 존경하는 사람에 대한 특징을 서술해 보는 것이다. 그리고 다른 사람에 대해 내가 존경심을 갖는 부분, 다른 사람에게 부족하다고 생각되는 부분을 서술해 보는 것이다. 다음 순서는 개인적이며 전문적인 책임, 의무, 기술된 개인적 가치와 관련 있는 충성심에 대해 우선순위를 매겨 보는 것이다. 성찰을 마친 후에는 개인적 가치에 대한 그림을 그리게 해 주는 여러 진술들을 통합할 수 있다.

우리가 가진 가치에 대한 통찰력을 발전시키는 것은 가치와 관련된 의사결정능력을 증진시키는 데 도움을 준다. 모든 사람을 만족시킬 만한 가치체계는 없다. 우리는 가치 명료화를 통해 다른 사람들에 대한 다른 종류의 통찰력을 갖게 되는 것이다(Engebretson, 2013; Gibson, 2008). 가치 명료화 작업은 말과 행위 사이의 간격을 가깝게 하는 데 도움이 되어 개인적 통합성을 증진시키게 된다. 3장에서 언급한 것과 같이 **통합성**은 시대를 지나며 지지되어 오고 있는 도덕적 규범을 지키는 것으로 정의된다. 신뢰와 신념, 행위, 감정의 일관성이 통합성에 내포되어 있다.

가치가 지식과 감정의 부분을 포함하고 있기 때문에 우리가 소유한 가치를 명확히 하는 과정은 인지적이며 정의적인 영역을 포함한다. 우리 자신의 행동에 대해 명확히 의식화하는 과정을 통해서 우리가 선택한 가치로부터 오는 결과가 무엇인지 알고 배울 수 있다. 개인적 가치를 사정하기 위해서는 우리의 이상과 행동, 말과 동기, 그들 사이의 일치성과 불일치성에 대해 정직하게 들여다 볼 수 있는 기꺼운 마음과 준비가 요구된다. 이러한 과정에서의 중요한 목표는 단순히 주어진 상황에 따라 반응하는 것이 아니라 우리 자신의 가치에 따른 선택을 하고, 그 가치에 대해 인식하는 것이다.

자기인식의 증진

자기인식(self-awareness)은 개인적으로 윤리적인 삶을 살아가도록 하는 궁극적인 도구이다. 가치 명료화와 자기인식은 긴밀한 협력관계를 가진다. 자기인식에서 가장 처음이자 중요한 단계는 의도적으로 아는 것과 인식하는 것에 대해 의식하도록 노력하는 것이다. 우리의 생각, 감정, 신체적·정서적 반응과 여러 상황에서의 통찰력에 대해 인식하는 것은 우리의 가치에 대한 평가를 증진시킬 수 있다. 반대로 말하면, 개인적 가치에 대한 기술과 분석에 의해서 우리는 좀 더 자기에 대한 인식을 갖게 된다(Burkhardt & Nagai-Jacobson, 2002; Reich & Levin, 2013). 우리는 상황이 어떻게 전개되고 있는지 물러서서 생각해 보고 자신에 대해 인식함으로써, 그리고 현 상황에서의 반응에 대해 인식함으로써 통찰력을 증진시킬 수 있다. 자기인식은 숨 고르는 행동처럼 우선 아주 손쉬운 행위를 통해서 시작할 수 있다. 호흡의 빈도, 리듬, 깊이, 특징에 대해 주목해 보는 것이다. 이처럼 일상적으로 발생해서 특별히 주의를 기울이지 않는 행동에 대해 의식을 갖게 되는 것이 하나의 방법이 될 수 있다. 자기인식을 증진시키는 또 다른 방법은 주어진 상황에서 우리가 신체적·정신적으로 느끼는 감정에 집중하는 것이다. 판단을 개입하지 않은 감정에 이름을 붙이는 것이 도움이 될 수 있다. 우리는 아마 다음과 같이 질문할 수 있을 것이다. "내가 이 상황에서 이러한 반응을 하는 것에 대해 어떻게 생각하는가? 내가 이러한 반응을 어떻게 하게 되었는지 기술할 수 있는가?" 예를 들어 당신이 아름다운 일몰광경을 보고 있다고 했을 때 당신은 경험하는 감정에 대해 평화, 들뜬 기분, 혹은 이완의 느낌에 대해 기록할 것이다. 또한 당신이 아름다움에 대한 반응을 하고 있다는 것에 대해 깨닫게 될 것이다.

성찰일지 쓰기

일지(journals)는 개인적인 기록으로 생각, 느낌, 경험, 견해, 반응, 꿈, 그림, 그리고 개인의 삶에서 벌어지는 일들과 관련된 여러 표현들이 담겨있다. 일지는 정기적으로 쓸 수도 있고, 비정기적으로 에피소드가 있을 때에만 쓸 수도 있으며, 구조화되었을 수도 혹은 비구조화되었을 수도 있고, 그림을 포함하기도 혹은 글로만 기술될 수도 있다. 대다수 사람들에게서 일기나 개인적인 경험 상황에 대한 성찰 내용을 일지로 쓰는 것이 자기인식을 개발하는 주요한 수단이 된다. 새로 성찰일지를 쓰기 시작하는 사람에게 도움이 될 만한 가이드를 제공하는 여러책 등이 출간되어 있고, 독자들은 그러한 자원을 이용할 수 있을 것이다. 그림 5-1은 개인적 가치에 대한 통찰력을 얻을 수 있는 성찰일지를 기록하는 과정을 돕도록 가이드라인을 제시해주고 있다. 성찰일지를 쓸 때, 쓰고 있는 내용에 대해 판단하지 말고 생각이 자연스럽게 흘러가도록 내버려두자. 성찰일지를 쓸 시간적 여유를 갖고 프라이버시를 유지할 수 있도록 하고 가장 편안한 장소에서 성찰일지를 쓸 수 있도록 환경을 조성해보자. 규칙적으로 쓴 성찰일지의 기록을 남겨두자. 성찰일지가 개인적인 과정이라는 것을 인지하여 자신만의 스타일로 삼을 수 있어야 한다. 만약 그림 5-1에서 제시하는 형식이 도움이 된다면, 그 형식을 사용하도록 해보자. 만약 도움이 되지 않는다면, 당신 스타일에 맞는 형식대로 생각의 흐름을 정리해 보자.

- 당신이 개인생활에서나 간호사로 일을 하면서 불편하게 느꼈거나 자신이 가진 신념과 가치가 문제가 된 경험에 대해 기술해보자.
- 당신이 경험한 상황을 반추해 보면서 그때의 신체적 · 정서적 느낌에 대해 기술해보자.
- 그 상황을 기억할 때 느끼는 감정을 기술해보자. 지금 느끼는 반응이 당신이 그 상황에서 직접 경험했을 때와 비교할 때 다른 차이점이 있는가?
- 상황 가운데에서 당신이 기술하게 된 개인적 가치는 무엇인가? 그러한 가치들을 어디에서, 누구로부터 배워왔는지에 대해 기억해보자. 그 가치에 대해 완전히 동의할 수 있는가? 혹은 그 가치에 대한 타당성에 대해 고민하거나 질문이 있는가?
- 상황에 개입되어 있던 다른 사람들이 표현한 가치는 무엇이라고 생각하는가? 당신이 중요하게 생각하는 가치와 다른 사람들의 가치의 유사점 및 차이점은 어디에 있는가?
- 주어진 상황에 대해 당신은 어떻게 반응했는가?
- 다른 상황에서 유사하게 반응했던 것을 기억할 수 있는가? 만약 그렇다면 기억 속의 상황과 어떠한 유사점과 차이점이 있는가?
- 그 상황에서의 당신에 반응에 대한 감정은 어떠한가? 같은 상황이 재현된다면 당신이 바꿨으면 하는 내용이 있는가? 변화를 반영한 상황으로 재표현해보자. 이러한 변화의 결과는 무엇인가?
- 변화를 반영하여 새로 작성한 시나리오에 대한 당신의 느낌은 무엇인가?
- 그 상황에서 개인적 가치를 표현할 행동, 아이디어, 신념, 혹은 질적인 요인들을 강화하기 위해 필요한 것은 무엇인가? 언제 그리고 어떻게 가능한가?

그림 5-1 ● 가치인식을 위한 성찰일지 쓰기

간호전문직 상황에서의 가치

가치 명료화는 간호사에게 여러 가지 이유에서 중요하다. 윤리적 행동에서의 기본은 우리가 가진 동기에 대한 인식이다. 그래서 우리 자신이 갖고 있는 가치 체계에 대해 명료하게 이해하고 인식하는 것은 의사결정 상황에서 우리가 어떻게 혹은 왜 그렇게 반응했는가에 대한 이해의 기초를 제공한다. 우리 자신의 가치에 대한 이해를 통해 다른 사람과의 상호관계에서 가치의 공통점과 차이점에 대한 인식을 증진할 수 있다. 이를 통해 궁극적으로 더 효과적인 의사소통과 돌봄을 제공할 수 있게 한다. 개인적 가치를 인식하려는 노력을 하면 할수록, 우리는 간호전문직 분야의 다른 사람들(동료 간호사, 환자, 가족, 기관 등)과 더 효과적으로 상호관계를 맺을 수 있게 된다.

가치갈등

간호사의 개인적 가치가 환자, 동료, 조직의 가치와 맞지 않을 때 내적 갈등 혹은 관계적 갈등이 일어날 수 있다. 이런 갈등은 명백하게 환자 돌봄에 영향을 미치게 된다. 가치갈등(value conflict)을 효과적으로 다루는 법은 우리 자신이 가진 가치에 대해 의식적으로 인식하는 것뿐 아니라 관여하게 되는 다른 사람들의 가치에 대해 인식하는 것이다. 이러한 인식은 간호사가 다른 사람의 행동에 대해 판단해야 하는 상황이나 간호사 자신의 개인적 가치를 다른 사람에게 적용시켜야 하는 상황에서 간호사를 더 민감하게 만들어 준다. 가치에서의 차이가 규명될 때, 간호사는 다음과 같은 반응을 선택할 수 있다. 즉, 다른 사람의 관점에서 이해하고 공통의 근거를 찾거나 혹은 무조건적인 반사의 방식으로 반응할 수 있다. 이러한 상황에서 돌봄 관계의 통합성은 유지될 수 있다.

다음에 제시되는 사례는 가치갈등의 예를 보여준다. 사례를 읽은 후 그 상황에서 명백한 가치에 대해 기술해보자. 당신 자신을 각 사례의 등장인물에 대입시켜 그들의 입장에 있다면 어떻게 할지 스스로에게 질문해보자.

기관의 가치가 미치는 영향

간호사는 자신이 일하는 환경에서 언급되거나 혹은 언급되지 않는 가치에 대해서 의식할 필요가 있다. 기관이나 보건의료체계의 가치는 철학이나 정책선언문을 통해서 명백하게 표현되는데 이를 **명시적 가치**(overt values)라고 부른다. 가치는 명문화되지 않은 기대와 더불어 암묵적으로 내포될 수도 있다. **내포된 가치**(covert

사례

가치갈등

9세 벤톤은 유잉씨 종양(Ewing's sarcoma) 말기로 진단받고 소아병동에 입원한 환아이다. 벤톤에게는 3명의 여동생(각각 7세, 6세, 3세)이 있는데 할머니가 돌보고 있다. 벤톤의 아버지는 자영업자로 종일 근무를 하며 벤톤의 어머니는 전업주부로서 사회생활 경험이 전혀 없다. 부모 모두 고등교육을 받았으며 교회와 관련된 활동에 참여하고 있다. 부모는 비교파주의 지역교회에 속하여 있고, 성경의 가르침을 따라 신앙을 굳건히 유지하고 있다.

발병 전, 벤톤이 건강한 아동이었을 때에는 급성 건강문제가 발생했을 때에만 클리닉을 방문했었다. 그의 가족은 건강보험을 가지고 있지 않았다. 벤톤은 2학년이 된 직후 절뚝거리기 시작했는데, 가족들은 그가 운동장에서 놀다가 다쳐서 그런다고 생각했었다. 벤톤은 지속적으로 통증을 호소하였고, 절뚝거리는 증세가 계속된 지 3개월 후에 엄마는 그를 클리닉으로 데려가게 되었다. 진단결과가 나온 이후 무릎 위 절제를 시행하였지만, 9개월 후 전이의 증거가 발견되었고, 완치 목적이 아닌 완화 목적인 항암치료만이 제공되었다.

의사는 벤톤의 예후가 좋지 않을 것이라는 것에 대하여 부모와 지속적으로 대화를 나누었으며 적극적인 치료 대신 완화 목적의 'comfort care'를 제안하였다. 그의 부모는 아이를 위해 할 수 있는 모든 것을 다하고 싶다고 말하였고, 벤톤의 아버지는 하느님이 그를 치유하실 것이라고 주장하며 침대 곁에서 철야기도를 시작하였다. 벤톤이 자신이 죽어가는지 물었지만, 그의 아버지는 아들이 의료진과 두려움이나 상태에 대한 이야기를 나누지 못하도록 하였다. 벤톤의 질문에 대해 아버지는 "하느님이 우리를 위해 애쓰시며, 우리는 반드시 믿음을 가져야 한다."라고 대답하였다. 치유에 대한 자신감을 가지고 벤톤의 어머니는 하루 24시간 아들의 곁에 머물렀다. 그의 어머니는 치료가 엄청나게 힘든 것에 놀라며 의료진에게 많은 질문과 요구를 표현하며 성가시게 하였다. 그녀는 아픈 아들의 병상일지를 쓰면서 투약, 돌봄 횟수, 섭취량과 배설량과 스스로가 사정한 내용을 기록하였다. 벤톤은 의료진들과 이야기를 나누곤 했지만, 현재는 두려움을 표하며 침묵을 유지한 채 자고 깨기를 반복하고 있다.

생각해보기

가치갈등 다루기

앞서 주어진 사례에서 간호사로서의 입장에서 아래의 질문에 답해보자.

- *이 상황에서 처음 느끼는 개인적 반응은 무엇인가? 이 상황과 관련하여 당신이 가지고 있는 가치를 기술해보자.*
- *이 상황에 개입된 다른 사람의 가치에 대해 당신은 어떻게 인식하고 있는가?*
- *갈등을 유발할 수 있는 가치 부조화의 내용을 기술해보자. 그러한 가치갈등이 잠재적으로 환자를 돌보는 데 영향을 미치게 되는 특별한 예시를 제시해보자.*
- *전문가적인 방법으로 가치갈등을 조정할 목적으로 제공되는 특별한 간호중재를 기술해보자. 그리고 간호사 윤리강령이 그러한 간호행위를 어떻게 안내하는지에 대한 예를 제시해보자.*
- *그러한 상황을 다루는 데 당신이 경험한 강점과 제한점에 대해 기술해보자.*

values)나 명시적 가치는 그 상황 속에 참여할 때 규명되거나 아니면 기관 내에서 논쟁하게 될 때 드러나게 된다(Maedel, 2011; Omery, 1989). 구직을 할 때, 간호사는 반드시 간호사 개인의 가치와 기관의 가치 사이에 일치 혹은 불일치되는 내용이 있는지 확인해야만 한다. 채용을 수락하는 것은 조직의 가치체계에 따르겠다는 것을 함축하기 때문이다. 예를 들어 살펴보자. 한 간호사가 모든 환자들에게 질적인 돌봄을 제공하고자 헌신적으로 노력하는 것으로 알려진 한 건강관리센터에서 일하기로 수락하였다. 2달 안에, 그는 저소득층의 의료보호 대상자가 일반 다른 환자에 비해 대기시간이 더 길다는 사실과, 많은 직원들이 의료보호 대상자에게는 무례하게 대한다는 사실에 주목하게 되었다. 그가 의료보호 대상자에게 교육을 시작할 때, 충분한 시간과 노력을 들이지 않았다. 의료보호 대상자들은 절대 생활방식이 쉽게 변하지 않는 것을 알기 때문이었다. 알려진 바와 같이 이 건강관리센터는 모든 환자에게 양질의 돌봄을 제공하기 위해 헌신하고 있다. 그러나 의료보호 대상자를 다르게 대하는 태도, 공적인 도움에서 다른 수준으로 나타나는 돌봄의 정도 등은 이 기관의 숨겨진 가치를 반영하고 있다. 간호사는 모든 사람에게 평등한 양질의 돌봄을 제공하기를 원하였으며, 그의 가치는 이 기관의 상황에서 다양한 반응을 불러일으킬지 모른다. 그가 다른 직원들과 잘 지내기를 원하고 직장생활을 잘 하기 위해서는 그가 가진 가치에 대해 적당히 타협해야 할지도 모른다. 한편 이 가치 체계를 바꾸고자 한다면 더 많은 에너지를 들여야 할 수도 있고 이러한 체계 안에서 일을 계속하지 못할 수 있겠다는 결정을 내려야 할지도 모른다.

사람의 신념과 직업에 대한 생각은 중요하고 이 신념과 생각은 직무수행(job performance)에 직접적으로 영향을 미친다(Demarest & Schoof, 2011). 이러한 내적 신념체계는 사람들의 생각을 형태화하고 고용주의 철학과 무관하게 그들이 옳다고 생각하는 대로 행동하게 이끈다. 사람들은 고용주가 추구하는 가치, 즉 고용주의 입장, 그들이 관심을 가지는 것, 그리고 보상의 내용에 대해 알고 나서야 그런 환경에서 일할 수 있는지 결정하는 것이 좋겠다고 제안한다. 보건의료체계에서는 환자 돌봄에 대한 세 가지 접근법이 있다. 환자의 요구에 집중하는 것(내재적 돌봄), 해야 할 임무를 다하는 것(외재적 돌봄), 그리고 규칙을 따르는 것에 집중하는 것(체계 돌봄)이다. 만약 환자를 돌보는 것에 대한 우리의 가치와 기관, 의사, 가족 사이에 갈등이 있다면 아마도 **도덕적 고뇌(moral distress)**를 경험할지 모른다. 도덕적 고뇌란 해결해야 할 도덕적 문제가 있음에도 외적인 제약 때문에 도덕적 신념에 따를 수 없는 일련의 상황에 대한 반응이다. 이러한 고뇌는 일하는 상황에서 종종 분노, 불만족, 실망, 달성도 저하로 나타나게 된다.

Gingerich와 Ondeck(1993)은 기관의 가치를 더 명확히 하는 과정에 대해 기술한 바 있다. 이 과정은 조직의 철학에도 불구하고 직원, 책임자, 의사가 갖고 있는 가치가 무엇인지, 각 그룹에서 기대하는 바가 무엇인지를 규명하는 것을 포함한다. 자기인식, 임상적 상황에서의 우선순위 선정, 가치가 함유된 쟁점에 대한 의견에 대해 집중해 보는 연습을 통해 각 그룹 간에도 가치인식을 발전시킬 수 있고 가치들 사이에서의 합의를 도출해 볼 수 있다. 이러한 연습은 상황에 개입된 모든 사람들이 가치체계 안에서 노력해 보도록 만든다.

'The Hartman Value Profile'은 조직 내에서 가치를 찾는 하나의 접근법이다(Demarest & Schoof, 2011). 이 과정은 기관이 조직 내에서 두 그룹(조직 내에서 가장 빛나는 인재가 될 것으로 생각되는 사람들과 가장 만족하지 못할 것으로 생각되는 사람들)로 대표되는 직원을 선발할 때 사용하게 된다. 그들은 직원이 어떻게 세계를 인지하고 있는지와 관련한 18개 항목과 그들 자신의 내면에 대해 어떻게 인식하고 있는지와 관련된 18개 항목에 대해 점수에 따라 순서를 매긴 프로필을 작성한다. 컴퓨터를 이용한 분석을 통해 참여자의 반응을 분석하고 패턴을 규명하여, 그 결과를 통해 조직 내에서 감추어진 가치에 대한 정보를 제공한다. 의사결정자들은 이러한 정보를 이용하여 어떤 유력한 신념체계가 수행능력에 영향을 주는지 확인할 수 있고, 잠재적 피고용인이 될 지원자 중에서 누구의 가치가 조직의 가치와 가장 일치할지를 확인할 수 있다.

자신에게 질문하기

가치가 구직에 어떻게 영향을 미치는가?

마리아는 세 아이의 엄마로 최근 이혼을 하여 반드시 직장을 구해야 할 상황이다. 그러나 마리아가 사는 지역에서 간호사로서 일할 직장이 매우 부족하였다. 여성건강 클리닉에 한 자리가 있었는데 낙태시술을 시행하는 기관이었다. 그 직장은 높은 수준의 월급과 직장 내 어린이집 같은 좋은 조건의 복지혜택을 제공하고 있었다. 그러나 낙태시술을 행하는 것은 마리아의 종교적인 신념과 개인적인 신념에 반하는 것이었다. 그 여성건강 클리닉에서 일하는 마리아의 친구는 인력이 부족함에도 마리아가 원하지 않으면 낙태 시술에 참여하지 않아도 될 것이라고 이야기한다.

- 이 상황에서 명백한 딜레마는 무엇인가?
- 무엇이 가치 부조화를 일으키는가?
- 이 상황과 관련하여 당신이 가진 가치는 무엇인가?
- 그 기관에 취업할지 말지를 결정하는 데 마리아가 반드시 고려해야 할 요소는 무엇인가?

사례

개인의 가치와 조직의 가치에서의 차이

조안은 지난 10년간 한 병동의 간호팀장으로 근무해왔고, 기관의 존경을 받아왔다. 그렇지만 조안은 몇 달 전부터 실망과 불만족을 경험하고 있다. 환자간호의 우선순위와 관련 있는 기관의 결정과 인원 감축 때문이다. 환자의 요구를 들어주는 것은 그녀의 직업에서 가장 많은 보상과 보람을 안겨주는 부분이었다. 그러나 최근 환자의 요구에 부응하는 대신 기관의 요구를 더 많이 반영해야만 하는 분위기를 감지하였다. 그녀는 심각하게 사직을 고려하였으나 연장자로서의 위치, 좋은 복지혜택, 더군다나 부양해야 할 두 자녀가 있어 결정이 쉽지만은 않다. 조안은 또한 직장에서 그녀가 경험하는 고뇌가 가족에게 영향을 미친다는 것을 인지하고 있다. 그녀가 집에서도 좌절과 욕구불만을 표현하고 있기 때문이다.

생각해보기

가치가 어떻게 선택에 영향을 미치는가?

- *이 상황에서 명백하게 드러난 가치를 기술해보자. 당신 개인의 가치에 영향을 미치는 것은 무엇인가?*
- *어떤 갈등이 이러한 가치로부터 발생하게 되는가?*
- *조안이 어떻게 해야 한다고 생각하는가?*
- *만약 당신이 조안의 위치라면, 어떤 신념, 이상, 목표가 당신이 사직을 하든지 혹은 사직을 하지 않든지 하는 결정을 내리는 데 영향을 주겠는가? 그러한 선택으로 나타날 잠재적인 결과에 대해 기술해보자.*

환자와 함께 가치를 명확히 하기

간호사와 환자의 가치는 환자 간호상황에 영향을 미친다. 환자가 의료 수혜자이며 소비자라는 인식이 대두된 이후로 환자가 기대하는 것이 무엇인지, 환자가 원하는 가치가 무엇인지 아는 것은 필요한 일이 되었다. 환자와 의료제공자 사이의 질적 간호에 대한 인식은 서로 다를 수 있으며, 이러한 인식의 차이가 클수록 환자의 불만족이 커질 수 있다. 이러한 불만족은 환자의 태도에 영향을 미치며, 환자가 의료제공자가 권유하는 치료나 돌봄을 따르는 정도를 결정하게 하고, 잠재적인 의료분쟁, 기관의 명성에 영향을 주는 등 다양한 결과를 가져올 수 있다. 잠재적으로 갈등을 일으킬 수 있는 가치, 환자가 간호사에게 기대하는 것이 있을 때 불만족을 가져오는 내용, 기관이 더 많은 강조점을 두어야 할 내용에 대해 숙고해보자.

의료적 의사결정이 필요한 환자와 함께 하고 있을 때, 간호사는 개인의 가치와 건강에 영향을 미치는 환자의 가치에 대해 인식할 필요가 있다. 건강과 관련하여 간호사와 환자의 가치가 다를 때 환자는 아마도 비협조적인 사람, 자기 파괴적인 사람, 불평이 없는 사람, 무시할 만한 사람, 자신의 건강에 대한 책임을 다하지 않는 사람으로 평가될지 모른다. 문화적이고 종교적인 가치에 대해 주의 깊게 살피는 것은 특별히 중요하다. 이 책에서는 16장에서 초문화적 · 영적 이슈에 대해 다룰 예정이다.

간호이론가 Nola Pender(1987, 1996)는 건강증진에서 가치의 역할에 대해 언급하였다. 그녀는 개인적 가치를 아는 것은 중요하며, 환자를 돌볼 때 우리의 가치를 환자에게 주입하는 것은 피해야 할 것이라고 이야기하였다. 예를 들어 폐암 말기로 진단받아 기대여명이 3~6개월인 비만 환자가 지속적으로 흡연을 하고 있고 회의론에 빠져 있다고 하자. 돌봄의 우선순위가 체중감량, 금연, 신과의 평화를 촉진하는 것에 있다면 우리는 간호의 가치를 환자에게 강요해야만 할 것이다.

간호사가 자기인식을 가지는 것은 중요한데, 이를 통해 환자들이 가지는 가치를 규명하여 그들을 더 효과적으로 도울 수 있기 때문이다. 환자를 도울 때 환자가 갖고 있는 가치를 명확히 하는 일은 매우 중요하다. 가치 명료화가 부족하면 불일치, 혼돈, 오해, 부적절한 결정에 이를 수 있기 때문이다. 사전동의에 대한 의사결정능력은 충분한 설명과정을 통해 이루어져야 하며, 이 능력은 우리가 가진 가치에 대해 명확히 하는 작업을 통해 증진될 수 있다. '환자의 가치를 명확히 하는 것', '가치에 따른 행동으로 나타나는 개인적 · 사회적인 결과를 이해하는 것", '가치, 태도, 행동 사이에서 일관성을 유지하는 것', '가치체계의 위계를 변화시킬 수 있는 결과를 가져올지 모르는 건강관련 경험을 계획하는 것' 등은 간호행위에서 중요하게 다루어진다(Pender, 1987, p. 161).

일반적인 가치나 건강과 관련된 가치에 대해 파악할 수 있도록 하는 데 유용한 여러 가지 측정도구와 과정이 있다. 하나의 예는 사람들에게 10개의 건강관련 가치(편안한 삶, 즐거운 삶, 성취감, 자유, 행복, 건강, 내적 균형, 쾌락, 자기 존중, 사회적 명성)(Pender, 1987, p. 165)에 대해 가장 중요한 것과 가장 덜 중요한 순서대로 리스트를 작성하도록 하는 과정이다. Pender는 만약 건강이 리스트에서 중요도 순위 4위 내에 있다면 그 사람은 건강에 높은 가치를 부여하는 사람이라고 기술한다. 그러나 각 개인은 건강을 개인의 신념과 가치에 따라 정의하기 때문에 건강에 대한 정의는 매우 다양할 것이다.

또 다른 접근법은 Doyle(1994)에 의해 제시된 것으로 10개의 건강관련 행위 리스트로부터 건강관련 가치를 분석하는 것이다. 이때 10개의 건강관련 행위에 대해 무엇을, 왜 하는지를 질문하게 된다. 행위는 주 3회 최소한의 운동 같은 활동을 포함하기도 하고, 친구나 친지와의 걱정되는 일에 대한 대화, 콘돔을 사용하지 않은 성생활 등을 포함한다. Doyle에 따르면, 시간을 확보하기 위해 운동하지 않기로 선택하는 것이나 체중조절에 도움이 될 운동을 선택할 때 왜 그러한 행위를 하게 되었는지에 대한 반응을 이해하는 것은 행위를 둘러싼 가치에 대한 통찰력을 제공해준다.

자신에게 질문하기

당신이라면 어떻게 행동하겠는가?

- 바쁜 상황에서 동시에 2명의 환자로부터 콜벨이 울렸다. 특정 환자에게 먼저 응대하기로 결정하게 만든 요인들은 무엇인가?
- 위의 상황에서 한 환자는 매우 위중한 상황인데 이전부터 의료진에게 언어폭력을 일삼아 왔었던 사람이고, 다른 환자는 심각한 상황은 아니지만 함께 있으면 정말 즐거워지는 좋은 환자였다. 당신이라면 누구에게 먼저 반응할 것인가? 그리고 그 이유는 무엇인가?
- 환자가 당신에게 다른 간호사에 비해 자신을 위해 많은 시간을 들이고 또 가외의 간호를 제공하는 것에 대해 고마워하고 있음을 알려왔다. 당신에 대한 평가가 상승한 동시에 당신의 상관이 시간을 좀 더 효율적으로 쓸 필요가 있음을 지적해 왔다. 이러한 상황에서 당신은 어떻게 행동할 것인가? 그 이유는 무엇인가?

요약

이 장에서는 가치 및 가치화 과정에서 자기인식이 중요하다는 것에 대하여 논의하였다. 가치는 개인의 발달과정에 따라 삶의 여러 다양한 상황에 대한 반응을 통해 습득해가는 것이며 또 변화해 간다. 가치 명료화 과정은 개인이 자신의 가치를 규명할 수 있도록 하며, 조건에 따라 무작정 행동하는 대신에 자신의 가치에 따라 의사결정을 할 수 있도록 만들어 준다. 개인적 가치와 환자 및 조직의 가치는 직무 만족도 및 환자간호에 영향을 미칠 수 있다. 이 장에서 제시되었거나 혹은 여러 다른 방법을 통해 발견한 가치 명료화를 촉진시킬 수 있는 다양한 과정을 경험하도록 하자.

주요내용

- 가치는 높은 차원의 이상이나 행동, 신념 혹은 문화나 인종, 가족, 환경, 교육의 틀을 가진 질적인 요소이며 의식적 · 무의식적 인식방법을 통해 획득된다.
- 가치를 구체화하는 과정은 어렸을 때 시작되어 평생을 통해 지속된다. 어떤 가치는 성장과 삶의 경험에 반응하며 변하기도 하고 또 어떤 가치는 변함이 없이 지속되기도 한다.
- 개인적 가치에 대해 인식하는 것은 명확하고 신중한 결정에 이르는 능력을 갖추는 데 도움이 된다. 또, 우리가 다른 사람과의 상호관계 속에서의 가치에 대한 유사점과 차이점을 인식할 수 있도록 돕는다. 이렇게 상호관계 속에서 서로의 가치에 대해 인식하는 것은 효과적인 의사소통과 돌봄을 증진시키고, 다른 사람과의 가치 명료화 과정을 촉진시킨다.
- 가치 명료화는 가치를 주입시키려는 의도가 아니다. 오히려 개인적 가치에 대한 인식을 촉진시키며, 우리 자신이 주어진 상황에 따라 반응하는 것이 아니라 우리의 가치에 따른 선택을 할 수 있도록 만드는 가치화 과정에 목적이 있다.
- 가치화 과정은 신념과 행동에 따라 우선순위를 두고, 마음에 품고, 선택하고, 행동하는 것을 포함한다.
- 가치갈등에 효과적으로 대처하기 위해서는 개인적인 가치에 집중할 필요가 있으며 다른 사람의 가치에 대한 인식, 그리고 간호 상황에서 명시적 혹은 내재적으로 드러나는 가치에 대해 인식할 수 있는 능력이 필요하다.
- 개인적 가치와 기관의 가치에 대한 조화는 간호사가 직업을 구하는 데 중요한 요소 중 하나이다.
- 환자가 자신의 가치와 신념을 명확히 하도록 하는 것은 간호에서 매우 중요한 부분이며, 이러한 과정을 통하여 환자와 의료제공자 사이에서 가치의 차이가 있을 때 혼란과 오해를 예방할 수 있다.

토론주제와 탐구활동

1. 간호학 전공이 아닌 다른 과 학생이 간호학에서 중요하게 다루어지는 가치가 무엇인지를 물어왔다. 당신은 어떻게 답하겠는가? 가치의 본질에 대해 당신이 이

해하고 있는 내용을 구체화시켜 보자. 어떻게 하면 그러한 가치가 당신의 삶과 행동 속에 드러날 수 있겠는지 기술해보자.

2. 당신 개인의 삶을 이끄는 가치는 무엇인가? 당신은 이러한 가치에 대해 어떻게 배웠는가? 당신이 전문직 간호실무에서 중요하다고 여기는 것을 선택하고 이 가치를 어떻게 배워왔는지 그 기억의 흔적을 찾아보자.
3. 개인적 측면뿐 아니라 전문직 측면에서도 가치 명료화가 왜 중요한지 이야기해보자.
4. 당신이 속한 기관에서 명백하게 밝히고 있는 가치를 확인해보자. 당신이 속한 기관에서 간호사나 다른 사람들에게 명백하게 드러난 가치와 드러나지 않은 가치에 대해 확인해보자. 드러난 가치와 드러나 있지 않은 가치의 양면을 다 아는 것이 왜 중요한지 설명해보자.
5. 이전에 경험했던 상황 중 명확하지 않았던 가치를 바탕으로 반응했던 경험에 대해 이야기해보자.
6. 당신이 잘 알지 못하는 세 명의 환자 혹은 관련된 사람들이 가진 건강관련 가치를 규명해보자. 간호사가 왜 다른 사람, 특별히 환자의 가치에 주목할 필요가 있는지 토의해보자.
7. 가치갈등을 경험했거나 극복했던 상황을 이야기해보자.
8. 최근 대중에게서나 전문직 내에서 개인의 가치가 전문직 가치나 기관의 가치와 달라서 문제가 된 사례가 있는지 찾아 이야기해보자. 개인의 가치와 전문직 혹은 대중의 가치가 서로 다를 때 당신이라면 어떻게 반응하겠는지 이야기해보자.
9. 당신 자신이 가진 가치를 성찰하기 위한 가치 명료화 연습을 해보자. 스스로 해볼 수 있는, 웹사이트를 통하여 훈련할 수 있는 예는 아래와 같다.

   http://faculty.weber.edu/molpin/healthclasses/1110/bookchapters/valueschapter.htm

   http://www.itp.edu/resources/crc/pdf/values.pdf http://hrweb.mit.edu/system/files/Value+Clarification+Exercise.pdf

참고문헌

Burkhardt, M. A., & Keegan, L. (2013). Holistic ethics. In B. M. Dossey & L. Keegan (Eds.), *Holistic nursing: A handbook for practice* (6th ed., pp. 129-142). Boston: Jones & Bartlett.

Burkhardt, M. A., & Nagai-Jacobson, M. G. (2002). *Spirituality: Living our connectedness*. Clifton Park, NY: Delmar.

Chinn, P. L. (2004). *Peace and power*: Building communities for the future (6th ed.). Boston: Jones & Bartlett.

Covey, S. R. (2004). *The seven habits of highly effective people*. New York: Simon & Schuster.

Demarest, P. D., & Schoof, H. J. (2011). *Answering the central question: How science reveals the keys to success in life, love, and leadership*. Philadelphia, PA: HeartLead Publications.

Doyle, E. I. (1994). Recognizing the value-health behavior connection: "What I do and why I do it." *Journal of Health Education, 25*, 116-118.

Engebretson, J. C. (2013). Cultural diversity and care. In B. M. Dossey, L. Keegan, & C. E. Guzzetta (Eds.), *Holistic nursing: A handbook for practice* (6th ed., pp. 677-702). Boston: Jones & Bartlett.

Gibson, P. A. (2008). Teaching ethical decision making: Designing a personal value portrait to ignite creativity and promote engagement in case method analysis. *Ethics & Behavior, 18*, 340-352.

Gingerich, B. S., & Ondeck, D. A. (1993). Values incorporation throughout the organization. *Caring Magazine, 12*, 18-23.

Hoalt, K., & Hoalt, P. (2005). Teaching techniques: Charting your course using a sea bag philosophy. *Journal of School Health, 74*, 145-146.

Lewis, H. (2007). *A question of values: Six ways we make the personal choices that shape our lives* (Rev. ed.). Edinburg, VA: Axios Press.

Maedel, C. (2011, February 28). HR's role in adding value to corporate values. *Canadian HR Reporter: The National Journal Of Human Resource Management*. Retrieved from http://www.hrreporter.com

Omery, A. (1989). Values, moral reasoning, and ethics. *Nursing Clinics of North America, 24*, 499-507.

Pender, N. J. (1987). *Health promotion in nursing practice* (2nd ed.). Norwalk, CT: Appleton & Lange.

Pender, N. J. (1996). *Health promotion in nursing practice* (3rd ed.). Norwalk, CT: Appleton & Lange.

Reich, J. L., & Levin, J. D. (2013). Self-reflection: Consulting the truth within. In B. M. Dossey & L. Keegan (Eds.), *Holistic nursing: A handbook for practice* (6th ed., pp. 247-260). Boston: Jones & Bartlett.

Simon, S. B., Howe, L. W., & Kirschenbaum, H. (1995). *Values clarification: A handbook of practical strategies for teachers and students*. New York: Hart.

Smith, H. W. (2001). *What matters most: The power of living your values*. New York: Fireside.

Chapter 6

가치관 발달

Values Development

굳건히 세워진 것은 뽑힐 수 없고,
확고하게 붙잡은 것은 사라질 수 없다.
이것은 자손 대대로 존중받을 것이다.

—노자, 〈도덕경〉

학습목표

6장을 공부하면, 학생은 다음을 할 수 있다.

1. 가치관 발달에 미치는 문화적 영향을 논의할 수 있다.
2. 도덕성 발달에 대한 이론적 접근을 비교할 수 있다.
3. 돌봄의 윤리와 정의의 윤리를 기술하고 구분할 수 있다.
4. 도덕성 발달의 개인적 단계를 평가할 수 있다.
5. 도덕성 발달 이론에 관한 성 편견과 문화적 편견을 논의할 수 있다.

서론

간호사는 윤리적 딜레마 상황을 수시로 접하게 된다. 일부 상황에서는 '옳은' 선택이 아주 분명해 보이지만, 반면 어떤 상황에서는 무엇이 '옳은지' 상당히 명확하지 않을 때가 있다. 주어진 상황에서 우리는 무엇이 옳은지를 어떻게 알게 되며, 원칙적으로 어떤 반응을 해야 하는지를 어떻게 알 수 있을까? 이 장에서는 한 사람이 시간이 지나면서 어떻게 특정한 가치관을 가지게 되는지를 설명하고, 가치관 형성에 영향을 주는 요인과 가치관 발달단계에 관한 이론적 견해, 그리고 도덕성 발달에 관한 간호학적 고려를 검토할 것이다.

가치관 발달에서의 초문화적 고려

세계관 또는 **우주론**(cosmology), 즉 특정 문화의 특징은 그 문화가 공유해온 이야기에 근거한다. 우주론은 우주의 본질을 전체적으로 바라보며, 신체적인 면, 그리고 상호연결된 다차원적인 우주 이 두 가지가 통합된 인간 기능을 바라보는 조직화된 방식이다. 이것은 한 문화의 구성원들을 안내하고 지지하며 힘을 주는 지각된 현실에 관한 일련의 가정이다. 문화 발생 이야기와 함께 시작되는 공유된 이야기는 인간 경험의 모든 측면과 관련된 의미를 해석하고 관계를 결정짓는 맥락을 제공한다. 그것은 어떻게 그리고 왜 어떤 것이 존재하는지를 설명하고, 사람들이 어떻게 세상을 살아갈 수 있는지, 그리고 다양한 경험과 생활사건을 어떻게 다루어나가는지를 이해하도록 돕는 큰 그림이 된다. 한 문화의 우주적 이야기에 반영된 세계관은 그 문화 구성원의 역할과 관계에 영향을 미친다. 즉, 한 문화 구성원과 다른 구성원들 간의, 또한 그 구성원과 자연적 · 초자연적 세계 간의 관계에 영향을 미친다. 우주론은 모든 문화의 사람들이 삶에 대한 심오한 물음을 묻는 방식이다. 우리는 어디서 왔을까? 우리는 어디로 가는가? 삶의 의미는 무엇일까? 옳고 그름은 무엇일까? 좋은 것과 나쁜 것은 무엇인가?

종종 **도덕성 발달**(moral development)이라고 하는 인간의 가치관 발달은 우리가 살고 성장하는 사회문화적 환경의 소산이다. 사회문화적 환경에는 우리가 심도 깊은 경험을 하며 윤리적 자세를 갖는 데 도움이 되는 수단과 통찰력을 얻는 과정 속에서 받게 되는 문화적 · 역사적 · 가족적 · 사회적 · 기관의 영향이 포함된다(Maldonado, Efinger, & Lacey, 2003; Tappan, 2006). 우리는 문화 내에서 옳고 그른 것이 무엇인지를 역할모델 같은 비공식적인 과정을 통해, 그리고 교사가 학생에게 가르치는 교훈이나 훈계 같은 공식적인 방식을 통해 배운다(Hall, 1973). 문화 내에서 '알려진' 에티켓과 윤리적 행동에 대한 규범은 그 문화권 이외의 사람들도 학습을 통해 배울 수 있다. 그러나 처음 배우는 사람의 입장에서는 위반했을 때나 교정받을 때, 또는 행동에 제재가 가해질 때만 배울 수 있는 것이 있다. 살면서 드러나는 타고난 인간의 역량은 사회문화적 삶과 일치하는 윤리적 자세를 발달시킬 것이다.

사회문화적 관점에서 가치관 발달을 살펴보면, 한 인간의 발달 수준이 그 사회의 전체적인 가치관과 도덕성 발달 수준에 의해 상당한 영향을 받고 있음을 이해하게 된다. 초문화 간호사(transcultural nurses)는 상호작용하는 사람들에 의해서 공유되고 학습되는 가치관, 신념, 관습, 행동이라는 측면에서 문화를 말한다(Leininger, 1984; Ray, 2010; Spector, 2009). 우리는 가치관을 특정 문화적 맥락에서 배우기 때문에, 도덕적 가치관을 문화적 관점에서 볼 필요가 있다. 이것은 독립성과 개인주의를 소중히 여기는 문화에서는 개인의 자율성과 같은 가치가 많이 고려될 수 있음을 보여준다. 하지만 관계를 중시하는 사회에서는 사회에서는 개인의 자율성이 규범에 반대되는 것으로도 생각될 수 있다. Fowler(1981)가 지적하듯이, "우리는 사회적 공동체 내에서 형성되고, 우리가 세상을 바라보는 방식도 우리의 집단이나 계급이 만들어낸 것과 공유한 이미지에 의해서 상당 부분 형성된다."(p. 105) 정의, 돌봄 같은 원칙에 대한 이해는 문화적 차이에 따라서 매우 다양하다. 가치관 발달단계에 관한 다음 논의에서 기술한 규범들이 일차적으로 영국계 미국인(Anglo-American)과 영국계 유럽인(Anglo-European)에게서 나왔음을 알고 있는 것이 중요하다. 비록 의미있는 작업이 이미 이루어졌다고 하더라도, 초문화적 맥락에서 좀 더 도덕성 발달을 탐구할 필요가 있다.

자신에게 질문하기

나는 어떻게 가치관을 배웠는가?

윤리적 딜레마에 직면했었던 직업적 상황이나 개인적 상황에 대해 생각해보자.

- 무엇이 당신에게 딜레마였는가?
- 어떻게 최선의 행동을 선택했는가?
- 선택을 할 때 무엇을 고려했는가?
- 당신이 결정하는 과정에서 어떤 가치관이나 원칙이 관여했는가?
- 이러한 가치관이나 원칙을 언제, 어떻게 배웠는가?
- 이러한 가치관이나 원칙은 당신이 성장한 사회문화적 세계와 일치하는가? 지금 살고 있는 세계와는 어떤가?

신념과 가치관

이 장에서 언급하고 있는 질문은 다음과 같다. 시간이 지나면서 사람은 어떻게 특정한 가치관을 가지게 되는가? 5장에서 우리는 가치를 개인, 집단, 사회가 매우 중요하게 여기거나 선호하는 이상, 관습, 행동양식, 품성, 목적이라고 정의하였다. 한 개인의 가치관은 어떤 것의 가치로움이나 바람직함에 관한 내면화된 이상이다. 인생관이 가치관을 형성한다. 가치는 우리가 사실이라고 믿는 이상, 즉 신념에서 나온다. 신념은 경험적 관찰, 논리, 전통, 믿음, 또는 다른 근원으로부터 나온다. 신념은 세상에 대한 구상과 지각이 발생하는 틀을 형성한다. 다른 정신적 상태와 함께, 신념은 행동에 대한 이유로 작용한다.

사람은 어떻게 신념을 발달시키고, 다른 사람에게는 비논리적으로 보일 수 있는 신념을 유지하는 것일까? 플라톤의 유명한 동굴 비유는 거짓에 근거할 때조차도 사람들이 어떻게 의미를 상상하고 신념을 만들어내기 시작하는지에 대해 생각할 기회를 준다. 〈국가론(The Republic)〉에서, 소크라테스는 사람들이 신념을 지지할 만한 사실이 없을 때에도 신념을 유지하는 경향이 있음을 지적하고 있다. 사람들은 아무것도 없을 때에도 의미에 집착하고, 반대되는 증거가 있음에도 믿음을 지속하는 경향이 있다. 플라톤의 동굴 비유에서, 소크라테스는 일부 사람들이 동굴 지하에서 평생을 살아가는 끔찍한 장면을 그리고 있다. 입구는 동굴의 맨 위에 있고, 햇빛이 들어온다. 죄수들은 어릴 때부터 팔다리가 묶인 채 갇혀있다. 그들은 머리를 돌릴 수 없고, 오직 앞에 있는 동굴벽만 볼 수 있다. 죄수들의 뒤에는 활활 타오르는 불과, 무거운 짐을 지고 동굴 입구를 향해 걸어가는 사람들이 있다. 묶여있는 죄수들은 걸어가는 사람이나 불을 볼 수 없고, 다만 앞에 있는 벽에 비치는 다른 사람들과 사람들이 지고 가는 큰 짐의 깜빡이는 그림자만 볼 수 있다. 소크라테스는 우리에게 상상해보라고 한다. 만약 그들이 서로 이야기를 할 수 있다면, 죄수들은 벽에 보이는 것에 이름을 붙이지 않을까? 그리고 그림자와 소음의 의미를 상상하지 않을까? 죄수들은 자신들의 믿음이 '진실'이라고 확신할 것이다. 소크라테스는 또한 만약 죄수들이 풀려나서 지상으로 올라가 실제 짐을 볼 수 있다면 무슨 일이 일어날지 묻는다. 자신들의 신념을 변화시키는 데 저항하지는 않을까?(Plato, 1997년 번역)

이 비유가 의미하는 것은 무엇인가? 소크라테스에게 동굴로 들어오는 빛은 '진리'를 상징한다. 동굴 바닥에 묶여있는 사람들은 진리로부터 멀리 있는 사람들이다. 거기에 계속 앉아서, 그들은 주어진 단서들을 임의로 해석하고 그것의 의미와 가치에 집착한다. 반면 동굴 안의 다른 사람들은 입구, 즉 진리를 향해 나아간다. 동굴 밖으로 나오거나 입구로 올라가는, 즉 위쪽으로 움직인 사람들은 진리가 무엇인지 볼 수 있다. 연기에 가려진 깜빡이는 그림자가 아니라 실제로 존재하는 사물을 볼 수 있는 것이다. 플라톤은 지식을 추구하는 사람은 누구나 노력하며 앞으로 나아가야 한다고 제시한다. 플라톤은 또한 상상이나 전통에 일차적으로 근거한 신념을 만들거나 주장하는 것은 신중해야 함을 보여준다.

가치관은 신념에서 나오고, 신념은 행동을 움직인다. 이것을 염두에 두면서, 신념의 기원과 발달에 관한 생각을 검토하는 것이 도움이 된다. 1장에서 소개한, 미국 철학자 퍼스(Charles Sanders Peirce)는 믿음과 의심은 완전히 다르게 느껴지는 마음의 두 가지 상태라고 하였다. 믿음은 만족하는 것이고, 의심은 만족하지 않는 것이다. 퍼스는 자기과신과 절대적 믿음(심지어 아무런 근거가 없어도)은 사람이 끈질기게 집착하는 삶의 만족스러운 방식일 수 있다고 말한다(Houser & Kloesel, 1992). 다른 한편으로 의심의 상태는 참을 수 없는 것이다. 의심은 사람으로 하여금 믿음이 생길 때까지 행동하게 한다. 퍼스는 '진리'를 인간이 하는 모든 질문의 목적이라고 하였다. 그리고 질문을 만들어내는 유일한 조건은 사람이 진정으로 무언가를 묻는 것이다. 진정한 질문은 순수한 의심에서 시작되어 믿음이 생길 때 끝난다. 퍼스는 신념을 굳히는 네 가지 기본적인 방법을 제안했는데, 이것은 고집, 권위, 선험성, 추론이다.

신념을 굳히는 고집(tenacity) 방법은 자신이 이미 가지고 있는 신념을 완고하게 지켜가는 것을 말한다. "의심이 주는 막연한 두려움을 과장하여, 우유부단한 마음을 본능적으로 싫어하는 것이 사람들로 하여금 자신이 이미 가지고 있는 관점에 발작적으로 집착하게 한다." 그리고 더 나아가 "침착한 신념에서 오는 기쁨은 믿을 수 없음에서 오는 불편보다 중요하다."(Houser & Kloesel, 1992, p. 116) 사람들은 기존에 믿고 있던 것을 믿고, 그것에 의문을 품지 않으며, 다른 사람의 신념의 타당성을 인식하지 않는다.

신념을 굳게 하는 두 번째 방법은 권위(authority) 방법이다. 이 방법은 일부 기관이 교리를 계속해서 반복하고 젊은 사람들에게 가르치면서 강요할 때 발생하는데, 이것은 교리를 유지하는 가장 중요한 수단 중의 하나이다. 이것은 신학 기관이나 정치 기관은 교리에 반대되는 것을 가르치거나 지지하거나 표현하는 것을 못하게 하는 힘을 가지고 있다. 이 방법은 종종 잔악하여 사람들에게 "하나의 신념을 받아들이도록 강요하고, 동의하지 않는 사람들을 대량학살하고 그들의 책들을 불태웠다."(Kloesel, 1986, p. 16)

퍼스는 신념을 굳게 하는 세 번째 방법을 선험적(a priori) 방법이라고 불렀다. 이 방법은 다른 사람이나 공동체, 또는 국가가 자신과는 완전히 다른 신념을 가지고 있음을 알게 될 때 발생한다. 그는 자신만의 관점을 더 높은 가치에 비추어 생각하기 시작한다(Houser & Kloesel, 1992). 좀 더 광범위한 일종의 사회적 공감이나 이해는 기존의 믿음을 의심하는 데서 발생한다. 이는 권위에 의해서 강요된 믿음을 완강히 고수하던 것을 포기하는 것이다. 사람들은 서로 의사소통하고, 퍼스가 '자연적 원인'이라고 부른 것과 일치하는 신념을 점차적으로 만들어간다(Houser & Kloesel, 1992). 퍼스는 신념을 굳게 하는 선험적 방법이 작용하지 않을 때 사람들은 진정한 귀납법에 근거해서 질문하기 시작하고, 그래서 추론을 시작하는 경향이 있다고 생각했다.

추론(reasoning)은 참이 무엇인지를 발견하는 데 근거를 둔다. 추론은 진리(truth)를 추구한다. 퍼스는 추론이 옳고 그름을 구분하는 유일한 방법이라고 제안한다. 그래서 추론 방법은 다른 세 가지 방법보다 더 확실하게 신념을 굳게 한다(Kloesel, 1986). 퍼스에 따르면, 진리는 똑같은 추론 방법을 추구하는 모든 사람들이 충분히 추구한다면 도달할 수 있는 결론이다. 이 추론 과정은 도덕성 발달이 발생하는 한 가지 방법이기도 하다.

가치관 발달에 관한 이론적 관점

최근 문헌에서의 도덕성 발달에 관한 논의는 일차적으로 콜버그(Kohlberg, 1981)와 길리건(Gilligan, 1982)에 의해 개발된 이론적 틀에서 나왔다. 이 장에서 이 학자들 각자의 작업에 대한 개요를 제시하고, 간호에서 도덕적 추론을 이해하는 데 이들이 어떻게 기여했는지에 대해 논의한다. 또한 가치관 발달과 관련된 통찰력에 대하여 Fowler(1981)의 신념 발달에 관한 작업을 간단히 살펴본다. 도덕성 발달을 위해서는 조금이라도 인지 발달이 필요하다고 제시한 콜버그의 이론은 아동의 인지 발달에 관한 피아제(Piaget, 1963)의 업적에 의지하고 있다. 그래서 피아제의 이론을 여기서 간략히 검토한다. 이 장에서 강조하는 모델을 검토할 때, 이론은 현상들을 설명하기 위해 제안된 것임을 기억해야 한다. 주어진 **이론(theory)**은 반드시 진리일 필요도 없고 실제일 필요도 없다. 다만 진리를 비추는 것이다. 읽으면서 비판적 사고와 직관적 앎을 가지고, 자신만의 경험에서 그럴듯하게 들리는 것에 주의를 기울이면 된다.

피아제의 인지발달단계

인지발달 단계에 대한 피아제(Piaget, 1963)의 서술은 마음이 어떻게 작용하는지, 즉 태어나서 15세까지의 어린 시절 동안의 지적 능력 발달을 말하고 있다. 그는 신경계에 이상이 없고, 적절한 환경과의 상호작용과 자극이 주어진 상태에서의 인지발달이 4단계에 걸쳐서 진행됨을 주목하였다. 피아제는 각 단계마다 특정 연령을 제시하고 있지만, 환경적 요인과 선천적인 지적 능력에 따라서 차이가 있을 수 있다. 피아제의 인지발달 4단계는 다음과 같다.

- 감각운동기(출생에서 24개월): 6개의 하위 단계로 구성됨
- 전조작기(2~7세): 개념 이전의 직관적 단계
- 구체적 조작기(7~11세)
- 형식적 조작기(11~15세)

피아제는 15세가 지나면 인지능력에서 더 이상 수량화할 수 있는 변화는 없다고 생각했다. 그의 이론에 따르면, 인지발달은 운동 활동과 반사에 의해 지배되는 생각에서부터, 언어와 같은 상징적 표상의 발달과 사용을 거쳐, 구체적인 것과 추상적 상황에 적용되는 논리적 사고로 진행된다.

콜버그의 도덕성 발달 이론

콜버그(Kohlberg, 1981)의 도덕성 발달 이론은 어린 아동부터 후기 청소년기 소년들과의 면담에서 나왔다. 이 면담에서 콜버그는 참여자들에게 약을 살 돈이 없어서 죽어가는 아내를 구하기 위하여 약을 훔치는 남자를 생각해보라고 하면서, 가설적인 윤리적 딜레마에 응답하도록 질문하였다. 그가 관찰한 응답 유형은 3개 수준의 도덕적 추론으로 진행되었고, 각 수준은 2개의 하위 단계로 구성되었다. 이 수준과 단계를 요약하면 다음과 같다.

1수준

인습 이전 수준(preconventional level)은 자기중심적인 초점을 가지고 있으며, 2개 단계를 포함한다. 1단계인 처벌과 복종의 단계(stage of punishment and obedience)에서는 처벌을 피하기 위하여 규칙을 준수한다. 2단계인 개인의 도구적 목적과 교환의 단계(stage of individual instrumental purpose and exchange)에서는 보상을 받는 것이 개인적 이익이기 때문에 규칙에 순응한다. 처벌에 대한 공포가 이 수준에서의 가장 주요한 동기요인이다.

2수준

인습적 수준(conventional level)은 좀 더 사회적 순응에 초점을 두며 2개 단계를 포함한다. 3단계인 상호적인 대인관계의 기대, 관계, 순응(stage of mutual interpersonal expectations, relationships, and conformity)에서는 다른 사람의 반응에 신경을 쓰는 것이 결정과 행동의 근거가 된다. 그리고 관계를 유지하기 위해 선량함을 중시한다. 4단계인 사회 체제와 양심 유지(stage of social system and conscience)에서는 의무 때문에 법에 순응하고 권위에 순응한다. 법과 권위에 대한 존경심에서 순응하고, 질책을 피하기 위해 순응한다. 이 수준에 있는 사람에게는 사회에서 자신의 역할을 다하고, 다른 사람들의 기대에 부응하는 것이 중요하다. 또한 1수준에서 주목한 처벌에 대한 두려움보다는 죄책감이 좀 더 중요한 동기 요인이 된다.

4단계와 5단계 사이에는 이행 기간이 있다. 이 이행 기간에는 정서가 도덕적 추론의 한 요인으로 인식되기 시작한다. 또한 이 시기에 도덕적 의사결정에서 개인적인 주관을 깨닫고, 사회적 규칙이 임의적일 수 있고 상대적일 수 있음을 인식하게 된다.

3수준

인습 이후 수준(postconventional and principled level)은 보편적인 도덕적 원칙에 초점을 두며 2개 단계로 구성된다. 5단계 권리 우선과 사회적 계약 또는 공리(stage of prior rights and social contract or utility)에서는 일부 사회적 가치의 상대성을 인식하고, 개인적 권리를 지지하고, 평등 · 자유 · 정의 같은 특정 사회 규칙을 초월하는 원칙을 근거로 도덕적 결정을 한다. 6단계 보편적인 윤리적 원칙(stage of universal ethical principles)에서는 인간 존엄성, 상호존중, 신뢰라는 추상적인 원칙을 반영하는 내면화된 규칙이나 양심이 결정과 행동을 안내한다. 이 수준의 사람들은 사회의 표준과 상충될지라도, 공정하며 보편적인 도덕적 원칙에 근거해서 판단한다.

이 모델은 위계적 단계를 거쳐가는 직선형의 움직임을 보여준다. 각 단계는 이전 단계가 마무리되어야 완성되며, 그 다음 단계의 기반이 된다. 이 모델은 각각의 연속적인 단계가 좀 더 진보된 도덕적 추론 수준을 요구하고 단계를 결정하는 특정 수준의 추론을 개인이 활용하는 패턴을 보여준다. 이 이론적 틀을 사용한 연구는 모든 사람이 모든 단계를 지나는 것이 아니고, 실제로 인습 이후 수준에 다다르는 사람은 극히 적음을 보여준다(Colby & Kohlberg, 1987). 이 이론적 틀은 여성은 3

단계에서 정체되는 것으로 보며 남성 대부분은 4단계를 넘어서지 못하는 것으로 본다. 콜버그의 모델은 일반적으로 **정의의 윤리(ethic of justice)**로 간주된다. 이 접근은 거리를 둔 상태에서 선택을 하는 객관적인 규칙이나 원칙에 근거해서 윤리적 의사결정을 하기 때문이다.

길리건의 여성 심리 발달 연구

길리건(Gilligan, 1982, 1987; Gilligan, Ward, & Taylor, 1994)은 여성의 심리 발달을 연구하여, 여성은 남성과 다른 관점에서 도덕적 의사결정에 접근한다고 주장하였다. 개인의 자유와 권리가 우선인 콜버그의 정의의 윤리(ethic of justice)와는 대조적으로 길리건은 여성이 **돌봄의 윤리(ethic of caring)**를 활용하고 있음에 주목하였다. 돌봄의 윤리에서 도덕적 의무는 다른 사람과의 관계와 책임에 근거한다. "도덕성을 정의로 생각할 때 발달을 평등성과 상호이익의 논리와 연결짓는 것처럼, 여성이 도덕적 문제를 권리와 규칙보다는 관계에서의 돌봄과 책임감의 문제로 생각하는 것은 여성의 도덕적 사고 발달이 책임감과 관계에 대한 이해심의 변화와 관련된다고 연관지을 수 있다."(Gilligan, 1982, p.73) 길리건의 연구에서는 대부분의 남성은 정의의 관점에서 생각하며 모든 여성이 돌봄의 측면에서 생각한다고 말하지는 않았다. 오히려 리틀(Little, 2000)이 지적했듯이, 길리건은 여성이 사용하는 이미 주어진 관점(default perspective) 즉, 여성이 가장 편안하다고 느끼고 먼저 의지하고자 하는 관점을 확인하였다. 많은 여성이 정의의 관점에서 생각하며, 성인 인구의 약 1/3은 정의의 관점과 돌봄의 관점이 혼합되어 있고, 억압되었을 때는 모든 사람이 다른 쪽의 관점으로 이동할 수 있음에 주목하였다. 그러나 돌봄의 관점에서 출발하는 일차적 집단은 여성이다. 그래서 연구에서 여성을 배제한다면 돌봄의 관점도 누락시키는 것이다.

길리건의 연구는 각 단계에서 자신과 타인의 관계를 이해하는 깊이를 반영하는 3개의 단계 및, 책임감과 이기심 사이의 갈등을 비판적으로 재평가하는 두 개의 이행기를 거치는 도덕적 사고 발달을 제시한다. 기술된 순서는 생존에 대한 초기 관심에서 시작해서, 선함에 초점을 두고 돌봄을 도덕적 딜레마를 위한 가장 적절한 가이드로서 생각하며 이해하는 방향으로 나아간다.

1단계

이 단계는 자신의 생존에 대한 관심(concern for survival)으로 자신을 위한 최선이 무엇인지가 초점이며, 이기심과 타인에 대한 의존이 여기에 해당된다. 2단계로의 이행에서는 서로가 연결되었음을 알고, 다른 사람에게 미치는 영향을 고려한 책임있는 선택을 한다.

2단계

이 단계는 선함에 중점을 두는 단계(focusing on goodness)로 자기희생을 선하다고 여긴다. 다른 사람의 필요를 자신의 필요보다 우위에 두며, 다른 사람에게 책임감을 가지고 있으며 이를 긍정적으로 여긴다. 선함에 대한 강조는 다른 사람과의 관계에 대한 인식을 반영하며, '내가 얼마나 당신에게 잘해주었는지 보라'는 태도로 다른 사람을 마음대로 하려고 할 수도 있다. 3단계로의 이행에서는 다른 사람의 반응에 대한 관심에서, 좀 더 개인적 동기에 대해 솔직해지고 선택과 행동의 결과에 대한 관심으로 옮겨간다. 자기 자신에 대한 책임감을 다른 사람의 필요에 부응하는 것과 함께 고려된다.

3단계

돌봄의 의무(imperative of care) 단계에서는 자신과 타인에 대한 책임감을 도덕적으로 동등하게 가지고 사람에게 해를 가하면 안된다는 분명한 의무감을 느끼며 서로가 연결되어 있음을 깊게 생각한다. 우리는 선택에 책임을 지고, 다른 사람의 반응보다는 예상되는 결과와 개인적 의도가 행동을 위한 동기가 된다.

비록 길리건이 각 발달단계와 특정 연령을 분명하게 연결짓지는 않았지만, 한 단계에서 이행 과정을 거치면서 그 다음 단계로 진행되는 직선형의 과정을 제시하고 있다. 이 과정은 애착 경험과 조화를 이루면서 인지적 · 정서적 발달과 연관될 수 있다.

파울러의 신념 발달단계

파울러(Fowler, 1981)의 신념 발달에 대한 논의는 가치관 발달에 대한 사고를 포함하고 있다. 파울러의 통찰력은 도덕성 발달 과정에 대한 또 다른 관점을 제공한다. 파울러는 **신념(faith)**을 '인간이 의미를 발견하고 유지하고자 하는 고군분투의 한 양상이며 역동적인 실존적 자세이고, 삶의 조건에 의미를 부여하거나 의미를 발견하여 이에 의지하는 방식'(pp. 91~92)으로 언급하였다. 그는 신념이 종교와 동의어는 아니며, 종교적 표현으로 나타날 수도 있고 그렇지 않을 수도 있다고 하였다. 파울러는 앎의 방식과 가치평가 방식의 통합에서 신념 발달이 나온다고 하였다. 이 관점은 피아제와 콜버그의 작업과는 다르다. 피아제와 콜버그는 논리적으로 아는 것이 다른 중요한 앎의 양상과 구분된다고 제시하면서, 인지나 앎을 정서나 애정과 개념적으로 분리하였다. 파울러는 "도덕적 판단에서의 자신이나 타인의 기대와 관련해서 자신에 대한 평가뿐만 아니라 행동과 행동의 결과에 대한 가치 판단은, 심지어 형식적이고 구조적인 용어에서도 앎의 감정적이고 정서적인 요소를 제외하고는 생각하기 어렵다."고 기록하고 있다(1981, p. 102).

파울러(1981)는 어린 시절의 직관적 신념에서 시작되어 보편적 신념으로 나아가는 신념의 6단계를 제안하였다. 다양한 삶의 경험에 반응하면서, 이전 단계로 다시 나선형으로 돌아갈 수 있음을 인식하면서, 단계의 이동은 직선형인 패턴에 국한되지 않을 수 있다고 하였다.

1단계

유아기의 미분화된 신념 이후에 발생하는 단계는 직관적 투사적(intuitive projective) 신념의 단계로서 이미지와 상상으로 가득 차 있다. 삶의 궁극적 조건에 대한 아동의 이해와 감정은 직관적이며, 이야기, 행동, 기분, 주변 사례에 의해 형성된다.

2단계

신화적 문자적(mythic-literal) 신념의 단계로, 공동체나 가족에의 소속을 상징화하고 문자적으로 해석하는 것을 그대로 받아들이는 믿음, 도덕적 규칙, 태도를 나타낸다. 이야기가 의미의 주요 원천이 되고, 상호관계와 공정성에 근거한 세계관이 발달된다.

3단계

종합적-관습적(synthetic-conventional) 신념의 단계는 가족을 넘어 세상으로 나아가는 것을 보여준다. 가치와 믿음은 가족 내에서의 대인관계 경험에서 형성된다. 의미 있는 사람들에 대한 기대와 판단은 자신이 가지고 있던 가치관을 유지하는 데 매우 영향력이 있다. 이 단계에서 개인적인 가치관과 믿음이 드러나지만, 믿음과 행동의 타당성을 확인하기 위하여 전통적인 권위자의 역할이나 높이 평가하고 있는 집단의 합의에 의지하는 것이 일반적이다. 파울러는 이 단계가 청소년기에 시작됨에도 많은 성인이 이 시기에 머무르고 있음에 주목하였다.

4단계

개별화의 성찰적(individuative-reflective) 신념의 단계로, 자신의 정체성과 세계관을 다른 사람들의 것과 구분하면서 자신만의 신념, 가치관, 헌신에 대한 책임을 지기 시작한다. 이런 방식으로, 자신이나 타인의 행동과 결정에 대한 반응과 판단에서 자신만의 가치관을 고려하게 된다.

5단계

통합하는(conjunctive) 신념의 단계로 자신 안의 깊이에 열려있어야 한다. 이 단계에서는 다른 사람과 구별되는 자신만의 특정한 문화적 · 사회적 · 종교적 전통에서 발전된 가치관 · 믿음 · 신화를 인식할 수 있다. 이 단계는 이전에 위협적이고 다르다고 지각했던 것에 대해 개방적인 태도를 요구한다. 비록 자신의 가치관이 의미를 부여하는 틀을 제공한다 할지라도 이것은 단지 초월적 실재에 대한 상대적이고 부분적인 이해일 뿐이다.

6단계

보편화된(universalizing) 신념의 단계로, 이 시기에는 절대적인 사랑과 정의의 의무가 중요하게 된다. 또한 모든 존재의 초월적 실재를 향해 현재의 현실을 변형시키는 에너지에 초점을 둔다. 이 단계에 도달한 사람은 매우 드물고, 종종 살아있을 때보다 사후에 더 존경받는다.

콜버그와 길리건은 가치관 발달이 자아와 생존에 초점을 두다가, 지각된 권위나 다른 사람의 의견 같은 외부적 힘에 반응하는 단계를 거쳐서 보편적인 생각에 의해 동기화되고 인도되는 방향으로 나아간다고 하였다. 또한 도덕적 의사결정을 위한 지침으로, 성문화된 규칙을 초월한 내면화된 보편적인 지침에 근거해서 행동이나 결정을 하는 성인보다 외부적 권위에 의존하는 중간 단계에서 기능하는 성인이 더 흔하다는 것을 지적하였다. 파울러의 모델은 이성과 정서적 반응 두 가지가 도덕적 의사결정의 요인이 됨을 인정한다. 그리고 발달이 직선형보다는 나선형의 패턴을 따라간다고 제시하였다. 이 패턴에서는, 사람들이 인생을 바꿀만한 경험에 대한 반응에서 이전 단계로 나선 모양으로 되돌아가서 새로운 관점을 가지고 단계들을 다시 거쳐가는 것을 생각할 수 있다.

우리는 사회문화적 맥락에서 가치관을 발달시키기 때문에, 가치관 발달에 대한 연구와 평가에 문화적 민감성을 포함시키는 것이 중요하다. 문화적 민감성은 한 기간이나 단계에서 또 다른 기간이나 단계로 나아가는 것을 지지하거나 격려하는 사회 문화적 요인을 고려하는 것이 포함된다. 도덕적 발달이 높은 수준에 다다른 사람은 사회적 순응과 다른 사람의 반응에 근거해서 도덕적 행동을 하는 것을 넘어, 내면화된 보편적 가이드에 의해서 촉발되는 행동을 보여준다는 것을 이론가들은 주목하였다. 이것을 염두에 두면서, 오늘날 높은 수준의 도덕적 발달을 보여주는, 다양한 배경의 역할 모델에 대한 증거를 어디에서 볼 수 있을까?

자신에게 질문하기

당신의 가치관 발달은 어느 수준인가?

- 논의된 각각의 이론적 틀에서 당신은 어디에 위치해 있다고 생각하는가?
- 당신의 부모는 어디에 있는가? 같은 반 동기는? 친구는? 정부 관료는? 간디, 테레사 수녀나 마틴 루터 킹 같은 사람들은? 당신이 살고 있는 사회는 전반적으로 어디에 위치하고 있는가?
- 비판적 사고와 직관적 앎에 근거해서, 어떤 이론적 틀이 가장 바람직한가?
- 당신의 가치관이 발달한 사회문화적 맥락은 무엇인가?

사례

3명의 간호학생

팻, 태냐, 콴은 오늘 임상에서 경험한 것을 이야기하고 있다. 태냐는 6살 손녀를 보고 싶어하는 죽음을 앞둔 할머니의 고통에 대해 이야기하였다. 태냐는 손녀를 만나게 하는 것이 치료적이라고 생각하는데, 프리셉터는 12살 이하의 아동은 병동을 방문할 수 없는 엄격한 규칙 때문에 그렇게 하면 절대로 안된다고 하였다. 팻은 환자의 침상을 교환해줄 시간이 없었고 침상도 깨끗했기에 평평하게만 펴주었다. 실습지도교수는 눈치도 채지 못했으며, 그 병동에 있는 간호사들도 바쁠 때는 가끔씩 그렇게 하니까 괜찮다고 팻은 말하였다. 콴은 친구의 얘기에 공감하면서도 모든 것을 제대로 하는 것이 좋다고 생각했다. 콴은 문제를 일으키고 싶지 않았고 좋은 학점을 받고 싶었다.

생각해보기

도덕성 발달의 지표

- *위에 언급한 내용에서 각 학생들의 가치관에 관해 어떤 통찰력을 얻을 수 있는가?*
- *기존에 언급한 이론가들은 각 학생의 발달 수준을 어떻게 기술할까?*
- *학생들이 말한 상황에서 당신은 어떻게 반응할 거라고 생각하는가? 당신의 반응을 인도하는 가치관은 무엇인가?*

간호에서 고려할 점

길리건(Gilligan, 1982, 1987) 등(Gilligan et al., 1994; Larrabee, 1993; Little, 2000; Noddings, 1984)은 도덕적 의사결정에 접근하는 데 성별에 따른 차이가 있다고 하였다. 여성은 돌봄이나 관계적 관점을 활용하는 경향이 있는 반면, 남성은 정의적 관점을 더 많이 사용한다는 것이다. 이들은 도덕성 발달에 관한 콜버그의 관점에서는 여성의 선택이 도덕적 역량이 부족한 것으로 비춰질 수 있음에 주목하였다. 많은 저자들이 성별에 근거한 윤리적 의사결정에서의 차이에 관한 연구는 아직 결론이 나지 않았고, 정의의 관점은 남성과 여성 모두가 사용한다고 주장한다(Colby & Kohlberg, 1987; Duckett et al., 1992; Walker, 1993). 도덕성 발달단계상 발달적 규범을 고려할 때, 어떤 특정 집단을 도덕적 역량이 부족한 것으로 잘못 분류하는 실수를 피하기 위하여 간호사는 성별과 문화적 요인, 규범, 편견에 주의해야만 한다.

문헌에서는 돌봄의 윤리와 정의의 윤리를 계속해서 논의하고 있다. 두 관점의 비교에서는 정의의 관점이 객관적인 규칙과 원칙에 바탕을 둔 거리두기의 입장에서 일차적으로 선택이 이루어지는 것을 보여준다. 돌봄의 관점은 가능한 한 관계를 유지하는 전략을 개발하고, 누구에게도 상처주지 않으려고 노력하면서, 선택과 상황적으로 관련된 특정한 사람과의 자연적인 관계 속에서 일어나는 타인에 대한 반응을 요구한다. 정의의 윤리에서 도덕적 관심은 권리, 책임감과 함께한다. 돌봄의 윤리에서 도덕적 관심은 서로 상충되는 욕구와 관계에서의 책임감을 수반한다. 파울러의 모델은 도덕적 의사결정에서 두 가지가 모두 중요한 요소임을 보여준다. 문헌에서 대부분의 논의는 이 두 가지를 서로 다른 것으로 간주하고 있지만, 서로에 대해 부정하는 것보다는 문제를 검토할 때 정의와 돌봄의 윤리가 각기 다른 초점을 제공하고 있음을 인식해야 한다. 서로에 대해 균형을 유지하면, 이 두 관점은 상황을 전체적으로 볼 수 있는 시야를 넓혀주고 좀 더 포괄적인 도덕적 관점을 전체적으로 구성한다(Botes, 2000a, 2000b; Cooper, 1989; Little, 2000). 1995년 Hekman이 지적했듯이, 보편적인 도덕성에 대한 생각에서 다양한 도덕적 목소리를 인식하는 방향으로 도덕성 및 도덕 용어에 대한 재개념화가 필요하며, 이에 대한 패러다임의 전환이 지속적으로 요구되고 있다.

관계적 돌봄에 대한 간호의 관심 때문에, 정의의 윤리에 일차적으로 중점을 두는 것보다는 돌봄의 윤리에 주목하는 것이 간호의 경험을 좀 더 충실하게 반영할 수 있다(Bowden, 2000; Cooper, 1989). 돌봄의 윤리가 보건의료 전문가에게 주는 교훈 중 하나는 이것이 특정한 타인의 요구를 충족시키는 방향이 되며, 이 요구는 언제나 분명한 것이 아니라는 점이다(Little, 2000; Watson, 2005). 이것은 사람들에 대한 돌봄은 개별적이어야 하며, 사람들의 요구를 해결하는 데 도움이 되는 과정을 개발해야 함을 의미한다. 이 과정은 정서가 도덕적 삶을 구성하는 한 부분이 됨을 인식하면서 돌봄의 마음을 발달시킨다. 저자들은 돌봄의 정치를 고려하면서, 때때로 정서적이고 힘든 돌봄의 업무를 하는 사람들을 지지하고 이들에게 정당하게 보상하면서 돌봄을 가치 있게 평가하도록 보건의료 시스템을 재구성할 필요성을 말한다.

윤리적 의사결정이 이성뿐만 아니라 정서가 관여된 사회적 · 문화적으로 개입된 과정임을 뒷받침해주는 연구가 있다. Larin, Geddes, & Eva(2009)는 도덕적 판단력을 측정하기 위해서 도덕성 발달에 대한 서구의 발달론적 인지 패러다임에 근거한 도구를 다른 문화에서 활용하는 것은 도덕성 발달을 정확히 측정하지 못할 수 있음을 보여주었다. 이 연구 결과는 도덕성 발달에 대한 초문화적 평가는 문화적으로 특수한 도덕적 딜레마 및 원칙의 예를 포함할 필요가 있고, 종교, 문화처럼 도덕적 판단에 영향을 미치는 요인을 포함해야 함을 제시하였다.

간호학생과 임상 간호사를 대상으로 윤리의 의미를 탐색한 한 연구 결과는, 윤리적 간호실무가 전문적인 역할기대의 복잡함 속에서 살아가야 하는 개인적이면서 사회적으로 개입된 과정임을 강조하였다(Doane, Pauley, Brown, & McPherson, 2004). 간호사가 도덕적 의사결정을 할 때 정의의 관점과 돌봄의 관점을 사용하는지를 탐색한 연구에서, 돌봄의 관점이 전반적으로 우세하게 사용되면서 두 가지 관점이 모두 사용되고 있음을 발견하였다(Chally, 1992). 이 연구에서 전문적인 경험이 많은 경력 간호사는 경험이 부족한 젊은 간호사에 비해서 돌봄의 관점을 더 활용하는 경향이 있는 것으로 나타났다. 몇몇 저자들은 규칙에 대한 의존이 아니라 환자와 가족의 요구에 중점을 두는 돌봄의 관점을 반영하는 자신만의 선택을 하도록 이끌 수 있는 경험을 통한 성장발달 과정을 제안하였다(Begley, 2006; Chally, 1992; Lemonidou, Papthanassoglou, Giannakopoulou, Patiraki, & Papadatou, 2004).

전인적인 윤리를 탐구하는 연구에서, Victoria Slater와 동료들은(personal communication, 2000. 11. 13) 전인적인 간호사는 정의의 윤리와 돌봄의 윤리를 모두 사용하고 있음을 발견하였다. 순수한 정의의 윤리는 자율성에 관한 것이지만, 순수한 돌봄의 윤리는 관계성과 비폭력에 관한 것임을 주목하였다. 전인적인 간호사가 두 가지를 모두 사용하는 방식은, 다른 사람의 자율성(정의)을 침해하는 것은 그 사람에게 폭력을 행사하는 것으로 이해하는 간호사의 관점에서 볼 수 있었다.

사람에 대한 관심은 돌봄의 관점을 반영한다. 전문적인 간호사는 경험과 직관에 근거해서 윤리적 의사결정을 하였다. 이들은 비폭력적 방식으로 환자의 자율성을 유지하는 데 중점을 두면서, 상황에 맞춰서 윤리적 의사결정을 하였다.

도덕적 의사결정의 형성에 대하여 다양한 관점이 있음을 이해할 필요가 있다. 그래야 윤리적 딜레마에 대한 자신의 접근과 환자의 접근을 좀 더 잘 이해할 수 있다. 또한 상황에 대한 개인적 반응을 더 이해하고 자신의 접근 방식이 동료나 환자의 접근 방식과 어떻게 다른지를 좀 더 효과적으로 인식하기 위하여, 자신의 가치관 발달단계와 윤리적 관점을 솔직하게 확인할 필요가 있다. 차이점과 유사점을 인정하는 것은 타인의 도덕적 역량에 대해 부적절한 판단을 하지 않게 됨으로써, 돌봄에서 좀 더 나은 의사소통과 협동을 가능하게 한다.

사례

어려운 결정

레바의 아버지(82세)는 뇌졸중으로 입원하였고, 움직일 수 없어서 전적으로 도움이 필요한 상태였다. 의사는 아버지가 퇴원하여 요양원에 가는 게 좋겠다고 하였지만 레바는 아버지를 자신이 돌보아야 할 것만 같았다. 그녀의 신념과 문화는 부모를 직접 돌보는 것이 바람직하다고 생각하기 때문이었다. 그러나 그녀의 집은 좁았고, 1층에서 사용할 수 있는 욕실도 필요했다. 레바는 하루 종일 일해야 했고, 3명의 어린 자녀가 있었기 때문에 아버지를 간호할 수 있을지도 걱정이었다. 레바는 직장을 그만둘 생각을 했지만, 남편의 수입이 계절에 따라 달랐기에 가족은 레바의 수입이 필요했다. 면회 갔을 때, 레바는 간호사인 모이라에게 무엇이 아버지를 위한 최선인지 모르겠다는 말을 했다. 다른 주에 살고 있는 레바의 여동생은 아버지를 돌보아야 하는 의무에 대해 이야기했고, 레바와 다른 문화적 배경에서 자란 레바의 남편은 자녀들도 책임져야 하기에 그녀의 아버지까지 감당하기에는 힘들다고 하였다. 레바는 모이라에게 자신이 어떻게 해야 하냐고 물었다.

생각해보기

정의 또는 돌봄-어느 것이 더 나은가?

- *이 상황에서 어떤 요인이나 압력을 더 비중 있게 생각해야 하는가?*
- *당신이 모이라라면 어떻게 반응할 것인가?*
- *정의의 관점에서는 이 상황에 어떻게 접근하는가? 돌봄의 윤리적 접근은?*
  어느 접근이 더 나은 접근이라고 생각하는가? 설명해보자.
- *레바의 도덕성 발달단계는 어떻게 기술할 수 있는가? 그녀의 남편은? 여동생은?*
- *여기에는 어떤 사회문화적 요인들이 있는가?*

요약

이번 장은 가치관 발달과 관련된 이론적 관점에 대한 개요, 가치관과 믿음은 문화적으로 연관되어 있다는 인식의 중요성, 그리고 간호에서 도덕성 발달과 관련하여 고려할 점을 제시하였다. 학생은 자신만의 발달 과정을 이끌어가는 개인적인 지식기반을 형성하기 위하여 도덕성 발달에 관한 각 모델을 탐구하고 비판해야 한다. 각각의 관점은 무엇이 진실인지에 관한 통찰력을 제공한다.

주요내용

- 사회문화적 환경의 소산인 인간의 가치관 발달은 문화 내에서 옳고 그른 것이 무엇인지를 배우는 과정과 내용을 반영한다.
- 가치관 발달은 자신에게 초점을 두는 것에서 시작해서, 외부의 힘에 반응하는 과정을 거쳐, 보편적으로 고려해야 하는 방향으로 나아간다.
- 도덕성 발달은 문화적 관점에서 볼 필요가 있다.
- 도덕성 발달에 관한 현재의 모델은 좀 더 초문화적으로 성별을 고려한 타당성을 요구한다.
- 콜버그의 모델은 종종 정의의 윤리로 언급되며, 선택이 객관적인 규칙이나 원칙에 근거해서 거리를 둔 입장에서 이루어진다는 것을 제시한다.
- 길리건의 모델은 종종 돌봄의 윤리로 언급되며, 도덕적 의무는 관계와 상호 책임감에 근거하고, 선택은 상황적으로 관련되어 관계를 유지하고 아무에게도 상처주지 않으려고 노력하는 전략을 필요로 한다.
- 도덕적 목소리의 다양성에 대한 생각은 도덕적 의사결정에서 정의와 돌봄의 관점 모두 고려되어야 할 요인임을 인식하는 것으로, 간호를 위해 중요하게 고려해야 할 점이다.
- 의사결정이 이루어지는 다양한 관점을 이해하는 것은 간호사가 윤리적 딜레마에 대한 자신과 환자의 접근을 이해하고, 다른 사람의 도덕적 능력에 대한 부적절한 판단을 하지 않는 데 도움이 된다.

토론주제와 탐구활동

1. 도덕적 가치관을 문화적 관점에서 볼 필요가 있다는 말은 무엇을 의미하는가?
2. 한 사람의 도덕성 발달단계를 결정하는 데 당신은 어떤 요인을 고려할 것인가? 사회의 도덕성 발달단계는 어떠한가?
3. 당신이 생각하기에 가치관 발달 과정을 가장 정확하게 기술하고 있는 모델을 좀 더 심층적으로 탐색해보자. 친구들과 토론하고, 당신의 선택에 대한 근거를 제시하자.
4. 각기 다른 연령의 3명의 환자의 도덕성 발달단계를 기술해보자.
5. 돌봄의 윤리와 정의의 윤리를 비교하고, 이에 대하여 친구와 토론해보자. 간호에는 어떤 관점이 가장 적절하다고 생각하는가? 왜 그러한가?
6. 간호사가 자신이나 환자, 동료의 가치관 발달단계를 아는 것이 왜 유용한가?
7. 당신이 생각하기에 내면화된 보편적 지침에 근거해서 도덕적 행동과 결정을 하는 2명의 동시대 사람이나 집단을 확인해보고, 구체적인 사례를 들어서 뒷받침해보자.

참고문헌

Begley, M. A. (2006). Facilitating the development of moral insight in practice: Teaching ethics and teaching virtue. *Nursing Philosophy, 7*, 257–265.

Botes, A. (2000a). A comparison between the ethics of justice and the ethics of care. *Journal of Advanced Nursing, 32*(5), 1071–1075.

Botes, A. (2000b). An integrated approach to ethical decision-making in the health team. *Journal of Advanced Nursing, 32*(5), 1076–1082.

Bowden, P. (2000). An "ethic of care" in clinical settings encompassing feminine and feminist perspectives. *Nursing Philosophy, 1*(1), 36–49.

Chally, P. S. (1992). Moral decision making in neonatal intensive care. *Journal of Obstetrics, Gynecology, and Neonatal Nursing, 21*(6), 475–482.

Colby, A., & Kohlberg, L. (1987). *The measurement of moral judgment: Theoretical foundations and research validation* (Vol. I). Cambridge, MA: Cambridge University Press.

Cooper, M. C. (1989). Gilligan's different voice: A perspective for nursing. *Journal of Professional Nursing, 5*(1), 10–16.

Doane, G., Pauley, B., Brown, H., & McPherson, G. (2004). Exploring the heart of ethical nursing practice: Implications for ethics education. *Nursing Ethics, 11*(3), 250–253.

Duckett, L., Rowan–Boyer, M., Ryden, M. B., Crisham, P., Savik, K., & Rest, J. R. (1992). Challenging misperceptions about nurses' moral reasoning. *Nursing Research, 41*(6), 324 - 331.

Fowler, J. W. (1981). *Stages of faith: The psychology of human development and the quest for meaning*. San Francisco: Harper & Row.

Gilligan, C. (1982). *In a different voice: Psychological theory and women's development*. Cambridge, MA: Harvard University Press.

Gilligan, C. (1987). Moral orientation and moral development. In E. F. Kittay & D. T. Meyers (Eds.), *Women and moral theory* (pp. 19 - 33). Savage, MD: Rowman & Littlefield.

Gilligan, C., Ward, J. V., & Taylor, J. M. (Eds.). (1994). *Mapping the moral domain*. Cambridge, MA: Harvard University Press.

Hall, E. T. (1973). *The silent language*. Garden City, NY: Anchor Press.

Hekman, S. J. (1995). *Moral voices, moral selves*. University Park: Pennsylvania State University Press.

Houser, N., & Kloesel, C. (Eds.). (1992). *The essential Peirce: Selected philosophical writings* (Vol. 1). Bloomington: Indiana University Press.

Kloesel, C. J. W. (Ed.). (1986). *Writings of Charles S. Peirce: A chronological edition*. Bloomington: Indiana University Press.

Kohlberg, L. (1981). *The philosophy of moral development*. New York: Harper & Row.

Lao Tsu. (1972). *Tao Te Ching* (Gia–fu Feng & Jane English, Trans.). New York: Vintage Books.

Larin, H. M., Geddes, E. L., & Eva, K. W. (2009). Measuring moral judgment in physical therapy students from different cultures: A dilemma. *Learning in Health and Social Care, 8*(2), 103 - 113.

Larrabee, M. J. (Ed.). (1993). *An ethic of care*. New York: Routledge.

Leininger, M. (1984). *Transcultural care diversity and universality: A theory of nursing*. Thorofare, NJ: Slack.

Lemonidou, C., Papthanassoglou, E., Giannakopoulou, M. Patiraki, E., & Papadatou, D. (2004). Moral professional personhood: Ethical reflections during initial clinical encounters in nursing education. *Nursing Ethics, 11*(2), 122 - 137.

Little, M. (2000). Introduction to the ethics of care. Presentation at New Century, New Challenges: Intensive Bioethics Course XXVI, Kennedy Institute of Ethics, Georgetown University, Washington, DC.

Maldonado, N., Efinger, J., & Lacey, C. H. (2003). Shared perceptions of personal moral development: An inquiry in social research. *International Journal of Human Caring, 7*(1), 8 - 19.

Noddings, N. (1984). *Caring: A feminine approach to ethics and moral education*. Berkeley, CA: University of California Press.

Piaget, J. (1963). *The origins of intelligence in children* (M. Cook, Trans.). New York: Norton.

Plato. (Trans. 1997). *The republic* (G. M. A. Grube, C. D. C. Reeve, Trans.). In M. Cooper & D. Hutchinson (Eds.), *Plato: Complete works*. Indianapolis, IN: Hackett.

Ray, M. A. (2010). *Transcultural caring dynamics in nursing and health care*. Philadelphia: F. A. Davis.

Spector, R. (2009). *Cultural diversity in health and illness* (7th ed.). Upper Saddle River, NJ: Prentice Hall.

Tappan, M. B. (2006). Moral functioning as mediated action. *Journal of Moral Education, 35*(1), 1-18.

Walker, L. J. (1993). Sex differences in the development of moral reasoning: A critical review. In M. J. Larrabee (Ed.), *An ethic of care* (pp. 157-176). New York: Routledge.

Watson, J. (2005). *Caring science as sacred science*. Philadelphia: F. A. Davis.

Chapter 7

윤리와 간호전문직

Ethics and Professional Nursing

우리는 간호에서 역사적 사건의 출발선에 서 있기 때문에, 혼자서는 해낼 수 없는 저 목표들을 달성하기 위해 모였다는 점을 주문처럼 되뇌이자. 우리는 매우 복잡한 세상에 살고 있다. 그리고 과학과 기술 및 사회적 요구의 압박으로 인해, 간호는 이미지를 증진시키고, 목표를 결정하고, 나아갈 방향을 계획해야만 한다. 그러지 않으면, 외부의 압력이 이 간호전문직을 정말로 제거하게 될 것이다.

– Zschoche(*1983*)

학습목표

7장을 공부하면, 학생은 다음을 할 수 있다.

1. 간호전문직 윤리의 발전과정을 기술한다.
2. 일반적으로 전문적 지위가 갖고 있는 특성 및 간호의 전문적 지위와 관련된 역사적 논쟁을 포함하여, 전문직이라는 용어의 의미에 대해 논의한다.
3. 현대적 간호사 윤리강령에 대해 논의한다.
4. 간호전문직에게 돌봄의 중요성에 대해 논의한다.
5. 전문성, 윤리적 지위 및 전문적 지위 간의 관계에 대해 논의한다.
6. 간호사 개인과 간호전문직 둘 모두의 관점에서 자율성에 대해 논의한다.
7. 전문직의 자율성과 윤리간의 관계에 대해 논의한다.
8. 다양한 책무의 메커니즘을 포함하여 책무의 개념에 대해 논의한다.
9. 책무와 전문적 지위 간의 관계를 설명한다.
10. 전문직 권한과 개인적 권한을 차별화하여 권한의 개념을 정의한다.
11. 동질감의 개념을 논의하고 아울러 간호 분야에서 동질감과 전문적 지위와의 관련성에 대해 논의한다.

서론

간호사 윤리강령은 그 시대의 간호에 대한 일반적인 도덕적 가치관과 인식을 반영한다. 공식적인 간호사 윤리강령은 그 시대의 다른 사회운동과 서로 연관되어 한 세기 동안 오랜 과정을 거쳐 역사적으로 발전해왔다. 간호의 본질에 대한 현대적 관점은 간호가 종속적 직업으로 간주되었던 19세기부터 시작하여 간호가 전문적 지위를 획득하기 위해 노력했던 20세기 중반에 걸쳐 발전해왔다. 오늘날 간호의 본질에 대한 관점은 여전히 계속 변해가고 있는지도 모른다. 그러나 현재의 간호사 윤리강령에 대해 검토하려면, 간호를 전문직으로 확립하려 했던 초창기의 노력을 다시 검토해야 한다. 간호가 하나의 전문직으로 인식되기 위해 노력했던 20세기의 고군분투를 거치면서, 간호조직은 본격적으로 윤리강령 개발을 시작했다. 이 장은 전문직으로서의 간호 자체를 정의하기 위한 간호학의 노력과 간호윤리의 역사적 맥락, 현시대의 간호사 윤리강령, 간호 분야에서의 돌봄 · 전문성 · 자율성 · 책무 · 권한 및 동질감 부문에서의 윤리적 이상을 검토한다.

간호의 전문적 지위에 대한 극심한 논쟁은 지금은 많이 가라앉았다. 현시대 간호사들은 간호학을 바라보는 관점에 대해 새로운 시각을 제안한다. 혹자는 간호가 전문직이기보다는 훈련이나 실무과정 정도라고 하고, 또 어떤 혹자는 간호가 단순히 일하는 것으로만 보인다고 말하기도 한다. 각 관점은 간호에 확실한 영향을 미칠 것이지만, 간호윤리의 발달과정을 이해하기 위해 간호의 전문적 지위에 관한 논쟁을 점검할 필요가 있다.

간호의 전문적 지위

역사적으로 법률가, 의사, 성직자는 진정한 전문직으로서 존중받아왔다. 비록 19세기 말이지만, 간호도 전문적 지위를 얻은 것처럼 보여졌다. 아마도 햄프톤(Isabel Hampton Robb) 같은 강력한 지도자가 있었기 때문에 미국 간호사들은 전문 직업인으로서의 정체성을 굳건히 지켰을 것이다. 의사와 사법제도도 간호를 전문직으로 인식하였다. 그러나 1915년에 모든 것이 변하였다.

미국 교육자인 플렉스너(Abraham Flexner)는 의과대학의 전문적 지위를 평가하였다. 1910년, 그는 미국 의학교육을 개혁하게 된 플렉스너 보고서(Flexner Report)를 발표하였다. 플렉스너는 의사, 법률가, 성직자와 같이 확고한 전문직에서 관찰된 특성들을 가지고 전문직 특성목록을 개발하였다. 그는 전문직으로 인식되기 위해서는 모든 직업이 이 기준들 전부를 충족시켜야 한다고 말하였다. 기준들은 다음과 같다.

1. 전문직 활동은 필수적으로 지적이고 자율적이어야 한다.
2. 전문직은 과학과 학습으로부터 자신의 지식을 이끌어내야 한다.
3. 전문직 학습의 목적은 실무 적용에 있다.
4. 전문직 직업은 규율이 있는 고도의 전문화된 교과과정을 갖추어야 한다.
   전문직은 민주적이고 전문적인 단체를 자율적으로 결성하는 경향이 있다.
5. 전문직 직업은 다른 직업보다는 좀 더 공공의 이익에 민감하게 반응하는 경향이 있다(Flexner, 1915).

간호학계에서 의뢰하지 않았음에도, 플렉스너는 후에 간호학을 자신이 만든 기준에 따라 평가한 후, 간호학은 전문적 직업이 아니라고 선언하였다. 1915년, 그는 간호학을 '천직'도 되고 '직업'도 되는 것으로 규정하였고 이 보고서를 미국 의회에 제출하였다. 그는 간호사를 '내과의사나 외과의사의 한쪽 팔'로 서술하였다(Covert, 1917). 다행히도 플렉스너는 자신의 보고서에 기술했던 전문직의 특성을 개발하면 해당 직업의 지위가 변경될 수 있다고 제안하였다.

그 뒤, 1945년과 1959년에 Genevieve와 Bixler, 2명의 교육자들은 간호의 전문적 지위를 평가할 수 있는 중요한 논문을 발간하였다. 이 논문들은 플렉스너가 제안한 것과 비슷한 기준들을 이용하였으며, 다음의 7가지 전문직 기준을 나열하였다.

1. 전문직은 고등교육 지식수준의 잘 정의되고 조직화된 전문적 지식체를 그 분야의 실무에 활용한다.
2. 전문직은 그 분야의 전문 지식체를 지속적으로 확장시키고, 과학적 방법을 사용하여 교육과 서비스 기술을 향상시킨다.
3. 전문직은 그 분야의 실무교육을 고등교육기관에 위임한다.
4. 전문직은 인간과 사회복지분야에 필수적인 실무 서비스 부문에 그 분야의 전문지식체를 적용한다.
5. 전문직은 전문직에 대한 정책을 자율적으로 수립하고 전문직 활동을 통제한다.
6. 전문직은 개인적 이익보다 사회에 대한 봉사를 더 높이 여기고, 또한 자신이 선택한 직업을 평생직업으로 여기는, 그런 지적이고 개인적인 자질을 갖춘 사람이 선택

한다.

7. 전문직은 활동의 자유를 보장받고, 지속적인 전문가적 발전 기회를 얻고, 경제적인 안정을 얻음으로써 자신의 노력을 보상받는다(Bixler & Bixler, 1959, pp. 1142~1147).

예상대로, 빅슬러(Bixler)의 결론은 플렉스너 보고서에 나타난 것과 같았다. 간호는 진정한 전문직 직업이 아니었다.

플렉스너 보고서에 잇따라 나온 빅슬러의 연구 결과를 보면서, 간호사들은 자신들의 전문가로서의 지위에 의문을 가지기 시작하였다(Parsons, 1986). 여성은 본질적으로 악하다는 미신을 믿어왔던 16세기 여성들처럼, 많은 간호사들은 간호는 진정한 전문직이 아니라는 생각을 받아들였다(Newman, 1990; Sleicher, 1981). 그렇지만 전문적 지위에 대한 검토와 평가의 과정은 간호분야에 많은 긍정적인 변화를 가져왔다. 플렉스너와 빅슬러가 제시한 기준을 충족시키기 위해, 간호사들은 간호분야 고유의 지식체를 만들기 위한 연구를 수행하였고, 전문적 간호교육을 대학에서 실시하도록 하였으며, 정치에 참여하기 시작하였고, 간호의 자율성을 향상시키고, 간호실무를 확장시키고, 간호사 윤리강령을 제정하기 시작하였다.

전문적 지위에 대한 논쟁을 둘러싼 야단법석은 가라앉았으나, 그에 대한 토론은 21세기 간호와 관련되어 지속된다. 전문직으로서의 정체성을 찾기 위한 노력은 간호를 기술하고, 간호의 경계를 규정하고, 윤리적 한계점을 명확히 하고, 사회 내에서 다른 학문과 구별되고자 하는 노력에서 상당한 발전을 이끌어왔다.

전문직(profession)은 여러 방식으로 표현되어 왔는데, 그 중 대부분은 플렉스너 보고서와 관련된다. Gruending(1985)은 전문직을 장기간의 훈련 프로그램이 선행되는 복합적이고 조직화된 직업으로 기술하였다. 전문적 교육은, 필수적 봉사직무 또는 사회가 원하는 사회봉사직무를 수행하는 데 필요한 전문적인 지식 습득에 적합하도록 맞춰져있다. 이러한 속성들은 전문가들이 자율성, 공적 인식, 명성, 권력과 권한 등의 독점적 지위를 가질 수 있도록 한다. 전문가들이 가지는 많은 다른 특징적인 속성들이 지난 여러 해 동안 제안되어왔다. 이에는 특히 전문성, 책무, 체계적 이론의 존재, 윤리강령, 전문가적 문화, 이타주의적 서비스 지향, 능력시험, 면허, 높은 수입, 신뢰성, 실무분야의 직무기술서, 표준 제정 등이 포함된다.

전문직은 사회의 요구를 충족시키기 위해 존재하는 배타적인 집단이다. 배타적이라는 것은 그 전문직 집단이 집단의 구성원이 되기 위한 엄격한 기준을 가지고 있으며, 그러한 기준에 충족되지 않는 사람들은 집단에서 배제한다는 의미이다. 전문가들은 공통된 경험과 언어, 전문 지식체에 의해 서로 연결되어 있다. 간호사들은 서로 관계되어 있으며, 전문직 구성원들이 갖게 되는 명성이나 신비주의, 그리고 인간의 고통과 삶의 시작이나 끝에 대한 깊은 이해에서 나오는 개인적·영적 경험에서 나오는 지식에 의해 다른 직종과 구별된다.

전문직은 사회화 과정을 통해서 형성된다. 사회는 그 사회의 요구가 무엇인지를 결정하고, 특정한 사람들이 그러한 요구를 충족시키도록 권한을 부여한다. 일련의 과정을 통해 전문가는 가치관을 개발하게 되는데, 이러한 가치관은 일종의 사회적 책임감과 사회의 요구를 충족시키고자 하는 바람으로 이어진다(Aydelotte, 1990). 전문가들은 다른 조직의 사람들보다 사회에서 확인된 일련의 요구를 더 훌륭히 충족시키겠다는 약속을 함으로써 그 사회와 계약을 맺는다. 이에 대해, 사회는 전문가들이 이러한 특별한 사회봉사에서 독점적 지위를 갖도록 보장한다. 역사적으로 전문직들은 의사를 위한 히포크라테스 선서나 간호사를 위한 나이팅게일 선서처럼, 서약이나 선서를 암송하는 과정을 거치면서 그 구성원들에게 자신들의 책임에 대한 심오한 본질을 심어주려고 시도해왔다.

자신에게 질문하기

간호는 전문직인가?

과거에, 대부분의 간호프로그램들은 이미 확인된 간호의 특징과 기능을 이용하여 간호의 전문적 지위를 확인하고자 하는 내용을 포함하였다.

- 당신은 간호의 전문적 지위에 대한 토론에 참여한 적이 있는가? 만일 그렇다면, 이러한 토론 시 어떠한 것을 떠올렸는가?
- 전문적 지위를 판단하기 위해 어떤 혹은 누구의 기준을 사용하였는가?
- 당신이 떠올린 것을 바탕으로 할 때, 간호를 전문직, 개발되고 있는 전문직, 준전문직, 전문직이 되기 위해 노력하고 있는 직업 중 어디에 해당한다고 생각하는가?

전문가로서의 간호사

많은 학자들은 전문직이 무엇인지에 대한 의미를 기술하려고 노력해왔다. Beletz는 전문가는 '그가 속해있는 조직의 다른 이들과는 달리 가치관과 규범에 묶여있고, 자신만의 규칙을 만들고, 최고 수준의 표준에 도달하기 위해 노력하고, 전문가 동료로부터 평가받고 인정받기 위한 방법을 찾는 사람'(1990, p. 18)이라고 하였다.

Jameton은 더 나아가 전문직이 된다는 것은 '소명을 가지게 되는 것'과 비슷하다고 주장한다. 그는 소명을 '신과 같은 존재나, 자기 내면의 깊은 요구 또는 역사적 환경의 요구에 의해 수행하도록 요청받은 것으로 느끼는 어떤 업무'라고 말하고 있다. 소명은 "인간의 삶에 중요한 부분이며, 삶에 의미를 부여하는 것이다."(1984, p. 18) 이 부분을 더 토론하여, Reed는 간호는 영적 훈련이라고 제안하였다. 그는 훈련을 영적인 일로 여기는 것은 전문직으로서의 의미를 더욱 함양시키는 것이라고 말하고 있다. 리드는 자신의 책에서 전문직 구성원들이 자유롭게 선택한 행동에 대한 실용주의적이고 규범적인 명령이 있는데, 이것을 '소명' 또는 '다른 사람들 앞으로 나아가게 하는 것'이라고 서술하였다(2000, p.132).

간호사 윤리강령

간호사 윤리강령(code of nursing ethics)은, 전문직의 주요한 목적과 가치관을 기록한 명시적이고 서문화된 표현이다. 윤리강령(code of ethics)은 전문직 판단기준으로서 거의 전 세계적으로 인정받고 있다. 간호사 윤리강령은 간호학문이 구성원들의 행동을 규제하는 가치관들을 명확하게 설명할 수 있도록 하는 수단이다. 다른 전문직처럼, 간호계는 간호사들이 유능하고 신뢰할 수 있음을 보장하기 위하여 특별한 의무사항들을 개발하고 이를 실시하도록 해오고 있다. 이러한 의무들은 개별 환자 및 사회 권리들과 전체적으로 서로 연결되어 있다. 간호전문직이 되자마자 간호사들은 간호사 윤리강령에 있는 가치와 도덕적 의무를 지키겠다는 무언의 도덕적 약속을 한다. 윤리강령은 간호사로 하여금 전문적 판단을 할 때 결과에 대한 고려, 인간존중의 보편적 도덕원칙에 대한 고려, 자율성, 선행, 악행금지, 정직, 비밀유지, 신의와 정의에 근거한 판단을 하도록 지휘 감독한다.

간호사 윤리강령 제정은 타 분야 윤리강령 제정에 비해 상대적으로 근대에 와서야 이루어졌다. 19세기 후반과 20세기 초반에 많은 분야들은 전문가 윤리강령을 개발하기 위해 분투하였다. 간호사들의 경우 이 과정은 장기간의 힘든 노력의 결과였다. 뒤늦었지만 플로렌스 나이팅게일은 간호사들을 위한 윤리강령 개발을 위한 장을 마련하였다. 19세기 초기에는 공식적인 간호학교가 없었으며, 간호사는 다른 사람들의 개인건강에 대해 책임지고 있는 사람일 뿐이었다(Nightingale, 1859). 간호사를 고용한 대부분의 병원들은 죽어가는 가난한 사람들을 수용하는 정도의 일을 했다. 병원간호사는 당시 알콜중독에 빠지기 쉽다는 평판이 있었으며, 수도회 소속 간호사들은 환자의 신체 치료보다는 영적인 부분에 더욱 초점을 맞추었다. 나이팅게일은 간호사들이 환자를 잘 돌보고, 환자에게 초점을 맞추고 치료효과를 높여주는 원칙을 따르도록 최초로 공개적으로 격려하였다. 그녀는 1860년 세계 최초로 공식적이며 비종교적인 간호학교를 설립하였다. 그곳에서 간호학생들은 장차 고결하고, 침착하며, 정직하고, 신의있고, 신뢰할만한 사람으로 육성될 것으로 기대되었다. 나이팅게일의 가치는 서구 세계로 빠르게 전파되어갔다.

20세기 초에는, 간호사 윤리강령이 필요하다는 것에 모든 사람이 다 동의하는 것은 아니었다. 미국 간호사들을 위한 윤리강령을 제정하자는 최초의 요구는 1897년 현재의 미국간호협회(American Nurse Association, ANA)의 설립규약에 그 사실이 기록되어 있다. 이에 대한 토론이 이루어졌음에도 협회는 그 당시에 윤리강령을 개발하지 못했다. 15년 후인 1912년 햄프톤은 간호사들의 간호 수준이나 수행의 일관성이 부족함을 확인하고, 간호사들에게 윤리강령이 필요하다고 주장하였다. 햄프톤은 최초의 간호윤리 교과서인 〈병원과 가정에서의 간호윤리(Nursing Ethics for Hospital and Private Use, 1912)〉를 저술하였다. 그후로 오랫동안 간호학생들은 햄프톤의 교과서를 사용하였다.

햄프톤은 윤리를 선과 악의 관점에서 인간 행동을 다루는 과학이라고 기술하였다. 그녀는 숙련된 간호사들의 충분하고 풍부한 지식에서 도출되는 공식적인 윤리강령이 젊은 간호사들을 안내해줄 것이라고 말하였다. 그 시대의 사회적 상황을 고려해볼 때, 햄프톤이 간호사가 하는 일을 성직자의 직무처럼 보았다는 사실은 그리 놀랍지 않다. 그는 간호는 기독교적 봉사여야 한다고 믿었다. 플렉스너와 동시대 인물이었던 햄프톤은 간호가 하나의 전문직이라고 주장하였으나, 간호를 종교적 소명이나 천직으로 생각하는 사람들의 의견도 존중하였다(Robb, 1912).

미국간호협회는 수년에 걸쳐서 공식적 윤리강령 개발에 대하여 토의하였지만, 미국에서 최초로 윤리강령을 기록하고자 하는 시도는 1921년에야 시작되었다. 5년이 지난 후에 한 자문위원회는 미국간호협회 대의원들에게 하나의 강령을 제안하였다(Viens, 1989). 이때 제안된 강령은 간호사가 순종적이고, 믿을 수 있으며, 충직하고, 아울러 숙련된 에티켓을 갖추고 있어야 한다고 기술하고 있다. 그러나 이 강령은 채택되지 않았다. 1940년 일어난 윤리강령에 대한 새로운 관심으로 인해, 과거 제안된 강령에 대한 수정본이 만들어지게 되었다. 1940년도 버전은 '행동'에 대한 규칙보다는 '윤리적' 원칙에 좀 더 의존하기 시작했으나, '의사에 대한 간호사들의 충성'에 관한 문구가 들어가 있었다(Viens, 1989). 또 다시 그 윤리강령 초안은 간호협회 구성원들에 의해 승인되지 못하였다. 1950년이 되어서야 비로소 간호사들을 위한 최초의 미국간호협회 윤리강령이 최종적으로 채택되었다. 시대는 변화하고 있었다. 1950년도 공식적인 버전에서는 의사에 대한 간호사의 충성에 관한 문구들이 삭제됐다. 그 뒤를 이어 국제간호협의회(International Council of Nurses, ICN)가 1953년 윤리강령을 만들었고, 다른 나라들도 연이어 간호사 윤리강령을 개발하였다.

우리나라는 대한간호협회에서 1965년 국제간호윤리규약을 기초로 하여 '한국간호사 윤리강령(안)'을 작성하고, 1972년 처음으로 한국간호사 윤리강령을 제정하고 선포하였다. 1983년 1차 개정, 1995년 2차 개정, 2006년 3차 개정 후, 2013년 4차 개정에 이르렀다. 한국간호사 윤리강령은 간호의 근본 이념과, 간호사의 책무, 간호사의 임무, 간호사 윤리강령의 제정 목적이 서술된 전문과, 간호사와 대상자, 전문가로서의 간호사 의무, 간호사와 협력자 등 3개 영역으로 구분된 총 15개 항목의 각론으로 구성되었다. 4차 개정된 간호사 윤리강령은 3차 개정안에 비해 '전문가로서의 간호사 의무' 영역이 강화되었다. 이에는 간호표준 준수, 정의와 신뢰의 증진, 안전한 간호 제공 등이 추가되었다(대한간호협회, 2014).

또한 '한국간호사 윤리선언'은 한국간호사의 사명을 공포하고 다짐하고자 2006년 제정되었으며, 간호사 윤리강령의 기본 정신을 실현하기 위한 구체적 행동지침을 마련하여 국민의 건강 및 안녕을 증진하고 인권신장에 기여하고자 '한국간호사 윤리지침'이 2007년 제정되었다.

2006년 개정 한국간호사 윤리강령		2013년 개정 한국간호사 윤리강령	
I. 간호사와 대상자		**I. 간호사와 대상자**	
1	평등한 간호제공	1	평등한 간호제공
2	개별적 요구 존중	2	개별적 요구 존중
3	비밀유지	3	사생활 보호 및 비밀유지
4	알권리 및 자율성 존중	4	알권리 및 자기결정권 존중
5	대상자 참여 존중		
6	취약계층보호	5	취약한 대상자 보호
7	건강환경 구현	6	건강환경 구현
II. 전문가로서의 간호사 의무		**II. 전문가로서의 간호사 의무**	
8	책무	7	간호표준 준수
9	교육과 연구	8	교육과 연구
10	전문적 활동	9	전문적 활동
11	윤리적 간호 제공	10	정의와 신뢰의 증진
		11	안전한 간호제공
12	건강 및 품위유지	12	건강 및 품위유지
III. 간호사와 협력자		**III. 간호사와 협력자**	
13	협력	13	관계윤리 준수
14	대상자 보호	14	대상자 보호
15	생명과학 기술과 존엄성 보호	15	생명과학 기술과 존엄성 보호

지난 세기 동안 간호계는 국제윤리강령 및 모든 서양 국가들의 윤리강령들을 확립하고 다듬었다. 현재 이 윤리강령들은 전문적 간호단체들에 의해 승인된 공식적 표준으로서의 역할을 하고 있다. 미국간호협회에 의해 명확화된 간호사 윤리강령들은 간호전문직의 확고한 윤리적 표준으로서, 간호사들은 고용정책이나 일반관습 같은 다른 규제와 상관없이 모든 전문적 상황에서 이 간호사 윤리강령을 따르도록 요구된다.

서양세계 전반에 걸친 현재의 간호사 윤리강령들은 그 내용과 목적에서 서로 유사성이 있다. 그 모든 강령들은 각기 다른 윤리이론과 관습에서 나온 개념들을 실용적으로 조합하고 있다. 어떤 하나의 윤리강령에는 의무와 책임감(의무론), 분배의 정의(공리주의), 선행, 자율과 악행금지(의무론 또는 원칙주의), 간호사들의 내재된 성격적 특성(덕윤리), 기타 윤리적 사상들에 대한 문구가 포함되어 있을 것이다.

세계보건기구(WHO), 미국, 캐나다, 유럽 간호강령들은 11개의 매우 흡사한 공통 테마를 포함하고 있다. 각각의 윤리강령은 다음 내용을 확립하였다.

1. 간호사는 모든 사람의 내재된 가치, 존엄, 권리를 존중해야 한다.
2. 간호사의 가장 주된 의무는 간호가 필요한 사람을 돌보는 것이다.
3. 간호사는 선한 일을 하고 해로운 일을 피해야 할 의무가 있다.
4. 간호사는 자신의 행위의 윤리성에 책임을 지며, 진실성을 가지고 일상행동들을 수행해야 한다.
5. 간호사는 반드시 안전하고, 인정어린, 유능한, 윤리적인 돌봄을 수행해야 한다.
6. 간호사는 타인에 의해 건강이 위험에 처한 사람을 보호해야 한다.
7. 간호사는 개별적 간호행위에 대해 책임을 진다.
8. 간호사는 정의를 촉진한다.
9. 간호사는 다른 사람들과 협력적인 관계를 유지한다.
10. 간호사는 간호전문직의 발전에 참여한다.
11. 간호사는 건강에 영향을 미치는 보다 광범위한 사회적 이슈들에 관심을 갖는다.

미국간호협회에서는 '간호사는 자기 자신에 대한 의무 또한 반드시 고려해야 한다.' 라는 경고를 추가하고 있으며, 우리나라 대한간호협회의 간호사 윤리강령에는 '건강 및 품위 유지' 항목이 있어서 간호사는 자신의 건강을 보호하고 전문가로서의 긍지와 품위를 유지해야 한다고 기술하고 있다.

사례

인격존중

헬렌은 연방 교도소에서 일하는 24살의 간호사이다. 존은 21살의 죄수로, 종종 우울해보여도 조용하고 예의바르다. 그는 사소한 병으로 종종 교도소 내 진료소를 온다. 헬렌은 방송을 통해 존이 젊은 여성에게 행한 잔인한 강간살인죄로 유죄를 선고받았다는 사실을 알았다. 존을 돌보려고 할 때, 헬렌은 좋은 간호사가 되려는 생각과 존이 저지른 끔찍한 범죄에 대한 생각 사이에서 괴롭다.

생각해보기

이러한 경우에 간호사 윤리강령은 어떻게 우리를 안내하는가?

- *세계보건기구(WHO)와 미국간호협회(ANA)의 윤리강령을 보자. 헬렌은 존에 관해서 '인격존중'의 태도를 보여야 하는가?*
- *헬렌이 존에게 해야 할 간호는 어떤 것인가?*
- *헬렌의 간호가 존의 형벌과 관련되어야 하는가?*
- *헬렌의 상황은 나치수용소의 잔인함에 희생된 피해자들을 돌보아야만 했던 간호사들의 상황과 어떻게 다른가?*

간호윤리의 주제

다양한 간호사 윤리강령을 공부함에 따라, 4장에서 논의되는 윤리원칙에 대해 알게 될 것이다. 또한 또 다른 강력하고 지속적인 윤리적인 주제들도 알게 될 것이다. 이 주제들은 윤리적으로 적절한 간호가 무엇인지 중요한 일면들을 보여준다. 여기에서는 간호사 윤리강령에 나오는 돌봄(caring), 전문성(expertise), 자율성(autonomy), 책무(accountability), 권한(authority), 동질감(unity)이라는 주제에 대해 논의한다.

돌봄

'돌봄은 윤리의 근본'이라고 이야기되어왔다(May, 1969). 돌봄의 개념은 역사에 걸쳐서 다양한 형태(신화적 · 종교적 · 철학적 · 심리학적 · 신학적 · 도덕적 형태)로 발전하였다(Reich, 2003a). 간호에서 돌봄의 기원은 나이팅게일의 활동과 저술에서 찾아볼 수 있다. 그러나 간호와 돌봄 사이의 연관성은 1980년대에 페미니스트적 윤리가 출현한 시기에 강력하게 나타나게 되었다.

돌봄은 간호문헌의 주요 주제이자 간호윤리의 필수적 부문이다. 돌봄에 관하여 저술한 최초의 간호이론가는 메들린 레닌저(Madeleine Leininger, 1984)였다. 그는 '돌봄은 간호를 특징짓는 데 필수적인 요소이며, 가장 핵심이 되고 통합성을 가지는 중요한 영역'이라고 기술하였다(p. 3). Newman, Sime과 Corcoran-Perry(1991)는 간호를 '인류의 건강체험 내의 돌봄에 대한 연구'로서 정의하였다(p. 298). Watson(2010)은 '돌봄은 사회와 맺은 전문적이고 윤리적인 서약이다.'(p. 15)라고 하였고, Leah Curtin(1980)은 간호의 특수성은 간호사가 다른 사람을 위해 헌신하는 '간호의 도덕적 예술성'에 있다고 주장하였다. Martha Rogers(1966)는 "간호는 인간에 대한 인정어린 염려이다. 간호는 이해심 많은 가슴이고, 사람을 진정시키는 힘이 있는 손이다. 간호는 많은 배움을 의미 있는 관리체계로 통합하는 지성이다."라는 유명한 말을 남겼다. 확실히, 돌봄은 간호에서 도덕적 필수요소이다.

보건의료윤리의 관점에서 보면, 돌봄에는 '관심을 갖다(care about)'와 '돌보다(take care of)'라는 확실히 차이가 있는 2가지 측면이 있다(Reich, 2003b). 간호사 윤리강령은 두 형태의 돌봄을 모두 수행하도록 간호사들을 안내한다. 이 2개의 측면 모두 윤리적 돌봄에서 필요한 요소이다.

많은 사람들은 '관심을 갖는 것'은 마음에 다가가는 것이라고 주장한다. 이 형태의 돌봄은 다른 사람들을 위한 헌신적인 관심의 미덕이라고 말한다. 관심을 갖는다는 것은, 한 사람을 세상 안에 있는 다른 사람과 같이 있도록 이끈다는 것이다(Mayeroff, 1971). 이것은 깊이 생각하고, 사려 깊은 의도성을 가지고 상대에게 전달되는(Watson, 2002) 인정 많은 관심이다. 환자에게 관심을 가지는 간호사는 환자의 취약성을 경감시키고, 환자에게 주의와 관심을 집중하고, 환자의 존엄성과 인간성을 지켜주는 데 확실히 헌신적이다(Smith, 1999). 도덕적 미덕과 도덕적 원칙은 성실하게 환자에게 관심을 가지는 간호사에게서 자연스럽게 발현된다.

2번째 형태의 돌봄인 '돌보다'는 돌봄을 수행하는 데 기술적인 측면에서의 유능성을 포함한다. 이 형태의 돌봄은 건강관리에 관한 과학적 지식과 능숙한 업무수행에 보다 더 초점을 맞춘다. 다음 부분에서 보게 되겠지만, 기술적인 간호 돌봄을 능숙하게 수행하는 것 또한 도덕적인 필수사항이다.

전문성

전문성(expertise)은 높은 수준의 기술과 지식을 갖고 있다는 특징과 관련되어 있다. 그것은 학문적 환경에서 수년간의 연구를 통해 얻어진 지식과 우수한 기술의 집합체이다. 전문성은 전문가의 필수적인 특징이다. 전문가들은 반드시 사회의 요구에 부합하기 위해 요구되는 지식과 기능적 기술을 갖추어야 하고, 그 지식과 기술에 의하여 전문직의 목적을 이뤄야 한다. 전문성은 또한 간호사의 행동이 선하고 악행이 없다는 것을 보장하는 데 도움을 준다. 사회는 전문가는 자신의 일을 완전히 이해하는 유일한 사람이라고 믿기 때문에, 전문성은 전문직으로 하여금 자율성을 유지할 수 있도록 해준다.

간호사들은 여러 가지 방법으로 전문성을 습득한다. 광범위한 교육적 요건, 실무에 대한 집중교육, 면허취득시험, 자격증, 보수교육 의무 등이 우리가 전문성을 획득하고 유지하며 간호가 전문성이 있음을 강력히 주장하는 방법들이다. 나이팅게일은 일반 상식 정도의 깊이와 폭으로 구성되어 있는 교육의 중요성을 말하였는데, 그러면서도 이러한 교육은 특정한 간호 초점과 결합되어 있어야 한다고 하였다. 오늘날 우리는 연구를 통하여 지속적으로 확장되고 있는 전문적인 지식기반을 갖고 있다. 우리는 기본적인 간호교육을 이수한 후, 면허시험을 통해 최소한의 능력을 성공적으로 입증해왔기 때문에, 학습과정을 지속하고 최신 지식과 기술력을 유지하도록 윤리적 또는 법적으로 더욱 더 요구받고 있다. 평생교육 프로그램은 이러한 발전을 도울 것이다. 간호교육과정을 졸업하고, 특수전문분야를 공부하고, 자격증을 취득하는 과정을 통하여 전문성 또한 발전하게 된다.

단순히 전문성을 주장하는 것만으로는 부족하다. 책무의 다양한 메커니즘을 통해서, 우리는 반드시 전문직으로서 더 넓은 사회와 약속한 바에 충실하다는 것을 증명해야 한다. 그에 상응하여, 사회는 우리가 일정 정도의 권한을 가지고 간호수행을 할 수 있도록 승인한다. 이렇게 전문성, 책무, 자율성, 권한의 전문적 영역은 서로 연결되어 있다.

자신에게 질문하기

공식적으로 해야 할 최종결정을 개인이 내려야 할 때

당신의 가족이 질병에 걸려 입원해야 한다고 상상해보자. 병원 경력 덕분에, 당신은 아픈 가족을 돌보는 데 필요한 간호기술과 지식을 충분히 잘 알고 있다. 한편 병원간호사들은 기본적인 기술과 지식이 부족하여, 당신 가족의 안녕을 잠재적으로 위협할 수도 있다.

- 당신은 이런 상황에서 어떤 느낌일 것 같은가?
- 당신의 가족을 적절하게 돌보는 간호사의 능력을 간호사의 책임이라고 하는 것에 대해 어떻게 생각하는가?
- 간호실무영역 내에서 전문성을 유지하기 위한 윤리적 요구에 관한 당신의 신념을 논의해보자.
- 이 점에 관해서 전문직이 사회에 의무가 있다고 생각하는가?

자율성

4장에서 언급했듯이 자율성은 흔히 다른 사람, 특히 환자의 자율성에 대한 존중이라는 관점에서 논의되어왔다. 하지만 진실성을 유지하고 실무를 윤리적으로 수행하기 위해서 간호사도 또한 자율적이어야만 한다. 간호자율성의 개념은 '전문직 집단으로서의 자율성'과 '개인 전문가로서의 자율성'라는 2가지 수준에서 논의될 수 있다. 자율규제는 전문직 단체의 자율성의 특징이다. 개인적인 자율성은 자율결정, 책임, 책무, 독립성, 위험 감수 의지를 포함한다. 자율성은 일반적으로 전문적 지위 여부의 중요한 판단기준으로 인식되고 있다. 전문직으로 인식되는 사람은 자신의 업무의 다양한 측면을 통제하는 권력과 권한을 가지고 있는데, 그 측면에는 업무 목표를 정하는 것, 업무를 할 것인지 하지 않을 것인지, 누구와 할 것인지, 상세한 업무수행방법, 어떤 대상자를 선택하여 업무를 할 것인지 등이 있다(Jameton, 1984). 우리는 간호사에게 자율성이 있는지 아닌지에 대해 계속 논쟁하고 있다.

간호전문직은 자율규제를 하기 때문에 자율적이라고 말할 수 있다. 금세기 초와는 달리, 대부분의 미국 주정부 간호사면허관리국은 주로 간호사들로 구성되어 있다. 간호사면허관리국은 해당 주로부터 법적으로 인정된 권한을 부여받아 각 주정부 간호법을 집행한다. 이 간호법은 주정부 내의 간호전문직의 자율성을 보장한다. 간호사면허관리국의 다른 과업들로는 관할 내 간호대학들을 감독하고, 면허발급을 통제하고, 간호사들을 훈련시키는 것이 있다.

간호사는 다른 사람들에게는 법으로 금지된 간호실무를 수행한다. 간호사는 간호실무에 지속적인 독점권을 가지고 최대치의 능력을 발휘할 것을 요구받음으로써 자율성을 유지한다. 간호협회들은 면허, 교육이수, 자격증 같은 증명서 발급을 통해 다른 이들이 간호 분야의 일을 하지 못하도록 제한한다. 이렇게 법적으로 인가된 독점권은 자율성을 확립하는 데 도움을 준다.

간호사에게는 법적 · 윤리적으로 자율적인 행동이 요구된다. 자율적 행동은 환자, 간호사, 의사, 병원을 위한 보호수단으로서의 역할을 한다. 간호사 윤리강령은 간호사들이 자율적으로 의사결정하고 책임을 갖도록 돕는다. 미국간호협회의 간호사 윤리강령은 간호사들에게 명확하게 자율성을 요구하고 있는데, 특히 환자의 안전을 보호하는 간호상의 판단과 행동에 대한 책임 및 책무와 관련된 자율성을 강조하고 있다. 이와 유사하게 캐나다간호협회의 간호사 윤리강령(2008)과 국제간호협의회의 간호사 윤리강령(2006)은 함축적이고 명시적으로 간호의 자율성과 책임을 나타내고 있다. 한국간호사 윤리강령(2013) 또한 '간호사는 모든 업무를 대한간호협회 업무 표준에 따라 수행하고 간호에 대한 판단과 행위에 책임을 진다'는 간호표준준수 항목을 두어 간호사의 자율성과 책임을 나타내고 있다. 윤리강령에 기술된 자율성의 목적은 위험으로부터 환자를 보호하고 환자가 전문적 간호돌봄의 충분한 혜택을 받을 수 있도록 하는 것이다.

과연 간호사들은 정말로 자율적인가? 우리는 가끔 개인으로서 간호사의 자율성에 대한 질문을 듣게 된다. 간호사로서 당신은 진정으로 자율성을 갖고 있는가? 의사의 처방을 따르도록 요구받음에도, 당신이 자율성을 가지고 있다고 말할 수 있는가? 너무 많은 환자와 과중한 간호업무로 인해 개별 환자들에 대해 잘 알 수 없게 되더라도 당신은 자율적인가? 이러한 논쟁에 대해, "간호사들은 간호실무의 범위 내에서 돌봄에 관한 의사결정 권한이 있기 때문에 자율성을 가지고 있다."라는 주장이 있을 수 있다. 간호사의 업무가 의사의 영역과 중복되기 때문에 혼란이 발생하는데, 일부 간호행위는 의사의 위임이 요구되고 그밖의 것들은 자율적 간호영역 내의 일들이기 때문에 의사의 위임이 필요없다. 이런 역할 혼동은 영리사업행위들의 결과이다.

병원은 영리사업을 한다. 병원은 환자 치료를 통하여 이윤을 벌어들이는 많은 의사들을 양성한다. 병원사업의 성공을 위하여 병원은 역량있는 의사들을 불러들이고 유지해야만 한다. 이런 현실적인 필요성 때문에 병원은 필수 서비스인 의사들의 지시사항을 수행하기에 적합한 직원들을 고용한다. 간호사는 전문직이면서 동시에 피고용인이다. 피고용인은 기관에 입사하여 근무를 시작할 때, 고용주가 원하는 업무(불법적이거나 비윤리적이거나 비도덕적인 업무는 제외하고)를 수행하겠다고 묵시적으로 동의한다. 그렇긴 하지만 윤리와 법은 간호사가 간호실무 내에서 자율적으로 간호를 수행하도록 요구한다. 병원이나 의사는 간호사의 독립적인 간호판단을 환영해야만 한다. 이러한 독립적인 간호판단은 환자 안전의 보호수단이 되기 때문이다. 안전하지 않은 처방 수행을 거부하는 간호사들에 대한 이야기를 종종 듣는다. 이런 행동은 의사의 잘못으로부터 환자를 보호하고, 그리하여 간호사, 의사, 병원에 대한 소송분쟁을 예방한다. 법원은 어떤 문제가 발생할 때 의문스러운 처방을 따르거나 계급적 명령체계를 거부하지 못한 간호사에게 불리한 판결을 내림으로써, 간호자율성을 인정할 뿐 아니라 이를 지향하고 있다.

자율성을 가지고 있다는 것이, 간호사가 간호실무의 모든 측면을 완벽히 통제한다는 의미는 아니다. 의사 역시 3개의 전문직 중 하나로 인정받지만 완벽한 자율성을 갖고 있지는 않다. 현재 정부는 병원 입원기간, 상환수준 같은 의료행위의 많은 측면들을 규제하고 있다. 미국 의료보험제도인 매니지드 케어(Managed care)는 고가의 시술, 서비스 추천 네트워크, 처방 약물 치료를 제한하고 있다. 오늘날 두 전문직의 자율성 정도 간의 차이는 플렉스너가 그 차이를 비교했던 1915년보다 더 적다.

간호사들이 항상 자율적이라고 느끼는 것은 아니며, 사실 일부는 자율적으로 행동하지 못할 수 있다. 의사의 지시를 따르거나, 여러 가지 자율적이지 않은 임무를 수행하거나, 독립적인 간호행위를 전혀 하지 않거나, 간호진단을 내리지 않거나, 자기주도적 간호처치를 하지 않으며 매 근무일을 소요하는 간호사들도 존재한다. 엄밀한 의미에서, 이러한 간호사들은 단지 가까스로 전문적 간호를 수행하는 것이다. 이런 태도로 업무를 수행하면, 독립적 간호판단을 해야 하는 간호사의 윤리적 의무는 실패하고 만다.

자신에게 질문하기

의사의 처방에 대한 판단

간호사는 익숙하지 않은 약을 환자에게 투약하도록 자주 요구받는다. 그 약이 적절하고 안전한지를 빠르게 결정할 수 없을 때, 간호사는 그 특정한 약의 투약을 거부할지도 모른다.

- 의사의 처방을 따르기를 거부하는 간호사의 결정에는 어떠한 감정, 느낌, 가치가 포함되어 있는가?
- 간호사가 의사의 처방을 거부했을 때, 동료 간호사나 간호관리자 또는 의사의 예측 가능한 반응은 무엇인가?
- 그런 결정을 하도록 간호사를 유도한 윤리원칙은 무엇인가?
- 이런 종류의 상황에서 간호사는 어떻게 동기부여를 받는가?
- 만일, 의문의 그 약이 후에 안전하거나 적절한 것으로 밝혀졌다면, 이것은 간호사에게 어떤 영향을 주겠는가? 이것은 후에 간호사의 결정에 어떻게 영향을 미칠 것인가?

책무

책무(accountability)란 자신의 행동에 대한 책임을 인정하고 설명해야 할 의무를 의미한다. 간호에서의 책무는 환자의 존엄, 가치, 자기결정권에 대한 엄수 및 존중이라는 도덕적 원칙과 연결되어 있다. 안전하고 자율적인 간호실무는 간호 책무의 다양한 과정들을 통해서 보장되는데, 사회는 간호사들을 신뢰하며 이 신뢰는 간호사들의 전문성에 대한 인식을 통해 얻어지기 때문이다. 그리고 사회는 간호전문직에게 간호실무를 규제할 권리를 부여하기 때문에, 개별적 간호전문가와 간호전문직 자체는 반드시 책임과 책무 2가지 모두를 부담해야 한다.

책무는 매일매일 일어나는 간호실무의 고유한 부분이다. 각각의 간호사는 모든 개별행동과 업무누락에 대해 책임을 진다. 미국간호협회의 간호사 윤리강령(2001)은 “건강관리조직의 정책이나 공급자의 지시와 상관없이, 간호사는 간호수행과정에서 내린 간호판단과 행한 행위에 대해 책임이 있다.”라고 언급하면서, 간호사는 주변 상황에 관계없이 윤리적이고 유능한 업무수행을 유지해야 한다는 점을 명확하게 하고 있다. 이전에 언급했듯이, 법원은 이런 주장을 지속적으로 지지하고 있다.

책무의 메커니즘

책무는 간호와 사회간 관계의 핵심에 위치한다. 간호전문직은 몇 가지 메커니즘을 개발해왔는데, 이것을 통해서 간호와 사회간의 관계가 명확하게 되었다. 이들 메커니즘에는 간호사 윤리강령, 간호실무표준, 간호법, 간호연구에서 나온 간호이론과 간호실무, 간호실무를 위한 교육요건, 전문간호사 자격, 간호사의 책임 하에 수행된 간호업무의 효과성 평가를 위한 장치 등이 포함된다. 간호사가 우리의 책무의 다양한 메커니즘과 익숙해져야 하는 필요성은 직업적 의미와 법적인 의미, 2가지가 있다.

간호실무표준

간호실무표준(standards of nursing practice)은 안전한 간호를 수행하기 위한 최소한의 기대사항을 서술한 것이다. 간호사의 특정 행위들을 상세히 기술하거나 간호돌봄에서 예상되는 과정을 대략적으로 기술하며, 간호사는 이 표준을 충족시켜야 할 전문적 · 법적 · 윤리적 책무가 있다. 간호사는 간호돌봄을 안내하고 평가하기 위해 표준을 사용한다. 법원은 의료사고 재판과정에서의 심의를 위해 간호표준을 사용한다. 표준은 전문직 또는 사회 내에서 개발될 수 있다.

어떤 간호실무표준은 간호실무를 설명하고 안전한 간호실무의 최소 수준의 확립을 목적으로 전문직 내에서 개발된다. 이런 표준은 간호사가 간호실무에 유능하고 안전함을 보장하는 데 도움을 준다. 또한 간호 제공에서 간호사를 안내하고, 개별 간호사의 간호수행을 평가하는 척도로서 활용될 수 있다. 그리고 의료사고로 피소된 간호사의 간호수행이 과연 합리적인 최소 기대치에 부합했는지의 여부를 결정하는 데 이용될 수도 있다. 미국간호협회의 간호실무표준은 이런 유형의 표준들의 한 예이다. 이러한 포괄적인 표준은 간호과정을 활용한다. 이런 표준은 간호사가 환자를 간호할 때 간호과정의 각 단계마다 책임을 지고 실무표준을 수행하도록 만든다. 또한 간호단체들은 전문간호사나 조산사, 마취전문 간호사 같은 특수 임무를 수행하는 간호사를 위한 표준도 개발하고 있다. 우리나라는 2003년 대한간호협회가 간호실무표준과 간호전문직표준을 함께 개발하여 발표하였다. 간호실무표준은 자료수집, 진단, 계획, 수행, 평가가 포함되고, 간호전문직표준에는 윤리, 성과평가, 교육, 연구, 협력, 자원 활용, 질 관리가 포함된다(대한간호협회, 2014).

간호실무에 대한 다른 표준이 간호사가 아닌 사람이나 정부 또는 기관에 의해 개발되는 경우도 있다. 이 표준은 간호서비스를 이용하고 있는 정부기관이나 단체의 특수한 기대사항을 기술하고 있다. 예로서, 미국 각 주의 간호법이나 합동위원회 지침서나 정부기관 공식정책 등은 이러한 표준을 포함하고 있다. 간호사는 간호전문직과 각 간호학 전공분야, 지역사회, 기관을 위하여 돌봄의 기준들을 파악하고 준수해야 할 책임과 책무가 있다.

간호실무표준은 환자안전을 보장하면서도 반드시 실천적이고 합리적이어야 한다. 관리자 또는 고문 자격의 간호사들은 종종 기관의 표준을 개발하는 책임을 맡게 된다. 이 간호사들은 때때로 매우 이상적인 간호돌봄을 설명하는 표준을 개발한다. 하지만 이런 형태의 표준은 간호사와 병원 모두를 의료사고 소송에 휘말리게 하는 위험을 초래할 수도 있다. 표준은 간호행위의 위법성을 판정내리는 데 사용되기도 하기 때문에, 표준은 최적 또는 이상적인 돌봄이 아닌 안전한 간호돌봄을 위한 합리적인 기대치를 반영해야 한다.

간호법

간호법(nurse practice acts)은 간호표준의 한 형태라고 인식되고 있다. 간호행위를 규제하는 주요한 법규로서 미국 각 주의 간호법은 일반인을 보호하고, 간호실무를 정의하고, 실무의 경계를 기술하고, 간호사의 간호수행을 위한 표준들을 확립하고, 간호의 영역을 보호한다. 법원은 기소되는 간호사들의 간호실무의 적절성 여부

사례

기준을 충족시키기 어려울 때

린다는 종합병원 정신과병동을 맡고 있는 간호사이다. 이 병동은 22명의 환자를 수용하고 있으며, 환자들은 약물 의존증부터 급성정신증까지 다양한 진단명을 가지고 있다. 이 병동은 한 근무팀에 1명의 간호사와 2명의 간호조무사, 2명의 보조원을 배정한다. 병원정책은 간호사가 적어도 한 근무 동안에 환자 개인의 신체 및 정신적 상태를 두 번씩 평가하고, 모든 향정신성 약물을 관리감독하고, 집단활동에 참여하며, 개별 환자에 대하여 일대일 상호작용을 하도록 요구한다. 또한, 자살 가능성이 있는 환자들을 위해 적절한 간호를 수행하도록 하는 추가적인 실무표준도 있다. "자살 가능성이 있는 것으로 확인되는 환자는 개인실에 격리시켜야 하고, 간호사가 지속적으로 모니터해야 한다."는 것이다. 어느 날, 환자 2명이 잠재적으로 자살 가능성이 있었고, 치매환자 6명에게 음식을 먹여주고 운동을 시켜주어야 했으며, 1명은 폭력적 행동을 나타낼 수 있었으며, 모든 환자들이 개별 사정이 필요한 상황이었다. 린다는 간호관리자에게 도움을 요청하였으나 도와줄 만한 것이 없다는 대답을 들었다. 당신은 의심의 여지 없이, 린다가 다른 업무를 하면서도 동시에 그리고 지속적으로 자살 가능성이 있는 2명의 환자를 격리실에 두고 이들을 모니터해야 함을 알아차리게 될 것이다. 또한 그 2명의 환자는 신체적으로 결박되었을지도 모른다. 이런 매우 엄격한 표준 하에서 린다는 자신의 의무를 다하기 위해 노력하고 있다. 그러나 병동 직원이 린다에게 어떤 질문을 하고 린다가 답하는 동안, 자살 가능성이 있는 환자 중 1명이 창문 밖으로 뛰어내려는 시도를 하고 있다.

생각해보기

비합리적인 기관 표준에 의해 제기된 문제들

- *이런 표준에 의해 제기된 딜레마는 무엇인가?*
- *린다의 대안은 무엇이었나?-린다가 따라야만 하는 표준의 목적은 무엇인가?*
- *표준에 의해 만들어진 합법적 의무는 무엇인가?*
- *당신은 이 기관이 이 상황에 대해 법률적 비난을 같이 받아야 한다고 생각하는가?*
- *린다의 간호실무에 영향을 준 표준은 무엇인가?*
- *린다가 표준을 충족시킬 수 있는 어떤 방법이 있는가?*
- *당신은 이와 비슷한 상황에서 어떻게 하겠는가?*
- *기관 또는 린다를 위한 윤리적 수행방법에는 무엇이 있는가?*

를 결정하기 위해 간호법을 이용한다. 간호사의 위법행위들은 민형사상의 소송을 초래한다.

미국 주정부는 독립적으로 자체적인 간호법을 개발하고, 갱신하고, 해석한다. 미국간호협회와 주 간호위원회의 국가협의회, 두 기관 모두가 과거에 모범적인 간호법을 개발했음에도 각 주마다 여전히 상이한 간호법이 존속되고 있다. 어떤 간호법은 전문적 역할의 경계를 설명하는 데 매우 일반적이고, 또 어떤 간호법은 다소 모호하다. 이런 간호법들은 간호실무가 역동적으로 발전하는 것을 허용함으로써 지나치게 관대하다고 인식된다. 또 다른 간호법들은 간호사에게 허용되는 실무 내용들을 나열하고 있다. 이러한 매우 구체적인 간호법들은 고난도의 간호업무 수행을 하는 간호사의 합법적 권한을 제시한 것으로 여겨지면서 환영받았으나, 간호가 계속해서 발전함에 따라 이제는 오히려 간호 영역을 제한하게 되어버렸다. 간호사들이 간호 영역을 계속해서 확대시켜온 것과 더불어, 이들 매우 구체적이고 제한적인 간호법들은 진보된 간호실무영역에 장애물이 되었다.

간호사는 간호법에 의해 설정된 간호표준을 따라야 할 책무가 있기 때문에, 간호의 정의와 간호실무의 범위를 설명하는 말에 반드시 특별히 주의해야만 한다. 간호사는 자신의 국가나 주의 간호법들을 인식하고 또 따라야 할 책무가 있다. 입법기관들은 정기적으로 법안들을 통과시키기 때문에 간호법은 예상치 못하게 바뀔 수 있다. 따라서 간호사는 간호법의 가장 최신 변경사항들을 더더욱 인지하고, 이러한 변경사항들을 실무에서 이행해야 할 책임이 있다.

간호사 윤리강령은 간호표준을 수행하고 개선시키기 위한 간호전문직 활동에 간호사가 참여해야 할 의무가 있다고 언급하고 있다. 한국간호사 윤리강령의 항목인 '교육과 연구'는 간호사는 간호수준 향상과 근거기반 실무를 위한 교육과 훈련에 참여하고, 간호표준 개발 및 연구에 기여한다고 강조하고 있다. 간호전달체계나 금융체계, 그리고 타 건강분야의 전문가 역할에 대한 최근의 변화들은 현존하는 간호법을 주의깊게 검토하고 심사숙고하여 간호법을 변경하고 신중하게 이행할 것을 요구하고 있다.

미국의 주 간호위원회는 다양한 간호법의 조항들을 해석하고 수행한다. 이들의 목표는 안전한 간호실무 확립을 통해서, 공중보건과 안전, 복지를 증진시키고 보호하는 것이다. 간호위원회는 환자 안전간호의 표준확립, 간호사면허 발급, 간호실무 모니터, 간호사교육 등을 통하여 그 목표를 완수한다. 간호위원회의 회원 자격은 주마다 각기 다르다. 그러나 흔히 면허간호사(RN), 실무간호사(LPN/LVN), 전문간호사(APN), 간호소비자들이 위원으로 함께 구성된다(National Council of

Boards of Nursing, 2011).

연구를 통해 도출된 간호이론과 간호실무

자주 인용되는 전문직의 특징은 연구로부터 도출된 고유한 전문지식체가 존재한다는 것이다. 앞서 언급한 제네비브와 빅슬러(1959)의 첫 2개의 전문직 특성이 고유한 지식체와 관련되어 있음을 상기하자. 빅슬러가 제시한 2번째 특징은 "전문직은 과학적 방법을 실질적으로 사용하여 지식체를 지속적으로 키워나가야 한다."는 것이다. 과거에 권위자들은 간호학문의 지식체가 간호전문직에만 해당하는 독특한 지식체인지 아니면 행태과학이나 물리학 또는 의학에서 빌려온 것인지에 대해 논쟁하였다. 명확하고 특별한 지식체가 없기 때문에 간호는 진정한 전문직이 아니라는 이러한 논쟁에 응답하여, 간호학문분야와 임상분야의 간호사들은 자료를 수집하고 합법적인 연구를 하기 시작했다. 간호분야에서 이론을 구축하고 연구하는 과정은 독특한 간호지식체를 지속적으로 증대시킨다. 이 과정의 이점은 2가지이다. 첫째, 확장된 지식기반은 간호사로 하여금 사회의 요구에 대해 보다 박식하고 숙련되게 응답할 수 있도록 만든다. 둘째, 명확하고 특별한 지식체가 존재함으로써 간호가 진정한 전문직임을 입증하는 데 도움을 준다.

권한

권한(authority)이라는 단어는 개인이나 조직이 합법적인 권력과 자주권을 가진다는 것을 의미한다. 간호실무에 대한 권한은 전문직이 사회와 체결하는 계약에 근거하는 법령에 의하여 승인된다. 권한을 승인한다는 것은 전문직의 권리와 책임을 인정하고, 공적 책무를 위한 메커니즘을 필요로 한다는 것이다(ANA, 1996). 권한은 자율성에 대한 어떤 척도로 여겨진다.

사회는 법 테두리 내에서 전문직의 존재를 인식하고, 전문직 구성원들에게 엘리트 특권을 승인해줌으로써 전문직의 권한을 인정한다. 자율성의 경우처럼, 권한은 2개의 측면으로 되어있다. 미국의 주의회 입법부는 대중의 건강과 안전을 보호하도록 설계된 법안을 만든다. 간호법을 확립하는 것은 이런 종류의 권력을 행사하는 것과 같다. 간호법은 간호를 정의하고, 간호실무의 범위를 기술하고, 주 간호위원회에게 면허교부와 간호실무를 모니터하는 권한을 승인해 준다. 이렇게 주 간호위원회는 각 주 내에서의 간호실무를 규제하는 합법적 권한을 갖고 있다.

간호법은 주 간호위원회가 면허시험 주관과 면허발급의 과정을 통하여 개별 간호사에게 간호실무권을 승인하도록 권한을 부여한다. 면허발급은 대중과 전문직 둘 모두에게 유익하다. 이것은 대중을 무자격자로부터 보호하고, 간호직의 독점적 지위를 확보해줌으로써 전문직의 직업영역을 보호한다. 각 간호사에게 부여된 간호실무 권한의 유지 여부는 간호사가 확립된 간호표준을 계속해서 이행하는지에 달려있다. 주 간호위원회는 확립된 기준들을 따르지 않거나, 면허발급법의 규정을 위반하는 간호사를 교육해야 하는 권한과 책임을 갖는다.

동질감

전문직의 특징을 정의하는 한 가지는 구성원들 간의 동질감이라는 일반적인 합의가 존재한다. 동질감에는 다면적 특성이 있는데, 이것은 Aydelotte(1990)가 전문직 종사자들 간의 도덕적 균질성과 계급 관념이라고 부른 것에 근거한다. 동질감은 간호사들이 서로 결정한 '전문직으로의 약속과 서로의 관계'를 충족시키기 위해 전문단체를 구성하는 능력과 연관되어 있다.

동질감은 간호분야가 전문직의 특성인 전문성, 자율성, 권한 및 책무를 일관되게 표준화할 수 있도록 한다. 보건의료서비스에 대한 사회적 요구를 충족시키고 전문직으로서의 지위를 향상시키기 위하여, 간호사들은 정치적 · 정책적 과정을 거치며 함께 어울려 일한다. 전문직 공동체의 구조적 요소로는 전문단체 결성을 예로 들 수 있다. 전문단체는 조직 정체성을 제공하고 전문직의 목소리를 내기도 한다. 전문직 내의 동질감은 그 구성원이 제공하는 서비스를 표준화하는 데 도움이 되기도 하고, 구성원들의 교육적 · 전문적 요구들을 지원하며 정치적 · 자문적 · 정책적 기능을 수행하는 하나의 전문적 중심축을 그 구성원들에게 제공하는 데 도움이 된다. 회원 자격을 얻는다는 것은 어느 전문직 내에서나 기대되는 일이다.

전문직의 책임을 이행하기 위하여 전문단체의 체계적인 조직화가 필요한 동시에, 개별 구성원들 간의 동질감도 필요하다. 동질감에는 전문가들 사이의 동정, 돌봄, 호혜; 공유된 목표를 향해 긴밀하게 일하기; 약속 이행; 상호 관심사들에 우선사항 정하기; 상호관계를 위해 개인적 이해관계 포기하기; 일정기간 동안 앞 사항들을 주의하여 지키기가 포함된다(Jameton, 1984). 간호사는 특정 단체의 구성원이다. 이들은 언어, 교육배경, 간호실무의 비법, 복장, 전문직으로서의 기타 상징들을 공유한다. 전문단체 회원자격은 규제되어 있다. 간호사는 간호전문단체와 연결되어 있지만 다른 단체들과는 분리되어 있다.

동질감을 위한 충성이 하나의 미덕이기는 하지만 다른 구성원들에 대한 충성이 지나치게 강할 때는 위험이 존재한다. Jameton(1984)은 간호사들의 서로에 대한 충성도가 환자에 대한 충성도보다 크지 않도록 주의해야 한다고 경고한다. 예를 들어 간호사나 의사의 실수는 환자에게 알려야 한다. 의사와 간호사 같은 협력자들 사이의 충성과 우정 때문에 환자에 대한 간호사의 의무가 소홀해질 수 있는 위험이 있다. 따라서 우리는 서로 충돌하는 충성심을 면밀하게 평가하고 우선순위를 결정할 필요가 있다. Jameton은 간호사의 주된 우선순위는 환자, 간호사와 간호전문직, 의사, 병원, 기타 건강전문가, 사회라고 하였다. 그는 이 우선순위들 중 어느 것이 중심적이어야 하고 어떤 것이 부수적이어야 하는지를 질문하면서, 첫째로 우선시해야 할 최선의 선택들로서 환자, 간호, 사회를 들었다.

자신에게 질문하기

간호사들은 간호에 충성스러운가?

특정 주정부 간호협회에서 정치적으로 활동하는 간호사들이 있다. 이 간호사들에게, 간호사라는 전문직업에 대한 자신의 충성심을 질문하게 만들었던 사건이 있었다. 이것은 병원과 의사 로비집단의 선동으로, 수많은 간호 관리자들이 모두 간호사로만 이루어진 위원회를 폐지하고 병원행정가나 의사로 이루어진 위원회 구성에 찬성하는 법안 서명에 참여하게 되었다.

- 당신은 간호전문직이나 다른 간호사들에 대한 이 간호사들의 충성심을 어떻게 묘사할 것인가?
- 어떤 상황이 환자나 다른 간호사에 대한 충성심보다 조직구성원으로서의 충성심이 더 우선시되는 것을 정당화시킬 수 있는가?
- 이런 상황에서 묘사된 간호사의 윤리적 수행은 무엇인가?
- 이런 상황에서 간호협회의 역할은 무엇이어야 하는가?

요약

간호사 윤리강령은 간호행위를 위한 확고한 안내서이다. 윤리는 학문의 전문적 지위를 판단하기 위해 제안되는 하나의 기준이기 때문에, 윤리에 대한 검토는 간호의 전문적 지위에 대한 토의를 포함해야만 한다. 간호사 윤리강령들은 전문직의 기준을 충족시키기 위하여 노력했던 간호사들의 고군분투의 부분적인 산물이다. 20세기 중반에 최초로 확립되었지만, 간호사 윤리강령은 사회의 도덕적 기준에 섬세하게 반응하면서 계속 발전하고 있다. 현재 서구 간호사 윤리강령들은 서로 유사한 부분이 있다. 이 강령들은 간호사들이 인간존중, 선행, 악행금지, 정의, 신의 같은 전통적인 윤리원칙들을 존중하는 방식으로 행동하도록 지도한다. 이 윤리강령들은 돌봄, 전문성, 자율성, 책무, 권한, 동질감처럼 간호사들이 간호행위를 윤리적으로 하도록 하는 근원적인 주제들을 포함한다. 간호사 윤리강령은 간호사들의 행동을 위한 기반으로서의 역할을 한다.

주요내용

- 전문적 지위를 인정하는지의 문제는, 전문성, 자율성, 권한, 책무, 동질감을 포함하는 특정한 기준들을 충족하는지에 좌우된다. 하지만 그것은 이러한 특성들에만 국한되지는 않는다.
- 역사와 문화는, 전문직이라는 용어에서 흔히 사용되는 전문직 특성들의 정의에 영향을 미쳐왔다.
- 윤리강령은 전문직의 하나의 특성으로서 일반적으로 받아들여지고 있다.
- 간호사 윤리강령은 20세기 중반 최초로 확립되었지만 사회의 도덕적 기준에 섬세하게 반응하면서 계속 발전하고 있다.
- 간호사 윤리강령은 확고한 표준이다.
- 돌봄은 간호윤리를 뒷받침하는 핵심 가치이다.
- 사회는 전문직에게 전문직이 제공하는 서비스에 대한 독점적 지위를 허용하기 때문에, 윤리는 그 서비스가 반드시 전문적으로 제공되어야 할 것을 요구한다.
- 간호전문직은 자체적으로 통제되기 때문에 자율적이라고 말할 수 있다.

- 개별 간호사가 간호실무를 자율적으로 수행하기 위한 법적 · 윤리적인 필요사항들이 존재한다.
- 자율성이 있다는 것이 간호사가 간호실무의 모든 측면을 충분하고 완벽하게 통제한다는 것을 의미하지 않는다.
- 신의의 도덕적 원칙에 근거하여, 책무는 누군가에게 자신이 수행한 어떤 일에 대한 책임을 져야 한다는 것을 의미한다.
- 책무의 메커니즘은, 간호사 윤리강령, 간호실무표준, 간호법 및 간호연구에서 도출된 간호이론과 간호실무를 포함한다. 하지만 이것들에만 국한되지는 않는다.
- 간호사의 실무권한은 사회의 합법적인 과정들을 통해서 허용된다.
- 간호사들의 동질감은 사회와의 약속을 완수하기 위해 전문직이 단체를 구성하는 능력과 관련 있다.

토론주제와 탐구활동

1. 전문직이라는 용어에 대한 자신만의 정의를 기술해보자.
2. 10개의 서로 다른 직업들을 나열하고, 이것들의 공통 특성들을 비교해보자. 어느 직업이 전문적 지위에 대한 당신의 기준들을 충족시키는가?
3. 이 책의 부록에서 볼 수 있는 2가지의 간호사 윤리강령을 읽고, 자율성, 선행, 악행금지, 정의, 비밀유지의 윤리원칙들과 관련 있는 윤리강령 속에서 구체적 사례들을 찾아보자. 예를 들어 국제간호협의회의 간호사 윤리강령에서, "간호사는 개인, 가족, 지역사회의 건강이 위험에 처하게 된 때에는 이들을 보호하기 위하여 적절한 행동을 취한다."라는 문구는 선행의 원칙의 실제적인 사례이다.
4. 국제간호협의회 간호사 윤리강령을 한국간호사 윤리강령과 비교해보자. 유사점은 무엇인가? 차이점은 무엇인가?
5. 전문직 특성을 정의해 온 역사적 · 문화적 영향과 플렉스너의 방법간의 관련성에 대해 논의해보자.
6. 신의, 전문직업의식(professionalism) 및 전문성간의 관련성에 대해 논의해보자.
7. "최대치보다 덜 유능하다는 것은 비윤리적이다."이라는 문구에 대해 논의해보자.
8. 간호에서의 자율성과 관련된 최근의 판례를 찾아보자.

9. 근무중인 간호사를 관찰해보자. 간호사가 수행하는 과업들을 나열하고, 자율적 성격인지 의존적 성격인지 분류해보자.
10. 간호법에는 간호실무표준이 얼마나 자세하게 표현되어 있는가?

참고문헌

American Nurses Association. (1996). *Nursing's social policy statement*. Washington, DC: Author.

American Nurses Association. (2001). *Code of ethics for nurses*. Washington, DC: Author. Retrieved from http://www.nursingworld.org/MainMenu Categories/EthicsStandards/CodeofEthicsforNurses/Code-of-Ethics. aspx

Aydelotte, M. (1990). The evolving profession: The role of the professional organization. In N. L. Chaska (Ed.), *The nursing profession: A time to speak* (pp. 16-23). St. Louis, MO: Mosby.

Beletz, E. (1990). Professionalization: A license is not enough. In N. L. Chaska (Ed.), *The nursing profession: Turning points* (pp. 16-23). St. Louis, MO: Mosby.

Bixler, G. K., & Bixler, R. W. (1959). The professional status of nursing. *American Journal of Nursing, 59*(8), 1142-1147.

Canadian Nurses Association. (2008). *Code of ethics for registered nurses*. Retrieved from http://www2.cna-aiic.ca/CNA/documents/pdf/publications/Code_of_Ethics_2008_e.pdf

Covert, E. C. (1917). Is nursing a profession? *American Journal of Nursing, 18*(2), 107-109.

Curtin, L. (1980). Ethical issues in nursing practice and education. *In Ethical issues in nursing and nursing education* (pp. 25-26). New York: National League for Nursing.

Flexner, A. (1910). *Medical education in the United States and Canada: A report to the Carnegie Foundation for the Advancement of Teaching*. Boston: D.B. Updike, The Merrymount Press.

Flexner, A. (1915). Is social work a profession? *School Society*, *1*(26), 901-911.

Gruending, D. L. (1985). Nursing theory: A vehicle of professionalization. *Journal of Advanced Nursing, 10*, 553-558.

International Council of Nurses. (2006). *The ICN code of ethics for nurses*. International Council of Nurses, Geneva, Switzerland. Retrieved from http://www.icn.ch/images/stories/documents/about/icncode_english.pdf

Jameton, A. (1984). *Nursing practice: The ethical issues*. Englewood Cliffs, NJ: Prentice-Hall.

Leininger, M. M. (Ed.). (1984). *Care, the essence of nursing and health*. Detroit, MI: Wayne State University Press.

May, R. (1969). *Love and will*. New York: Norton.

Mayeroff, M. (1971). *On caring*. New York: Harper & Row.

National Council of Boards of Nursing. (2011). Retrieved from https://www.ncsbn.org/index.htm

Newman, M. A. (1990). Professionalism: Myth or reality? In N. L. Chaska (Ed.), *The nursing profession: A time to speak* (pp. 49 - 52). St. Louis, MO: Mosby.

Newman, M. A., Sime, A. M., & Corcoran–Perry, S. A. (1991) The focus of the discipline of nursing. *Advances in Nursing Science, 14*(1), 1–6.

Nightingale, F. (1859). *Notes on nursing: What it is and what it is not*. London: Harrison and Sons.

Parsons, M. (1986). The profession in a class by itself. *Nursing Outlook, 34*, 270–275.

Reed, P. G. (2000). Nursing reformation: Historical reflections and philosophic foundations. *Nursing Science Quarterly, 13*(2), 129 - 136.

Reich, W. R. (2003a). Care I: Historical traditions of an ethic of care in healthcare. In S. G. Post (Ed.), *Encyclopedia of bioethics* (pp. 349–361). New York: Thomas Gale, Macmillan Reference.

Reich, W. R. (2003b). Care II: Historical traditions of an ethic of care in healthcare. In S. G. Post (Ed.), *Encyclopedia of bioethics* (pp. 361–367). New York: Thomas Gale, Macmillan Reference.

Robb, I. H. (1912). *Nursing ethics: For hospital and private use*. Cleveland, OH: E.C. Koeckert.

Rogers, M. (1966). *The education violet*. New York: New York University. Sleicher, M. N. (1981, April). Nursing is not a profession. Nursing & Health Care, 186–218.

Smith, M. C. (1999). Caring and the science of unitary human beings. *Advances in Nursing Science, 21*(4), 14–28.

Viens, D. C. (1989). A history of nursing's code of ethics. *Nursing Outlook, 37*(1), 45–49.

Watson, J. (2002). Intentionality and caring–healing consciousness: A practice of transpersonal nursing. *Holistic Nursing Practice, 16*(4), 12–19.

Watson, J. (2010). Caring science and the next decade of holistic healing: Transforming self and system from the inside out. *Beginnings, 30*(2), 14 - 16.

Zschoche, D. (1983). Letter calling for a national nurses' congress. In M. M. Styles, The anatomy of a profession. *Issues in Critical Care, 12*, 570 - 575. (Original letter December 29, 1972)

대한간호협회(2014). https://www.koreanurse.or.kr:444/about_KNA/ethics.php?mn=2#s1

Chapter

8

윤리적 의사결정

Ethical Decision Making

평화는 당신의 가슴 속에 있는 것을 실천하는 것으로, 당신이 선택한 가치가 자신의 행동을 이끌도록 할 때 얻어진다. 평화는 수단이면서 결과이고, 과정이면서 그 성과이다.

– Chinn(2004)

학습목표

8장을 공부하면, 학생은 다음을 할 수 있다.

1. 윤리적 딜레마, 도덕적 불확실성, 실천적 딜레마, 도덕적 고뇌, 도덕적 분노, 도덕적 심사숙고를 기술하고 구분할 수 있다.
2. 사려깊은 의사결정을 내리는 과정을 기술할 수 있다.
3. 간호과정과 윤리적 의사결정의 유사성을 토의할 수 있다.
4. 윤리적 의사결정에서 감정의 역할을 기술할 수 있다.
5. 일상의 간호실무에서 도덕적 요소를 인식할 수 있다.
6. 윤리적 의사결정 과정을 검토할 수 있다.
7. 윤리적 의사결정 과정을 임상 사례 상황에 적용할 수 있다.

서론

누구나 일상적으로 의사결정을 한다. 점심식사로 무엇을 먹을지, 무엇을 입고 출근할지와 같이 보다 일상적인 결정이 있는가 하면, 어느 대학에 입학할지, 직장을 어디로 정할지, 결혼을 할 것인지와 같은 결정은 더 많은 숙고가 필요하다. 낙태를 할지, 생명연장장치를 언제 중단할지와 같은 도덕적/윤리적 결정은 그보다 더 복잡하다. 간호사는 환자 간호나 기관 정책 같은 일상적 사안에 대한 의사결정을 하는가 하면, 도덕적/윤리적 문제에 관한 결정에 참여하기도 한다. 일상에서 우리는 자신의 사고과정에 대해 의식적으로 인지하지 않을지 모르지만, 무엇을 해야 할지 자연스럽게 아는 감각이 있다. 그러나 어떤 경우에는 결정에 대한 고심을 하게 된다.

윤리적 의사결정은 삶의 다른 영역에서 이루어지는 결정처럼 명쾌하지 않다. 도덕적 문제들은 복잡하고, 서로 상반되는 의견과 동등하지 않은 권력을 가진 사람들 간에 얽혀있는 인간관계를 내포할 수도 있다. 도덕적 문제에는 여러 가지 가치, 위험, 이득, 해가 혼재되어 있다. 최상의 해결책은 불분명하고 최종 결과는 문제해결 과정이 진행되어야만 알 수 있다.

간호사는 도덕적 의미를 내포하는 환자 간호 상황에 참여한다. 보건의료체계에서 사람들은 삶과 죽음에 영향을 미치는 윤리적 의사결정을 내리고 있다. 50%에 이르는 간호사가 도덕적 고뇌로 인해서 환자 곁을 떠난다는 연구 결과도 보고되었다. 간호사가 충분한 정보를 가지고 용기있게 윤리적 의사결정에 참여할 때, 자신의 일에 더 만족하면서 환자 곁에 머무를 수 있다. 따라서 간호사가 윤리적 언어를 익히고 윤리적 의사결정에 참여하는 용기를 가지는 것은 중요하다. 이 장은 도덕적 문제에 대한 토론을 하도록 하고, 윤리적 의사결정에 대한 지침을 제공하며, 어려운 의사결정이 개인과 전문직에 초래하는 결과를 다루기 위한 방법을 제안할 것이다.

문제 분석

문제(problem)는 현재의 상황과 바라는 상황간의 차이를 의미한다. 문제는 대부분 미리 계획된 것이 아니고 예기치 않은 것이다. 문제는 간단하거나 복잡할 수 있으며, 일상적이거나 도덕적인 것일 수도 있다. 문제를 해결하려고 시작하기 전, 문제를 확인하고 분류해야 한다. 일상적인 문제는 무엇을, 언제, 어떻게 할지, 무엇을 선택할지, 누구에게 업무를 맡길지 등을 포함할 수 있다. 일상적인 문제를 면밀하게 검토할 때 선호도, 경제성, 효율성에 상당히 집중하게 된다. 때로 당황스러울 수 있지만, 관련 정보와 자원을 수집하면 대개는 일상적인 문제에 대한 해결책을 찾을 수 있다. 일상적인 문제는 개인적 · 사업적 측면에서 중요하지만 도덕적 측면은 거의 찾아보기 힘들다.

도덕적 문제는 일상적 문제와 다르다. 도덕적 문제는 좋은, 나쁜, 해가 되는, 유익한, 해야 하는, 의무적인, 권리, 그른 등과 같은 가치 용어(value terms)를 가지고 기술하는 사람들의 얘기이다. 도덕적 문제는 중요하며, 쉬운 해결책이 없어 보인다. 이들은 불확실성과 갈등 요소가 있는 복잡하고 역동적인 문제이다. 도덕적 의사결정은 심사숙고하지 않고 시작할 수 없는데, 일단 결정이 되면 되돌릴 수 없기 때문이다. Jameton(1984)은 도덕적 문제를 도덕적 불확실성, 도덕적 딜레마, 실천적 딜레마, 도덕적 고뇌의 4가지 유형으로 제시하였다. 이번 장에서는 이러한 도덕적 문제의 유형에 대해 토론하고 몇 가지 방해 요인을 소개하겠다.

도덕적 불확실성

도덕적 불확실성(moral uncertainty)은 도덕적 문제가 있음을 인지하지만, 도덕적으로 옳은 행동에 대한 확신이 없을 때, 어떤 도덕 원칙이나 가치를 적용해야 할지 확신이 없을 때, 또는 도덕적 문제가 무엇인지 정의할 수 없을 때 발생한다(Jameton, 1984). 이것은 무엇인가가 완벽하게 옳지는 않다는 것을 느낄 때 발생한다. 상황이 자연스럽지 않지만, 문제가 무엇인지를 정확하게 파악할 수 없는 경우이다. Jameton(1984)은 의료진이 환자 문제에 충분한 관심을 두지 않으면서 소홀히 다루어지고 있는 어느 한 노인 환자를 돌보는 간호사를 예로 들었다. 그 간호사는 환자 치료와 관련해 불만족스럽게 느끼지만, 자신이 느끼는 부적절함의 본질과 원인을 정확히 지적할 수 없다.

도덕적/윤리적 딜레마

딜레마(dilemma)는 두 가지 선택사항이 모두 원하는 것이 아니면서 상호 배타적인 상황에서 한 가지를 선택해야 하는 경우를 말하며, 이때 선택의 결과에 만족하기는 어렵다. 딜레마의 예로는 다음과 같은 상황이 있다. 1명의 정직원을 선발해야 하는 상황에서, 한 후보는 수년간 같은 회사에서 일해왔고 신뢰할 수 있으며 조직에 충실하다. 그의 업무는 대부분 만족스럽지만 매우 훌륭하지는 않다. 두 번째 후보는 신입 직원이고, 훌륭한 편이지만 아직 업무에서 역량을 검증할 수는 없었다. 이 경우에 어떠한 선택도 명백히 옳거나 그르지는 않지만, 이 결정은 회사와 개인의 미래에 중요한 의미가 있다. 미래는 알 수 없으므로 결국 현재 가지고 있는 정보에 기초해서 가장 좋은 선택을 해야 할 것이다.

위 사례는 일상적인 문제를 기술하고 있는 반면, **윤리적 딜레마(ethical dilemma)**는 가능한 대안들이 상충하는 도덕적 주장을 포함하고 있을 때 발생한다. 윤리적 딜레마는 최소한 두 가지 방식으로 나타난다. Beauchamp와 Childress(2001)에 의하면, 갈등은 어떠한 행동이 도덕적으로 옳다는 증거가 있는 동시에 도덕적으로 그르다는 증거가 있을 때 경험하게 된다. 이러한 예는 말기 환자의 경우에 볼 수 있다. 대부분은 생명을 유지하는 것이 도덕적으로 옳다고 여기겠지만, 동시에 고통을 연장시키는 것은 도덕적으로 그르다고 믿을 것이다. 또한 딜레마는 행위자가 서로 다른 행동을 각각 지지하는 한가지 이상의 도덕적 규범을 가지면서, 그 두 행동이 상호 배타적일 때 발생할 수 있다. 예를 들어, 보건의료인은 중환자실 침상을 누구에게 배정할지 결정해야 할 때 이러한 딜레마를 겪게 된다. 누가 적합한 자격이 있는지, 누가 먼저 도착했는지, 누구에게 지불 능력이 있는지, 누가 생존 가능성이 높은지 등에 대하여 결정해야 할 것이다. 사람들은 갈등을 서로 다른 방식으로 인지하거나 개념화한다. 예를 들어, 도덕적 주장들의 충돌은 책임, 원칙, 의무, 권리, 충성 등에서 발생한다.

충돌하는 도덕적 주장들에 대해 서로 다르게 인지하는 사례를 살펴보자. 간호사는 환자의 알 권리를 존중하는 동시에, 나쁜 예후를 들었을 때 환자가 괴로워하는 것을 막고자 하는 경우처럼 두 가지 서로 다른 원칙들 사이에서 갈등할 수 있다. 이 경우에 간호사는 해를 끼치지 않으려는 악행금지의 원칙과 환자의 자기결정권을 보장하는 자율성 존중의 원칙의 직접적인 충돌을 알 수 있다. 또 다른 예로는 의무들 간의 충돌이 있다. 예를 들면, 간호관리자가 인력 배치 방식을 결정해야 할 때이다. 간호관리자는 조직에 대한 의무를 알고 있지만 동시에 개별 환자와 간호사의 요구를 충족해야 하는 의무를 느낄 것이다. 조직의 요구가 개인의 요구와 충돌할 때 이것이 종종 갈등을 가져온다.

간호사는 충성이 충돌하는 것을 느끼는 경우도 있다. 예를 들어, 문란한 성관계를 하는 AIDS 환자를 돌보는 간호사는 환자에 대한 충성과 사회에 대한 충성 사이에 갈등을 경험할 것이다. 이 경우에, 간호사는 도덕적으로 옳게 보이는 행동과, 법적 문제의 발생을 피하려는 일 사이에서 갈등을 경험할 수 있다. 이 상황은 간호사의 비밀유지 의무와 위험에 노출된 사람들에게 이를 알려야 할 의무 사이의 갈등으로 이해될 수 있다. 이러한 예들은 간호사가 흔히 경험하는 윤리적 딜레마로서, 충돌하는 도덕적 주장과 마찬가지로 어느 쪽이든 내키지 않는 해결방안을 제시하게 된다.

생각해보기

윤리적 딜레마가 생겼을 때

앞서 논의한 윤리적 딜레마의 예에서 당신을 간호사의 입장에 두어보자.

- *그 상황은 어떻게 갈등을 보여주는가?*
- *각 상황에서 당신은 어떻게 반응하리라고 생각하는가?*
- *왜 그러한 방식으로 반응하는가?*
- *당신의 도덕적 딜레마 경험을 생각해보고 왜 그것이 딜레마였는지 설명해보자.*

실천적 딜레마

도덕적 딜레마와 **실천적 딜레마**(practical dilemma)를 구분할 수 있어야 한다. 때로 도덕적 주장과, 도덕과 무관한 주장이 동반되는 상황이 있다. 도덕과 무관한 주장은 대부분 자기 이익에 관련된 주장으로 드러난다(Beauchamp & Childress, 2001). 예를 들어, 매우 심각한 환자를 돌보느라 초과근무를 해야 하는 간호사가 있다. 그 간호사는 자녀를 서커스 공연에 데려가기로 약속했기 때문에 딜레마를 느낄 수 있다. 간호사는 자녀에 대한 의무와 환자를 돌보아야 하는 의무가 충돌한다고 말하겠지만, 이 두가지 의무는 동등한 도덕적 무게를 지니고 있지 않다. 자녀에게 약속을 지키는 의무는 도덕적 주장이기보다는 자신의 이해관계에 기반한 실천적 의무이다. 실천적 딜레마가 관여된 의사결정에서 도덕적 주장은 도덕과 무관한 주장보다 더 중요하다. 도덕적 딜레마와 실천적 딜레마를 구분하는 것은 의사결정에서 중요한 측면이다.

방해 요인

방해 요인(intervening factor)은 어떠한 상황에서 행동을 방해하거나, 변경하게 하거나, 가로막는 방식으로 나타난다. 방해 요인은 윤리적 문제를 더 어렵고 복잡하게 만든다. 노련한 의사결정자는 이러한 방해 요인들을 알고 예측하여 가능한 한 많은 자료를 수집하려고 할 것이다. 더 많은 자료가 수집됨에 따라 합리적인 의사결정을 통하여 보다 바람직한 결과를 이끌어낼 가능성이 높아진다. 환자의 의학적 상황 외에, 예상 가능한 방해 요인으로는 불확실성, 상황, 이해관계자, 권력 불균형, 외부 변수, 긴박성 등이 있다.

불확실성

불확실성은 불충분한 증거로 인해 예측가능성이 낮은 것을 말한다. 윤리적 결정은 우리가 행동의 결과를 정확히 예측할 수 없기 때문에 더 어렵다. 예를 들어, 여호와의 증인 신자인 성인 여성이 생명이 위독한 상해를 입었다고 해보자. 그녀는 의사결정 능력이 있으며 수혈은 거부하였지만 수술에 동의하였다. 수술중 심한 출혈이 발생했을 때, 이 출혈은 예상하지 못했던 방해 요인이다. 수술중 환자는 의식이 없으므로 더 이상 의사결정 능력이 없고, 여호와의 증인이 아닌 남편은 의사에게 수혈을 하도록 요청하고 있다. 의사와 간호사는 환자의 자율적 결정을 존중하지만, 선행의 원칙에 근거하여 수혈을 시도하려 한다. 만약 환자가 수혈 없이도 살아날 수 있는지 알고 있다면 이 결정은 쉽겠지만, 의료진은 미래를 내다볼 수 없다. 그들은 과거의 유사한 상황에 대한 정보를 수집하여 불확실성을 줄일 수 있다. 자료 수집의 목표 중 하나는 불확실성을 가능한 한 많이 감소시키는 것이다.

상황

상황은 방해 요인이 될 수 있다. 상황은 개인마다 겪는 고유한 삶의 상황이다. 따라서 개인이 살아가는 세계, 즉 자신의 문화, 수입, 가정, 인간관계, 교통, 종교 등 개인 삶의 상황에 대한 정보를 수집함에 따라, 당신은 환자가 개인 인격체라는 사실을 발견하게 될 것이다. 환자의 삶에 대해 알게 되고, 그가 병에 걸리기 전에 어떠한 사람이었는지를 알게 된다. 의사결정을 할 때 개인에 대한 이러한 정보가 필요하다. 상황은 종종 다른 대안을 제외하고 특정 대안을 선택하게 하는 요인이 된다. 예를 들어, 여성 치매 노인을 퇴원시켜 병원 가운을 입고 슬리퍼를 신은 채 로스앤젤레스의 노숙자 거리로 내보냈다면(DiMassa, 2006) 이 퇴원 결정은 환자 삶의 상황을 무시하였기 때문에 부적절하였고 뉴스거리가 될 만했다.

다수의 이해관계자

이해관계자(stakeholder)는 주어진 상황에서 이해관계가 있는 사람들이다. 방해요인으로서 이해관계자는 제안된 행동에 영향을 미치거나 영향을 받는다. 언제나 환자가 가장 중요한 이해관계자이므로 환자의 목표, 바람, 의도를 충분히 고려해야 한다. 법에 따라 환자가 의사결정 능력이 없을 때 누가 대신 의사결정을 할 것인지 지정할 수 있다. 그러나 윤리적 의사결정에서 이해관계자가 어떻게 참여할 것인가 명확하지 않은 경우가 있다. 때로 윤리적 문제에 대해 선택을 해야 할 때, 선호하는 것이 뚜렷한 다수의 이해관계자들로 인하여 당황하게 된다. 만약 이해관계자가 자신의 이해관계를 위해 압력을 가하는 경우에는 의사결정에 중요한 정보가 불분명해지거나 사라질 수 있다. 가상의 예를 살펴보자. 딸의 집에서 수년간 살아온 할머니가 있다. 할머니가 뇌졸중으로 쓰러졌을 때, 아들이 도착해서 무엇을 해야할지 주장한다고 생각해보자. 뇌졸중이 발생하기 전에 그 아들은 어머니와 거의 대화도 없었지만, 자신은 장남이기 때문에 어머니를 위해 의사결정을 하는 데 가장 적합한 사람이라고 믿었다. 사전에 환자가 선임한 변호사(medical power of attorney)가 없고 사전의료의향서도 가지고 있지 않았기 때문에, 의료진은 누가 의사결정을 해야 하는지 확신할 수 없었다. 그들은 의사결정과정에 영향을 미치는 숨겨진 동기가 있지 않은지 의문을 가졌다. 물론 주요 이해관계자는 환자 자신이지만, 이 경우에 환자는 자신의 이해관계를 말할 수 없었다. 이러한 사례에서는 사람들이 자신들의 이해관계를 솔직하게 토론할 수 있는 포럼을 열어 함께 해결책을 찾아가는 것이 필요하다.

한편 보건의료인이 이해관계자인 경우도 있다. 이는 편향성이 강한 사람에게 권력이 있을 때 종종 발생한다. 예를 들어, 한 여성이 생존 가능성이 적은 심각한 기형이 있는 태아를 임신했다고 하자. 출산 전에 부부는 생명을 구하기 위한 치료는 포기하겠다는 어려운 결정을 내렸다. 병원 정책에 따라 소아과 전문의가 분만에 참여하였는데, 그는 아기가 태어나자마자 NICU(신생아집중치료실)로 옮겨서 소생시키기 위한 치료를 시작하였다. 의사는 간호사에게 소생술을 계속하도록 요구하였고 아기에 대한 부모의 접근을 제한하였다. 결국 아기는 얼마 후 사망하였다(Nathaniel, 2003). 강한 종교적 편향성 때문에 그 의사는 이해관계자가 되었고, 의료인들 사이에, 그리고 의사와 부모 사이에 긴장 상태를 가져왔다. 개인들은 저마다 무엇이 옳고 그른지에 대한 강한 믿음을 가지고 있기 마련인데, 이 사례의 이해관계자들에게는 자신들의 이해관계를 솔직하게 토론하고 함께 해결책을 찾아볼 기회가 없었다.

권력 불균형

위 사례는 권력 불균형의 한 예이다. 권력 불균형은 그것이 사실이든 인지된 것이든 상관없이 정직하고 공개된 토론을 방해함으로써 의사결정 과정에 영향을 미친다. 의료기관 내에는 권력 불균형을 지속시키는 여러 메커니즘이 있다. 간호사는 환자가 원하는 것을 가장 잘 아는 위치에 있음에도, 의사가 명시적인 권력을 가지고 있을 수 있다. 사회와 조직에 내재된 메커니즘은 환자와 간호사를 무력화할 수 있다. 소극적인 환자와 가족들은 자신의 의견과 다른 의사의 충고를 그대로 받아들일지 모른다. 조직 내에서 파장을 일으키지 않으려는 간호사는 의사가 동의하지 않는 주장에 대한 의견을 표현하는 데 어려움을 느낄 수 있다(Nathaniel, 2006).

의사 역시 권력 불균형으로 인해 스트레스를 느낄 수 있다. Oberle와 Hughes (2001)는 의사와 간호사의 윤리적 문제에 대한 인식을 비교한 연구에서, 간호사와 의사 모두 의사결정에 관련된 문제를 경험하지만 그들의 관점이 서로 다른 것을 발견하였다. 의사는 의사결정을 해야 하는 부담을 견디면서 처방을 결정하는 반면, 간호사는 다른 사람이 내린 결정에 따라 행동하는 것이었다. 즉, 의사는 스스로에게 질문하고 간호사는 의사에게 질문하게 된다. 간호사는 옳은 것이 명확하지 않을 때조차 의사가 옳은 결정을 하기를 기대하였다. 이 연구는 권력을 가진 사람에게조차 스트레스가 되고 있는 권력 불균형을 보여주고 있다.

외부 변수

직접적인 환자 간호 환경의 외부에 있는 변수들이 의사결정에 방해 요인이 되는 경우가 있다. 의사결정자는 윤리적 의사결정을 할 때 기관 정책, 전문직 표준, 의료보험기관, 공공정책을 고려해야 한다. 예를 들어, 말기 환자에게 안락사가 최선의 선택이라고 생각하더라도 전문직 표준, 기관 표준, 법률 모두가 안락사를 금지할 수 있다. 만약 일련의 행동에 대해 의견이 일치하지 않는다면 법원이 중재를 할 수 있는데, 이것이 방해 요인이 된다. 예를 들어, 한 영아의 경우 의사와 간호사 모두가 소생은 무의미하며 소생 가능성이 없다고 하였음에도, 법원은 엄마의 요청을 수용하여 의사와 간호사가 이 무뇌증 영아에게 소생술을 지속적으로 시도하도록 명령하였다(Perkin, Young, Freier, Allen, & Orr, 1977).

기타 관련 사례들

각각의 사례가 특별해보일지 모르지만, 온전히 새로운 도덕적 문제는 드물다. 윤리와 법 관련 문헌에 공개된 모범적 사례들이 의사결정과정에 영향을 미칠 때 방해 요인으로 작용할 수 있다. 현재 상황과 과거 사례를 비교하는 것은 상황을 명확히 하고 합리적 결정을 이끄는 데 도움이 될 수 있다. 예를 들어, 2005년 미국에서 테리 시아보(Terri Schiavo)라는 사람이 영구적 식물인간 상태로 누워있는 상황에서 남편과 부모는 튜브를 통한 음식물 공급을 중단할 것인지에 대해 공개적으로 법적 공방을 하였다. 이 사례는 11장에 소개된 낸시 크루잔(Nancy Cruzan)과 카렌 퀸란(Karen Ann Quinlan)의 사례처럼, 튜브를 이용한 음식물 공급 중단을 원했던 가족의 요구를 지지한 법원의 사례와 매우 유사하다. 매체들은 시아보의 사례를 이런 유형의 첫 사례인 것처럼 다루었지만, 크루잔과 퀸란 사례가 시아보의 사례에 대한 관련 정보를 제공하는 과거의 유사한 사례에 해당된다. 이 사례와 다른 사례들의 중요한 차이는 시아보의 가족들이 서로 상반된 목표를 가진 이해관계자였다는 것이다.

긴박성

시간 자체도 방해 요인일 수 있다. 긴박한 상황에서는 자신이 원하는 충분한 숙고를 마치기 전에 결정을 내려야만 한다. 이러한 경우는 갑자기 죽음이 닥쳤을 때 발생한다. 이때 신속한 결정을 내리지 못한다면 결과에 직접적인 영향을 주므로 그러한 결정을 한 것이나 마찬가지이다. 긴박한 상황일 때는 가능한 한 많은 사람들을 모으고, 알고 있는 요인들에 대해 함께 토의하도록 한다. 관련 자료가 부족하고 미래가 불확실할 때 결정을 내리는 것은 어렵다. 대부분의 윤리학자들은 작동중인 생명연장장치를 중단하는 행위는 처음부터 생명연장장치를 연결하지 않은 것과 윤리적 측면에서 차이가 없다는 데 동의한다. 그러므로 더 나은 결정이 가능할 때까지는 생명을 유지하기로 결정할 수 있다. 결국 선택해야 하는 대안은 그 시점에서 가장 좋은 것을 의미한다는 사실을 염두에 두어야 한다.

윤리적 의사결정

모든 유형의 의사결정은 4가지 특성을 가진다. 첫째, '문제'가 있어야 한다. 그렇지 않다면 결정은 불필요하다. 문제는 현재 상황과 바라는 상황 사이의 차이임을 상기하라. 문제를 명확히 진술하는 것이 합리적 해결책을 찾는 데 중요하다. 문제 진술은 현재 상황과 바라는 상황이란 두 부분으로 이루어진다. 문제가 정확히 진술되었을 때 바라는 상황이 의사결정과정의 목표가 된다. 둘째, 선택할 2가지 이상의 대안이 있어야 한다. 만약 어떠한 행동도 결과에 영향을 미치지 못한다면 결과는 불가피한 것이고 의사결정을 할 필요가 없다. 셋째, 모든 행동은 불확실성을 내포한다. 불확실성은 완전히 통제하거나 예측할 수 없는 요인으로, 이것이 결과에 영향을 주므로 중요하다. 불확실성은 의사결정자들에게 불안을 준다. 불확실성을 정확히 예상, 통제, 예측하는 것은 합리적 의사결정을 돕는다. 넷째, 불확실성을 가지고서 행동으로 옮겨진 결정사항은 항상 결과를 가져온다. 의사결정에서 우리의 목표는 현재 상황에서 바라는 상황으로 옮겨가는 것이다. 발생한 결과와 목표가 일치할 때, 불확실성이 결과를 바꾸었을지라도 사람들은 그 결정을 환영한다.

의사결정

우리는 매일 많은 순간 결정을 내린다. 대부분의 결정은 일상의 문제이든 복잡한 전문적 문제이든 유사한 양식을 따른다. 상황에 따라 의사결정 과정은 사소한 일상의 문제를 해결하기 위해 잠재의식을 사용하는 경우부터 과학적 원리에 기초한 정교한 경우까지 다양하다. 대부분의 의사결정 유형이 문제 인식, 자료 수집, 대안들을 비교하기 위한 기준을 적용하여 대안을 비교 · 선택하는 단계를 포함한다. 대안을 둘러싼 상황이나 그 실행 결과에 대한 평가는 선택이 옳았는지에 대한 정보를 제공한다. 의사결정 과정의 간단한 예로 매일 무슨 옷을 입을지 선택하는 것이다. 의사결정을 위해 당신은 어디에 갈 것인지, 무엇을 할 것인지, 날씨는 어떨지, 무슨 옷이 깨끗하거나 편한지, 기분은 어떤지, 선호하는 색깔은 무엇인지, 다른 사람들이 입고 오리라 예상하는 옷 스타일은 어떠한지 등에 대한 자료를 수집할 것이다. 당신은 적절하다고 생각하는 몇 가지 대안으로 범위를 좁힐 것이고, 어떤 기준을 가지고 그 옷들을 비교할 것이다. 어떤 옷이 주름이 없는지, 가장 편한지, 당신을 자신감 있게 보이게 할지, 날씨에 적합할지 등의 비교 기준을 사용하여 대안의 범위를 줄이고 선택을 하게 된다. 그리고 하루를 보내면서 당신의 결정이 옳았는지에 대해 더 많은 자료를 수집할 것이다. 예를 들어, 편안한가? 적합한 옷을 입었는가? 적절히 따스한가? 옷 색깔이 당신을 돋보이게 하는가? 등을 평가하게 된다. 옳은 결정을 했는지에 대한 스스로의 평가는 당신의 결정에 사용된 평가 기준의 장점이나 타당성에 대한 정보와 함께, 이후 유사한 결정을 내릴 때 같은 기준을 사용할지의 여부에 대한 정보를 제공한다.

간호과정과 윤리적 의사결정

간호 판단을 내리는 데 신체, 정신, 사회, 인문 분야의 과학지식이 중요한 것처럼, 윤리적 결정을 내리기 위해서는 사회 규칙, 윤리적 원칙, 전문직 표준에 대한 지식이 중요하다. 그러나 일관된 윤리적 결정을 내리기 위해서는 정형화된 의사결정 구조가 필요하다. 의사결정이 일련의 과정을 따를 때, 의사결정에 대한 도덕적 정당화는 의학적 결정에 대한 과학적 설명만큼 강력할 수 있다. 윤리적 의사결정 모델은 간호과정이 신체적 영역에서 환자 간호와 관련이 있는 것과 동일하게 윤리적 영역에서 환자 간호와 관련되어 있다. 간호과정의 단계를 이해한다면 윤리적 의사결정 모델도 명쾌할 것이다.

간호사로서 의사결정을 위해 우리는 **간호과정(nursing process)**을 자주 사용한다. 논리적 사고와 직관적 지식을 활용하면서, 간호과정은 간호실무를 위한 체계적 방법을 제공하는 계획적인 행동이다. 간호과정은 간호실무를 이끌고 간호를 표준화하며 간호사들을 하나로 묶는다(Christensen & Kenney, 1995). 대부분의 간호사에게 친숙한 간호과정은 상호적인 일련의 단계를 포함한다. 즉, 주관적 · 객관적 자료 수집에 근거한 문제 확인, 바라는 결과를 염두에 둔 간호계획 개발, 중재 수행, 결과 평가, 계획 수정을 거친다. 환자 간호에 대한 결정을 내릴 때 사용되는 기준은 해부학, 생리학, 심리학, 병태생리학, 치료적 의사소통, 가족 역동, 약리학, 미생물학, 간호이론, 인간의 에너지 장(energy field)에 대한 지식, 간호 표준과 프로토콜에 대한 지식, 유사한 상황에서 무엇이 효과적이었는지에 대한 경험, 직관적 지식으로부터 도출된다. 이 과정은 체계적 · 논리적 사고와 직관적 지식을 포함한다. 다음에서 알 수 있듯이 윤리적 의사결정 모델은 간호과정과 유사하다. 이는 간호사들이 개별 사례에 중요한 지식에 근거하여 일관성 있는 결정을 내리도록 하는 데 필요하다.

윤리적 의사결정에 대한 접근

윤리적 의사결정에 효과적으로 대처하는 간호사는 도덕적 고뇌가 적으며 간호현장을 떠나지 않을 것이다. 간호 연구를 살펴보면, 안타깝게도 많은 간호사들이 윤리적 의사결정에 참여할 준비가 되어있지 않았다(Nathaniel, 2006). 설득력 있고 일관된 도덕적 판단을 내리려면 보건의료 의사결정에 대한 사회학과 역사, 도덕철학의 기초에 대해 알아야 한다. 또한 자신의 핵심 가치 및 그 가치의 간호와 조직 표준과의 관련성을 정확히 서술하고 검토해야 한다. 의사결정 그룹에 속하려면 간호와 생명윤리 언어를 잘 알아야 하고, 환자와 동료의 다양한 도덕적 관점을 이해해여야 한다. Jameton(1993)은 간호사는 도덕적 문제가 있는 환자 상황을 적극적으로 다루고 더 큰 문제들에 대한 해결책을 찾기 위해 노력하면서, 책임있는 행동가의 관점을 가져야 한다고 제언하였다.

효과적인 윤리적 의사결정자의 특성

앞서 서술한 행동 외에, 다음 특성들을 훈련하여 의사결정자 역할에 적합하도록 준비할 수 있을 것이다.

1. **도덕적 진실성.** 도덕적 진실성은 한 개인의 모든 윤리적 덕을 일관성 있게 하나로 묶은 것으로, 신뢰를 주는 개인 성향의 전체성과 안정성을 가져다준다. Beauchamp와 Childress는 진실성은 '도덕적 품성의 건전성, 신뢰성, 전체성, 통합성'(2001, p. 35)으로 '개인의 감정, 열망, 지식 등 자신의 다양한 측면들이 서로를 보완할 수 있도록 이것들이 일관성 있게 통합된 것'(p. 36)이라고 설명한다. 도덕적 진실성은 효과적인 윤리적 의사결정에 필수적이다. 도덕적 진실성이 있는 사람은 하나의 입장을 고집하지 않고 상호 존중과 합리적 논의 분위기를 이끌어낸다. 그러나 도덕적 진실성이 있는 사람은 어느 지점 이상을 양보하지 않을 것이다.

2. **민감성, 연민, 돌봄.** 민감하며 연민을 가지고 환자를 돌보는 간호사는 환자와 친밀하게 일할 수 있다. 이들은 환자가 말하는 것을 듣고 그 의미를 이해한다. 환자의 상황, 태도, 감정을 인지하고, 만지고 보고 냄새 맡고 들음으로써 환자의 고통에 대하여 상세하게 안다. 이들에게는 환자의 이해관계가 곧 자신의 것이 된다.

3. **책임감.** 책임감 있는 간호사는 환자 간호나 문제 해결을 위해 필요한 것은 합리적인 범위 내에서 무엇이든 하려는 책임과 의무감을 가진다. 책임감, 민감성, 연민, 돌봄을 가진 간호사는 도덕적 문제를 인식하고 인간적 관점에서 문제를 이해하고 이를 해결하기 위해 적극적으로 노력하는 의무를 수용한다. 책임감은 환자 곁에서 일관되고 공정하게 윤리를 적용할 수 있도록 윤리를 이해하는 의무까지 포함한다.

4. **임파워먼트.** 임파워먼트는 자신에게 영향을 주는 일에 적극적으로 참여하는 능력이다. 임파워먼트는 자신이 변화에 영향을 끼칠 수 있다는 자기 확신을 가지도록 요구하며, 용기와 권력을 사용하는 것을 포함한다. 임파워먼트는 윤리적 결정을 하는 사람에게 중요한 특성이다. 이것은 민감성, 연민, 돌봄, 책임감으로부터 나오는 긍정적인 행동을 만들어낸다.

5. **숙고를 위한 인내와 의지.** 위기 동안 사람들은 상황과 자신의 감정을 이해하려고 노력한다. 자신의 관점을 명확히 하려고 노력하고 그 관점을 자신의 가치체계와 연결짓는다. 간호사는 경청하고 인내심을 가지면서 모호성, 혼동, 불확실성, 패러독스를 견딜 수 있어야 한다. 간호사는 환자, 가족, 동료들이 윤리적 의사결정 과정 속에서 노력할 때 그들에게 안전한 환경을 제공하고 도와야 한다.

감정과 윤리적 의사결정

윤리적 의사결정에 대한 대다수 접근법은 감정을 이성에 종속적인 것으로 간주하는 인지적 과정을 나타낸다. 그러나 인간에 대한 전체적 관점에서 사고와 감정 모두 앎을 얻는 믿을만한 방법이며, 각각은 윤리적 의사결정에서 정당한 역할을 한다. Callahan(2000)은 우리의 마음과 느낌을 도덕 영역에서 적대적으로 보지 말아야 한다고 하였다. 오히려 윤리적 의사결정을 해야 할 때 이성과 감정이 함께 활동하고 조화를 이루어야 한다는 것이다. 감정은 이성에 영향을 주고 이성은 감정을 감시한다고 지적하면서, Callahan(2000)은 감정이 내적 과정 및 환경과의 상호작용에 관한 정보를 제공하는 개인적 신호라고 하였다.

상황 속에서 무엇이 옳고 그른지에 대한 생각뿐 아니라, 상황과 내려야 할 결정에 관한 자의 느낌을 아는 것이 중요하다. 불편하게 느낀다면 이성이 특정 방향을 지시하더라도 이성이 제안하는 주장과 이에 대한 자신의 반응을 더 깊이 탐색해보아야 한다. 과학기술을 강조하고 느낌과 도덕 감정은 무시하려는 경향이 있는 우리의 보건의료 문화를 감안할 때, Callahan(2000)은 "무감각, 무감동, 사고와 느낌 사이의 단절 역시 도덕적 경고 신호이다…공감과 동정에 대한 감정적 무반응은 중대한 생명윤리 이슈가 된다."(p. 29)고 하였다. 의사결정을 할 때에는 머리와 심장이 조화를 이루어야 한다.

사람들이 동일한 이슈에도 서로 다른 도덕적 추론으로 접근하듯이, 타인의 감정적 반응은 당신과 다를 수 있다. 이와 같은 상황에서 당신은 타인이 보이는 반응의 타당성을 찾아보면서 자신의 관점을 넓힐 수 있을 것이다. 그러나 두 사람 간에 틈이 너무 커서 이어지기 어려울 수도 있다. Callahan은 이러한 사회적 갈등과 난관이 새로운 윤리적 문제들을 드러낼 것이고, 이러한 문제에 대해 의사결정과정을 적용하고 그 결과를 다루어야 한다고 조언한다.

생각해보기

의사결정에서 감정의 역할

다음 상황에서 당신의 감정을 고려해 보고, 관련된 사람들을 돌보고 다루는데 감정이 어떻게 영향을 미치는지 생각해 보자.

- *당신이 가난한 이민자들을 돌보는 클리닉에서 일하고 있는데, 동료가 "이 사람들에게 보건교육을 하는 건 시간 낭비야. 이들은 정말 어리석기 때문에 의료시스템을 허비하는 일일 뿐이야."라고 말하는 것을 들었다.*
- *얼마 전부터 부인과 전문의들과 함께 일하게 되었는데, 그 중 한 의사가 모든 젊은 환자들에게 그들의 성적 환상에 대해 질문하는 것을 보게 되었다.*
- *당신이 지역병원 응급실에서 일하고 있는데, 2세 영아가 그 엄마의 남자친구에 의해 벌을 받는 동안 입은 상해로 사망하였다. 그 아기는 부모의 방치 때문에 이전에 위탁가정에 있었고, 사건이 있기 1주일 전에 겨우 엄마에게 돌아왔다.*

환자 간호에서의 윤리적 의사결정

환자 곁에서 간호를 하는 간호사는 매일 도덕적으로 중요한 이슈들에 대해 결정을 내린다. 이어지는 단락들에서 임상에서 사용할 수 있는 정형화된 의사결정 모델을 소개할 것이다. 이 모델은 생명에 영향을 미치는 중요한 결정을 하기 위해 윤리 원칙과 이론을 사용하는 과정을 설명한다. 그러나 이미 간호사는 매일같이 많은 중요한 결정을 내리고 있다. 환자 곁에서 이루어지는 일상적인 의사결정을 하려면 개별 상황이 가진 미묘한 도덕적 차이를 알아야 한다. 특정 상황에서 개인의 행동을 이끄는 도덕적 중요성에 대한 개인의 자각을 가리키기 위해 윤리학(ethics)이 아닌 **윤리(ethic)**라는 용어를 사용한다. 윤리는 개인의 내적 가치로부터 나온다. 윤리라는 용어는 도덕적으로 중요한 성질이나 덕과 연관지을 수 있다. 예를 들어, 간호사는 돌봄 윤리, **반응 윤리(응답 윤리, ethic of responsiveness)**, 친절의 윤리(ethic of attentiveness), 존중의 윤리(ethic of respect)를 가진다고 할 수 있다. 간호사가 선한 것을 행동하려고 할 때 일상적 간호 행위의 도덕적 가치에 대한 내적 의식이 필요하다. 일상의 윤리에 대한 토론에서 Benner(1994)는 반응 윤리가 간호사의 돌봄 행위에서 핵심이라고 하였다. 간호사의 반응 윤리는 개인에 대한 존중과 그날 그 환자를 위해 선한 것을 하려는 욕구를 나타낸다. 이러한 특성을 지닌 간호사는 개별 환자의 염려, 요구, 선호도에 민감하게 반응한다.

앞 장들에서 제안하였듯이, 간호 행위의 도덕적 중요성에 대해 높은 의식을 가진 간호사는 환자와 개인적 수준에서 관계를 맺고 환자의 상태 변화에 주의를 기울이는 데 조금도 방심하지 않는다. 이 간호사는 환자의 다양한 측면을 해석하는 데 다른 방식으로 이를 알아가며, 민감성과 돌보는 태도로써 환자에게 반응한다(Benner, 1994). 우리는 윤리학과 윤리적 의사결정이 간호의 모든 측면에 스며들어 있음을 명확히 하기 위해 일상적인 윤리에 대해 언급하였다. 윤리적 의사결정은 극적이거나 생명을 위협하는 이슈에 국한되지 않고 항상 우리 주변에 함께 있다. 우리는 당신이 선을 행하려고 노력하고, 미묘한 도덕적 차이를 인식하고, 환자 곁에서 당신의 태도를 이끌어 갈 윤리에 대해 의식을 가지며, 간호실무를 안내하는 관련 윤리 원칙과 이론을 따름으로써 스스로 최상의 자질을 갖출 것을 요청한다. 보다 심각한 딜레마가 발생하는 경우를 위해 다음에서 윤리적 의사결정에 대한 정형화된 지침을 제공할 것이다.

윤리적 의사결정 모델

윤리적 의사결정을 위해, 사람들의 이야기에 대한 세심함과 문제해결의 준거 기준을 가지고 접근해야 한다. 윤리적 문제 해결은 간호과정과 유사하게 여러 단계를 포함하는데, 이들 단계는 지면상으로는 선형적이지만 실제로는 비선형적일 것이다. 윤리적 의사결정은 다른 역동적인 생물학적 · 심리학적 · 사회적 과정처럼 단계별로 이루어진다. 물리적 여건이 변화하고, 의견이 변하고, 지식이 발전하고, 시간이 지나가듯이 인간 세계의 모든 것이 변화하기 때문이다.

일반적으로 의사결정 모델은 선형적인 단계별 과정으로 관점이 변화할 가능성을 고려하지 않지만, 윤리적 문제는 특성상 의사결정이나 해결책을 향해 나아가는 중에도 달라진 관점을 가지고 중요한 측면을 재검토하는 의사결정과정이 필요하다. 여기 제시되는 지침은 지속적인 평가와 정보 추가가 필요한 의사결정 과정의 틀을 제시한다. 이 의사결정 과정은 본질적으로 나선형으로, 필요할 때는 언제나 이전 단계로 돌아가고 변화된 사실, 신념, 예상치 않았던 결과, 달라진 의사결정 참여자들을 고려하여 그 과정을 반복한다. 지금부터 윤리적 의사결정의 5단계 과정을 설명하겠다.

문제를 명확히 진술하라

의사결정의 첫 번째 단계는 문제를 명확히 진술하는 것이다. 문제를 파악한 후에 목표를 설정할 수 있는데, 이는 문제가 현재 상황과 바라는 상황(목표) 사이의 차이를 뜻하기 때문이다. 윤리적 의사결정 과정은 누군가 도덕적 문제가 있다고 인식할 때 시작된다. 만약 문제가 심각해서 의사결정이 필요하다면 이는 상대적으로 쉽게 발견될 것이다. 당신이 현재 상황에 대해 명명하게 되면 자연스럽게 한 가지 이상의 바라는 상태(목표)를 서술하게 될 것이다. 예를 들어, 말기 환자가 심한 통증을 경험한다면 간호사는 환자의 현재 상황을 '심한 통증이 있음'이라고 서술할 수 있다. 자연스럽게, 바라는 상태(목표)는 '편안해지는 것'이 될 것이다. 이처럼 현재 상황과 바라는 상태를 파악함으로써 문제를 명확히 진술하는 것은 혼란을 없애고 의사결정과정을 합리적으로 이끌 것이다.

문제 확인은 다른 목적에도 도움이 된다. 위 예에서 목표인 '편안해지는 것'은 전략이기보다는 상태를 말한다. 이 의사결정 모델에서 전략을 생각하는 것은 세 번째 단계인데, 그 단계로 가기 전에 목표를 명확하게 해야 한다. 전략은 종종 극적이기 때문에 초기에 목표를 수립하는 것이 의사결정 과정 후반부의 혼란을 줄여줄 것이다. 이 사례에서 전략은 진통제 용량을 늘리고, 진정제를 사용하며, 생명연장장치를 중단하는 것을 포함할 수 있다. 문제를 명확히 정의할 때, 그 문제가 윤리적 딜레마인지 실천적 딜레마인지 보다 쉽게 판단할 수 있다. 당신이 윤리위원회의 위원이라면 현재 단계에서 모든 실천적 딜레마를 제거할 것이다.

자료를 수집하고, 충돌하는 도덕적 주장을 파악하라

윤리적 문제가 발생했을 때 관련 이슈를 명확히 하기 위해 정보와 사실을 수집해야 한다. 우선 윤리적 딜레마를 가져온 상충하는 도덕적 주장을 파악해야 한다. 상충하는 책임, 원칙, 의무, 권리, 충성, 가치, 신념에 대한 증거를 얻기 위해 상황을 검토해야 한다. 자료는 윤리적 구성요소, 관련된 원칙, 상황에 관련된 사람들의 윤리적 이슈와 원칙에 대한 다양한 인식을 이해하도록 돕는다. 당신은 사회적 · 종교적 · 문화적 가치와 신념에 대해 관심을 기울여야 한다. 처음에 윤리적 딜레마가 있다고 생각했던 상황이 자료를 수집하면서 실천적 딜레마로 드러나는 경우가 종종 있다. 의사결정 참여자가 이를 인식하고 있으면 대안을 적절히 저울질하고 신속하게 의사결정을 할 수 있게 된다.

의사결정 과정에 참여하는 주요 인물들을 파악하고 각자의 역할을 정확히 서술하라. 의사결정자들의 권리, 의무, 권한, 상황, 역량을 확인하는 것은 의사결정 과정에서 중요하다(Curtin & Flaherty, 1982; Husted & Husted, 2001). 핵심 질문은 "누가 최종 결정을 해야 하는가?"이다. 중요한 의사결정자를 확인하는 것이 때로는 의사결정 과정을 진행하는 데 필요한 전부일 수도 있다. 이것은 누군가가 중요한 결정을 내릴 정당한 권한을 가지고 있다고 인정하는 그 사람을 임파워링(empowering)하는 일이다. 중요한 의사결정자가 확인되고 나면 다른 참여자들의 역할을 명확하게 서술한다. 예를 들어, 간호사는 종종 의사결정의 책임이 환자 또는 가까운 친척에게 있음에도 어려운 윤리적 의사결정에 부담을 느낀다. 이러한 경우, 간호사는 옹호자, 정보제공자, 어려운 의사결정을 해야 하는 사람들에 대한 정서적 지지자, 의사결정 과정의 촉진자로서 활동하게 된다.

도덕성 발달과 윤리이론에 대한 지식은 의사결정 참여자들과 그들의 관점 및 반응을 이해하는 데 도움을 주는 틀을 제공한다. 참여자들이 도덕성 발달 패러다임에 의해 어떻게 설명될 수 있는지 사정해보자. 예를 들어, 중요한 의사결정자가 다른 사람을 기쁘게 해주고 싶은 욕구를 가지고 대안을 선택하는 발달단계에 있는지, 그래서 타인의 인정을 얻기 위해 대안을 선택하려고 하는지의 여부를 아는 것은 중요하다(도덕성 발달에 대한 논의는 6장을 참조하라).

또한 참여자의 윤리적 관점을 파악하는 것이 중요하다. 예를 들어, 생명연장장치 중단에 대한 토론 참여자들 중 한 명이 생명을 빼앗는 것은 어떤 경우에나 그르다고 믿는다면(의무론에 대한 논의는 3장을 참조하라), 다르게 생각하는 사람들과 협상을 하는 과정은 상당히 어려울 것이다. 이러한 상황에서는 실제 죽음의 순간이 언제인지를 정의하는 토론을 통하여 공통된 이해를 가지는 것이 우선되어야 할 것이다. 참여자들이 다양한 가치를 표현할 때, 당신의 역할은 그들이 목표에 대한 합의를 이루고 원칙을 이해하도록 촉진하는 것이다.

전략을 탐색하라

바라는 결과를 결정하고 나면 참여자들은 가능한 대안적 전략들을 파악해야 한다. 사정 단계를 거치면서 다양한 대안들이 도출될 것이다. 참여자들은 법이나 그 외 결과들을 고려해야 한다. 또한 어떠한 대안이 설정한 목표에 가장 잘 도달하고 자신의 신념, 생활방식, 가치와 맞는지 결정해야 한다. 이 과정은 수용가능한 대안들의 목록을 줄이는 데 도움이 된다. 수용할 수 없는 모든 대안을 제거한 후 수용할 수 있는 대안들을 나열하고 저울질하여 우선순위를 매기는 것이 필요하다. 참여자들은 이성과 감정으로써 대안들 중 하나를 선택하게 되는데, 이때 그 나머지 대안들에 대해서도 시간을 가지고 깊이 생각하고 더 좋은 해결책이 없음을 확인해야 한다. 대안을 선택하고 나면 의사결정자들은 선택한 대안에 대해 행동을 취해야 한다.

전략을 수행하라

행동을 하는 것은 의사결정 과정의 주요 목표이면서도 가장 어려운 단계 중 하나이다. 결정이 옳은지에 대한 확신과 의심을 포함한 많은 감정을 불러일으키기 때문이다. 참여자들은 수용하기 어려운 대안들은 밀쳐두면서 어려운 의사결정을 할 수 있도록 임파워먼트되어야 한다. 이 단계에서는 발생하는 감정에 주의를 기울이는 것도 중요하다.

행동의 결과를 평가하라

의사결정에 따라 행동한 후에 참여자들은 반응 과정과 평가를 시작한다. 모든 의사결정에서처럼, 성찰적 평가는 의사결정 과정의 효과성과 타당성에 초점을 둔다. 참여자에 대한 효과 측면에서 행동을 평가하자. "본래의 윤리적 문제가 해결되었는가?" "행동과 관련해 다른 문제가 발생했는가?"를 질문하라. 상황이 변하고 새로운 자료가 수집되면서 참여자들은 뒤이어 발생하는 도덕적 문제를 파악하고 새로운 정보와 이전 결정에 대한 반응에 기초하여 행동을 수정해야 한다.

그림 8-1은 윤리적 의사결정을 위한 지침이다. 제시된 질문들은 몇 번이고 되물어야 할 수도 있고, 의사결정 과정이 진행되고 새로운 자료가 추가됨에 따라 다양한 시점에서 제기될 수도 있다. 예를 들어, 대안에 대한 정보는 모든 참여자들이 파악되기도 전에 드러날 수 있고, 참여자들의 윤리적 관점에 대한 자료는 대안이 논의되는 시점에서만 명확해질 수 있다. 얼마나 많은 정보를 수집했느냐에 상관없이, 참여자들은 긴 대안 목록을 가지게 되면 의사결정을 하는 것이 더 어려울 수 있음에도 여전히 더 많은 자료를 원한다고 생각하면서 의사결정을 할 수도 있다.

문제를 명확히 진술하라

- 현재 바람직하지 않은 상황은 무엇인가?
- 바라는 상태(목표)는 무엇인가?

자료를 수집하라

- 현재 상황이 윤리적 딜레마인 이유는 무엇인가? 상충하는 책임, 원칙, 의무, 권리, 충성, 가치, 신념이 있는가?
- 어떤 사실이 가장 중요해 보이는가?
- 부족한 정보는 무엇인가?
- 중요한 참여자는 누구인가?
- 누구에게 이 결정을 내리는데 정당한 권력이 있는가?
- 갈등의 이슈는 무엇이고, 참여자 간 합의하는 것은 무엇인가?
- 누가 어떻게 영향을 받는가? 각자에게 무엇이 가장 중요한가?
- 어떤 감정이 영향을 미치는가?
- 가장 영향을 많이 받는 사람의 역량 수준은 어떠한가?
- 참여자들의 권리, 의무, 권한, 맥락, 능력은 무엇인가?
- 참여자들의 도덕적 관점은 무엇이고, 도덕성 발달 수준은 어떠한가?
- 어떠한 문화적 요인이 중요한가?
- 논의에서 나온 가능한 전략은 무엇인가?

전략을 탐색하라

- 자료 수집과정에서 나온 각 전략의 위험과 이득은 무엇인가?
- 각각의 전략은 영향을 받는 사람들의 생활방식과 가치에 얼마나 잘 맞는가?
- 각각의 전략에서 전문적 측면, 기관 측면, 법적 측면에서의 고려사항은 무엇인가?
- 관련된 사람들에게 어떠한 대안이 수용하기 어려운가?
- 대안적 전략은 어떻게 비교되고 우선순위가 결정되는가?

전략을 수행하라

- 어려운 결정을 수행하기 위해 필요한 권력을 확보하라.
- 수용하기 어려운 대안은 무시하도록 포기하도록 하라.
- 이 과정에서 나타난 감정에 주의를 기울여라.

결과를 평가하라

- 윤리적 딜레마가 해결되었는가?
- 결정된 전략을 행동으로 옮기면서 새로운 딜레마가 생겼는가?
- 의사결정 과정이 참여자들에게 어떠한 영향을 미쳤는가?
- 추가적인 행동이 필요한가?

그림 8-1 ● **윤리적 의사결정 모델**

사례

어려운 선택에 직면하기

30대 중반인 부부가 여러 차례 인공수정에 실패한 후 두 번째 아이를 임신하였다. 임신 28주에 정기적 초음파검사에서 의사는 태아가 무뇌증임을 발견하였다. 의사는 무뇌증은 치료될 수 없고 표준 치료방법도 없는 심각한 상황임을 설명하였다. 아기의 예후는 매우 나쁘고 출생 후 몇 시간에서 수일 내에 사망할 것이라고 알렸다. 또한 아기의 뇌, 두개골, 두피 상당부분, 특히 전뇌나 대뇌(뇌의 사고와 조정 영역)가 없을 것이라고 설명하였다. 또한 아기의 외모는 보기 좋지 않을 것이며 남아있는 뇌 조직이 보일 것이고, 시각장애, 청각장애, 무의식일 수 있으며 통증을 느끼지 못할 것이라고 하였다. 부부는 이 시점에서 임신을 종료할지, 임신을 유지할지 선택해야 했다. 만약 임신을 유지하기로 결정한다면 출생 후에 소생술, 생명유지장치, 인공적 영양 공급 같은 적극적 치료를 어느 수준에서 할 것인지에 대한 결정도 내려야 했다.

생각해보기

윤리적 의사결정 모델을 이 사례에 적용하기

문제를 명확히 서술하라. *가족은 현재 상황과 바라는 상태 측면에서 문제를 명확히 해야 한다. 물론 부부가 정상적인 아기를 임신했다면 좋았겠지만 이것은 합리적인 목표가 아니다. 따라서 당신은 그들에게 자신들의 가치 틀에 적합한 합리적 목표에 대해 생각해보도록 격려한다. 당신은 어떻게 그 부부가 자신들의 감정을 살피면서 문제를 명확히 하도록 도울 수 있는가? 그들이 문제를 적어보도록 돕는다면, 문제를 몇 개의 단어로 어떻게 기술하겠는가? 만약 엄마가 "난 내 아기가 희망이 없는데 살기 위해 애쓰기를 원하지 않아요."라고 말한다면, 이것이 당신이 문제를 명확히 하는 데 도움이 되는가? 현재 상황은 어떠한가? 당신은 현재 상황이 아기의 사망으로 이어지는 심각한 상황이라고 말할 것인가? 바라는 상태는 무엇인가? 당신은 무의미한 싸움이란 없다고 생각하는가? 아기보다는 부모에게 적용될 수 있는 다른 문제 진술을 생각해보자.*

자료 수집. *당신은 사례의 모든 측면에 관한 데이터를 수집할 것이다. 당신은 가능한 치료와 그것의 위험, 해, 이득 같은 문제의 생물학적 의미를 논의할 것이다. 예를 들어, 부모는 생명연장장치가 아기에게 고통스러운지, 실험적 치료를 선택할 수 있는지 질문할 것이다. 당신은 가족 삶의 맥락에서도 자료를 수집할 것이다. 그들의 종교적 · 문화적 신념은 무엇인가? 그들의 생활 여건은 어떠한가? 또한 사례의 도덕적/윤리적 측면을 토의할 것이다. 예를 들면, 악행금지 원칙(해를 끼치지 않으려는 바람)과 관련된 도덕적 갈등이 있다. 임신을 종료하는 것은 아기에게 해를 끼치는 것으로 생각될 수 있고, 임신을 유지하는 것은 엄마에게 정서적 · 신체적 해를 가져올 수 있다. 또한 임신, 출생, 사망이라는 자연적 과정을 거치도록 생명을 보존하려는 의무가, 임신을 지속하는 것이 엄마에게 가할 수 있는 고통을 제거해주어야 할 의무와 충돌하여 갈등을 일으킨다. 당신은 중요한 참여자가 누구인지 알며 그들 간 관계를 명확히 하고자 할 것이다. 그들이 문제에 동의하는가, 동의하지 않는가? 만약 엄마가 "임신을 유지한다면 나는 미쳐버릴 거예요."라고 말하고, 아빠는 "누구도 내 아기를 죽이지 않겠지요?"라고 말한다면 어떻게 할 것인가? 자료 수집 기간에 어떠한 법적 측면을 검토할 필요가 있는가?*

전략을 탐색하라. *부모가 목표를 명확히 하고 가능한 전략을 파악할 수 있다면 당신은 그들이 어떻게 전략을 탐색하고, 비교하고, 우선순위를 정하도록 도울 것인가? 이 상황에서 부모가 바라는 결과는 엄마와 아기에게 불필요한 고통을 방지하는 것이라고 말할 수 있다. 추가적인 탐색으로, 임신을 유지하는 것이 엄마의 정서적 건강과 가족 통합성을 위협할 정도로 엄마에게 고통을 가져올 수 있다는 사실을 알게 될 수도 있다. 이 경우에는 임신을 중단하는 것이 엄마의 고통을 늘리면서 아기의 피할 수 없는 자연적 죽음을 가져오는 것보다는 엄마를 더 배려하는 것일 것이다. 이 사례에서 다른 가능한 전략을 생각해보자. 문제 진술을 적고 4가지 서로 다른 전략을 제시하여라. 어떤 전략이 목표 진술과 일치하는가? 그 일치하는 전략들 중에 당신은 어느 것이 이 부부에게 더 높은 우선순위를 가진다고 생각하는가?*

전략을 실행하라. *임신을 중단할지 아기의 탄생을 준비할지 결정하면 부모는 행동을 해야 한다. 이 시점에서 부모의 정서적 반응에 주의를 기울이고 필요한 지원을 받도록 하는 것이 중요하다. 만약 부모가 임신을 종료하는 것이 더 나은 결정이라고 느끼지만, 지역병원이 종교적 배경 속에서 임신중절을 금지한다면 어떻게 할 것인가? 만약 그들이 임신중절수술을 받을 수 있는 병원이 2시간 거리에 떨어져 있고 그들에게는 그곳까지 갈 교통수단이 없다고 상상해보자. 이때 병원의 역할은 무엇인가? 당신의 역할은 무엇인가? 당신은 이 부부를 어떻게 도울 것인가? 여기에서의 윤리적 의미는 무엇인가?*

결과를 평가하라. *부모가 임신을 중단하기로 결정하고 딜레마를 해결하였다. 이 선택에 대한 반응은 죄책감, 우울, 수용, 또는 만약 다른 선택을 했다면 어떻게 달라졌을지 생각하는 등의 형태로 나타날 것이다. 만약 부모가 깊은 죄의식이나 우울 같은 장기간 지속되는 반응을 보일 경우, 그들이 다시 동일한 상황에 놓인다면 임신을 유지하는 것으로 결정할 가능성이 높다. 그러나 고통스럽지만 임신을 종료하기로 한 결정에 의한 정서적 이슈들을 점검하고 당시로서는 최상의 결정을 했다고 생각할 수도 있다. 참여한 의사와 간호사에게 나타날 수 있는 결과는 무엇이 있을 수 있겠는가? 개인적 신념 때문에 임신중절을 반대했던 간호사에게 미치는 영향은 무엇인가?*

도덕적 고뇌, 도덕적 분노, 도덕적 심사숙고

직장 내에서 도덕적 문제는 피할 수 없다. 앞서 도덕적 불확실성과 도덕적 딜레마에 대해 알아보았다. 윤리학자 Andrew Jameton은 세 번째 유형의 도덕적 문제로서 도덕적 고뇌를 소개하였다. 간호윤리학자들은 Jameton의 유형을 보다 명확히 하는 과정에서 도덕적 분노와 도덕적 심사숙고를 포함한 다른 복잡한 과정을 발견하였다.

도덕적 고뇌

도덕적 고뇌는 간호사에게서 처음 관찰된 현상이다. 앞서 윤리적 딜레마는 2가지 이상의 선택이 동등한 비중을 가지므로 1가지를 선택하는 결정이 매우 어려운 도덕적 문제라고 하였다. 1980년 대 초 Jameton(1984)이 간호사들에게 일하면서 경험한 도덕적 딜레마에 대해 이야기하라고 했을 때, 간호사들은 딜레마라는 용어를 일반적인 정의에 따라 사용하지 않으면서, 도덕적으로 무엇이 옳은 행동인지 알지만 자신의 신념대로 행동할 수 없는 상황에 대해 계속해서 설명하였다(Jameton, 1993). 제임튼은 간호사들이 그러한 상황이 가진 도덕적 중요성에 대해 깊이 고민하였고 신념을 가졌기 때문에 그렇게 이야기하지 않을 수 없었다고 결론지었다. 이 새로운 도덕적 문제 유형을 확인하면서 Jameton은 "**도덕적 고뇌(moral distress)**는 무엇을 행하는 것이 옳은지 알고 있지만 조직 내 제약들로 인해 이를 실천하는 것이 거의 불가능할 때 발생한다."(Jameton, 1984, p. 6)고 하였다. 또한 Jameton(1993)은 도덕적 고뇌가 있는 경우에 간호사는 자신이 도덕적으로 그르다고 판단한 행동에 참여하게 된다고 덧붙였다. 제임튼의 연구에 기초하여, 간호사인 Judith Wilkinson은 도덕적 고뇌를 '개인이 도덕적 결정을 내렸지만 그 결정된 도덕적 행동을 수행하지 못할 때 경험하는 정신적 불균형과 부정적 감정 상태'(Wilkinson, 1987, p. 16)라고 정의하였다. 이후에 그 의미를 명확히 하기 위해 용어 정의를 다듬고 관련 예를 제공하면서, 거의 모든 경우에 Jameton이나 Wilkinson의 도덕적 고뇌에 대한 정의를 사용하고 있다.

도덕적 고뇌는 개인이 도덕적 문제를 알고 있고 도덕적 책임을 인정하며 올바른 행동에 대한 도덕적 판단을 내리지만, 자신이 결정한 도덕적으로 올바른 행동을 하는 데 제약이 있을 때 발생한다. 사람들의 도덕적 판단은 서로 다르므로, 도덕적 고뇌는 절대적으로 옳은 것을 어기는 것에 대한 반응이 아니라 개인이 옳다고 판단한 것에 대한 반응이다. 예를 들어, 수술당일 퇴원을 시키는 병원 수술장에서 바쁘게 일하는 간호사는 관리자가 자신에게 의사가 예정된 치료과정을 충분히 설명하지 않은 것을 알면서도, 안정제를 투여받은 환자로부터 동의서에 서명을 받기를 기대한다고 하였다. 간호사는 이것이 충분한 정보에 근거한 동의서에 대한 환자의 권리를 존중하지 않는 행위임을 알지만, 자신은 이러한 상황을 변화시킬 만한 힘이 없다고 느낀다. 제임튼은 이러한 경우에 병원이 목표한 바를 얻는 데 도움이 되는 현행 실무를 간호사가 비판하는 것은 개인적으로 위험할 수 있다고 지적하였다(Jameton, 1984).

간호사의 도덕적 고뇌는 매우 스트레스가 높은 상황이거나 취약한 환자를 돌볼 때 더 많이 발생하는 것 같다. 수년간의 연구는 중환자실처럼 스트레스가 높은 분야에서 일하는 간호사들이 더 많은 도덕적 고뇌를 경험한다는 것을 보여준다(Cavaliere, Daly, Dowling & Montgomery, 2010; Corley, 1995; Fenton, 1988; Forchuk, 1991; Gaeta & Price, 2010; Hefferman & Heiling, 1999; Kelly, 1998; Krishnasamy & Plant, 1998; Liaschenko, 1995; Millette, 1994; Perkin et al., 1997; Redman & Fry, 2000; Rushton, 2006; Solomon et al.,

1993; Sundin-Huard & Fahy, 1999; Weissman, 2009). 도덕적 고뇌가 발생하는 상황을 살펴보면, 죽음의 과정에 있는 환자에게 적극적이거나 강력한 처치를 하여 고통을 늘리는 것, 불필요한 검사와 치료를 하는 것, 환자에게 거짓말을 하거나 간호사나 환자, 가족을 의사결정에 참여시키지 않는 것, 의사가 적절하지 않은 치료를 하는 것 등이 있다.

조직 내 윤리적 분위기도 도덕적 고뇌를 악화시킬 수 있다. 대부분의 보건의료기관은 고도의 기술을 보유하고 치료과정을 빠르게 진행하며, 환자들은 고령화되고 질병 중증도가 높아졌다. 많은 간호사들은 경직되어 있고 고도로 구조화된 보건의료시스템 속에서 자신을 무력하게 여긴다(Corley, Elswick, Gorman, Clor, 2001; Davies et al., 1996; Krishnasamy, 1999; Liaschenko, 1995; Perkin et al., 1997; Sundin-Huard & Fahy, 1999; Wilkinson, 1987). 이들은 간호와 병원 행정에서 지원을 받지 못하는 상황에서 의사 처방을 따르도록 사회화되고, 과거 행동이 무의미함을 경험하고, 직장을 잃을 두려움으로 인해 도덕적 고뇌를 경험할지 모른다. 간호사에게 도덕적 고뇌를 일으키는 다른 조직 요인들은 간호의 질, 조직의 윤리적 자원, 간호사들의 현 실무 환경에 대한 안주, 법과 소송 등이 있다.

의사와의 관계는 가장 자주 언급되는 조직 내 제약 요소이다. 간호사는 서로 다른 도덕적 태도와 의사결정 관점, 대립적인 관계를 가진 의사와 간호사로 인해 도덕적 고뇌를 경험한다(Corley, 1995; Davis et al., 1996; Liaschenko, 1995; Oberle & Hughes, 2001; Sundin-Huard & Fahy, 1999; Wilkinson, 1987). 특히 간호사는 의사가 죽음과 죽어감(death and dying)에 대해 다루기를 꺼릴 때 또는 환자가 원하는 것을 무시할 때 분노를 표출하였다.

도덕적 고뇌는 간호사와 환자 모두에게 바람직하지 않은 결과를 가져온다. 이는 수년간 지속될 수도 있는 신체적 · 정신적 문제를 가져올 수 있다(Anderson, 1990; Davies et al., 1996; Fenton, 1988; Kelly, 1998; Krishnasamy, 1999; Perkin et al., 1997; Wilkinson, 1987). 한 연구에서는 참여자들 모두가 도덕적 고뇌의 부정적 영향을 말하였다(Elpern, Covert, & Kleinpell, 2005). 도덕적 고뇌로 인하여 어떤 간호사는 돌봄에 대한 자신의 역량을 잃고, 환자 접촉을 피하고, 좋은 신체적 돌봄을 제공하지 못하였다(Austin, 2003; Corley, 1995; Hefferman & Heilig, 1999; Kelly, 1998; Millette, 1994; Redman & Fry, 2000; Wilkinson, 1987). 간호사들은 개인적으로 환자와의 상호작용을 피하는 것, 비밀리에 행동하는 것, 더 적은 시간동안 일하는 것, 더 나은 상황을 찾아서 병동을 떠나는 것, 또는 간호직을 떠나는 것 등 다양한 방법으로 도덕적 고뇌에 적응할지도 모른다(Austin,

Kagan, Rankel, & Bergum, 2008; Kelly, 1998). 일부 간호사들은 환자들의 요청을 듣지 않았고, 환자와의 관계 형성을 피하려는 선택을 하기도 하였다(Austin, Bergum, & Goldberg, 2003).

간호사들은 도덕적 고뇌의 사회심리적 · 신체적 · 정서적 결과로, 다른 사람을 비난하는 것, 자신의 행동을 변명하는 것, 자신을 비판하는 것, 자신을 비난하는 것(Kelly, 1998), 분노, 비꼬기, 죄책감, 자책(Fenton, 1988; Wilkinson, 1987), 당혹감, 슬픔, 움츠러듦, 회피 행동, 무력감, 의기소침함(Austin et al., 2003), 소진(Davies et al., 1996), 개인적 가치에 대한 배신, 불안정, 자기 의심, 걱정(Deady & McCarthy, 2010), 낮은 자아 존중감(Krishnasamy, 1999), 영적인 영향(Elpern et al., 2005)을 경험하였다. 간호사는 또한 문화적 압력에 적응하고 따르거나, 도덕적 문제를 합리화하거나, 부정하거나, 사소한 것으로 여기거나, 문제를 멀리함으로써 자신을 무감각하게 만드는 방법을 택하기도 하였다(Deady & McCarthy, 2010). 또한 장기화되고 반복적인 도덕적 고뇌가 간호사의 도덕적 진실성을 상실하게 한다는 증거가 있다(Kelly, 1998; Rushton, 1995; Wilkinson, 1987). 도덕적 고뇌에 대한 신체적 반응은 눈물이 나거나(Anderson, 1990; Fenton, 1988) 땀이 나는 것, 심계항진, 두통, 설사, 수면장애가 있다(Austin, 2003; Anderson, 1990; Wilkinson, 1987). 정서적 반응으로는 분노, 당황스러움, 우울, 부끄러움, 당혹, 슬픔, 애석함, 비효율적인 것 같은 느낌 등이 있다(Austin et al., 2008).

현재의 간호인력 부족을 예견하듯이, 초기 연구들은 간호사의 50%가 도덕적 문제 상황으로 인해 병동이나 간호직을 떠난다고 보고하였다(Millette, 1994; Nathaniel, 2006; Wilkinson, 1987). 간호사 부족은 도덕적 고뇌를 고착화시킬 수 있는 간접적이면서도 강한 위협요인이다. 간호사들은 부적절한 인력 배치, 과중한 업무량, 빈번한 초과근무, 지원인력 부족 같은 열악한 근무여건을 보고하고 있다(General Accounting Office, 2001). 간호사의 3/4 정도가 간호인력 부족은 직장인으로서의 삶의 질과 환자 간호의 질을 떨어뜨린다고 생각한다. 간호사들은 계속되는 간호사 부족은 간호사의 스트레스를 높이고 환자 간호의 질을 낮추며 간호사들이 간호직을 떠나는 이유가 될 것으로 예측한다(Buerhaus et al., 2005). 일부 연구들은 안전하지 않은 인력 수준에서 일하는 것은 간호사들이 직면한 가장 스트레스가 높은 상황임을 보여준다(Zuzelo, 2007). 결국 간호인력 부족은 도덕적 고뇌를 일으키고 이는 다시 더 많은 간호사가 간호직을 떠나게 만드는 하향곡선을 지속시킬 것이다.

연구자들은 지난 30년 간 도덕적 고뇌 현상을 탐색하였다. 질적 연구와 양적 연구가 이 문제상황의 과정과 결과를 밝혀내었고 간호실무를 위한 제언을 하였다. 이는 근거기반 실무의 기회를 제공하는 윤리학의 한 측면이다.

자신에게 질문하기

도덕적 고뇌를 경험한 적이 있는가?

도덕적 고뇌는 도덕적 문제가 명쾌한 해결책을 가지고 있으나 조직이나 다른 제약 요인으로 인해 도덕적으로 올바른 행동을 막고 있을 때 발생한다. 도덕적 고뇌는 일상에서 발생할 수 있다. 예를 들어, 상태가 나쁜 중고차를 높은 가격에 팔도록 압력을 받는 중고차 판매상을 생각해보자. 당신이나 주변 사람들이 경험한 도덕적 고뇌 상황을 생각해보자.

- 그 상황이 어떠했는가?
- 그 사람은 어떻게 느꼈는가?
- 그 사람은 고뇌를 어떻게 해결했는가?

도덕적 분노

보건의료 환경에서 누군가가 간호사가 생각하기에 부도덕하다고 생각되는 행동을 했을 때 **도덕적 분노(moral outrage)**가 일어난다(Wilkinson, 1987). 도덕적 분노의 경우, 간호사는 관련 행동에 참여하지 않았으므로 그 잘못에 대해 책임이 있다고 생각하지는 않지만 이를 막는 데 무력하다고 느낀다. 간호사는 도덕적 상황에 직접 관여하기보다는 그 경계에 있는 경우가 많다. 예를 들어, 내 · 외과 병동의 초번 책임간호사가 간호사 스테이션에서 일하고 있는데, 간호관리자가 병원행정관리자에게 전화를 걸기 위해 병동에 왔다고 해보자. 그 간호관리자는 전화로 의사가 병실에서 외과적 시술을 수행하겠다고 주장하면서 환자를 위험한 상황에 놓이게 하고 있다고 설명하였고, 책임간호사는 이를 듣게 되었다. 그 외과의는 환자의 사생활 보호, 동의서, 안전에 관한 규정을 어기는 것이지만, 환자는 안전할 것이고 매우 바쁜 상황이라고 여겼다. 책임간호사는 그 상황에 관여할 수는 없었지만 심각한 도덕적 문제를 인식하였다.

도덕적 심사숙고

도덕적 고뇌와 분노는 간호사의 경력 동안 지속되는 **도덕적 심사숙고(moral reckoning)**라는 포괄적인 과정의 구성요소로 볼 수 있다(Nathaniel, 2006). 도덕적 심사숙고는 중요한 시기를 포함하는 3단계 과정이다(그림 8-2). 처음 초보자 기간이 지난 후에 간호사는 편한 단계에서 전문직 삶을 시작하는데 이 시기에는 외부의 규칙과 기대를 편안하게 느낀다. 간호사는 기대되는 것이 무엇인지 알고, 필요한 기술을 가지고 있으면서 직장을 집처럼 편안하게 느낀다. 내적 · 외적 가치와 기대가 일치하며, 핵심 가치들, 전문직 규범, 조직의 규범이 상호보완적이거나 적어도 충돌하지 않는다. 어느 날 갑자기 환자를 간호하는 중에 도덕적 문제가 있는 상황적 곤경이 발생하면서 간호사의 핵심신념이 사회나 조직의 규범과 충돌하게 된다. 이것이 간호사를 편안한 단계로부터 결심 단계로 이동시키는 중요한 시기이다. 이 시점에서 간호사는 충돌하는 가치들 중 하나를 선택함으로써 갈등을 해결하려고 시도하게 되고, 결국 자신의 입장을 포기하거나 유지하는 선택을 하게 될 것이다. 이때 간호사는 반복해서 과거의 신념, 가치, 행동에 대해 점검하는 성찰 단계로 이동하게 된다. 이 시점에서 간호사는 회상하기, 이야기하기, 갈등 점검하기, 결과 받아들이기를 통하여 자신의 경험을 이해하려고 노력한다.

편안한 단계

그림 8-2에 나타난 것처럼 도덕적 심사숙고의 첫 단계인 **편안한 단계(stage of ease)**는 4가지 중요한 상태를 바탕으로 한다. 그 중요한 상태는 (a) 개인의 핵심 신념과 가치를 나타내는 '되어가기(becoming),' (b) 전문직 규범을 깨우치는 '전문화되기(professionalizing),' (c) 조직의 사회적 규범을 내면화하는 과정을 나타내는 '제도화되기(institutionalizing),' (d) 간호 업무의 고유한 경험인 '업무 수행하기(working)'이다. 중요한 사건이 발생했을 때 이 상태들 간에 갈등이 생기면 상황적 곤경이 발생한다.

'되어가기' 과정을 통해 누구나 핵심 신념과 가치를 발달시키는데, 이는 바로 사회에서 무엇이 중요하고 어떻게 행동해야 하는지에 대한 평생 학습의 산물이다. 핵심 신념은 자신의 경험과 부모, 교사, 성직자, 친구 등을 모델로 삼아 발달한다.

간호학교와 초기 실무에서 젊은 간호사는 행동규범을 배우면서 전문화된다. 전문직 규범은 좋은 간호사는 어떠해야 하고 무엇을 해야 하는지에 관한 이상이다. 전문직 규범 대부분은 개인의 핵심 신념을 보완한다. 간호의 도덕적 규범은 '인간 존엄성의 보호와 향상, 취약성 개선, 신체적 발달과 건강 향상, 어려움에 직면한 사

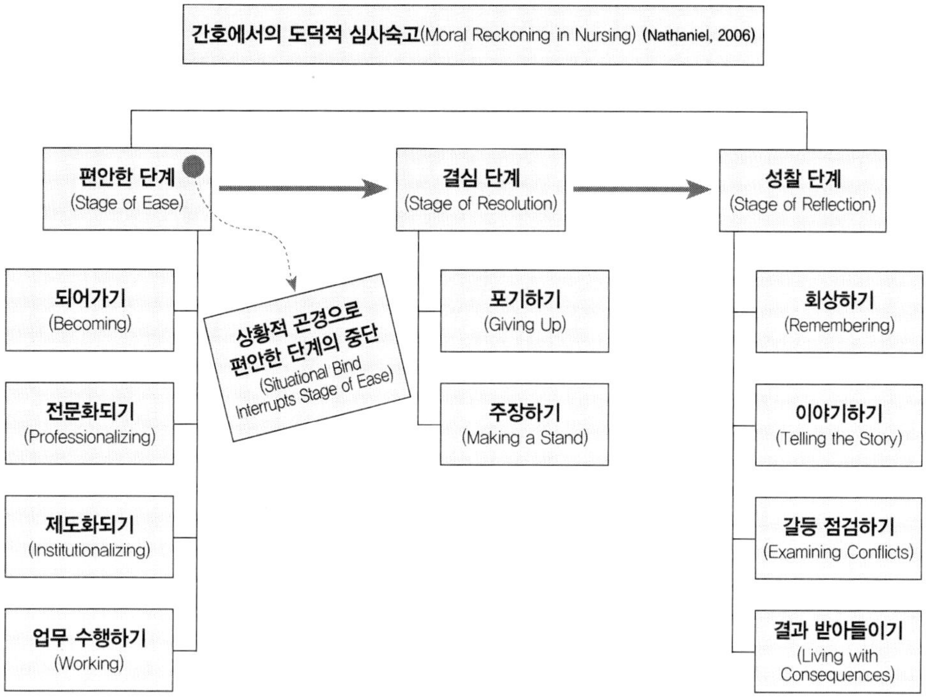

그림 8-2 ● 도덕적 심사숙고 모델

람들의 적응과 편안함의 향상'을 포함한다(Penticuff, 1997, p. 51). 일부에게 전문직 규범은 의사 처방을 따르는 것, 숙련된 기술로 맡은 업무를 완수하는 것, 이타성을 유지하는 것 같은 암묵적 규칙을 포함할 수도 있다. 다른 암묵적 관습으로는 "근무중 울지 말아라, 환자와 다른 간호사를 위해 건강하여라, 감정으로 인해 해야 할 업무가 방해받지 않도록 해라, 환자 및 가족과 정서적으로 연계되지 않도록 주의하라." 등이 있다(Davies et al., 1996, p. 502).

병원에 입사하면서 간호사는 조직의 암묵적 또는 명시적인 규칙을 배우며 제도화된다. 조직 규범은 간호사 개인의 핵심 신념이나 전문직 규범과 일치하기도 하지만 그렇지 않은 경우도 있다. 명시적인 조직 규범은 조직 표준에 따라, 권한 라인을 지키면서 자신의 업무를 완성하는 것을 포함한다. 암묵적인 조직 규범은 이윤을 내고, 명령을 따르고, 파장을 일으키지 않으면서 위기를 다루는 것을 포함할 것이다.

간호 업무는 다양하고 어렵지만, 그만큼의 보상을 준다. 간호 업무에 대한 간호사들의 설명은 생생하게 느껴지는 묘사와 강렬한 감동을 주는 이야기를 포함한다. 간호 업무는 기술적 숙련도와 환자 삶의 많은 부분에 대한 돌봄을 필요로 한다. 간호업무는 환자를 아는 것, 그들의 고통을 목격하는 것, 돌봄의 책임을 수용하는 것, 업무를 잘 수행할 것을 기대하는 것, 무엇을 해야 할지 아는 것 등을 포함한다. 간호사가 편안한 단계를 즐기는 동안 '되어가기', '전문화되기', '제도화되기', '업무 수행하기'의 상태는 위태롭게 균형을 유지하면서 지속된다.

이 단계 동안 간호사의 핵심 신념과 가치는 이와 일관된 전문직 규범 및 조직 규범을 지지하도록 동기부여한다. 간호사들은 기술적으로 숙련되고 이를 보상받는다고 느낀다. 그들은 관리자가 무엇을 원하는지 알며 자신감을 느낀다. 편안한 단계 동안 간호사들은 높은 수준의 표준을 가지며 자신의 능력을 자랑스러워한다. 이 단계가 영구적일 수도 있지만 간호사들은 도덕적 문제가 포함된 사건으로 인해 핵심 신념이 전문직 규범 및 조직 규범과 통합되는 데 어려움을 느낄 것이다. 이러한 경우에 간호사들은 자신이 전문직 삶에 변화를 가져오는 상황적 곤경에 놓여있는 것을 발견할 것이다.

상황적 곤경

도덕적 문제가 있는 환자의 상황이 간호사를 상황적 곤경에 놓이게 만든다. **상황적 곤경(situational bind)**은 편안한 단계를 방해하고 간호사의 핵심 신념과 다른 주장이 충돌할 때 혼란을 유발한다. 이 혼란은 전통적 개념의 도덕적 고뇌와 일치할 수도 있고 그 외의 것일 수도 있다. 곤경은 전문직 관계, 서로 다른 가치, 직장 내 요구, 그 밖의 도덕적 의미를 지닌 압력들을 포함하는 심각하고 복잡한 갈등을 가질 수 있다. 빈번히 발생하는 상황적 곤경의 유형은 죽어가는 환자의 생명을 연장하여 불필요한 고통을 유발하는 것, 말기 환자에게 불필요한 검사와 치료를 하는 것, 환자에게 거짓말하는 것, 의사가 부적절한 치료를 하는 것, 정보를 충분히 제공받지 못한 환자에게 동의서를 강요하는 것 등이 있다(Bassett, 1995; Corley, 1995; Nathaniel, 2003; Rodney, 1988; Wilkinson, 1987). 상황적 곤경이 발생할 때 간호사는 다른 하나를 포기하고 특정 가치나 신념을 선택하는 중요한 결정을 내려야 한다.

종종 간호사가 자신의 도덕적 신념을 따르는 능력은 제약을 받는다. Wilkinson(1987)에 따르면 간호사가 가장 빈번히 언급하는 외부적 제약은 의사, 법과 법적 소송, 간호행정, 병원 행정과 정책이었다. 간호사는 의사 처방을 따르는 사회화, 자기 의심, 용기 부족(Nathaniel, 2006) 등 내적인 제약요소를 경험하였다. Wilkinson(1987)과 Anderson(1990)에 따르면 간호사가 특히 무반응적이고 방어적인 조직에 있을 때 느끼는, 과거의 무익한 행동이나 해고에 대한 두려움을 제약

요소라고 하였다.

간호사는 환자, 동료 간호사, 의사, 조직에 대한 충성이 상충하면서 고뇌를 경험한다. 사실 충성은 간호사 고뇌의 수준을 결정하는 요인일 수 있다. 자신의 책임을 심각하게 수용하면서 동시에 전문직, 동료, 조직에 대하여 충성과 헌신을 하는 간호사들일수록 고뇌는 더 크다(Anderson, 1990).

때로 전문직 또는 조직의 기대는 개인의 핵심 신념과 부딪친다. 예를 들어, 간호사가 의식이 정상이면서 심폐소생술을 거부한 환자에게 기관내 삽관 흡인술을 시행할 때 환자는 이를 매우 불편하게 여기며 거부하였다. 환자는 흡인의 고통으로부터 자신을 보호하려고 했지만, 간호사는 의사의 처방을 따르기 위해 흡인 전 환자의 팔을 묶었다. 이 경우에 간호사는 전문직과 조직이 지시한 행동(과다한 호흡기 분비물 흡인)이 자신이 옳다고 믿는 행동(환자가 원하는 것을 존중하기)과 충돌함으로써 발생한 곤경에 놓이게 된다(Nathaniel, 2003).

간호사는 문제를 인식할 때 곤경에 놓인 것을 알지만 그 문제나 해결방법에 대해 누구도 설득할 수 없다. 그들은 자신이 의사결정 과정에 참여할 수 없다고 생각할 수 있다. 어떤 간호사는 권위에 맞서 싸울 때 자신의 목소리를 내지 못한다고 느낀다. 예를 들어, Andrews와 Waterman(2005)은 간호사가 환자 상태가 악화되고 있는 것을 알지만 이를 의사에게 설득시키는 것이 어려운 상황을 서술하였다.

어떤 경우에 간호사는 전문직 표준과 조직의 표준, 자신의 핵심 가치를 알고 있지만 직장 내 부족한 점들로 인해 이것들을 유지할 수 없기도 하다. 직장 내 부족한 점이란 만성적 인력부족, 표준에 미치지 못하는 설비를 예로 들 수 있다.

결심 단계

간호사는 도덕적 심사숙고가 자신의 삶을 어떻게 변화시켰는지에 대해 이야기한다. 문제를 올바르게 만드려는 움직임은 결심단계의 시작이다. 많은 사람들에게 이 단계는 그들의 전문직으로서의 미래를 변화시킨다. 이 단계 동안 간호사는 자신의 입장을 지속하거나 포기할 것이다. 상황적 곤경에 대처할 때, 어떤 간호사는 자신의 입장을 고수하기로 결정하는데 이는 전문직으로서의 위험을 포함하는 다양한 형태를 취한다. 예를 들어, 간호사는 의사의 처방을 따르기를 거부하거나, 협상을 하거나, 규칙을 어기거나, 내부 고발을 할 수 있다. 또한 간호사는 자신의 입장을 포기함으로써 곤경을 해결할 수도 있다. 대부분은 저항하는 것이 무의미하다고 여기기 때문에 포기하는 것이다. 즉, 자신을 헛된 일에 희생시키고 싶지 않기 때문이다. 이러한 간호사는 자신을 보호하기 위해 또는 자신의 신념과 전문직 규범을 보다 잘 통합하면서 지낼 수 있는 곳을 찾기 위해 포기하는 것이다. 포기하는 행동은 유감스럽지만 도덕적으로 그른 행동에 참여하는 것, 간호 단위를 떠나거나 사직하는 것, 간호직을 완전히 떠나는 것을 포함한다. 때로 간호사는 단시간 내에 포기하는 것처럼 보이지만, 이후에 자신의 입장을 고수할 수 있는 더 발전적이고 자율적인 역할이나 리더 직책에 맞게 자신을 준비시키기 위해 이동하는 것이다.

성찰 단계

이후에 간호사는 시간을 가지고 자신의 행동에 대해 생각한다. 성찰 단계는 살아가면서 계속될 수도 있으며, 회고하기, 이야기하기, 갈등 검토하기, 결과 받아들이기를 포함한다. 이들은 상호 연관되어 있으며 모든 도덕적 심사숙고에서 일어나는 것 같다. 간호사의 기억은 수년이 지난 후에도 감정을 이끌어낼 만큼 마음 속에 생생한 이미지를 가지고 있다. 간호사는 한결같이 당시의 광경, 소리, 냄새를 묘사한다. 심지어 15~20년 후에도 환자의 얼굴, 정확한 침상의 위치, 침상 내 환자의 자세까지도 기억할 수 있다. 그들은 환자 이름, 나이, 진단명 같은 세부적인 것을 기억한다(Nathaniel, 2006). 간호사는 수년 후에도 죄의식, 자기 비난, 슬픔, 분노, 불안 같은 감정을 경험한다.

간호사는 자신의 경험을 이해하려고 이야기하기를 반복하면서 도덕적 심사숙고 과정을 지속하며, 이야기할 때 그 상황 속 갈등을 검토한다. 자신의 가치를 점검하고 실제 무엇이 일어났는지, 누가 비난을 받아야 하는지, 미래에 어떻게 유사한 상황을 피할 수 있는지 스스로에게 질문한다. 그 갈등에 대해 생각하면서 어떤 사람은 미래의 행동에 대해 결정을 내리기도 하고, 어떤 사람은 새로운 한계를 파악하기도 한다. 도덕적 심사숙고는 오랫동안 계속된다. 간호사는 소속 기관이나 전문 분야를 옮기기도 한다. 과거 자신이 경험한 도덕적으로 그릇된 것을 바로 잡으려는 의도를 가지고 교육을 받고자 할 수도 있다. 하지만 환자 곁을 떠나는 간호사도 다수이다.

도덕적 심사숙고를 예측, 최소화, 통제하는 방법

직장 내 도덕적 문제를 예측하고 다루기 위하여 당신은 간호사 윤리강령을 내면화하고 의도적으로 간호실무에서 간호윤리를 활용해야 한다. 윤리학이 효과적이기 위해서는 다양한 윤리적 관점을 인정하는 동시에 개별 환자 및 개별 상황의 고유성과 특수성을 고려할 수 있어야 한다. 당신은 다른 전문직의 관점이 당신과 다르지만 현실에 대한 이해를 보완하는 것으로 이해해야 한다. 간호윤리는 참여자들을 공유된 상징성, 의미, 목적 속에 단결시켜야 한다. 성별 차이를 인식하는 동시에 성별과 사회적 편견을 버려야 한다. 의학에서 중요한 치유의 가치와 함께 간호 전문직에서 핵심인 돌봄의 가치를 포함해야 한다. 간호윤리는 남성과 여성, 의사와 간호사, 환자와 의료제공자를 연결해야 한다.

충분한 준비를 통해, 자신에 대해 더 잘 알고 전문직 내부에서와 전문직 간에 효과적인 관계를 만들 수 있는 전략을 개발해야 한다. 의미있는 대화를 방해하고 갈등과 권력의 불균형을 지속시키는 암묵적인 전문직과 조직의 메시지가 무엇인지 면밀히 점검해야 한다. 다른 전문직과 윤리적 대화에 참여하고 일상적 실무에서 현실을 다룰 수 있도록 당신을 준비시킬 수 있는 전략과 언어를 배워야 한다.

도덕적 문제의 원인을 예측하는 데 도움이 되도록, 자신의 핵심 신념, 전문직 전통, 조직 내 기대 사이의 갈등의 잠재적 원인을 밝혀야 한다. 비대칭적인 힘의 관계, 충성의 갈등, 직장 내 부족한 점과 관련된 상황적 곤경을 다룰 수 있도록 자신을 준비시켜야 한다. 만약 상상 속에서 곤란한 문제를 해결할 수 있다면, 이들 문제를 피하거나 실제 발생했을 때에 문제를 다루는 더 좋은 방법을 발견할 수 있을 것이다. 또한 결심 단계에 대해서도 대비할 수 있을 것이다. 도덕적 갈등을 해결하는 방법을 예측한다면, 상황이 발생했을 때 도덕적 진실성을 훼손하지 않는 행동이 무엇인지 알고 이를 따를 수 있을 것이다.

만약 당신이 행정가라면, 윤리적 의사결정에서 자율성과 협력을 격려하는 프로그램을 만들고 도덕적 고뇌를 경험하는 간호사를 지원하기 위한 전략을 수행해야 한다. 효과적인 전략에는 대화를 촉진하는 것, 간호사를 임상과 윤리적 의사결정에 활발히 참여하도록 격려하는 것, 지원 체계를 개발하는 것, 전문직 개발을 위한 기회를 제공하는 것, 협력적인 팀워크를 강화하는 것, 성별이나 인종에 근거한 권위와 종속관계를 파악하여 제거하는 것 등이 있다(Donchin, 2001; Erlen, 2001; Hamric, 2000). 또한 Jameton(1992)이 제안한 대로 간호사들이 서로를 돌볼 수 있는 시간을 계획하고 간호사와 의사가 상대 영역의 업무와 윤리적 관점을 이해할 수 있도록 서로간의 대화를 촉진해야 한다.

사례

상대가 내 이야기를 듣도록 노력하기

조안나는 경험이 많은 간호사로 지난 15년간 한 내외과 병동에서 일해오고 있다. 토요일 밤근무 중 COPD 진단을 받은 82세의 켈리 부인이 복부 통증을 호소하였다. 조안나는 이전에 여러 번 이 병동에 입원한 적이 있는 켈리 부인을 사정하였다. 환자의 활력징후는 정상 범위였고 이전과 큰 차이가 없었다. 그러나 조안나는 여전히 뭔가 석연치 않음을 느꼈다. 켈리 부인은 통증을 호소할 뿐 아니라 아파보였다. 조안나는 주치의가 활력징후에 변화가 있으면 전화를 달라고 했기에 해당 주치의에게 전화했다. 시간이 지남에 따라 조안나는 켈리 부인이 심하게 아프다는 것을 확신할 수 있었다. 여전히 활력징후에 변화는 없었지만 조안나가 주치의에게 두 번째 전화를 걸자 주치의는 조안나에게 소리를 지르며 자신을 괴롭히지 말라고 하였다. 두 시간 정도 후, 조안나는 켈리 부인의 상태를 점검했던 간호관리자에게 전화를 하기로 하였다. 조안나는 반복하여 켈리 부인의 상태를 체크하였고 부인은 밤 동안 깨어있었다. 다음날 아침, 조안나는 책임간호사에게 자신이 사정한 결과를 보고하였고 누군가는 반드시 켈리 부인의 복부 통증을 평가하도록 조치할 것을 요청하였다. 책임 간호사는 "걱정 말아요. 만약 심각하게 잘못되었다면 부인이 우리에게 알려줄 테니까요."라고 말하였다. 조안나가 2일간 휴가를 마친 후 출근했을 때 켈리 부인이 일요일 저녁에 복부동맥류 파열로 사망했다는 소식을 들었다. 조안나는 그날 저녁 간호사 스테이션에서 울면서 지냈고 환자를 돌보기조차 어려웠다.

생각해보기

- *이 사례에서 윤리적 문제는 무엇인가?*
- *조안나의 행동은 충분했는가?*
- *조안나가 행동하는데 조직과 전문직의 제약 요소는 무엇이었나?*
- *조안나는 더 나은 결과를 가져오기 위해 그 상황에서 어떻게 할 수 있었을까?*
- *조안나의 반응을 도덕적 고뇌 또는 도덕적 심사숙고라고 할 수 있는가? 왜 그러한가?*
- *조안나는 미래에 어떻게 유사한 상황을 예방할 수 있는가?*

요약

윤리적 의사결정은 다양한 요소에 대한 지식과 관심을 요구한다. 윤리적 딜레마가 있음을 인식하는 것이 문제 정의, 바라는 목표 확인, 대안 발견과 평가, 자신의 지식과 현 상황을 고려한 최상의 행동을 선택하는 것, 취한 행동의 결과를 평가하는 과정을 포함하는 윤리적 의사결정 과정의 첫 번째 단계이다. 윤리적 의사결정을 할 때는 이성과 감정을 모두 고려해야 한다. 이 장에서 소개한 의사결정 과정을 간호사들이 임상에서 경험하는 딜레마를 해결하는 데 지침으로 활용하기를 권한다. 다른 간호 기술과 마찬가지로 윤리적 의사결정에서의 역량 역시 반복하여 훈련할 때 만들어진다.

주요내용

- 딜레마는 어려운 문제에 만족할만한 해결책이 없거나 해결책 중 뚜렷이 선호할 만한 것이 없을 때 발생한다.
- 실천적 딜레마에 관한 결정에서 도덕적 주장은 도덕과 무관한 주장보다 더 큰 중요성을 가진다.
- 어느 분야에서나 사려깊은 의사결정을 하는 것은 자료수집, 특정 기준에 근거한 대안의 비교 · 선택과 이를 행동으로 옮기는 것, 선택을 둘러싼 상황이나 결과를 평가하는 것을 포함한다.
- 개인의 가치체계는 윤리적 이슈를 어떻게 정의하고 다루는지에 영향을 미친다. 따라서 윤리적 딜레마를 해결하려면 당면한 윤리적 이슈를 확인하고 참여자들의 가치 체계를 파악하는 것이 필요하다.
- 감정과 이성 모두 윤리적 의사결정에서 정당한 역할을 한다.
- 윤리적 의사결정은 새로운 사실을 알았을 때, 신념이 변했을 때, 기대하지 않았던 결과가 나타날 때, 의사결정 참여자들이 바뀌었을 때 등 필요하다면 언제든 원하는 단계로 돌아가면서 지속적으로 평가하고 정보를 추가할 필요가 있다.
- 간호사는 의사결정 과정에 익숙해지고 실무에서 이를 적용하면서 의사결정 역량과 자신감을 개발할 수 있다.

토론주제와 탐구활동

1. 온라인 데이터베이스를 검색하여 간호사의 윤리적 의사결정에 관한 논문을 찾아보자. 이 장에서 소개된 의사결정 모델과 다른 모델을 비교해보자.
2. 소규모 그룹에서 당신이 경험한 윤리적 딜레마와 실천적 딜레마를 토의하고, 수업시간에 설명할 각각의 딜레마의 예를 선택해보자.

3. 당신이나 주변 사람이 경험한 도덕적 고뇌의 상황을 도덕적 주장과 도덕과 무관한 주장으로 구분하여 설명해보자.
4. 실무에서 활동하는 간호사들과 그들의 윤리적 딜레마에 대한 경험을 이야기하고, 이러한 딜레마를 다루기 위해 그들이 사용한 윤리적 의사결정 과정 및 접근 방법을 파악해보자.
5. 윤리적 의사결정에서 이성과 감정의 역할에 대해 동료와 토론해보자.
6. 당신이 경험한 윤리적 딜레마를 생각해보고 이를 해결하도록 윤리적 의사결정 과정을 사용해보자. 각 단계별로 편안하게 느끼는지 점검하고 본인이 잘하는 단계와 더 연습이 필요한 단계를 파악해보자.
7. 도덕성 발달, 도덕적 관점, 윤리적 의사결정 사이의 상호작용에 대하여 토의해보자.
8. 윤리적 딜레마가 있을 때 관련된 사람들이 서로 다른 도덕적 관점을 가지고 있다면 어떻게 접근할 것인지 설명해보자.
9. 법적인 측면이 윤리적 의사결정 과정에 어떻게 영향을 미치는지 설명해보자.

참고문헌

Anderson, S. L. (1990). Patient advocacy and whistle-blowing in nursing: Help for the helpers. *Nursing Forum, 25*(3), 5–13.

Andrews, T., & Waterman, H. (2005). Visualizing deteriorating conditions. *Grounded Theory Review, 4*(2), 63–94.

Austin, W. J., Bergum, V., & Goldberg, L. (2003). Unable to answer the call of our patients: Mental health nurses' experience of moral distress. *Nursing Inquiry, 10*(3), 177–183.

Austin, W. J., Kagan, L., Rankel, M., & Bergum, V. (2008). The balancing act: Psychiatrists' experience of moral distress. *Medicine, Health Care, and Philosophy, 11*(1), 89–97.

Bassett, C. C. (1995). Critical care nurses: Ethical dilemmas a phenomenological perspective. *Care of the Critically Ill, 11*(4), 166, 168–169.

Beauchamp, T. L., & Childress, J. F. (2001). *Principles of biomedical ethics* (5th ed.). New York: Oxford University Press.

Benner, P. (1994). Discovering challenges to ethical theory in experiencebased narratives of nurses' everyday ethical comportment. In J. F. Monagle & D. C. Thomasma (Eds.), *Health care ethics: Critical issues*. Gaithersburg, MD: Aspen Publishers.

Buerhaus, P. I., Donelan, K., Ulrich, B. T., Norman, L., Williams, M., & Dittus, R. (2005). Hospital RNs' and CNOs' perceptions of the impact of the nursing shortage on the quality of care. *Nursing Economic$, 23*(5), 214–221, 211.

Callahan, S. (2000). The role of emotions in ethical decision making. In J. H. Howell & W. F. Sale (Eds.), *Life choices: A Hastings Center introduction to bioethics* (2nd ed.). Washington, DC: Georgetown University Press.

Cavaliere, T. A., Daly, B., Dowling, D., & Montgomery, K. (2010). Moral distress in neonatal intensive care unit RNs. *Advances in Neonatal Care (Elsevier Science), 10*(3), 145–156.

Chinn, P. L. (2004). *Peace and power: Building communities for the future* (6th ed.). Boston: Jones & Bartlett.

Christensen, P. J., & Kenney, J. W. (1995). *Nursing process: Application of conceptual models* (4th ed.). St. Louis, MO: Mosby.

Corley, M. C. (1995). Moral distress of critical care nurses. *American Journal of Critical Care, 4*(4), 280–285.

Corley, M. C., Elswick, R. K., Gorman, M., & Clor, T. (2001). Development and evaluation of a moral distress scale. *Journal of Advanced Nursing, 33*(2), 250–256.

Curtin, L., & Flaherty, M. J. (1982). *Nursing ethics: Theories and pragmatics*. Bowie, MD: Brady.

Davies, B., Clarke, D., Connaughty, S., Cook, K., MacKenzie, B., McCormick, J., . . . Stutzer, C. (1996). Caring for dying children: Nurses' experiences. *Pediatric Nursing, 22*, 500–507.

Deady, R., & McCarthy, J. (2010). A study of the situations, features, and coping mechanisms experienced by Irish psychiatric nurses experiencing moral distress. *Perspectives in Psychiatric Care, 46*(3), 209–220.

DiMassa, C. M. (2006, March 23). Alleged skid row dumping is captured on videotape [Electronic Version]. *Los Angeles Times*. Retrieved July 25, 2006, from http://articles.latimes.com/2006/mar/23/local/me-dumping23

Donchin, A. (2001). Understanding autonomy relationally: Toward a reconfiguration of bioethical principles. *Journal of Medicine and Philosophy, 26*, 365–386.

Elpern, E. H., Covert, B., & Kleinpell, R. (2005). Moral distress of staff nurses in a medical intensive care unit. *American Journal of Critical Care, 14*(6), 523–530.

Erlen, J. A. (2001). Moral distress: A pervasive problem [Electronic version]. *Orthopaedic Nursing, 20*(2), 76–79.

Fenton, M. (1988). Moral distress in clinical practice: Implications for the nurse administrator. *Canadian Journal of Nursing Administration, 1*, 8–11.

Forchuk, C. (1991). Ethical problems encountered by mental health nurses. *Issues in Mental Health Nursing, 12*(4), 375–383.

Gaeta, S., & Price, K. J. (2010). End-of-life issues in critically ill cancer patients. *Critical Care Clinics, 26*(1), 219–227.

General Accounting Office. (2001). *Nursing workforce: Emerging nurse shortages due to multiple factors. Report to the Chairman, Subcommittee on Health, Committee on Ways and Means, House of Representatives* (GAO-01-944). Washington, DC.

Hamric, A. B. (2000). Moral distress in everyday ethics. *Nursing Outlook, 48*, 199–201.

Hefferman, P., & Heilig, S. (1999). Giving "moral distress" a voice: Ethical concerns among neonatal intensive care unit personnel. *Cambridge Quarterly of Healthcare Ethics, 8*, 173–178.

Husted, G. L., & Husted, J. H. (2001). *Ethical decision making in nursing* (3rd ed.). St. Louis, MO: Mosby.

Jameton, A. (1984). *Nursing practice: The ethical issues*. Englewood Cliffs, NJ: Prentice-Hall.

Jameton, A. (1992). Nursing ethics and the moral situation of the nurse. In E. Friedman (Ed.), *Choices and conflict* (pp. 101–109). Chicago: American Hospital Association.

Jameton, A. (1993). Dilemmas of moral distress: Moral responsibility and nursing practice. *Clinical Issues in Perinatal and Women's Health Nursing, 4*, 542–551.

Kelly, B. (1998). Preserving moral integrity: A follow-up study with new graduate nurses. *Journal of Advanced Nursing, 28*, 1134–1145.

Krishnasamy, M. (1999). Nursing, morality, and emotions: Phase I and Phase II clinical trials and patients with cancer. *Cancer Nursing, 22*(4), 251–259.

Krishnasamy, M., & Plant, H. (1998). Developing nursing research with people. *International Journal of Nursing Studies, 35*(1 - 2), 79–84.

Liaschenko, J. (1995). Artificial personhood: Nursing ethics in a medical world. *Nursing Ethics, 2*(3), 185 - 196.

Millette, B. E. (1994). Using Gilligan's framework to analyze nurses' stories of moral choices. *Western Journal of Nursing Research, 16*(6), 660–674.

Nathaniel, A. K. (2003). A grounded theory of moral reckoning in nursing Unpublished dissertation, West Virginia University, Morgantown.

Nathaniel, A. K. (2006). Moral reckoning in nursing. *Western Journal of Nursing Research, 28*, 419–438.

Oberle, K., & Hughes, D. (2001). Doctors' and nurses' perceptions of ethical problems in end-of-life decisions. *Journal of Advanced Nursing, 33*(6), 707–715.

Penticuff, J. H. (1997). Nursing perspectives in bioethics. In Kazumasa Hoshino (Ed.), *Japanese and Western bioethics* (pp. 49 - 60). The Netherlands: Khower Academic.

Perkin, R. M., Young, T., Freier, M. C., Allen, J., & Orr, R. D. (1997). Stress and distress in pediatric nurses: Lessons from Baby K. *American Journal of Critical Care, 6*, 225–232.

Redman, B., & Fry, S. T. (2000). Nurses' ethical conflicts: What is really known about them? *Nursing Ethics, 7*(4), 360–366.

Rodney, P. (1988). Moral distress in critical care nursing. *Canadian Critical Nursing Journal, 5*(2), 9–11.

Rushton, C. H. (1995). The Baby K case: Ethical challenges of preserving professional integrity. *Pediatric Nursing, 23*(1), 16–29.

Rushton, C. H. (2006). Defining and addressing moral distress: Tools for critical care nursing leaders. *AACN Advances in Critical Care, 17*(2), 161–168.

Solomon, M. Z., O'Donnell, L., Jennings, B., Guilfoy, V., Wolf, S. M., Nolan, K., . . . Donnelley, S. (1993). Decisions near the end of life: Professional views on life-sustaining treatments. *American Journal of Public Health, 83*(1), 14–23.

Sundin-Huard, D., & Fahy, K. (1999). Moral distress, advocacy and burnout: Theorizing the relationships. *International Journal of Nursing Practice, 5*(1), 8–13.

Weissman, D. E. (2009). Moral distress in palliative care. *Journal of Palliative Medicine, 12*(10), 865–866.

Wilkinson, J. M. (1987). Moral distress in nursing practice: Experience and effect. *Nursing Forum, 23*(1), 16–29.

Zuzelo, P. R. (2007). Exploring the moral distress of registered nurses. *Nursing Ethics, 14*(3), 344–359.

Part III

전문영역에서의 원칙에 근거한 행위

PRINCIPLED BEHAVIOR IN THE PROFESSIONAL DOMAIN

III부에서는 간호전문직과 간호사 개개인의 일상적 업무에 영향을 주는 다양한 범주의 이슈들을 검토하고자 한다. 간호를 전문직으로 인식하였을 때, 이 파트에서는 간호사의 윤리적 · 법적 · 전문적 책임과 업무관련 이슈를 다루고자 하며, 이러한 이슈들은 윤리와 동시대 간호의 관점에서 조명될 것이다. 또한 이 파트에서는 간호에 영향을 미치는 법적 이슈, 자율성, 권위, 책무성 같은 전문직 이슈, 간호사와 보건의료 체계간의 관계 관련 이슈, 의료기술과 자기결정권, 학문관련 이슈에 대해 논의할 것이다.

Chapter

9

법적 쟁점

Legal Issues

인간은 운명이라는 하나의 옷, 즉 상호관계라는 불가피한 관계망에 갇혀있다. 어떤 것이 다른 사람에게 직접적인 영향을 미친다면, 다른 사람들도 간접적인 영향을 받는 것이다.

– Martin Luther King, Jr.(1963/1996)

학습목표

9장을 공부하면, 학생은 다음을 할 수 있다.

1. 법과 윤리의 차이점을 인식하고, 법과 윤리간의 관계에 대해 논의한다.
2. 법원(source of law)을 기술한다.
3. 헌법, 법, 법규명령과 판례법을 구별한다.
4. 공법과 사법의 차이를 기술한다.
5. 간호사가 공법 위반으로 기소될 수 있는 경우를 논의한다.
6. 불법행위를 정의하고 고의와 과실에 의한 불법행위를 구별한다.
7. 의료에서의 최근 법적 경향을 논의한다.
8. 간호사의 법적 책임을 줄일 수 있는 방안을 모색한다.
9. 전문가 증인 간호사(expert nurse witness)의 역할을 논의한다.

서론

이 책은 이제까지 가치, 도덕, 윤리에 초점을 두어 다루어왔다. 개인의 도덕적 가치관은 우세한 문화적 전통에 영향을 받으며, 집단의 개인들은 이러한 가치관에 의존한다. 결과적으로 공식적 · 비공식적 행동양식이 형성되는데, 이를 보통 윤리라고 한다. 각국의 간호사 윤리강령과 국제간호협의회(ICN)가 제정한 간호사 윤리강령은 윤리지침이 되는 공식 문서이며, 전문직 간호사의 행동을 이끌어주는 지침으로서의 역할을 도모하고 있다. 반면에 법은 강제성이 수반되는 규범으로서 간호업무에 직간접적으로 영향을 주고 있으며, 최근 연명의료의 중단 같은 문제들이 법제도 영역에서 다루어지고 있다.

법과 윤리의 관계

법(law)은 형식적으로 법전에 적혀있는 법조문이라 할 수 있다. 그러나 법의 실질적 내용은 사회정의를 실현하고, 사회질서를 유지하고 평화롭게 살기 위해 모든 사람이 지키고 따라야 할 규범이다. 법은 국민의 권리와 의무를 규정하고 위반하였을 경우에 대한 처벌을 규정하고 있다. 따라서 법은 강제규범으로서 범죄나 위반행위 등의 불법적인 행위에 대해 법률에 근거하여 형벌이나 강제집행 등의 효과를 지우는 규범이다.

법체계가 현대사회에서 수행하는 기능은 다양하지만 대체로 규범적 기능과 사회적 기능으로 대별된다. 규범적 기능이란 법이 일정한 행위를 수행 또는 금지하도록 함으로써 행위지침 혹은 평가기준이 되는 기능을 말한다. 또 하나의 기능인 사회적 기능은 통제, 활동촉진, 분쟁해결, 자원배분이라는 4가지 기능으로 구분될 수 있다. 첫째, 통제기능은 개인이나 공권력기관의 실력행사를 효과적으로 규제함으로써 개인의 자유와 안전을 보장하고 사회의 평화와 질서를 유지하는 기능을 말한다. 둘째, 활동촉진기능은 사람들에게 각종 의무와 권한을 부여함으로써 각자 목표의 실현을 위한 사회적 상호교섭활동을 촉진하는 기능을 말한다. 셋째, 분쟁해결기능으로 법은 사전에 권리 · 의무 관계를 명확히 규정함으로써 분쟁을 방지할 뿐만 아니라, 구체적인 분쟁이 발생한 경우 이를 해결하기 위하여 분쟁해결기구인 법원을 설치하고 재판의 규준 · 절차 등을 규정하고 있다. 넷째, 자원배분기능은 행정법 · 경제법 · 사회보장법 등 특정 정책목표 실현을 위한 법을 통해 국민의 사회경제생활에 광범위하고 적극적으로 관여 · 개입하는 것으로써 각종 행정기관이 그 중심이 되고 있다.

법은 윤리와 마찬가지로 '옳거나(rightness) 그르거나(wrongness)'에 대한 대중적 신념을 반영하며, 도덕성에 기초를 두고 있다. 법은 도덕률이 명확한 사회적·강제적 규범으로 변환되도록 하는 일종의 장치이다. 간호사 윤리강령은 내용상 법과 융합되어 있다. 이는 합법적인 것이 곧 윤리적인 것이며 윤리적인 것이 곧 합법적인 것임을 의미하는데, 이것은 일반적으로 사실이다. 그러나 어떤 법은 비윤리적인 것으로 여겨질 수 있고, 때로는 어떤 불법적인 행동이 윤리적인 것으로 여겨질 수 있다.

생각해보기

적법한 행동과 도덕적 행동이 서로 상충할 수 있는가?

다음 예시들은 불법적인 행동으로 간주되는데, 이는 도덕적으로 허용될 수 있다고 주장할 수 있는가?

- *위독한 아이를 병원에 데려가기 위하여 교통법규를 위반하였다.*
- *당신과 아이가 산에서 길을 잃고 추위로 떨고 있을 때 다른 사람의 산장에 무단침입하였다.*
- *물에 빠진 사람을 구하기 위하여 다른 사람의 구명조끼를 훔쳤다.*
- *자신의 집에 무장하고 침입한 사람에게 손상을 입혀 제지하였다.*

다음 예시들은 법이 허용하는 행동으로 간주되는데, 이를 부도덕적 또는 비윤리적이라고 주장할 수 있는가?

- *사회적 상황에 따라서 거짓말하기*
- *자녀와의 약속을 습관적으로 깨고 실망시키는 행동*
- *인종, 성별, 나이 때문에 누군가를 차별함*
- *아동에게 '못생겼다' 또는 '살쪘다'고 말함*
- *나이든 부모를 저버리고 모시지 않음*

이처럼 법이 허용하는 적법한 행동과 윤리적 행동 간의 차이가 발생하는 이유는 무엇인가? 첫째, 윤리적 관점에 따른 차이가 존재하기 때문인데, 공리주의적 관점에서 유산에 관한 법이나 안락사에 관한 법이 윤리적이지만, 의무론적 관점에서는 비윤리적 행위로 간주된다. 둘째, 인간의 행동과 동기는 법에 반영될 수 있는 것보다 훨씬 복잡하기 때문이다. 예를 들면 마틴 루터 킹의 시민불복종 행위는 법의 관점에서 보면 불법행위이나, 일반적으로 매우 높은 윤리적 기준에 따른 행동이라 볼 수 있다. 그는 법에는 정의로운 법과 정의롭지 않은 법이 있으며, 정의롭지 않은 법은 따르지 말아야 할 도덕적 책임이 있다고 하였다. 셋째, 법 제도는 인간의 동기가 아니라 행동을 판단한다. 예를 들면 법은 윤리적 고려 때문에 병원 정책을 따르지 않은 간호사라도 고용주가 징계할 권한이 있다고 결정할 수 있다. 넷째, 정책적 분위기와 여러 환경에 따라 법이 변화하고 있기 때문이다. 최근에 간호사의 역할이 확대되고 있으며, 유산, 태아조직의 사용, 장기이식, 자기결정권, AIDS 감염인의 비밀보장, 설명동의의무, 죽음에 대한 법적 정의 등에서 법이 변화하고 있다. 그러나 간호사는 법이 변화하더라도 기본적인 도덕적 신념을 바꾸지 않고 일관성을 유지하여야 한다.

일반적인 법적 개념

간호사는 법과 법제도에 대해 잘 알고 있어야 한다. 그 이유는 첫째, 법은 간호업무에 대한 권한을 부여 및 규제하기 때문이다. 의료법 제2조 제1항 제5호에서는 간호사는 상병자나 해산부의 요양을 위한 간호, 진료보조 및 대통령령이 정하는 보건활동을 임무로 한다고 규정하고 있다. 이처럼 법은 간호활동의 내용과 범위를 규정하고 있다. 둘째, 법적 원리에 대한 지식은 윤리적 의사결정을 할 때 필요하다. 간호사는 선택을 할 때 잠재적 · 실제적 법적 의미를 파악할 수 있어야 한다. 셋째, 법제도는 간호사의 작위와 부작위를 면밀히 조사하여 책임을 부여한다. 전문간호사의 업무가 확장되고 있으며, 중요하고 복잡한 간호사의 업무들이 점점 늘어나고 있는 등 간호사의 역할이 부단히 변화하고 있기 때문에 이와 관련된 법과 정책, 소송과정에 대해 알고 있어야 한다. 법에 대한 지식은 우리의 행동이 법적 원칙에 부합하는지 스스로 확인할 수 있게 하고, 법적 책임으로부터 스스로를 보호할 수 있도록 돕는다.

공법과 사법

공법(public law)은 국가의 조직이나 국가간 또는 국가와 개인간의 관계를 규정하는 법률을 말하며, 헌법, 행정법, 형법, 소송법, 국제법이 이에 속한다. **사법**(private law)은 개인 사이의 권리나 의무 관계를 규율하는 법으로 민법과 상법 등이 이에 속한다. 오늘날 공법과 사법의 구별은 상대적인 것에 지나지 않게 되었으며, 제3의 법역으로서 노동법이나 경제법은 복지국가의 출현과 함께 등장한 사회법으로 공법과 사법이 융화된 법이다. 의료과오로 인한 불법행위 책임(민법 750조)은 사법의 예이며, 업무상과실치사상죄(형법 제268조)로 인해 형사상의 책임을 묻는 경우는 공법에 속한다.

성문법과 불문법

성문법이란 문자로 표현되며, 문서의 형식을 갖춘 법을 말한다. 성문법은 입법기관인 국회에 의해 제정되는 것이기 때문에 제정법이라고도 한다. 우리나라의 성문법에는 헌법, 법률, 명령, 자치법규 등을 들 수 있다. 이중 헌법은 국가최고기관의 조직과 작용, 국가기관 상호간의 관계, 국가와 국민간의 관계에 관한 기본원칙을 정한 국가의 기본법이다. 법률이란 국회가 헌법상 입법절차에 따라 제정한 일반적·추상적 법규정 형식을 말한다. 이러한 법률의 제정은 법률안제안절차, 법률안심의 및 의결절차, 법률안서명 및 공포절차로 구분할 수 있다. 명령이란 국회 이외의 국가권력에 의해서 제정되는 법규정을 말하며, 대통령령, 보건복지부령, 사법부의 대법원규칙, 선거관리위원회 규칙 등이 이에 속한다. 불문법이란 문자로 표현되지 않는 법이란 뜻이며, 성문법과 더불어 중요한 법원이다. 불문법에는 관습법, 판례법, 조리가 있으며, 이중 판례법은 사건에 대한 법원의 판결로서 추상적인 법규의 내용을 구체화하고 명백하게 하여 무엇이 법인지를 선언한다. 즉, 분쟁사건이 법원에 제기되었을 때 그것을 해결하기 위하여 먼저 성문의 법규정이 있는지 찾고 그 법규정을 해석 적용하게 된다. 우리나라는 성문법주의를 채택하고 있는 대륙법계 국가에 속하기 때문에 성문법을 법원으로 하되 이를 해석하고 보충하는 범위에서 판례법을 인정하고 있다. 상급법원의 판례는 실질적으로 하급심의 선례를 구속하고 대법원 판례변경시 전원합의체판결을 요구함으로써 실질적인 법원으로 영향력을 행사하고 있다.

민법상 불법행위

간호사의 과실은 민사상의 책임을 가져오는 과실과 형사상의 처벌을 가져오는 과실로 크게 구분할 수 있다. 이중 간호사의 민사상 과실은 사인(私人)간의 법적 의무위반으로 손해가 발생한 경우에 인정된다. 우리나라의 경우 간호사가 간호업무상의 과실로 환자에게 손해를 입히면 민법 제750조의 불법행위책임을 진다. 이때 피해자는 가해자인 의료인의 과실을 입증해야 하는데 여기서 과실이란 사회통념상 요구되는 주의의무를 다하지 않는 것으로 일반적으로 간호행위 당시 평균적인 간호수준이 간호사 과실의 판단기준이 된다.

불법행위책임(민법 제750조)의 구성요건으로 첫째, 가해자의 고의 또는 과실에 의한 행위가 있어야 한다. 고의는 일정한 결과가 발생하는 것을 알면서도 감히 이를 행하는 심리상태이며 과실은 일정한 결과가 발생한다는 것을 알고 있어야 함에도 이를 알지 못하고 행하는 심리상태이다. 간호사의 과실은 전문직업인으로서 요구되는 주의의무를 위반한 일종의 과오이며 치료행위 당시의 의학수준, 치료행위의 재량성, 진료의 긴급성, 환자의 특이체질, 지역적 특수성 등을 고려해야 한다. 가해자의 고의과실에 대한 입증책임은 피해자에게 있으며 불법행위책임은 형사책임과 달리 고의와 과실의 엄격한 구별을 요하지 않는다.

둘째, 가해자의 책임능력, 즉 자기행위의 결과가 위법한 것이어서 법률상 비난받는 것임을 인식하는 정신능력이 있어야 하며, 셋째, 가해자의 행위가 사회가 보호하는 권리를 침해하는 것으로 평가받아야 한다. 이때 정당방위, 긴급피난, 자력구제, 피해자의 승낙, 정당행위 등은 이러한 위법성을 없애는 사유가 된다. 넷째, 손해가 발생해야 한다. 손해는 현실적으로 발생한 것에 한하며 손해의 발생과 금액은 피해자가 입증하여야 한다. 손해는 재산적 손해, 정신적 손해를 포함하며 전자는 다시 재산에 대한 기존의 이익의 멸실 또는 감소를 주는 적극적 손해와 장래의 이익의 획득이 방해됨으로써 받는 소극적 손해로 나누어진다. 따라서 불법행위로 인한 손해는 적극적 손해, 소극적 손해, 정신적 손해로 나누어진다. 예를 들면 의료행위상의 과실로 신체의 상해를 입은 경우, 적극적 손해는 치료비 등과 같은 재산의 손실을 의미하고 소극적 손해는 일실수입의 상실과 같이 장래에 발생할 손해를 의미하며 이외에 정신적 손해에 대한 위자료가 포함된다. 마지막으로 가해행위와 손해발생간의 인과관계가 성립하여야 한다. 궁극적으로 발생한 손해를 누가 배상할 것인가를 결정짓기 위한 개념으로 자연과학에서 말하는 인과관계와는 달리 법관의 자유심증에서 얻어지는 법적인 가치판단이다(대법원 판례 84.6.12, 81다558). 일반적으로 인과관계의 입증책임은 청구자인 피해자가 부담한다.

미국의 경우 민사상의 책임을 가져오는 행위를 **불법행위(tort)**라고 하는데 이와 같은 불법행위에는 고의가 아닌 불법과 고의에 의한 불법이라는 유형이 있다. 고의가 아닌 **불법(unintentional tort)**에는 **과실(negligence)**과 **과오(malpractice)**가 있다. 과실은 합리적이고 신중한 태도로 행동하지 않은 잘못으로 '같은 상황에서 정상적으로 신중한 사람이 행하는 범위에서 행동하지 않은 잘못'으로 정의되며, 과오는 과실의 특수한 형태로서 '합리적이고 신중하게 행동하도록 교육받고 훈련된 전문가의 간호표준 위반'을 말한다. 불법행위책임을 묻기 위해서는 간호표준(standard of care)에 따라 간호업무를 수행해야 하는 특별한 의무가 있어야 하고 이런 의무의 위반 및 이로 인한 손해가 발생하여야 하며, 의무위반과 손해 간에 인과관계가 있어야 한다.

타인을 사용하여 사무에 종사하게 하는 자(사용자)는 피용자의 가해행위로 인하여 제3자가 입은 손해에 대하여 직접 배상해야 할 책임이 있으며, 이를 사용자배상책임이라 한다. 사용자는 많은 사람을 고용하여 스스로 활동영역을 확장하고 그에 상응하는 많은 이익을 얻는 대신, 피용자의 행위로 인해 타인에게 손해를 입히는 경우도 상대적으로 많아질 것이므로, 이러한 손해를 이익의 귀속자인 사용자에게 부담하게 하는 것이 공평하기 때문이다(대법원 판례 1985.8.13, 84다카979). 피용자 자신은 제750조의 일반불법행위책임을, 사용자는 민법 제756조의 사용자배상책임을 지며 사용자가 배상을 한 때에는 피용자에 대하여 구상권(남을 대신하여 빚을 갚아 준 사람이 다른 연대 채무자나 주된 채무자에게 그만큼의 재산 보상을 요구할 수 있는 권리)을 행사할 수 있다(제756조 제3항).

형사책임

의료인이 업무상 과실로 인하여 환자에게 사망, 상해 등이 발생한 경우 민사책임과 별도로 형사책임을 함께 추궁받게 된다. 형사책임은 국가가 범죄자를 처벌함으로써 범죄를 억제하고 가해자를 제재하기 위함이다. 형사책임에는 형벌, 즉 범죄자의 생명 · 신체 · 재산 등의 국가 제재가 따르기 때문에 죄가 법에 엄밀히 규정되어 있어야 하며, 주의의무 위반을 인정하는 기준이 엄격하다. 행위자의 주관을 통해 나타난 '행위'에 중점을 두고, 반드시 그 결과의 발생을 묻지 않으며, 원칙적으로 고의만을 벌하고 과실은 예외적으로 벌한다. 형사책임의 대표적인 것이 업무상과실치사 또는 치상죄이다(형법 제268조). 이 죄는 업무상의 과실로 인하여 사람을 사망에 이르게 하거나 사람의 신체를 상해하는 것을 내용으로 하는 범죄로서 사람의 생명과 신체를 보호법익으로 하며 업무자라는 신분관계로 인하여 형이 가중된다. 업무상과실치사상죄를 인정하기 위해서는 다음의 구성요건을 갖추어야 한다. 먼저 과실, 즉 정상의 주의의무 위반이 있어야 한다. 형법 제14조에는 '정상의 주의'란 사회적 교류에서 일반적으로 요구되는 객관적 주의의무를 가리키는 것으로 간호사의 주의의무의 경우 보편적인 간호표준을 기준으로 결정하여야 한다. 다음으로, 업무자라는 신분관계로 인하여 형이 가중되는데 이는 업무자에게는 일반적으로 결과에 대한 예견가능성이 크기 때문이다. 마지막으로 행위와 결과 사이에 인과관계가 있어야 하는데, 형사책임의 경우 과실이 결과 발생에 직접 원인이 된 때에만 인정하므로 민사책임보다 엄격하다.

기타 간호업무와 관련된 형법상의 죄로 제233조(허위진단서 등의 작성), 제234조(위조사문서 등의 행사), 제269조(낙태), 제270조(의사 등의 낙태), 제317조(업무상 비밀누설), 제307조(명예훼손) 등이 있다.

간호과오

과오는 간호사, 의사와 같은 전문가의 과실을 별도로 구분하여 칭하는 법률용어로서 간호사의 부정행위, 간호기술 부족, 간호표준 위반 등으로 환자의 손상을 야기한 경우에 보통 제기된다. 이러한 간호과오가 성립하기 위해서는 위의 불법행위책임에서 다룬 5가지 요소를 모두 갖추어야 한다. 간호과오(malpractice)는 보통 민법상의 책임으로 발생한 손해에 대하여 금전적 배상이 따르는 책임을 의미한다. 미국의 경우 미국국립의료인자료은행(National Practitioner Data Bank, NPDB)을 설립하여 간호사의 과오에 대한 자료를 축적하고 이를 대중에게 공개하고 있다.

O'Keefe(2000)는 간호과오 문제는 미국간호협회(ANA)와 여러 주의 간호협회에 의한 간호표준에서 확인된 간호과정의 이행을 통해 해결할 수 있다고 보았다. 간호사는 환자 상태 또는 치료 반응을 사정하고, 계획하고, 중재하거나 평가하지 않았을 경우 의료과오 혐의로 소송이 제기될 수 있다. 사정과 평가는 기본적인 간호업무인데 이 간호 기능은 오래전부터 간호표준에 포함되어 있기 때문에 사정과 평가의 불이행은 의료과오로 이어질 수 있다. O'Keefe(2000)는 사정과 평가 업무에 다음과 같은 필요조건을 제시하였다.

1. 간호사는 환자를 정확하게 사정하고 환자의 중요 상태나 변화를 감시하기 위한 지식과 기술을 반드시 갖춰야 한다. 환자의 상태는 어떠했고 지금은 어떤지 알아야 할 의무가 있다.
2. 간호사는 실제로 사정, 감시, 평가를 수행하여야 한다.
3. 간호사는 사정, 평가 또는 감시를 통하여 보고해야 할 상태를 알게 된 경우 의사에게 반드시 알려야 한다. 간호사는 환자의 상태를 보고해야 하고 환자의 상태뿐 아니라 언제, 누구에게 그 상태가 보고되었는지에 대한 세부사항에 대하여 철저하게 기록하여야 한다.
4. 간호사는 문제를 해결하기 위하여 적절한 간호와 의료중재를 능숙하게 수행하여야 한다.
5. 간호사는 환자가 안정될 때까지 사정과 감시를 계속하여야 한다.

이러한 필요조건 중 하나라도 위배된다면 간호표준을 위반하는 것이다. Ferris v. County of Kennebec(1998) 사건은 '고의적 무관심'으로 판명된 한 간호사의 극단적 사정 불이행의 예를 보여준다. 1996년 여름, 한 여성이 체포되어 주 교도소에 수감되었다. 그녀는 임신중이라고 교도관에게 말했고, 이틀 뒤 그녀는 질 출혈과 골반통증을 호소하기 시작하였다. 그녀는 유산이 된 것 같다고 간호사에게 호소하였다. 간호사는 맥박을 측정하였고 그녀가 생리중이라고 말하였다. 그리고 그녀에게 누워있으라는 지시만 내리고, 생리대를 주는 것을 거부하였다. 그 여성은 통증 때문에 누워 있는 것조차 불가능하였지만 간호사는 더 이상 상태를 사정하지 않았으며, 그녀가 계속 누워있는 것을 거부하고 지시를 따르지 않는다면 다른 곳으로 보내질 것이라고 이야기하였다. 심한 통증을 계속 호소했지만, 그녀는 더 작은 방으로 옮겨졌고 더 이상 간호사와 접촉할 수 없었다. 몇 시간 후 그녀는 감방에서 유산을 하였다. 출소 후, 그녀는 소송을 제기하였다. 법원은 심각한 상태에 대해 호소했음에도 간호사가 이를 무시하고 치료(treat)하지 않았다는 것이 명백하다고 결정하여 그녀에게 승소판결을 내렸다. 간호사는 맥박측정 외에 사정이나 치료를 위한 어떠한 노력도 하지 않았다.

간호계획은 간호과정과 인증된 간호표준 및 여러 연방 프로그램 규정의 필수적인 부분이기 때문에 간호계획 불이행 역시 의료과오 소송의 대상이 될 수 있다. 환자 상해는 간호사의 행위나 태만에 의하여 직접적으로 발생할 수 있고, 간호계획 기록 불이행은 간호사 과실의 증거가 된다. Smith v. Juneau(1997) 사건에서, 간호사들이 정형외과 환자의 피부를 보호하기 위한 간호계획을 수립하지 않은 과실이 인정되었다. 환자 체위변경이나 견인 부목(traction sling) 아래에 있는 피부 사정에 대한 계획이 없었던 것이다. 법원은 간호사들이 피부보호를 위한 계획과 중재를 하지 않았기 때문에 심각한 욕창이 발생했다고 인정하였다.

간호중재는 간호사에 의해 직접 수행되는 행동들을 포함하기도 하고 그 이상이기도 하다(O'Keefe, 2000). 수행은 윤리적 원칙 중 선행의 실제 예이다. 간호사는 상태를 호전시키고, 위해로부터 보호하고, 유해물이나 위해를 제거해야 할 의무를 가진다. 이는 임상에서 전문지식을 유지하는 것과 다른 위험한 상황에 대한 보고하는 것을 포함한다. 적절한 수행을 하지 못한 예로 투약 오류를 들 수 있다.

매년 수천 명의 사망자가 발생하는 투약 오류는 가장 일반적인 부작용의 유형으로서, 보고된 모든 부작용의 약 1/5을 차지한다(HHS, 2006). 간호사는 여러 가지 방법으로 약물 준비와 관리에서 오류를 범할 수 있다. 간호사는 잘못된 약을, 잘못된 용량과 잘못된 방법으로, 잘못된 시간에, 잘못된 환자에게 투여할 수 있다. 투약 오류는 빈도와 가능성이 높고 잠재적으로 심각한 결과를 가져올 수 있기 때문에 간호사의 특별한 주의가 요구된다. 간호사는 의사의 지시, 업무량, 이례적인 상황, 기관 정책 등과 상관없이 안전하고 적절한 투약에 대한 책임이 있다. 투약 오류가 발생했을 때는 보통 피해자나 피해자의 가족에게 손해를 끼치게 된다. 한 사례로 간호사가 바쁜 소아과의 지원업무 중에 소아에게 치사량의 digitalis를 투약하였다. 이 간호사는 평소에 소아과에서 일을 하지 않았고, 소아 용량에 익숙하지 않았다. 간호사는 고용량 같다고 생각했지만 문헌을 확인하거나 약사와 용량에 대하여 상의하거나 의사에게 질문하지 않았다. 이 사례에서 간호사의 행동이 과실로 인정되었기 때문에 부모에게 많은 금액의 손해배상을 했다(Creighton, 1986).

생각해보기

투약 오류

투약 오류는 간호사의 책임에 대한 영역에서 가장 일반적인 것 중 하나이다.

- *어떤 요인이 투약 오류 발생률에 영향을 미친다고 생각하는가?*
- *투약 오류 발생률을 증가시키거나 감소시키는 기술을 무엇이라 생각하는가?*
- *투약 오류 예방을 도울 수 있는 개선방안은 무엇인가?*
- *투약 오류를 경험해 본 적이 있는가? 그 오류로 인하여 손상이 발생하였는가? 당신은 그 손상을 예측할 수 있었는가?*

책임이 자주 발생하는 다른 영역은 이물질 제거에 관련된 간호중재를 이행하지 않은 경우이다(Eskreis, 1998). 스폰지나 다른 작은 물건들이 의도치 않게 수술 후 환자의 신체 내에 남아있을 수 있으며, 이는 심각한 수술 후 부작용의 원인이 될 수 있다. 한 의료과오 소송사건에서 두 명의 수술 간호사들이 스폰지 수를 잘못 계산하여 개복술을 받은 환자의 복강 내에 스폰지를 남겨두어 4,000달러를 배상하였다(Creighton, 1986). 비슷한 예로, 자궁절제술 후 환자의 복강 내에 큰 수술용 스폰지가 남겨진 사건에서 1심 판결에서는 배심원들이 간호사의 과실로 인한 병원의 책임과 의사의 과실 책임을 인정하였으며, 항소심에서 법원은 수술 전에 부주의하게 스폰지 숫자를 세었고, 스폰지 세는 절차가 실무표준에 미흡했다는 것을 증거로 하급심의 판결을 지지하였다(Truhitte v. French Hospital, 1982).

간호가 신체뿐 아니라 심리적 · 사회적 · 영적인 부분에 초점이 맞춰진 이래로 이 영역의 간호 수행을 하지 않을 경우 간호과오가 될 수 있다. 이에 관한 예로 고의적인 정신적 고통을 준 경우를 들 수 있다. 의료기관은 환자의 가까운 친인척에게 죽음을 알리는 것이나 장례와 매장과 관련된 서비스들을 제공하는 등 그들의 깊은 정서적 요구에 부응할 계약 관계에 있다. 법적 소송은 이러한 상황에서 감정적인 피해가 발생하지 않도록 통상적으로 수행해야 할 의무를 인정하고 있다. Furrow, Greaney, Johnson, Jost, Schwartz(2004)는 이러한 의무를 의료와 간호서비스 제공시에도 적용하여야 한다고 주장하였다. 그들은 간호사와 다른 의료종사자가 Larry와 Susan Oswald 부부에게 정신적 고통을 야기한 흥미롭고 복잡한 사례를 소개하였다. Oswald v. LeGrand(1990) 사건에서, 원고는 그들의 세 번째 아이를 조산에 이르게 한 사건 과정에 대하여 설명하였다. Susan은 임신 5개월 차 검진 직전에 출혈과 고통스러운 경련을 느꼈다. 그녀의 주치의 Smith는 초음파 검사를 지시하였고, Susan은 Smith 의사의 동료인 LeGrand 의사에게서 초음파를 받았다. 문제에 대한 원인을 찾을 수 없었던 LeGrand는 Susan에게 집에서 안정을 취하라고 지시하였다. 같은 날 Susan은 심한 출혈을 시작하였고 구급차로 'Mercy Health Center'로 이송되었다. 출혈은 자연적으로 멈추었고 Smith는 마음을 편히 가지라는 지시와 함께 Susan을 다시 퇴원시켰다. 다음날 증상 악화와 유산에 대한 두려움으로 Larry와 Susan은 응급실로 왔으며, Smith와 LeGrand의 다른 동료인 Clark가 그녀를 검진한 후, 아무것도 할 것이 없으니 그녀에게 집으로 갈 것을 권고하였으나 Susan은 입원을 요구하였고 Clark 의사는 그 요구를 받아들였다. Susan은 분만실로 옮겨졌고 그녀와 처음으로 만난 간호사는 "여기서 뭐하세요? 의사선생님이 집에서 쉬라고 했잖아요."라고 말했다. 그 후, 다른 간호사가 Susan에게 만약 그녀가 유산한다면 아기가 아니라 '큰 혈액덩어리'일 것이라고 말했다(Furrow et al., 2004). 이 상황에서 Susan은 무서웠다고 회상했다. 다음날 아침 Susan은 병실 밖에서 Clark가 "나는 이 환자를 보고 싶지 않아. 그녀는 내 환자도 아니고 Smith가 자기 환자를 나에게 넘겨서 피곤해."라고 소리치는 것을 들었다(Furrow et al., 2004, p. 166). Larry는 Clark에게 사과와 함께 그날 정오에 휴가를 떠나기 전까지 계속 치료를 하고 LeGrand에게 인수인계를 해줄 것을 촉구하였다. Susan은 오전 9시에 아주 고통스러운 통증을 호소하기 시작하였고, Clark는 초음파와 양수검사 스케줄을 잡을 것을 직원에게 지시하였다. 초음파를 본 후 Clark는 부부에게 이러한 상황이 드물다고 말하고 더 이상의 설명 없이 퇴근 시간보다 1시간 30분 전에 병원을 떠났다. Susan은 극한의 통증 속에서 혼란스러워했고 고통스러워했으며, 분만을 시작했을 때에도 여전히 엑스레이실 외부 복도에 있었다. Larry는 간호사 두 명을 호출하였고 Susan은 1파운드의 여아를 출산하였다. 간호사들은 아기가 맥박이 뛰지 않고 호흡활동도 보이지 않는다고 판단하였다. 그들은 아기를 수건에 싸 아기침대(instrument tray)에 옮겨 놓고, 부모들에게는 아기가 사산되었다고 말하였다. 슬픈 소식을 친인척들에게 알린 후 Larry는 아기의 손을 만졌는데, 아기가 그의 손을 움켜잡았을 때 깜짝 놀랐다. 간호사들은 아기를 신생아 중환자실로 서둘러 옮겼지만 몇 시간 뒤 아기는 사망하였다.

자신에게 질문하기

정신적 피해

- 위 사례에서 의료진에게 과실이 있다고 생각하는가? 만약 그렇다면 자신의 생각을 설명하라.
- 만약 과실이라고 생각한다면 아기의 조산 또는 사망이 직접적인 과실에 의해 초래된 것이라 생각하는가?
- Larry와 Susan은 전문적 행위 위반의 혐의를 제기하며 그 결과로 심각한 정신적 고통을 당했다고 주장하였다. 의사나 간호사가 Oswald 부부의 정신적 고통에 기여한 여러 상황에 대하여 생각해 보자.
- 정신적 고통의 원인이 되는 것을 피하도록 통상적으로 간호를 수행할 의무가 있어야 한다고 생각하는가? 이 상황은 의무 위반인가?
- 이 상황에서 간호사들 행동의 윤리적 논의점은 무엇인가?

환자 화상 또한 간호수행을 잘 하지 못할 경우 발생될 수 있다. 화상은 불, 목욕, 샤워, 뜨거운 물병이나 열 패드에 의하여 발생할 수 있다. 혼수상태이거나 감각이 저하된 환자들은 특히 화상을 입기 쉽다. 한 사례에서 3개월 된 영아가 2~3도 화상으로 고통을 받고 있었는데, 마취의사의 지시에 따라 수술실 간호사가 그 영아를 열 패드 위에 올려 놓은 후에 둔부에 화상이 생긴 것이었다. 열 패드의 목적은 수술 중 영아의 체온 유지를 돕기 위한 것이었다. 간호사도, 의사도 수술 후 언급도 하지 않았고, 집에 도착한 후 부모들이 영아의 둔부에서 피가 고인 수포를 발견하였다. 그 영아는 후에 피부이식을 받아야 하였다. 이 사례에서 병원은 영아, 허약하거나 수면 중인 환자나 의식 없는 환자에게는 열 패드 사용을 피해야 한다는 열 패드 제조회사의 경고에 대한 증거를 없애려고 시도하였다. 제조사는 부적절한 사용의 결과로 화상이 발생할 수 있다고 경고하였다(Smelko v. Brinton, 1987). 다른 사례에서 한 환자는 심각한 화상을 당한 후 병원에 대해 소송을 제기하였다. 환자는 마비상태였고 언어장애가 있었다. 그는 담배를 피우는 동안 혼자 남겨져 있었는데 파이프가 그의 입에서 떨어져 침대에 불이 붙었다(Creighton, 1986). 합리적이고 신중한 간호사라면 마비환자에게 담배를 물려둔 채로 혼자 두지는 않을 것이다.

의료사고가 너무 자주 발생하고, 그에 따른 비용도 매우 증가하자 정부와 민간단체는 의료사고를 줄이고 그에 따른 비용을 감소시키기 위한 계획을 수립하기 시작하였다. 2002년 미연방국가 질 포럼(National Quality Forum, NQF)은 28가지의 '의무보고 사건'(Serious Reportable Events, SREs) 리스트를 만들었고, 2006

년 업데이트하였다. 이러한 사건들은 과실로 인해 발생하고 예방가능하다고 생각되기 때문에 '절대로 일어나서는 안 되는 사건들(never events)'로 알려져 왔다. 게다가 책임 소송에서 '절대로 일어나서는 안 되는 사건'은 수백만 달러에 달하는 보험금을 지불하게 한다. 아래 리스트는 '절대로 일어나서는 안 되는 사건 중 의무보고사건(serious reportable never events)'이다.

■ 수술 관련 사건

- 잘못된 부위를 수술한 것
- 잘못된 환자를 수술한 것
- 환자에게 잘못된 수술 절차를 시행한 것
- 수술이나 다른 처치 후 이물질의 의도치 않은 환자 체내 잔류
- 수술 전 건강한 환자의 수술도중 또는 수술 직후의 사망

■ 제품이나 기구 관련 사건

- 오염된 약물, 기구, 생물제제(백신, 혈청 등)의 사용과 관련된 환자의 죽음이나 심각한 장애
- 환자 치료에서 의도했던 용도와 기능과는 다른 기구의 사용이나 기능에 의한 환자의 죽음이나 심각한 장애
- 의료기관에서 치료도중 발생하는 혈관내 공기색전과 관련된 환자의 죽음이나 심각한 장애

■ 환자 보호 관련 사건

- 다른 보호자에게로 영아를 바꿔 퇴원시키는 것
- 환자의 이탈과 관련된 환자의 죽음이나 심각한 장애
- 의료기관에서 치료도중 발생하는 환자의 자살이나 자살시도, 심각한 장애

■ 사례 관리(care management) 관련 사건

- 투약 오류와 관련된 환자의 죽음이나 심각한 장애(예: 잘못된 약물, 용량, 환자, 시간, 속도, 준비, 경로, 관리를 포함하는 사고)
- 환자와 불일치하는 혈액이나 혈액 관련 제품의 투여로 인하여 일어난 용혈반응과 관련된 환자의 죽음이나 심각한 장애

- 의료기관에서 치료도중 발생하는 저위험군 임산부의 진통이나 분만과 관련된 산모의 죽음이나 심각한 장애
- 의료기관에서 치료도중 발생하는 저혈당과 관련된 환자의 죽음이나 심각한 장애
- 신생아의 고빌리루빈혈증의 진단과 치료 불이행과 관련된 죽음이나 심각한 장애
- 의료기관 입원 후 발생한 3~4단계 욕창
- 잘못된 기증자의 정자나 난자로 된 인공수정

■ **환경 관련 사건**

- 의료기관에서 치료도중 전기 충격과 관련된 환자의 죽음이나 심각한 장애
- 잘못된 가스나 독극물이 포함된 산소나 다른 가스가 환자에게 라인을 통해 공급되는 모든 사건
- 의료기관에서 치료 중 발생된 화상과 관련된 환자의 죽음이나 심각한 장애
- 의료기관에서 치료 중 낙상과 관련된 환자의 죽음이나 심각한 장애
- 의료기관에서 치료 중 억제대나 침상난간의 사용과 관련된 환자의 죽음이나 심각한 장애

■ **범죄 관련 사건**

- 의사, 간호사, 약사 또는 다른 면허소지 의료종사자를 사칭한 모든 치료 지시나 치료 제공
- 모든 연령대의 환자 납치
- 의료기관 내에서의 환자 강간
- 의료기관 내에서 발생하는 신체적 폭행으로 인해 발생하는 환자나 병원직원의 사망 또는 심각한 부상(NQF, 2008)

미연방국가 질 포럼(NQF)이 2002년에 이 '의무보고 사건(Serious Reportable Events)' 리스트를 만든 후부터 여러 주와 다른 단체들은 '절대로 일어나서 안되는 사건(never events)'에 대한 보고를 요청하기 위한 법률을 제정하거나 행정적 조치를 취하였다(NQF, 2006). 2008년에 메디케어는 이러한 사건들에 대한 의료보험금 지불을 거부하기 시작하였고, 몇몇 주의 메디케이드도 이를 따르고 있다.

고의적 불법행위

고의적 불법행위(intentional tort)는 누군가가 의도적으로 다른 사람에게 상해를 입히거나 재산상의 손해를 입혔을 때 발생한다. 가해자는 특정한 결과의 초래를 의도한다. 불법행위가 고의적인 것으로 성립되기 위해서는 반드시 세 가지 요소를 포함하여야만 한다. 첫째 이 행위가 반드시 원고에 손해를 입힐 의도가 있어야만 하며, 둘째 그 행위의 결과를 초래하려고 하는 의도가 있어야만 하며, 셋째 그 행위는 실질적인 결과를 유발해야만 한다(그림 9-1). 고의적 불법행위의 예는 사기, 사생활 침해, 공갈, 폭행, 불법감금, 중상모략, 명예훼손이 포함된다. 고의적 불법행위에 의한 손해배상금이 과실에 의한 손해배상금보다 더 많은 경향이 있다.

1. 가해자의 행위는 반드시 원고에 입힐 의도가 있어야 한다.
2. 가해자는 그 행위의 결과를 초래하려는 목적이 있어야 한다.
3. 그 행위는 반드시 실질적인 결과를 유발해야만 한다.
4. 그 행위가 의도적인 손해나 상해원인이라는 증거가 충분해야 한다.

그림 9-1 ● 의도적 불법행위의 요소

사기

사기(fraud)는 부당하거나 불법적인 이득을 얻기 위한 목적으로 고의적으로 속이는 것이다. 물론 간호사가 사기 혐의로 고발되는 경우는 매우 드물지만, 이것이 발생했을 때에는 일반적으로 범죄로 기소된다. 간호사 사기의 잠재적인 영역의 예는 구직 신청 정보의 위조, 허위 청구 절차, 의료계약을 유도하기 위해 환자의 신체 상태에 대한 허위 표시 및 오류를 은폐하거나 법적 조치를 피하기 위하여 환자 기록을 위조하는 것이 포함된다. 사기는 민사 및 형사 소송 모두를 제기할 수 있다. 고의적인 특성과 사기성 행위의 잠재적인 피해 때문에 법원은 무거운 처벌을 내리는 경향이 있다. 전문간호사(Advanced Practice Registered Nurse, APRN)의 보험 청구 절차는 잠재적으로 사기가 발생할 수 있는 영역이다. 미국 법무부의 최우선 과제 중 하나인 부정한 의료 청구는 고의적일 수도 비고의적일 수 있다. 복잡한 청구 절차와 환급의 불평등함은 청구 오류와 APRN 방문에 대한 'upcoding(*보험회사로부터 돈을 더 받아내고자 환자들을 일부러 더 높은 포괄수가[DRG]로 분류하는 것)'을 발생시키는 배경을 만든다. 복잡한 'incident to' 코드는 의사의 비율로 전문간호사 서비스에 대한 지불청구 방법을 찾기 위해 노력하는 상황을 야기시킨다. 'incident to'는 엄격한 규칙 아래 의사가 치료를 제공하지 않더라도 의사의 비율에 따른 서비스 청구를 시행할 수 있는 애매한 문구이다. 비록 'incident to' 청구가 합법적일지라도 이것의 시행은 모든 규정을 준수하는 간호사와 의사 모두의 사기 혐의로 이어질 수 있다. 각 사기 사건은 최대 5년의 징역, 최대 25,000달러의 벌금, 의료보험과 의료보장 청구에서 5년 동안 제외라는 결과를 가져올 수 있다(Mazzocco, 2000).

사생활 침해

사생활(right to privacy)에 대한 권리는 혼자 남아 있을 권리와 원하지 않는 공표로부터의 자유에 대한 권리이다. 개인은 대중에게 자신과 자신의 삶에 대해 알려주지 않을 권리를 가진다. 환자 치료와 관련된 사생활 침해는 4가지 유형이 있다: (1) 환자의 신체적 · 정신적 고독이나 은둔의 침해 (2) 개인적인 사실에 대한 공개 (3) 잘못 왜곡하여 세간에 공표 (4) 피고의 이익을 위한 환자의 이름이나 초상권의 도용이다. Berthiaume v. Pratt 사건에서, 후두암을 치료받던 말기환자가 외과의의 지시에 따라 반복적으로 사진이 찍혔다. 환자는 자신이 사망하는 날에는 사진을 찍지 말아달라고 요청하였지만, 그럼에도 주치의는 베개 위에 환자의 머리를 올려놓고 사진을 찍었다. 법원은 그 주치의가 사생활 침해에 대한 책임을 져야 한다는 판결을 내렸다(Berthiaume v. Pratt, 1976).

또 다른 사생활 침해 사건에서는 78세 노인 Earl Spring이 혈액 투석을 받고 있었고, 간호요양원(nursing home)에 거주 중이었다. 투석 치료를 중단하기 위해 그의 법적 보호자, 아내와 아들은 오랜 법정 싸움을 진행중이었다. 간호요양원 직원이 가족의 동의 없이 그 노인에게 가족의 입장과 반대되는 인터뷰를 시행하였고, 환자와 4명의 간호사가 함께 인터뷰를 마쳤다. 투석 중단에 대한 고등법원의 판결을 받은 후, 부인은 요양원과 4명의 간호사를 고소하여 피해보상액 80만 달러를 요구하였다. 그녀는 남편의 사생활 권리가 침해당하였다고 주장하였으며, 배심원은 부인의 편을 들어주었고, 그녀는 25,000달러를 받았다.

공격과 폭행

공격(assault)과 **폭행**(battery)이라는 용어는 보통 함께 사용되지만 법률적으로 다른 의미가 있다. 공격은 상대방에게 동의를 구하지 않고 신체 접촉을 고의적으로 시도하거나 위협을 주어서 바로 해를 입을 것 같거나, 공격당할 것 같은 두려움을 주는 행동이다. 공격이 성립되기 위해서 물리적인 신체적 접촉이 실제로 발생할 필요는 없다. 폭행은 불법적이고 해롭거나 부당한 타인에 대한 신체적 접촉이나 신체적 손상을 야기하는 것을 말한다. 폭행은 의도적이고 상대방의 동의없이, 분노, 폭력이나 사람의 몸이나 옷, 사람 몸에 붙어있는 모든 것(스카프, 지갑 등)에 해를 가하는 모든 접촉을 포함한다. 수술 절차가 동의서 없이 이루어지는 것이 병원 환경에서 발생하는 가장 흔한 폭행의 예이다. 하루 활동 중에 간호사들은 공격과 폭행 둘 다의 혐의를 받을 수 있다. 예를 들어, 소송이 제기될 수 있는 공격은 간호사가 다루기 힘들거나 협조가 되지 않는 성인 환자에게 동의 없이 주사를 놓겠다고 위협을 할 때 발생한다. 폭행은 종종 뺨 때리기, 밀치기, 꼬집기 같은 행동들을 생각할 수 있지만, 법원은 훨씬 더 감지하기 힘든 행동들도 폭행이라고 인정하였다. 의도나 결과에 관계없이 환자의 동의 없이 한 신체적 접촉은 폭행으로 간주된다. 의도가 선하고 결과가 긍정적이더라도 동의 없이 행위를 시행하였다면 간호사는 폭행으로 고발될 수 있다.

긴급피난과 동의

긴급피난(necessity)과 **동의**(consent)는 간호사가 치료하는 과정에서 폭행으로 비난받을 때 사용할 수 있는 두 가지 방어벽이다. 긴급피난은 응급상황 시 환자의 동의 없이 사람에게 접촉하는 것을 의미한다. 응급상황에서 직접적인 의료지원을 제공하거나, 폭력적인 사람으로부터 자신이나 다른 사람을 보호하기 위하여 그 사람에게 동의 없이 접촉하는 것을 말한다. 동의는 심사숙고 후에 찬성이나 승인하는 것을 의미하는데, 이는 구두, 비언어적, 서면을 통하여 명확하게 표현되거나 은연중에 나타낼 수 있다. 대부분의 간호행위가 형식적인 동의 절차를 필요로 하지 않기 때문에 동의는 종종 암묵적으로 생각될 수 있다. 예를 들어 간호사가 방에 들어가 "드레싱 교환을 해도 될까요?"라고 물었을 때 환자가 이불을 치우고 드레싱 교환을 위하여 스스로 자세변경을 했다면 그는 암묵적으로 동의를 한 것이라 생각할 수 있다. 이러한 이유로, 아주 간단한 절차를 위해서도 허락을 구하는 것은 암묵적 동의를 명시적인 동의로 이끌어내고 폭행에 대한 훌륭한 방어벽이 된다. 침습적 시술을 위한 동의 절차는 가장 흔한 유형이다.

Robertson v. Provident House 사건(1991)은 간호사가 폭행으로 연루된 사례이다. '필요시' 유치도뇨관을 삽입하라는 지시가 있었지만, 사지마비 환자에게 간호사가 관을 삽입하려 했을 때 환자가 거부하였다. 환자는 과거에 유치도뇨관을 삽입하였을 때 통증과 부작용을 경험했었다. 전하는 바에 따르면 간호사는 환자에게 "조용히 하세요."라고 하였고, 카테터 삽입을 진행하였다. 카테터는 환자와 가족의 반복된 요청이 있은 후 제거되었다. 그 뒤에도 환자의 거부는 무시되었고, 그 간호사는 카테터를 다시 삽입하였다. 그러다 간호사가 카테터를 뽑는 과정에서 상해가 발생하였다. 결국 가족들은 손해와 회복을 위한 25,000달러의 피해보상금을 요구하는 소송을 제기하였다. 루이지애나 고등법원은 간호사가 환자의 거부를 무시하고 유치도뇨관 삽입과 같은 침습적인 치료를 시행한 것을 폭행이라고 판결하였다.

다른 사례에서는, 정신병원에 입원해 있는 크리스천 사이언스 신도가 약물과 다른 치료를 거부하였지만, 약물을 먹도록 강요당하였다. 법원은 피고측 변호사가 환자가 자신이나 다른 사람에게 위험하다는 것이나 환자가 정신적으로 아프거나 무능하다는 것을 증명하지 못하였기 때문에 환자에게 공갈과 협박죄에 따른 피해보상을 하라는 판결을 내렸다(Fiesta, 1988). 환자가 동의를 거절하는 경우와 관련된 여러 가지 사례가 있다. 여러 주에서 경찰이 범죄 조사의 일환으로 검사를 요구할 경우 간호사가 체포된 사람에게 동의 없이 혈액이나 다른 검체를 채취하는 것이 허용된다. 기관들은 이러한 사례에서 간호사에게 아주 명확한 가이드라인을 제공하여야 한다. 경찰은 환자가 거절한다면 혈액 샘플을 얻기 위하여 법원에 명령을 받을 수 있지만, 간호사는 행정적 지원 없이 이 문제를 결정할 방법이 없기 때문이다.

불법감금

불법감금(false imprisonment)은 정당화할 수 없는 제한된 경계 안에 사람을 억제하거나 동의서나 법적 권한 없이 가두려고 하는 행동으로 정의된다. 불법감금은 사람의 신체적 억제 또는 환자의 옷이나 자동차 열쇠를 주지 않는 것같이 억류를 유도한 행위도 포함될 수 있다. 불법감금이 강제 구속 또는 구속 위협을 동반하는 경우, 공격과 폭행이 추가될 수 있다. 그러나 미국 각 주에는 혼동 환자, 정신질환자, 약물 중독자나 전염성 질환이 있는 특정 범주에 있는 사람들을 일정 기간 동안 구금할 수 있는 권한을 부여하는 법적 절차가 있다. 일반적으로 이러한 사람들은 병원에서 당국의 허가와 책무나 구금 명령을 받기 위하여 보고를 하는 동안 동의 없이 구금할 수 있다(Trandel-Korenchuk, Rhodes, & Trandel-Korenchuk, 1997).

간호사는 돈을 받기 위해 환자를 억제하고, 환자의 방을 잠그고 구금할 경우 불법감금으로 고소당할 수 있다. 불법감금의 예는 Big Town Nursing Home 사례에서 볼 수 있다. Big Town Nursing Home, Inc. v. Newman(1970) 사건에서, 67세 남자 환자가 거의 2개월 동안 그의 의지와 상관없이 감금되어 있었다. 그는 조카에 의해 간호요양원에 보내졌고 수차례 탈출도 시도하였지만 강제로 구금되어 있었다. 요양원 직원들은 그를 의자에 억제하였고 전화사용을 금하고 옷을 압류하였다. 법원은 요양원 직원들이 그에게 불법적으로 난폭하고 고의적이며 악의적인 행동을 하였다고 판결하였다. Blackman for Blackman v. Rifkin(1988) 사건에서 법원은 특정 상황에서의 구금은 정당화된다고 하였다. 이 사건에서 법원은 환자가 나가겠다고 주장하더라도 극도로 흥분한 두부손상 환자를 억제함으로써 발생 가능한 손상을 예방하는 것이 병원의 의무라고 하였다.

명예훼손

명예훼손(defamation)은 한 사람의 평판이나 명성에 해가 가게 하거나, 다른 사람의 가치나 존중감을 약화시키거나, 거짓되고 악의적이며 비인격적인 유해한 말로써 타인에게 부정적인 감정을 불러일으킬 경우 발생한다. 한 사람에 대한 경멸적인 발언이나 진술도 명예훼손으로 간주될 수 있다. 명예훼손은 제3자와의 대화에 의해서만 발생한다. 즉, 두 사람이 직접 서로에게 막말이나 욕설을 한 것은 명예훼손에 대한 책임을 지지 않는다. 많은 주에서는 명예훼손을 구두에 의한 명예훼손과 서면에 의한 명예훼손 두 가지 형태로 분류하고 있다. **구두에 의한 명예훼손**(slander)은 비인격적이고 거짓된 문장을 말하여 다른 사람의 평판을 헐뜯거나 손상을 입혔을 때 발생한다. 이러한 중상모략은 간호 상황에서 간호사가 환자에 대하여 무자비하거나 거짓되거나 근거 없는 주장을 할 때 발생할 수 있다. 간호사는 환자가 비협조적이고, 꾀병을 부리고, 우둔하다거나 마약을 찾는다는 등 개인적인 가치판단을 하거나 의견을 표명함으로써 명예훼손을 저지를 수 있다. 또한 간호사는 다른 전문직에 대하여 부적절한 발언의 결과로 명예훼손 혐의로 기소될 수 있다. **서면에 의한 명예훼손**(libel)은 어떤 사람의 평판에 상해를 입히거나 회피하거나 조롱하거나 모독하는 내용을 다른 사람이 볼 수 있는 인쇄된 글씨나 그림을 통해 명예훼손하는 것을 말한다. 간호사는 명예훼손 혐의를 받을 위험이 높은데, 환자에게 해를 끼칠 수 있는 정보를 환자의 차트에 기록할 때가 그 예이다. '환자가 마약을 찾는다'라든지 '환자가 무례하다' 같은, 환자의 차트에서 지나치게 개인판단에 의하거나, 너무 비판적이거나 추측에 의한 문장은 명예훼손을 야기할 수 있고, 환자가 다른 의료진에 의해 치료를 받을 때 이러한 기록이 환자에게 악영향을 줄 수 있을 경우 더욱 그렇다.

만약 명예훼손적인 발언이 그 사람의 사업 전망에 잠재적으로 손해를 끼칠 가능성이 있는 경우, 손해에 대한 증거는 더 이상 필요가 없다. Schessler v. Keck(1954) 사건에서 한 미혼 여성이 매독 검사에서 양성 판정을 받았다. 그러나 이 환자는 그 질병에 걸린 적이 없었음에도, 간호사는 파티에서 그녀가 출장서비스를 하는 것을 보았을 때 그녀를 고용한 여주인에게 환자가 매독 치료 중이라고 말하였다. 이것은 환자의 사업을 망하게 하는 결과를 가져왔고 상소법원은 구두에 의한 명예훼손을 인정하였다.

간호사는 또한 명예훼손의 피해자가 되기도 한다. 의사가 환자의 차트를 혼동하여 본 후 진료소 간호사가 거짓말을 하였다고 고발하였다. 그는 다음날 그녀를 해고하고 회의를 열어 진료소 직원들을 소집했다. 그는 직원들에게 누구든지 거짓말을 하거나 신뢰할 수 없거나 충실하지 않다면 함께 일할 수 없다고 하였다. 배심원은 125,000달러의 보상금을 간호사에게 지급하라는 판정을 내렸다(Creighton, 1986).

특정 상황에서 비판적인 말은 명예훼손으로 여겨지지 않을 수도 있다. 명예훼손의 두 가지 방어벽은 진실과 특권이 포함된다. 특정 상황에서는 사실상 명예훼손과 관련된 정보를 전달해야 할 법적 · 도덕적 의무가 있을 수도 있다. 예를 들어, 간호사는 아동 폭력이 의심될 경우 이를 보고할 의무가 있으며, 간호 관리자는 향후 고용주가 될 가능성이 있는 자에게 간호사의 성격과 자질에 대해 진실하게 보고할 의무를 가지며, 동료 평가 그룹은 서비스 향상과 서비스 제공자 징계 등을 목적으로 기밀 정보에 대해 논의하는 것이 요구된다. 또한 간호사는 다른 사람들의 불법적이거나 무능한 업무를 보고할 윤리적 의무가 있다. 명예훼손으로 고발되는 것을 피하기 위해서 신중한 간호사는 이러한 내용에 대한 보고할 때 적절한 의사소통 채널이 무엇인지 관찰하여야 한다. 책임이 면제되지 않는 의사소통의 경우, 진실은 명예훼손에 대한 가장 좋은 방어벽이다.

현대의 법 동향

발달하는 의료전달체계와 증가된 대중 인식, 그리고 활발히 변화하는 법체계는 건강관리에서 잠재적 법적 책임의 가능성을 높이며, 법의 경향을 변화시키고 있다. 대중은 보건의료인 개인과 보건의료체계 양쪽에게 법적인 조사를 강화하기 시작했다. '절대로 일어나서는 안되는 사건(never events)'의 정립, 관리의료 기구와 관련된 소송, 간호사에 대한 의료과오 청구의 증가, 과실의 형사범죄화가 최근 4가지 법적 변화이다. 최근 법률과 환자의 기밀 유지 위반에 대한 민사 및 형사처벌의 가능성 때문에 비밀유지와 원격간호(telenursing)에 대한 법의 영향이 여기서 언급될 것이다.

간호사의 의료과오에 대한 손해배상청구

책임은 간호사에게 중요한 문제이지만 전문간호사와 관련된 책임은 모든 의료사고 청구의 약 2%밖에 되지 않는다. 미국국립의료인자료은행(NPDB)이 생긴 이래로 모든 유형의 전문간호사들이 의료과오에 배상책임을 져 왔다. 환자의 감시, 치료, 투약 오류들은 간호사가 한 배상의 대부분을 차지하였다. 마취 관련 문제들은 마취 전문간호사에 대한 가장 주요한 의료과오 소송이다. 비슷하게, 산과와 관련된 문제들은 조산사에 대한 주요한 소송이며, 진단 및 치료와 관련된 문제들은 임상 전문간호사들에 대한 주요 소송이다. 의료체계가 변화함에 따라 간호사들이 증가하는 의료과오 사례의 표적이 될 수 있음이 예측된다.

사례

"나를 죽게 내버려두지 마시오!"

2006년 5월 배심원들은 켄터키의 84세 남자 환자인 로렌 리차드의 가족들에게 2천만 달러의 손해배상 지급 판정을 내렸다. 간호요양원 법인과 두 명의 간호사에게 리차드의 죽음에 대한 과실이 있다는 판정이 내려졌다. 생애 마지막 시간에 리차드는 도움을 간청하였고 고통에 비명을 질렀다. "의사를 불러주시오, 간호사를 불러주시오... 제발 날 죽게 내버려 두지 마시오."(Yetter, 2006) 그는 처음 통증 호소로부터 10시간이 지난 이후 장폐색으로 사망하였다. 3명의 간호사들을 포함하여 13명의 의료진이 100명의 환자를 간호해야 했는데, 이날 이 3명의 간호사를 포함한 13명의 직원 중 10명이 휴가였다. 즉 모든 환자를 간호하기 위하여 3명의 간호 보조자만 남아있었던 것이다. 배심원은 간호사가 리차드의 상태를 모니터하거나 통증과 구토 증상에 대하여 대응하지 못했다는 증언을 들었다. 가족은 전국 최대 규모의 간호요양원 체인이 소유한 시설에 직원이 심각하게 부족하다고 주장하였고, 피고인 변호사 역시 이 사건에서 가족의 주장이 사실이라고 주장하였다. 최근 몇 년 동안 이 간호요양원 회사는 5개 주에서 불법행위에 의한 사망 사건에 대한 소송으로 타격을 입었다.

생각해보기

- *간호요양원에 인원이 부족하였다면, 왜 간호사들에게 과실이 있는 것인가?*
- *간호사들은 간호조무사보다 더 책임이 있다고 판단되는가?*
- *간호사는 어떠한 치료 표준을 위반하였는가?*
- *당신이라면 이 상황에서 어떻게 하였을 것인가?*

간호사 과실의 형사범죄화

전통적으로 환자에게 해를 끼치는 오류를 범한 간호사는 과실로 인한 불법행위로 기소되었다. 간호사에 대한 의료과오 소송은 민사법원이나 법정 밖에서 해결되었고, 형사 기소는 되지 않았다. 그러나 특정 사건에서 간호사를 주의태만에 의한 과실로 형사기소할 수 있는 충격적인 법률이 생겼다. 최근까지 간호현장에서 간호사가 살인죄로 처벌되는 안락사 사건과 같은 범행동기가 있지 않는 이상 형사 고발의 위험은 존재하지 않았다. 그러나 1997년 3명의 간호사가 신생아의 죽음에 대한 형사상의 과실 치사로 콜로라도 대배심에 의해 기소되었다. 공식 기록에 의하면 첫 번째 간호사는 아기의 간호를 담당하는 담당간호사였고, 두 번째 간호사는 아기를 간호하는 첫 번째 간호사를 도와야 했고, 세 번째 간호사는 병원 신생아실에서 일하는 임상 전문간호사였다. 이 아기는 선천성 매독의 위험이 있었기 때문에 의사는 간호사에게 근육내로 페니실린 15만 유닛을 5번에 나누어 투여하라는 지시를 내렸다. 아기에게 요추천자를 하기 위한 6번의 고통스러운 시도가 있었다. 더 이상의 고통을 주는 것을 피하기 위하여 두 번째 간호사는 페니실린을 투여할 수 있는 다른 경로가 있는지 임상 전문간호사에게 물었다. 두 번째 간호사와 임상 전문간호사는 약물정보를 찾아보았고 정맥 내 투여가 허용된다고 결정하였다. 임상 전문간호사는 투약경로를 변경할 수 있는 권한을 가지고 있었기 때문에, 두 번째 간호사에게 근육 주사 대신에 정맥 내로 약물을 투여하라고 지시하였다. 그러나 약국이 지시보다 10배나 많은 150만 유닛 용량의 약물을 준비하여 병동에 전달하였다. 두 번째 간호사는 이 약물을 정맥 내로 투여하였고, 아기는 사망하였다. 콜로라도 간호협회는 두 번째 간호사와 임상 전문간호사에 대하여 징계 절차를 착수하였으나 첫 번째 간호사에 대해서는 징계조치를 취하지 않았다. 대배심은 세 간호사 모두 형사 과실치사로 기소하였지만 약사는 기소하지 않았다(C. A. Klein, personal communication, May 14, 1997). 이 사건은 신생아에게 나쁜 결과가 발생했을 때 조산사의 처벌로 이어졌던 마녀사냥 시대를 생각하게 하는 불길한 사건이었다. 이것은 간호사가 심각한 오류를 범했을 때 발생할 수 있는 엄청난 손상을 보여주는 예이다. 이러한 사건은 드물게 일어나지만, 지난 몇 년 동안 형사상 과실이나 형사 고발된 간호사 개인의 오류에 관한 여러 사건이 대중에게 알려졌다.

자신에게 질문하기

형사상 과실 vs 의료과오

- 위 사례를 생각해 볼 때 어떤 감정이 유발되는가?
- 법원은 아기에게 불필요한 통증을 발생시키는 것을 피하고 싶었기 때문에 간호 사고가 발생하였다는 사실을 고려하여야 하였는가? 당신의 생각은 어떠한가?
- 의도하지 않은 오류의 결과로 큰 법적 영향을 가져오는 다른 직업이 생각나는가?
- 새로운 법률의 무서운 위협에 전문직으로서 어떻게 대응하여야 하는가?

전자 통신상 비밀유지(Confidentiality)

현 시대는 전자 통신의 시대이다. 우리는 무선전화기, 스마트폰, 팩스, 음성 메일, 호출기(pager), 소셜 미디어, 스카이프(Skype), 위성 및 초고주파 전송, 이메일이나 무선통신 같은 전자 미디어를 매일 사용한다. 우리는 전화로 환자치료를 논의하고 팩스나 이메일을 통하여 기록을 보내고, 화상회의에 참석하며, 보호되어야 할 환자 정보를 스마트폰으로 기록한다. 전자 미디어의 광범위한 사용 때문에 우리는 특히 환자 사생활과 기밀 침해에 대한 경계를 늦추지 말아야 할 의무가 있다. 전자 기밀 자료의 누출은 고의적이든 비고의적이든 다양한 방법으로 발생할 수 있다. 예를 들어 권한이 없는 직원이 기관의 컴퓨터 네트워크에 있는 전자정보에 접근하려 할 수도 있고, 무선이나 이동전화 통신이 의도치 않게 해킹당할 수도 있고, 온라인 통신은 보안되지 않은 많은 컴퓨터를 거쳐갈 수도 있으며, 노트북이나 스마트폰 같은 휴대용 장치를 잃어버리거나 도둑맞을 수도 있다. 간호사의 전자 통신 사용은 많은 법적·윤리적 문제를 일으킬 수 있다. 전자 통신의 법적 의미는 무엇인가? 환자 기밀을 유지하기 위하여 우리는 어떤 책임이 있는가? 전자 통신은 간호업무 규제에 어떤 영향을 미치는가?

원격간호(telenursing)는 전자 매체의 형태를 이용하여 간호를 제공하는 것이다. 윤리강령과 국가 간호규정에 기밀에 관한 문제가 규정되어 있는 것 외에도, 원격간호와 관련된 법은 통합보건의료정보법(Uniform Health Care Information Act, UHCIA)과 연방 통신비밀보호법 같은 다른 법령에 의하여 규정되어 있다. 와이어, 케이블 등을 통하여 전송되는 모든 정보는 연방 통신비밀보호법의 적용을 받는다. 이러한 법규는 정보를 가로채거나 기록하는 것을 금지하고 있고 법적 절차에서 이것의 사용을 배제한다. 물론 원격간호 상황이 포함된 법률 사건은 보고되지 않았지만 일반적으로 법은 매체 종류와 상관없이 기밀을 유지하기 위한 환자의 권리를 지지한다. UHCIA는 원격간호의 법적 의미를 확립하였다. 이 의미는 정보 공개 표준의 확립, 간호사의 잠재적 민사 · 형사 책임과 환자로부터 인증된 타당한 공개를 위해 필요한 요소를 포함한다(O'keefe, 2000). 일반적으로 간호사는 의료정보의 기밀을 보호하기 위한 합리적인 규정을 따라야만 한다. 즉, 간호사는 의료정보 보안과 정보 공개를 위한 승인이 확실해야 함을 알아야 하며, 간호사는 타당한 승인이 있다면 합법적으로 의료정보를 공개할 수 있다. 승인은 반드시 서면화되어야 하고, 날짜와 환자 서명이 들어가야 하며, 공개하려는 정보의 유형이나 속성에 대한 구체적인 명시가 있어야만 한다. 그리고 의료정보를 제공받을 사람이 누구인지 확인하여야만 한다. 의료정보 기밀을 보안하기 위한 합리적인 보호 장치를 사용하지 못한 경우 형사나 민사책임을 질 수 있다. 형사책임은 경범죄의 유죄판결을 포함하는데, 이는 10,000달러 이하의 벌금이나 1년 이하의 징역을 선고받을 수 있다. 민사책임은 특히 간호사가 악의적이거나 중대한 과실로 정보를 얻거나 공개한 경우 손해에 대한 회복을 위한 보상을 포함한다(O'Keefe, 2000).

전자 미디어의 다른 유형은 비고의적인 공개의 위험이 있다. 예를 들어, 무선전화 통신은 유선전화나 휴대전화보다 더 정보를 가로채기 쉽고, 암호화되지 않은 이메일은 해킹당하기 쉽다. 간호사는 개인 정보를 제공하는 기관 네트워크 통신 시스템을 합리적으로 보장할 수 있어야 한다. 많은 의료진이 기관 인트라넷 컴퓨터 네트워크 시스템에 접근할 수 있더라도 직원들은 기관에서 요구되는 기밀 업무를 수행하여야만 한다. 원격간호에서도 간호업무 규정에 대한 질문들이 제기되고 있는데 이것들은 충분히 고려되어야 한다. 병원 네트워크나 여러 주의 관리의료기관을 위한 전화 상담 라인 업무를 담당하는 간호사를 위한 방안은 무엇인가? 간호사는 주에서 면허가 부여되지 않은 상황에서 환자에게 상담을 제공할 수 있는가? 통신 시스템의 목적이 전문가에 대한 접근을 돕는 것이라면, 다른 주 의사의 지시를 시행하는 간호사의 역할은 무엇인가? 미국간호협회(ANA, 2006)는 간호사의 전자 통신 사용에 중점을 둔 사생활 보호에 대한 의견서를 개발하였고, 국제간호협의회(ICN)와 미국간호국연합(NCSBN)에서 이 문제를 연구하고 있다. 우리는 의료정보의 새로운 시대의 첨단에 있다는 것을 인식해야 하고, 원격간호의 법적 · 윤리적 의의를 민감하게 받아들여야 하며, 환자의 사생활 보호 권리를 신중하게 보호하여야 한다.

위기관리

소송이 빈번하게 일어나는 현대사회에서 간호사는 소송의 위험을 어떻게 제한할 수 있는가? 오늘날의 많은 소송은 간호사가 거의 제어할 수 있는 사건의 결과로 나타난다. 나쁜 결과들은 관례적인 상황, 다른 전문직의 오류나 무능력함이나 예측불가능하거나 다루기 힘든 물리적 현상의 결과로 나타날 수 있다. 소송 위험의 완전한 제거가 불가능하더라도 많은 중요 요소들에 주의를 기울이면 치명적인 의료과오 소송은 감소될 수 있다. 중요한 요소들은 환자와의 개방적 의사소통의 유지, 성실한 실무와 자율성을 포함한다(그림 9-2).

환자와의 의사소통 유지

대인관계와 좋은 의사소통기술에 주의를 기울인 간호사는 많은 경우에서 의료과오 소송을 예방할 수 있었다. 환자들은 그들이 진지하게 받아들여지지 않을 때, 그들의 말을 경청하지 않을 때, 무시당할 때, 의사결정과정에 참여를 거부당하였을 때 화를 내는 경향이 있다. 화가 난 환자들은 간호사의 전문적 지식이나 능력에 상관없이 소송을 제기할 가능성이 높다. 소송의 위험을 감소시키는 가장 중요한 요소 중 하나는 다른 사람에 대한 진심어린 배려이다. 의사소통의 질은 예의바르고, 정직하고, 배려심이 많은 간호사에 의해 만들어진다. 그들은 개방된 의사소통 경로, 존경심을 나타내기 위해 요구되는 시간을 가지는 것과 진심어린 관심과 인내심, 경청을 유지한다. 경청의 가치는 아무리 강조해도 지나치지 않다. 몇 가지 일화에서 환자의 마음을 소송을 제기하는 쪽으로 기울게 하는 중요한 요소는 전문적인 경청의 결여임이 드러났다. 경청은 심리사회적 이득뿐 아니라 아무도 감지하지 못한 건강 상태파악의 근거가 될 수 있다. 좋은 의사소통자는 객관적 입장에서 듣고 섣부른 가치판단을 피하며 치료 결정에 환자를 포함시킨다.

I. 좋은 의사소통의 유지

- 정중하게 대하고, 존경을 나타내며, 충분한 시간을 들여 경청할 것
- 환자를 경시하거나 가치판단을 하지 말 것
- 의사결정에 환자를 포함시킬 것
- 환자의 이해 정도를 사정할 것
- 환자가 이해할 수 있는 표현으로 설명할 것
- 명확하고 확인된 전화 지시; 가능하면 전화 지시나 전화상 상담을 피할 것

II. 실무에서 전문성의 유지

- 최신 지식과 기술을 유지할 것
- 잘 모르는 일이나 약물 투약은 시도하지 말 것
- 실무에서 전문적이고 법으로 정한 범위 내에서 실행할 것
- 기관과 전문직 치료표준을 숙지할 것
- 환자의 건강상태 변화에 주의를 기울일 것
- 혼란을 피하기 위해 사소한 것에도 세심한 주의를 기울일 것
- 객관적이고 철저하게 적절한 시간에 기록할 것

III. 자율성과 권한의 유지

- 의심이 되는 의사 지시에는 이의를 제기할 것
- 건강상태가 변화한 환자에게 주의를 기울일 것
- 환자 안녕을 위협하는 관료적 구조에 이의를 제기할 것
- 체계적이고 지속적으로 환자의 안녕을 위협하는 관습적인 의료 환경(setting)을 피할 것

그림 9-2 ● **의료과오 소송의 위험 감소**

또한 환자들은 자가 간호, 치료 선택, 치료의 잠재적인 결과, 약물에 대한 부작용 등에 대한 이해 부족으로 좋지 않은 결과가 나왔을 때 소송을 제기할 수 있다. 그리고 경청기술, 좋은 의사소통 기술은 환자의 이해 정도에 대한 사정과 환자가 중요한 정보를 이해할 수 있도록 돕는 방법을 찾는 것도 포함된다. 다른 사람에게 진심어린 배려를 하는 간호사는 환자의 이해 정도를 더 잘 알아차린다. 그들은 환자를 가르치고 환자에게 설명할 때 환자를 존중하고 환자가 이해할 수 있는 표현을 사용할 것이다. 그들은 사전동의가 진실된 정보임을 보증할 것이다. 그들은 환자의 이해 정도를 확인하고 또 확인할 것이며 필요시 환자의 가족을 참여시킬 것이다. 소송이 빈번하게 일어나고 특히 환자의 이해 정도를 사정하는 것이 어렵기 때문에 간호사들은 전화를 통한 상담이나 환자교육에 더욱 특별한 주의가 필요하다.

성실한 실무

실무에서 전문지식은 전문직 종사자의 특성일 뿐 아니라 법적 · 윤리적인 면에서도 필수적인 것이다. 과거 몇 년 동안 지식과 기술 측면에서 엄청난 발전이 있었다. 2차 세계대전 이후 건강보험의 출현과 최근 몇 년간의 의료과오 소송으로 치료 표준은 매우 엄격해졌다. 간호사의 지식과 능력에 대한 사회의 기대는 매우 높다. 따라서 간호사는 최신 기술과 전문적 기술을 유지하기 위하여 노력해야만 한다. 지식의 결여는 재판장에서 아무런 방어를 할 수 없게 한다. 사실상 이것은 과실을 인정하는 것과 마찬가지이다. 간호사가 기관의 실무표준, 전문가 실무표준, 법적 실무표준을 알고 유지해야 하며, 잘 모를 경우 간호업무나 약물투여를 절대 하지 않아야 하며, 그들의 실무 범위 내에서 일하는 것이 중요하다. 간호사의 행동은 최근 지식, 전문가적 또는 법으로 명시된 실무의 범위, 기관이나 전문가 실무표준을 고려하여 검토된다. "모두가 이 방법을 쓴다.", "그게 내가 20년 전에 학교에서 배운 것이다." 또는 "나는 내가 할 수 있는 최선을 다했다." 같은 말들은 과실 발생으로부터 간호사를 보호하지 않는다.

성실한 실무는 또한 세부사항에 대한 세심한 주의를 포함한다. 간호사는 지나치게 피곤하거나 정신이 산만해질 때, 작업 중에 호출되었을 때, 환자의 건강상태 변화에 부주의하였을 때나 신중하게 시간을 들여 기록하지 않았을 때 심각한 오류를 일으킨다. 세부사항에 대한 주의는 과실 소송을 야기하는 많은 오류를 감소시킬 수 있다. 윤리와 법은 세부사항의 주의와 밀접하게 연관되어 있다. 3장에서, 의무론적 윤리는 사람을 방법이 아닌 목적으로 보아야 하고, 다른 사람에게 자신의 의무를 수행해야 하며, 각각의 환자와 모든 업무에 명확하게 초점을 맞춰야 할 것을 요구한다. 세부사항에 대한 주의는 환자 결과를 향상시키고 소송으로부터 간호사를 보호할 것이다.

자율성과 권한의 유지

이 장에서 설명했던 사례들처럼, 법원은 간호사의 자율적 업무수행을 요구한다. 법원 판결은 의사의 지시에 이의를 제기할 수 있는 용기와, 건강상태가 변하는 환자에 대한 주의를 기울이는 활발한 활동과 환자의 안녕을 위협하는 관료구조에 대한 도전 활동을 기대하고 있음을 나타낸다. 법원은 간호사가 약리학이나 병태생리학 등의 분야에서 심도 있는 지식을 가지고 있다는 것을 알고 있고, 간호사가 위해로부터 환자를 보호하는 것을 기대한다. 환자의 안전과 안녕을 위협하는 의료기관의 체계화된 상황에 직면하거나 변화를 유발하는 것이 불가능하다면 간호사는 그 상황에서의 책임으로부터 자신을 보호할 수 있는 방법을 찾아야 한다.

책임보험

법적 책임의 감소를 위한 노력에도 불구하고, 간호사는 의료과오 소송에 점점 더 취약해지고 있다. 간호사의 전문지식 정도에 상관없이 환자들은 손상을 입을 수 있다. 소송이 아무런 이점이 없더라도, 변호 절차는 시간과 감정을 소비하게 하며 많은 비용이 든다. 책임보험은 자산과 소득을 보호해주고 간호사에게 마음의 안정을 주는 중요한 위기관리 전략이다. 전문직 책임보험은 변호사 비용과 합의금이나 배상금 지불을 제공한다. 또한 이것은 손상의 원인이 된 간호사의 행동에 대하여 돈을 지불해야 할 의무가 있으며 간호사가 져야 할 책임을 대신 진다. 따라서 간호사는 책임보험이 없어서는 절대 안 된다.

의료과오 보험의 특정 유형을 선택하는 것은 혼란스럽고 겁이 날 수도 있다. 어느 정도의 보험이 적당한가? 사건발생 지급보험(occurrence-based)이 나은가 아니면 배상금 지급보험(claims-made)이 나은가? 만약 고용주-후원 보험 보상이 있다면 간호사에게 개인보험이 필요한가? 간호사는 그들의 독특한 의료과오 위험에 대하여 많이 아는 것이 중요한가? 보험 보상에는 두 가지 기본 유형이 있다. 사건발생 지급보험은 넓은 보상범위를 포함한다. 이 보험은 보험이 적용되는 기간 동안 발생한 사건의 소송으로부터 간호사를 보호한다. 사건발생 지급보험은 보험이 끝난 후에 보험을 갱신하지 않더라도, 소송에 걸린 간호사를 보호한다. 특별히 소아나 영아를 간호하는 간호사는 사고가 발생한 후 몇 년에 걸쳐 소송에 제기될 위험이 높다. 배상금 지급보험은 유효한 기간 동안에 발생하는 소송과 사건에 대해서만 보상이 제공된다. 이 보험의 유형은 만약 간호사가 지속적으로 보험을 유지하거나 보험기간 후 일정 기간 동안의 지속적인 연장을 제공하는 상품을 구입하는 경우에 적합하다. 다른 차이는 의료과오 보험과 전문직 책임보험 사이에 있다. 일반적으로 의료과오 보험은 의료과오 소송에 대해서만 보상을 제공한다. 보험에 따라 특별보상은 차이가 있지만, 전문직 책임보험은 의료과오와 직접적인 관련이 없는 다양한 손상에 대한 보호를 제공한다(Mitchell & Grippando, 1993).

또한 간호사는 자신이 포함된 단체나 고용주가 보험을 제공하는 경우에 개인보험이 필요한지에 대한 의문이 생길 수 있다. 개인보험은 개인에 의해 가입되거나 업무적인 측면이나 자원봉사 측면에서의 전문적 간호 활동 범위 내에서 행해지는 행위들에 대한 24시간 보험을 제공한다(Guido, 2010). 개인보험은 변호사 비용과

(특정 보험의 한계 내에서) 금전적 손상을 지불하고 간호사가 방어 전략의 세부사항 일부를 제어할 수 있도록 제공한다. 간호사가 드물게 가입하는 단체보험은 기본적으로 같은 직종에 종사하는 전문가들이 가입하고, 일하는 시간 동안에 수행되는 활동에 대해서만 보상이 된다. 이 보험은 특히 그룹으로 활동하는 임상전문 간호사들을 위한 비용적으로 저렴한 선택으로 매력적이다. 고용주 후원보험(employer-sponsored)은 기업 조직을 보호하기 위한 목적으로 고용 회사에 의해 가입된다. 고용주 후원보험에 의한 보상은 직장 범위 내에서 수행된 행위에 대한 보호로 제한된다. 고용주는 고용주 후원보험으로 충분하다고 주장할 수 있지만, 사실상 소송에 걸린 경우 간호사는 손실의 일부를 고용주에게 상환해야 할 수도 있다.

전문가 증인으로서의 간호사

전문가 증인의 역할은 간호 전문직에서 비교적 생소한 것이다. 간호의 복잡하고 높은 기술적 속성 때문에 변호사들은 전문지식이 많고 숙련된 전문가 증인의 도움을 필요로 한다. 이 증인은 원고와 피고에 의하여 채택될 수 있다. 법률 시스템을 제공하는 전문가 증인은 분쟁자도 환자의 옹호자도 아닌 당사자이다. 이상적으로 그들은 법원에서 정직하고 객관적인 의견을 제시한다. 아주 최근까지, 대부분의 법원들은 간호사가 관련된 사건에서 전문가 증인으로 의사를 채택하였다. 전통적으로 법원의 판결은 간호와 의학 사이의 관계에 대한 사회의 혼란을 반영하는 경향이 있었다. 법원에서 진화는 매우 느렸다. 1958년 캘리포니아 판사는 간호표준에 대한 의사의 증명을 채택하고 "자격을 갖춘 의사는 그들 지시에 따르는 간호사의 표준절차가 무엇인지 반드시 알 것이다."라고 말했다(Goff v. Doctor's Hospital, 1958). 이후 1972년 사법부는 의사가 간호표준에서 최고의 전문가가 아니라는 것을 인정하였다. 그러나 "간호지식에 포함되어 있는 의료전문지식의 모든 영역은 의사의 지식 내에 있다."라는 이유로 의사의 증언을 채택하였다(Taylor v. Spencer Hospital, 1972). 2004년 일리노이 대법원은 의사가 간호표준에 대해 증언을 할 능력이 없다는 하급 법원의 판결을 지지하였다(Sullivan v. Edward Hospital, 2004).

전문가 증인으로서의 역할은 복잡하고 광범위한 증거 검증 절차, 간호 관련 문헌 검토, 법정 진술을 포함한다. 전문가 증인은 다음에 대하여 잘 알고 있을 것이라 기대된다: 사건 기간 동안 환자의 모든 의료 기록, 관련되고 서면화된 기관의 정책과 절차, 간호계획, 사정, 진단, 계획, 중재, 평가를 포함하는 간호과정, 주 간호법,

공동위원회 매뉴얼, 적용 가능한 간호표준, 사건당시 실무에 적용된 최신 전문 문헌, 간호협회의 의견(Dyke, 1989). 증인은 법원에 간호표준에 대하여 묘사해야만 하고 그에 반하는 간호사의 행동을 평가하며, 의료과오 고발에 대한 결론을 토론해야 한다. 전문가 증인의 효과는 경험의 폭, 준비 정도, 지식의 깊이와 자신감에 의해 영향을 받는다.

간호사 전문가 증인은 간호가 진정한 전문직이라는 주장에 힘을 실어주고 다른 전문가들은 간호 실무를 적절하게 판단할 수 없다는 간호의 자율성을 지지한다. Murphy(2004, 2005)는 최근 법정 결정이 간호가 의학과 다른 독특한 전문직으로 인정하고 있다고 하였다. 법원은 더 이상 간호를 의학의 하위체계로 생각하지 않는다. 현재 간호사 전문가 증인을 위한 교육 과정과 조직에 대한 홍보는 간호 정기간행물과 웹사이트에 흔히 보인다.

요약

사람의 행동을 제어하는 원칙과 절차의 강제집행을 가능케 하는 제도로서 법은 도덕적 · 윤리적 전통을 반영한다. 특정 법률의 옳고 그름에 대한 의견차이가 종종 있을 수 있지만, 법은 일반적으로 대중의 신념과 일치한다. 미국에서 법률은 헌법적이고, 입헌적이거나 행정적이며, 공공 부문과 민간 부분으로 구분된다. 공법은 국민과 정부 간의 관계에 대하여 다루고, 사법은 사람들 간의 관계를 다룬다. 간호사와 다른 의료종사자들은 사법 부문의 불법행위법과 관련된 법적 책임 사건에 개입될 가능성이 높다. 불법행위법은 과실이나 의료과오 같은 고의가 아닌 불법행위와 사기, 사생활 침해, 공격, 폭행, 불법 감금, 명예훼손 같은 고의적 불법행위를 포함한다. 의료과오 소송 증가에 따라 간호사들은 소송 위험을 줄이기 위한 특정 예방조치를 취하는 것이 현명하다. 중요한 요소들은 경청 기술의 사용을 통한 환자와의 개방적 의사소통 경로의 유지, 솔직한 태도, 환자의 이해 수준에 대한 관심, 성실한 실무유지, 전문성의 유지 및 세부사항에 대한 세밀한 주의, 용기 있고 활발한 환자 옹호를 통한 자율성 유지, 지속적인 전문직 책임 보험 유지이다. 환자가 의료과오로 간호사를 고소하였을 때 전문가 간호사 증인은 법원에서 치료 표준을 설명하고 표준에 위배된 간호사의 행동을 평가하고 의료과오 소송에 관한 결론들을 논의할 수 있다.

주요내용

- 윤리는 법의 기초이다. 그러나 법은 개인들에 의하여 만들어졌고, 사람들 산의 신념은 다르기 때문에 윤리와 법이 항상 일치하는 것은 아니다.
- 헌법은 다른 모든 법률보다 우선한다.
- 성문법은 주나 연방 입법기관의 입법 절차를 통하여 생성된다. 이것은 제정법이라고도 불린다.
- 행정법은 입법기관에 의하여 행정기관에 부여된 법적 권한과 행정기관이 자신의 능력을 수행할 수 있도록 하는 규칙으로 구성되어 있다.
- 판례법으로 잘 알려진 관습법은 선행 법원 판결에 기초한 법률 체계이다.
- 공법은 정부와 관계에서 사람의 권리와 의무를 정의하고 정부와 그들 권한의 다양한 부문에 대하여 설명한다.
- 민법이라고도 불리는 사법은 다른 사람들과의 많은 종류의 활동에서 개인의 법적 권리와 의무를 결정한다.
- 불법행위는 고의적(다른 사람의 권리나 재산을 침해하는 계획적이거나 의도적인 행동)이거나 고의적이지 않은(다른 사람에게 의도치 않은 손상이나 손해를 야기하는 행동이나 태만) 행동으로 인하여 사람에게 고통을 주는 잘못이나 손상이다.
- 보건의료 재정과 전달체계의 변화는 기관 책임과 관련된 소송을 발생시킨다.
- 간호사는 환자와 개방적 의사소통의 유지와 전문적 실무, 세부사항에 대한 주의와 자율성을 통하여 법적 책임 위험을 줄일 수 있다.
- 간호사의 자율적 특성에 대한 지지로, 간호사 전문가 증인은 증거를 확인하는 절차, 간호표준 적용, 적절한 간호문헌 고찰과 판단에 대한 설명을 법원에 제공한다.

토론주제와 탐구활동

1. 최근 법원 판결에 대한 참고문헌에 대하여 인터넷에서 찾아보자. 구글(Google)에서 '최근 의료과오 사건(recent malpractice cases)'를 찾는 것부터 시작할 수 있다. 생명유지 종결, 태아 조직의 사용, 유전자 조작이나 환자 자기결정과 같은 문제들과 관련된 최근 법원 판례를 찾아보자. 이 법원 판결과 관련된 당신의 윤리적 신념에 대하여 토론해보자. 실현가능한 윤리적 원칙들은 무엇이 있는가?
2. 전통적인 윤리적 특성으로 생각되는 문제들이 적절하게 포함된 판결에 대한 의견을 토론해보자.
3. http://www.usconstitution.net/const.pdf에서 미국 헌법기관 권리장전을 읽고 환자 간호와 관련된 권리장전에서 어떻게 권리를 보장할 것인지, 그것이 간호사 고용과 어떠한 관련이 있는지 생각해보자.
4. 의료전달체계나 간호 실무에서 변화를 줄 수 있는 주 또는 연방 입법기관의 최근 사례들을 토론해보자.
5. 관습법에서 이전 법원의 판결은 최근 사건 결과에 어떻게 영향을 미치는가?
6. 간호를 제공하는 과정에서 악의 없이 최선을 다하였다 하더라도, 간호사가 공범죄로 기소될 수 있는 경우에 대하여 토론해보자.
7. 간호사가 고발되었던 과실에 의한 불법행위의 특정 사례들에 대하여 토론해보자.
8. 고의에 의한 불법행위에 대한 고발로부터 스스로를 지키기 위하여 무엇을 할 수 있는가?
9. 간호사들이 전문직 윤리강령을 따르더라도 고의적 불법행위로 고발될 수 있는 상황은 무엇인가?
10. 간호사와 현재 의료전달체계에서 새로운 잠재적인 법적 책임의 영역에 대하여 토론해보자.
11. http://www.nursingworld.org/positionstatements에서 공식적인 입장을 밝힌 미국간호협회(ANA) 윤리와 인간권리에 대한 입장 성명서 페이지를 고찰해보자.
12. http://www.npdb-hipdb.hrsa.gov에서 NPDB 웹사이트를 살펴보아라. 가장 최근의 연례 보고서를 찾아서 자료은행(data bank)의 전반적인 목적에 대하여 토론해보자. 자료은행이 국회의 취지에 부합한다고 생각하는가? 전문가들 간의

의견들은 통계적으로 어떻게 다른가? 왜 주별로 통계적 차이점이 있는가? 의료과오 소송에서 가장 취약한 간호사 유형은 무엇인가?

참고문헌

American Nurses Association. (2006). *Position statement: Privacy and confidentiality*. Retrieved June 21, 2011, from http://www.nursingworld.org/MainMenuCategories/Policy-Advocacy/Positions-and-Resolutions/ANAPositionStatements/Position-Statements-Alphabetically/PrivacyandConfidentiality.html

Aspden, P., Wolcott, J. A., Bootman, J. L., & Cronenwett, L. R. (Eds.). (2011). *Preventing medication errors*. Washington, DC: National Academies Press.

Beauchamp, T. L. (2001). *Philosophical ethics: An introduction to moral philosophy* (3rd ed.). Boston: McGraw-Hill.

Berthiaume v. Pratt, 365 A.2d 792, 795 (Me. 1976).

Big Town Nursing Home, Inc. v. Newman, 461 S.W.2d 195 (Tex. Civ. App. 1970).

Blackman for Blackman v. Rifkin, 759 P.2d 54 (Colo. App. 1988), *cert. denied* (1989).

Burkhardt, M. A., Nathaniel, A. K., & Walton, N. A. (2010). *Ethics and issues in contemporary nursing* (1st Canadian edition). Toronto, Ontario: Nelson Education, Ltd.

Burnham, H. (2005, September 14). New Orleans medical staff raid empty hospital for vital supplies. *Nursing Standard, 20*(1), 12.

Creighton, H. (1986). *Law every nurse should know* (5th ed.). Philadelphia: Saunders.

Dyke, R. M. (1989). The nurse expert witness: Professional implications. *Neonatal Network, 8*(3), 3-39.

Eskreis, T. R. (1998). Seven common legal pitfalls in nursing. *American Journal of Nursing, 98*(4), 34-44.

Ferris v. County of Kennebec, 44F. Supp. 2d 62—ME (1998).

Fiesta, J. (1988). *The law and liability: A guide for nurses* (2nd ed.). New York: John Wiley & Sons.

Fiesta, J. (1996). Legal update, 1995: Part 2. *Nursing Management, 27*(6), 24-25.

Furrow, B. R., Greaney, T. L., Johnson, S. H., Jost, T. S., & Schwartz, R. L. (2004). *Liability and quality issues in health care* (5th ed.). St. Paul, MN: West Group.

Goff v. Doctor's Hospital, 166 CalApp2d 314, 319 (1958).

Guido, G. W. (2010). *Legal & ethical issues in nursing* (5th ed.). Norwalk, CT: Appleton & Lange.

Jones v. Chicago HMO Ltd. of Illinois, 191 Ill.2d 278, 730 N.E.2d 1119 (Ill. 2000).

King, M. L., Jr. (1996). Letter from the Birmingham jail. In J. Feinberg (Ed.), *Reason and responsibility: Readings in some basic problems of philosophy* (9th ed., pp. 572-580). Belmont, CA: Wadsworth. (Reprinted from Why we can't wait, by M. King, Jr., 1963, New York: Harper & Row.)

Kocher, G. (2006, May 5). Man's estate to get $20 million. *Lexington Herald–Leader*. Retrieved on July 28, 2006, from http://www.wilkesmchugh.com/mans-estate-get-20-million.html

Kohn, L. T., Corrigan, J. M., & Donaldson, M. S. (Eds.). (1999). *To err is human: Building a safer health system*. Washington, DC: National Academies Press.

Kozier, B., & Erb, G. (1992). *Concepts and issues in nursing practice* (2nd ed.). Menlo Park, CA: Addison–Wesley.

Louisville Law. (n.d.). Elements of proof: Duty of care. *Kentucky Legal Resources on the Internet*. Retrieved from http://www.louisvillelaw.com/medical/malpractice/duty.htm

Mazzocco, W. J. (2000). "Mixed" billing raises questions. *Advance for Nurse Practitioners, 8*(10), 24 - 25.

Miller–Slade, D. (1997, May). Liability theories in nursing negligence cases. *Trial*, 52 - 57.

Mitchell, P., & Grippando, G. (1993). *Nursing perspectives and issues* (5th ed.). Clifton Park, NY: Delmar.

Murphy, E. K. (2004) OR nursing law. Judicial recognition of nursing as a unique profession. *AORN Journal, 80*, 924, 926 - 927.

Murphy, E. K. (2005) OR nursing law. The expert nurse witness. *AORN Journal, 82*, 853 - 856.

National Quality Forum. (2006). *Serious reportable adverse events in health care—2006 update: A consensus report*. Washington, DC: National Quality Forum.

National Quality Forum. (2008). Serious reportable adverse events: Transparency & accountability are critical to reducing medical errors. Retrieved June 20, 2011 from http://www.qualityforum.org/Publications/2008/10/Serious_Reportable_Events.aspx

O'Keefe, M. E. (2000). *Nursing practice and the law: Avoiding malpractice and other legal risks*. Philadelphia: F. A. Davis.

Omstein, C. (2006, June 3). Kaiser is found liable in retaliation case. *Los Angeles Times*. Retrieved July 11, 2006, from http://articles.latimes.com/2006/jun/03/local/me-kaiser3

Oswald v. LeGrand, 453 N.W.2d 634 (Iowa 1990).

Physician Insurers Association of America. (1993). *Medication error study*. Rockville, MD: Author.

Robertson v. Provident House, 576 So. 2d 992 (La. 1991).

Schessler v. Keck, 271 P.2d 588 (Cal. Ct. App. 1954).

Smelko v. Brinton, 740 P.2d 591 (Kan. 1987).

Smith v. Juneau, 692 So. 2d 1365 (1997).

State of Louisiana v. Brenner, 486 So. 2d 101 (La. 1986).

Sullivan v. Edward Hospital, 806 NE2d 645 (Ill 2004).

Taylor v. Spencer Hospital, 292 A2d 449, 452 (Pa Super 1972).

Trandel–Korenchuk, D. M., Rhodes, A. M., & Trandel–Korenchuk, K. M.(1997). *Nursing and the law* (5th ed.). Sudbury, MA: Jones & Bartlett.

Truhitte v. French Hospital, 180 Cal. Rptr. 152 (Cal. Ct. App. 1982).

U.S. Department of Health and Human Services, Health Resources Service Administration. (2006). National practitioner data bank: 2006. Annual Report. Retrieved June 17, 2011, from http://www.docstoc.com/docs/44167324/National-Practitioner-Data-Bank-2006-Annual-Report.

Yetter, D. (2006, June 5). Law sought on nursing home staff levels: Ky. advocates say care suffers. *The Courier-Journal*. Retrieved on June 21, 2011, from http://blog.levinperconti.com/Law%20sought%20on%20nursing%20home%20staff%20levels%20in%20Kentucky.htm

Chapter

10

전문직 관계에서 발생하는 이슈들

Professional Relationship Issues

덕은 실행을 통해서 얻게 된다–무엇을 배우든지 간에 우리는 실제로 행함으로써 배우게 된다. 정의로운 행동을 함으로써 우리는 정의롭게 되고, 자신을 절제하는 행동을 함으로써 절제할 수 있게 되며, 용감한 행동을 함으로써 용감하게 될 수 있다.

– 아리스토텔레스(1925)

학습목표

10장을 공부하면, 학생은 다음을 할 수 있다.

1. 간호사가 전문직 분야에서 직면하게 되는 잠재적인 갈등과 관계를 밝혀낼 수 있다.
2. 다양한 갈등의 본질을 유형화할 수 있다.
3. 여러 가지 의무들 중 어느 것이 더 중요한지를 검토할 수 있다.
4. 간호사의 가장 기본적인 의무를 지적할 수 있다.
5. 간호사와 다른 간호사들, 소속기관, 의사, 하급 직원들 사이에서 발생하는 이슈에 대해 논할 수 있다.
6. 인종차별, 성희롱, 장애인 차별과 관련된 이슈에 대해 논할 수 있다.

서론

신체적 · 심리적 · 사회적 · 정신적 분야에 대한 풍부한 지식과 광범위한 기술 및 전문적인 기량을 갖춘 신입 간호사들은 기대를 가지고 현장에 들어오게 된다. 훌륭한 간호를 제공하는 데 노력을 집중해야 한다는 의견과 분투는 존경받을 것으로 예상하지만, 곧 (한 가지에만 집중할 수 없고) 환자에게 간호를 제공하는 일과 간호제공자 사이의 문제, 조직 내 시스템에서 발생하는 문제를 다루기 위해서 주의를 분산시켜야 한다는 것을 알게 된다. 이런 상반된 입장은 혼란스럽고 실망스러운 문제를 야기할 수 있다. 이미 당연하게 받아들였던 가치들에 대해 의문을 가지게 하고, 충성해야 할 대상에 대해 갈등하게 하며, 현실적인 문제와 윤리적인 문제 사이에서 의사결정하게 하며, 우리가 가진 협상기술이 시험받을 수도 있다.

임상현장에서의 문제 해결 방법에서, 각 개인의 일관되고 독창적인 윤리 원칙이 충실하게 반영된다는 것이 중요한 점이다. 이러한 과정은 우리가 어떤 개인적 가치를 가지고 있는지를 비판적으로 평가하게끔 하며, 갈등해결 시, 심지어 갈등발생 전에조차 윤리적으로 건전한 방법으로 결정하도록 요구한다. 이 장은 보건의료체계 내에서의 간호사들 간 관계와 관련된, 세심하게 선별된 문제들을 검토할 기회를 제공한다. 나아가 학생들이 협상과 갈등관리에서 도덕적으로 건전한 방법을 활용하여 갈등을 스스로 다룰 수 있도록 준비하기를 제안한다.

전문직 영역에서의 문제 해결

간호사는 매일 간호를 수행하면서 현실적이며 윤리적인 딜레마에 직면하게 된다. 대부분의 도덕적 문제는 환자에 관한 것이지만, 간호사는 직업의 다른 측면과 관련된 도덕적 문제에 직면하게 된다. 직업현장에서는 여러 층위의 복합적인 의미와 기대, 관계가 존재한다. 즉, 각 개인은 독특한 가치관을 가지고 있으며, 각 전문직은 특정한 가치관과 기대치를 가지고 있고, 각 기관에는 명시적이고 암묵적인 지시사항들이 존재하고 있으며, 각각의 관계에는 나름대로 의미 있는 충성심과 권력, 영향력이 깃들어 있다. 이러한 여러 층위의 가치들은 서로 충돌하거나 혼란을 일으킨다. 예를 들면, 당신은 자신에게 환자에 대한 의무가 있다고 믿지만, 기관에 할당된 예산(회계)은 최고의 장비와 충분한 인력을 제공할 수 있을 만큼 충분하지 않을 수 있다. 다른 사람들이 당신의 자율성을 존중해줄 것을 기대하지만, 자신의 의견이 전혀 존중되지 않는다는 느낌을 받게 될 수도 있다. 또는 동료들과 친하게 지내기를 기대하지만, 그들의 본의가 무엇인지 고민하게 될 수도 있다. 전문직 관계에서의 문제들은 직접 환자를 간호하는 데서 오는 문제보다 종종 더 많은 문제들을 야기하며, 환자 안녕에 직간접적으로 영향을 미칠 수 있다. 따라서 직장에서의 문제는 전문직 차원에서 중요하고 진지한 탐구가 필요하다.

직장에서의 문제는 자주 일어나고 골칫거리가 되기 때문에 반드시 이를 예상해야 하며, 문제발생시와 이를 예방하고자 할 때는 서로 다른 전략이 구분되어 있어야 한다. 갈등을 해결할 수 있는 완벽한 해법은 없지만, 다음의 일반적인 지침이 도움이 될 수 있을 것이다.

1. 개인적이며 전문직업적 가치에 대한 관심을 유지한다.
2. 의무의 도덕적 위계를 표현하고 따르도록 한다.
3. 문제의 본질을 결정한다.
4. 대안들 중에서 신중하게 해결방법을 선택한다.

위 과정은 8장에서 설명한 의사결정과정과 일치한다. 직업현장에서의 이슈들은 이 장에서 좀 더 많이 논의될 것이다. 아래에서는 이러한 단계(특히 전문직 관계와 직업현장과 관련된)에 대한 간략한 논의가 포함될 것이다.

개인적 가치에 따른 관심 유지하기

지속적으로 자신있게 자신의 가치를 지켜 통합성을 유지해 온 간호사는 전문직 관계에서도 그 가치를 강조할 수 있다. 다른 사람은 그 간호사를 신뢰할 만하다고 인식한다. 도덕성에 대해 관심을 가지는 것은 이기심과도 무관하며, 일관된 도덕적 가치를 통합한데 바탕을 둔 행동으로 가정한다. 도덕성은 궁극적으로 타인에 대한 존중과 신뢰를 이끌어낸다. 의무나 충실함에 대한 의문을 떠나, 간호사가 옳은 행동을 하고자 노력할 때 그 행동의 저변에는 도덕성이 내재되어 있어야 한다. 종종 옳은 행동을 하는 것은 결국 양심에 귀 기울이고 개인의 가치에 관심을 두는 것을 의미한다. 간호전문직은 간호사 개인에게 책임을 기대하기 때문에 소속기관은 간호사의 윤리적 자율성을 인지하고, 이를 실현하도록 격려해야 한다. 이러한 상호존중은 간호사로 하여금 합리적인 행동을 하도록 하고, 강압이나 조종으로부터 자유로워지게 하고, 개인적인 가치와 원칙에 일치하도록 행동할 수 있게 한다.

전문직 관계를 강화하는 것과 더불어, 간호사의 도덕성은 환자 안녕에 기여하게 된다. Gadow(1980)는 오직 자신의 일관성을 유지하며 행동하는 간호사만이 환자가 한 사람의 개인으로서 자신이 총체적인 존재임을 표현할 수 있는 결정을 내리는 데 진정한 도움을 줄 수 있다고 주장하였다. 우리의 일차적인 책임은 환자 복지에 있기 때문에 간호사에게는 진실성이 요구된다.

책임을 명확히 하기

책임(obligation)은 도덕적 원칙, 의무, 그 외 연관된 요구에 따르는 미덕에 의해 어떤 일을 행할 때 요청되는 것을 의미한다. **충성(loyalty)**은 사람이나 이상, 또는 의무에 충실한 것을 의미한다. 성실한 사람은 자신이 어디에 헌신할 것인지에 대해 확고한 태도를 고수한다. 의무와는 달리 충성(충실)은 선택일 뿐, 꼭 해야만 하는 요구사항은 아니다. 보통 의무와 충성은 동시에 발생하지만 때로는 상반되기도 한다.

몇몇 의무는 특정한 역할이나 관계에서 비롯된다. 예를 들어 부모는 자녀를 먹이고 입힐 의무가 있다. 당신은 어떤 지위와 급여를 받을지 수용함과 동시에 고용주의 요구를 충족시켜야 하는 의무를 가지게 된다. 그러나 도덕 수준이 높은 간호사라도 의무나 충성 사이에서 갈등하게 되는 경험을 하게 된다. 어찌됐든 몇몇 의무와 충성심 사이에서의 혼란스런 상황은 다음 대상들에서 발생된다. 환자, 고용주, 동료와 다른 협력자, 의사, 더 넓게는 사회, 가족, 자기 자신이 그 대상들이다. 직장에서의 문제가 발생하기 전에 도덕적으로 의무와 충성의 단계(위계)를 검토해 봐야 하며, 더 나아가 지속적으로 표현해야만 한다. 1차와 2차적인 의무가 있는 사람을 파악할 때는 개인적인 도덕적 가치관과 전문직 윤리를 마음 속에 지니고 있어야 한다. 이러한 의무들이 때로 친구나 동료에게 보이는 의리 같은 것보다 우선할 수 있음을 인식해야 한다.

환자에 대한 의무

전문적인 간호수행의 일부로서 간호사의 첫 번째 의무는 환자에 대한 것이다. 간호사는 전문직인이기 때문에 각 환자의 요구를 충족시키는 데 우선을 두어야만 한다는 사회적 약속을 성실히 지켜야 하는 도덕적 의무를 지닌다. ICN(국제간호협의회)와 ANA(미국간호협회)에서 발표한 윤리강령에는 간호사의 가장 중요한 책임은 환자에 대한 책임이라고 명시되어 있다. 전문직 윤리강령에 기초하여 환자에게 성실성과 도덕성을 유지함과 동시에 더 나아가 사회와 전문직, 그리고 자신과 관련된 의무 또한 충족시켜야만 한다.

고용주에 대한 의무

두 번째 의무는 고용주에 대한 의무이다. 간호서비스에 대한 고용과 급여 조건을 수용하고 유지함으로써 소속기관에 대한 법적·도덕적 의무를 가지게 된다. 이 의무는 강력하기는 하지만, 환자에게 종속되거나 개인의 도덕성을 위태롭게 할 정도는 아니다. 기술적 발전, 경쟁과 법적 소송이 증가하고 있는 때에, 이에 적절히 대처하기 위해 기관들은 간호수행의 바탕에 자율성, 도덕성, 윤리성이라는 전문가적 특성이 드러나는 간호서비스를 요구하게 된다. 그러나 기관의 목표가 환자 복지와 도덕적 책임보다 수익창출에 치우쳐 있을 때 갈등이 발생하게 된다.

환자 복지를 최우선으로 해야 하는 간호사에게 중요한 프로그램을 없애거나, 충분한 수의 인력을 고용하지 않거나, 자격이 미흡한 인력을 고용하거나, 기타 이유로 환자의 요구를 충족시킬 만한 여건이 제대로 갖추어지지 않은 기관에 고용될 경우 갈등은 불가피하게 발생한다.

사례

경제적 측면이 우선될 때

A 지역병원(community hospital)은 수년간 훌륭한 간호를 제공하는 것으로 명성이 높은 수도권의 큰 병원이다. 경쟁과 경제적 압박이 심해져감에 따라 병원 이사회는 대형병원법인과 제휴를 맺기로 결정하였다. 최신식 장비와 서비스를 제공할 수 있다는 광고와는 달리 실상은 그렇지 않았다. 공식적인 제휴–합병이 완료되자마자 그 병원은 간호사들을 해고시키기 시작했을 뿐만 아니라, 지원을 차단하고, 이익이 적다고 판단되는 간호서비스들을 중단하고, 환자들의 비용을 증가시키는 방안을 실행에 옮겼다. 이는 곧 수년간 이 병원의 특징이었던 훌륭한 간호를 환자들이 더 이상 받을 수 없다는 사실을 의미했다. 병원에 남아있는 간호사들은 더 이상 환자 중심이 아닐 뿐만 아니라 자율적으로 간호하고자 하는 의욕이 꺾였고, 이윤 창출에 대한 노골적인 집착으로 인해 윤리적이며 현실적인 딜레마에 빠지게 하는 변화된 환경에 직면하게 되었다. 많은 간호사들이 점점 노동시장이 축소되고, 병원의 퇴직 프로그램에 대한 연간 투자가 감소하는 현실로 인해 답답해 했다. 또한 수 킬로미터나 멀리 떨어져 있는 알지 못하는 공무원들이 만들어놓은 비인격적인 정책들을 바꾸기에는 그들 자신이 무력하다고 느끼고 있었다.

생각해보기

손익계산만을 문제삼는 자본주의적 환경에서 간호사는 어떻게 대응해야 하는가?

- *이런 상황에서 발생할 수 있는 딜레마에는 어떤 것들이 있는가?*
- *병원에서 새롭게 배치가 이루어질 때 환자에 대한 책임이 간호사의 가장 중요한 책임임을 감안하면, 이것이 간호사와 환자 사이에 어떤 영향을 미치게 되는가?*
- *이러한 상황에서도 환자 중심적이면서 윤리에 초점을 맞춘 간호를 계속할 수 있는가?*
- *이런 상황에 처한 간호사들이 겪을 수 있는 잠재적인 문제점들에 대한 해결방법은 어떤 것이 있는가?*

문제의 본질 파악하기

어려운 상황이 발생했을 때 문제의 본질을 명확히 하는 것은 중요하다. 문제의 본질이 현실적인가 아니면 윤리적인가? 그 문제가 도덕적 불확실성이나 도덕적 고뇌, 도덕적 딜레마 혹은 도덕적으로 무례한 폭력행위에서 비롯된 것인가? 이러한 의문에 대한 해결책을 아는 것은 중요하다. 감정적 측면에서 크게 느껴지는 문제들은 종종 실제로는 별로 중요하지 않기 때문이다. 자신의 개인적 관심보다는 윤리적으로 고려해야 할 사항들을 더욱 비중있게 생각해야 한다. 예를 들어, 환자와 관련된 통계가 변하고, 병원 침상이 비는 경우가 늘어감에 따라 때로는 원치 않는 상황에 떠밀리는 경우가 생긴다. 이런 문제에서는 업무량을 재분배하면 향상된 간호제공을 할 수 있을 가능성이 생긴다. 그러나 원치 않는 부서배치에 대해서는 자주 반대의 목소리가 나오곤 한다. 몇몇 간호사들은 “저는 거기서 근무해 본 적이 없습니다. 거기에서는 제대로 된 간호를 못 할 것입니다.”와 같은 불만을 토로한다. 이들은 익숙하지 않은 상황에 끌려가는 것을 거부하고 싶어한다. 이런 간호사들은 도덕적 딜레마에 직면하게 된다. 앞서 언급했던 간호사들은 환자의 안녕을 보장함과 동시에 기관의 요구에 부응해야 하는 의무를 동시에 가지게 된다는 점을 떠올려보자. 익숙하지 않은 상황에 처하거나 부서배치가 이루어지는 등 반드시 수용해야만 하는 상황이 발생할지라도 간호사는 무해성의 원칙과 선행의 원칙을 따라야 한다. 따라서 간호사의 수행에서 기대하는 점은 선행을 하고 해를 끼치지 말아야 한다는 것이다. 이런 맥락에서 간호사나 환자 혹은 소속기관조차도 간호사에게 능력 이상의 일을 요구하며, 유익을 취하는 주체가 되어서는 안 된다는 점이다. 이는 비윤리적인 것임에 틀림없다. 다른 한편으로 환자간호에 필요한 인력이 현저하게 부족한 상태에서 환자를 방치하는 것 또한 비윤리적이라 할 수 있다. 이런 상황에 직면했을 때 우리는 윤리강령을 통해 해결방법을 모색해야 한다. 이와 같은 특수상황을 고려한 것으로 국제간호협의회의 간호사 윤리강령(2006)에서는 간호사의 의무를 구체적으로 명시하고 있다. "간호사는 책임을 수용하고 위임해야 할 때 개인의 역량을 고려한 판단을 하도록 한다." 마찬가지로 미국간호협회(ANA)의 간호사 윤리강령에는 "간호업무 범위의 변화에 따라서, 간호사는 책임을 받아들이고, 협조를 구하며, 간호를 하는 다른 사람에게 임무를 부여하는 일에 대해서 판단력을 행사해야 한다."라고 나와있다.

미국간호협회에서는 면허 간호사는 '환자나 자기 자신에게 심각한 해를 끼칠 것을 허락하거나 거부하거나 반대할 직업상의 권리가 있음'을 명백히 언급하고 있다(ANA, 2009). 또한 캐나다간호협회의 간호사 윤리강령(2008)에는 상황에 따른 책임에 대한 내용을 다음과 같이 명시하고 있다. "간호사들은 자신의 능력 범위 내에서 간호하도록 한다." 따라서 만일 자신의 능력을 넘어서는 간호가 요구된다면, 간호사는 추가적인 정보나 지식을 찾고, 감독자에게 도움을 요청하거나 다른 부서 배치를 요구해야 한다. 이 시간 동안 간호사들은 교체할 다른 간호사가 오기 전까지 환자 곁에 남아있도록 해야 한다. 이는 윤리강령에 스스로의 한계를 아는 간호사들을 지지하는 내용이 있음을 명백히 보여준다.

역설적으로, 배정된 일을 거부하는 것은 여러 측면에서 비윤리적이라고 말할 수 있다. 간호가 필요한 환자들을 외면하면 안 된다. 간호사는 환자를 간호할 사람이 아무도 없을 때에는 간호해야 할 의무가 있지만, 이 또한 준비되어 있고 충분한 능력을 갖추었을 때여야만 함을 전제로 한다. 예를 들면 특수병동에 임시 배정된 간호사의 경우 기본적인 간호수행을 지원할 수는 있지만, 준비되지 않은 기술적인 부분을 수행할 수는 없다는 것이다. 이런 행동은 도덕적으로도 옳지 않을 뿐만 아니라 법적으로도 위험하다. 같은 맥락에서 우리는 제대로 준비되지 않은 일을 해서는 안 된다. 이런 행동은 충실한 수행을 할 수 없게 만드는 것이다. 그렇다고 해서, 단지 잘 모르는 것에 대한 두려움이나 익숙한 것이 편하기 때문에 혹은 이기적인 이유로 해야 할 일을 거부해서는 안 된다.

사례

신생아실에서 딜레마에 직면했을 때

안젤라는 소규모 병원의 신생아실에서 근무하고 있는 간호사이다. 그녀는 학사학위과정 중이었고, 오늘 오후 4시 30분에 중요한 시험을 치러야 한다. 원래 그녀는 오후 3시에 근무가 끝나도록 되어있었지만, 4시가 되어도 교대근무 간호사가 도착하지 않았다. 신생아를 돌봐줄 간호조무사가 한 명 있기는 하지만, 병원 규칙에는 항상 RN이 부서(병동)에 한 명씩 있어야 한다. 감독 간호사는 그녀에게 어떠한 도움을 제공해 줄 수 없는 상황이다. 아기들 모두 평온한 상태이기 때문에 그녀는 저녁 근무교대를 해 줄 간호사가 곧 도착할 것이라 예상하고 간호조무사가 잠시 동안은 신생아실을 잘 관리할 수 있다고 생각했다. 안젤라는 환자에 대한 의무를 지킬 것인지, 시험을 보기 위해 떠나야 하는지 사이에서 갈등하고 있다.

생각해보기

이 간호사는 어떤 행동을 해야 할까?

- *이 문제는 현실적 딜레마인가? 윤리적 딜레마인가?*
- *어떤 이유로 현실적 딜레마 혹은 윤리적 딜레마라고 생각하는가?*
- *안젤라가 남아있어야 할 의무가 시험을 봐야하는 의무에 우선하는가?*
- *그녀가 오후 교대 RN이 오기 전 떠날 경우 발생할 수 있는 문제는 어떤 것이 있는가?*
- *그녀가 계속 남아있고, 시험을 보지 못했을 경우 발생할 수 있는 문제는 어떤 것이 있는가?*

위 사례에서 살펴본 상황은 현실적 딜레마를 다루고 있다. 즉, 도덕적 요구와 비도덕적 요구 사이의 갈등이다. 선행을 하고 해가 되지 않게 할 것, 그리고 충성할 것이라는 원칙에 기초한다면, 안젤라는 자기 자신과 소속기관에 도덕적 의무를 가지고 있는 것이다. 다른 한편으로 시험을 봐야 할 의무는 그녀 개인에 관련된 것이지 도덕적 원칙과는 전혀 관련이 없는 의무이다. 만약 신생아실에 간호사가 없는 상태로 방치할 경우 신생아들에게 잠정적으로 해가 될 수 있다. 간호조무사가 대비하지 못하는 응급상황이 벌어질 수 있기 때문이다. 오후 교대 간호사가 아예 도착하지 않을 수도 있다. 안젤라는, 칸트의 도덕적 의무, 즉 '모든 사람에게 보편적으로 적용될 수 있는 행동을 해야 한다'는 측면에서, 신생아들을 전문적으로 돌봐줄 간호사가 없는 상태로 병동을 방치하는 것은 용납될 수 없다. 그녀가 신생아실을 떠난다면 어떤 상황에서든 담당 의무를 포기할 수 있다는, 즉 절대 해서는 안 되는 상황을 모든 간호사들이 할 수 있다고 믿게 만드는 계기를 제공하게 되는 것이다. 모든 간호사들이 이렇게 환자를 적절치 못한 상황에 방치할 수 있다는 점은 후에 많은 환자들에게 해가 되는 것은 물론이요, 사회에서 보는 간호전문직에 대한 신뢰에 금이 가게끔 만든다. 도덕적 고려사항과 현실적 고려사항의 비교와 더불어 안젤라가 적절치 못하게 병동을 방치했을 때 가능한 문제 상황들을 고려해 본다면, 그녀가 신생아실을 떠나면 안 된다는 사실은 명백한 것처럼 보인다. 그러나 이는 간호사들이 항상 환자나 소속기관에서의 필요를 우선적으로 충족시켜야 한다는 것은 아니다. 어쩌다 예상치 못한 상황으로 초과근무를 하는 것과 반복적으로 초과근무를 강요당하는 것은 다르다.

신중한 대안 선택하기

각 개인이 자율적 존재이고 충분히 존중받아야 할 대상임을 인식하면서, 여러 대안들 중 최선의 방법을 신중하게 선택하도록 한다. 최우선시해야 하는 목표를 다시 한 번 상기하고, 각 대안들이 어떤 결과를 가져올지와 그 결과가 좋을지 나쁠지에 대해 예측해봐야 한다. 또한 어떤 대안은 처음에는 매력적으로 보여도 장기적으로는 원치 않는 영향을 가져올 수 있으므로, 각 대안들이 어떤 결과를 가져올지 예측해야 한다.

기관과 간호사와의 관계

간호사는 자신을 고용한 기관과는 다른 인식을 가지고 기관에 들어간다. 자율성과 책임이 간호 역할 중 가치 있는 요소임을 배운 간호사는 환자에게 충실해야 하는 것이 우선임을 믿고 있다. 간호사는 또한 자신의 믿음, 견해와 지식이 존중될 것이라고 기대한다. 반면, 병원이나 다른 보건의료 기관들은 간호사와 직원들이 우선적으로 기관에 가장 충성할 것을 당연시 여기는, 철저하게 관료적이며 위계적인 기관이다(Jameton, 1984). 더욱이 기관들은 간호사들이 기관의 목표, 즉 반드시 기관 자체가 번영해야 하고, 기관의 권력구조와 통제 스타일이 유지되어야 한다는 목표에 따라 행동할 것을 요구한다. 소속기관의 목표와 환자를 중심에 두고 있는 간호사의 목표 사이에 갈등이 있을 때 문제가 발생한다.

소속기관에 충성하라는 요구가 종종 불공정해서 문제가 발생하기도 한다. 기관은 피고용인에게 특정한 사항을 이행할 것을 요구하면서도, 간호사들의 (환자 중심적이고 윤리적인 간호) 요구에는 맞추려 하지 않는다. 예를 들어 재정 감축으로 대부분의 기관은 간호사의 근무시간에 융통성이 없는 편이다. 한편 간호사에게는 일을 시작할 수 있도록 준비하기 위해 미리 도착해서 정해진 시간 안에 일과를 마칠 것을 기대한다. 때로 간호사에게 합리적이며 무리없이 할 수 있는 업무량보다 더 많은 업무가 맡겨질 때도 있다. 소속기관에도 충실하고 간호하는 환자들에 대한 의무에도 충실한 간호사는 종종 끼니를 거르거나 업무시간을 훌쩍 넘겨서라도 업무를 완벽하게 마치려고 애쓰게 된다. 이런 행동들은 간호사에게는 상당한 스트레스이지만 기관측에는 재정적으로 매력적인 부분이다(Jameton, 1984).

간호사가 개인적으로 헌신적인 행동을 할 때엔 전문적인 책임과 인정에 따른 이상간의 균형을 고려해야 한다. 미국간호사 윤리강령(2001)은 간호사의 전문적인 역할에 질적인 환자간호 발전이나 질적인 간호를 위한 고용조건 확보와 유지를 위해 초과근무나 개인비용으로 회의에 참여하는 것도 포함되는 것으로 지지하고는 있다. 그러나 자기희생적인 이타적 행동이 반복된다면 간호사편에서 볼 때 자멸적인 것이며, 질적 간호의 고용조건에도 도움이 되지 않는다. 이는 결국 잘못된 시스템을 지속시키는 것이다. 간호사가 자신을 돌보지 않고 일하는 것은 환자가 아닌 기관만 이롭게 하는 것이다. 간호사가 초과근무수당도 없이 계속 일한다면, 다른 모든 간호사의 업무도 평가절하시키고 일방적인 자기희생이 계속되리란 기대감만 갖게 해준다. 간호사가 불합리한 업무과중을 반복적으로 받아들이는 경우, 그 간호사는 잘못된 행동을 지속시키는 데 공모한 것이나 다름없다. 초과시간근무나 불합리한 업무를 맡는 행위는 겉으로만 인정을 베푸는 서비스를 제공하고자 하는 이상과 직업적인 의무를 다하는 것으로 보여질 수 있지만, 궁극적으로 간호사는 물론이고 직업자체와 환자에게까지도 해를 끼치게 되는 것이다.

사례

불충분한 간호제공으로 인해 환자들이 고통받을 때

RN인 팀은 작은 지방병원 전문요양시설에서 주말에 일한다. 최근 큰 법인이 병원을 매입하면서, 병원은 전문요양시설의 인력 1/3 정도를 강제로 해고했다. 얼마 전 팀이 근무하려고 왔을 때 그는 일이 너무 많아 어쩔 줄 몰라했다. 그는 자신이 효율적으로 일하는 사람이라고 생각하고 있었지만 일을 완벽하게 수행하기에는 시간이 충분하지 않았기 때문에 고민스러웠다. 그는 많은 환자들이 보살핌을 받지 못해 힘들어함을 알고 있다. 환자들은 체외 변경도 제대로 안되고 종종 도와줄 수 있는 사람이 오기 전까지 밥이 식도록 기다려야만 하고, 약을 제때에 복용하기도 어려웠다. 뇌혈관 발작(뇌졸중) 이후 실어증과 반신마비로 고통받던 월리스 부인은 중환자실에서 2주간 있다가 전문요양시설로 옮겨졌다.

월리스 부인이 전문요양시설에 3주간 입원하고 있던 중, 딸 니나는 어머니의 꼬리뼈에 있던 작은 회색 빛깔의 궤양 주변 붉은 부분이 커져있는 것을 알게 되었다. 니나는 걱정되어 팀에게 무엇 때문에 이런 문제가 생겼는지를 물어보았다. 월리스 부인을 간호할 때 잦은 체위 변경, 매일 두 번씩 의자에 앉는 것 같은 활동이 포함된 간호계획을 수행하도록 주의를 기울여야 했지만, 팀은 이러한 사항들이 그동안 잘 지켜지지 못했기 때문이 아닐까 의심하였다. 그는 붉은 부분이 적절한 관심과 충분한 영양섭취가 이루어졌으면 예방할 수 있었던 욕창의 초기 증세라는 것을 알아차렸다. 팀은 니나에게 그 문제가 적절한 간호처치가 이루어졌으면 예방할 수도 있었던, 앞으로 심각해질 수도 있는 문제라는 사실을 말하기를 주저하고 있다. 그는 그녀에게 알 권리가 있다고 믿지만, 다른 간호사들이나 자기 자신이 그 문제에 연관되었음을 밝히고 싶지 않을 뿐 아니라, 그 문제를 밝히게 됐을 때 혹시 일자리를 잃을까봐 두려워하고 있다.

생각해보기

무엇을 더 중요시해야 할지 갈등될 때, 간호사로서 어떤 결정을 내려야 할까?

- *이 상황에 내포된 윤리적 원칙들은 무엇인가?*
- *갈등을 느끼고 있는 팀이 충성해야 할 대상은 누구인가?*
- *병동 직원들은 점심을 거르고 업무를 소화해내기 위해 초과근무를 자처할 만큼 효율적이며 열심히 일하고 있다. 월리스 부인이 받고 있는 불충분한 간호에 대한 책임이 간호사들에게 있다고 믿는가?*
- *팀이 니나에게 욕창에 관한 진실을 말해야 한다고 생각하는가?*
- *팀이 내부고발로 직장을 잃을 위험을 무릅써야만 하는가?*
- *이 문제는 윤리적 딜레마인가, 현실적 딜레마인가?*
- *둘 중 하나를 선택할 때 각각의 결정에 따른 손해는 어떤 것이 있는가?*
- *이 상황에서 당신이라면 어떻게 할 것인가?*

앞선 사례는 현실적 딜레마의 또 다른 예이다. 팀이 경험하고 있는 갈등은 선행의 원칙(환자에게 선이 되는 행동을 하고자 하는 욕구)과 소속기관 혹은 같이 일하고 있는 다른 간호사들에게 충실하고자 하는 의식에서 오는 갈등이다. 여기에는 또한 약간의 개인의 유익이 반영되어 있다. 즉 팀은 인원감축의 결과로 인한 환자들의 피해에 연루되고 싶지 않았을 수도 있다. 팀이 충성해야 하는 일차적인 대상은 환자들(월리스 부인, 인원감축으로 고통을 받고 있는 다른 환자들, 문제가 지속될 경우 피해를 입을 수 있는 미래의 환자들)이다. 이 상황을 바로잡기 위한 행동을 해야 한다고 강력히 주장할 수도 있다. 그는 몇 가지의 행동을 선택할 수 있다. 그가 인력체계를 개선하기 위해 행정적인 절차를 택하거나, 니나의 질문에 솔직히 답해주는 방법이 있을 수 있다. 어떤 경우이든 팀이 문제해결에 실패한다면 그는 일관되게 방관에 가담한 것이 되고, 환자들에게는 추가로 더 해를 끼치게 될 것이다.

몇몇 경우에서 간호사들은 의무에 대한 잘못된 믿음을 바탕으로 이타주의를 행하고자 하는 동기를 가지게 된다. 일부 간호사들은 환자에게 자신들의 의무를 행하는 데 이타주의가 반드시 필요하다고 믿곤 한다. 많은 철학자들이 이타주의와 희생을 미덕으로 여기고 있지만, Ayn Rand(1996)는 이타주의가 오히려 비인간적인 영향을 가져온다고 말하고 있다. Rand는 인간들이 악의에 찬 세상에 살고 있다고 믿으며, 희생하고자 하는 지속적인 의지는 낮은 자존감과 잘못된 순위 조정에서 비롯된 것이라고 보았다. 더욱이 그녀는 자존감이 낮은 사람들은 타인을 존중하는 데 어려움이 있다고 믿었다. 더불어 기관의 이익을 위해 반복적으로 희생하는 간호사의 경우, 잘못 행해진 일을 바꿀 힘이 있어도 그것을 제대로 발휘하지 못하게 된다고 보았다.

기관 입장에서 충성을 기대하는 불공정한 요구에 관한 또 다른 예로, 간호사에게 사건보고서(경위서)를 작성하라고 요구하는 관례를 들 수 있다. 법적 소송까지 가는 것을 막고자 기관들은 행해진 실수에 관해 환자에게 말하지 못하도록 한다. 그들은 오히려 간호사에게 사건경위서만을 작성하도록 요구하고 있다. 기관의 목적에 부합하도록 만들어진 이 문서는 병원에서 발생한 사건이 법적 방어를 필요로 하게 되거나 직원을 해고하거나 기강을 바로잡고자 할 때, 혹은 이후 일어날 사건을 미연에 방지하기 위해 병원서비스를 재구성할 때를 위해 보관하곤 한다(Jameton, 1984). 따라서 자율성, 성실, 정직, 사람에 대한 존중의 원칙에 바탕을 둔 환자 중심의 목표가 오히려 직원을 통제하거나 위험요소 관리 같은 기관의 부차적인 목표보다 하위에 놓여지게 되는 것이다.

소속기관에 대한 간호사의 충성은 통제에서 중요한 요소가 된다. 충성이 전제되지 않는다면 관리자로서는 기관을 운영할 수 없다. 이러한 이유로 감독자나 행정자는 때로는 간호사들이 변화를 만들어내기 위해 서로 지원하고 협력하는 것에 대해 부정적인 반응을 보이게 된다. 감독자나 행정자가 자신들을 지지해주지 않는다는 인식의 확산은 간호사들에게 직업적 스트레스와 불만족을 가져오게 하는 주요한 원인이 된다. 결국 이 점이 간호사로 하여금 환자에게 충실하려는 표현과 행동에 직간접적으로 영향을 주기 때문에 간호사는 물론 환자에게까지도 해가 될 수 있다.

다른 간호사들과의 관계

간호사들은 밤낮으로 가까이에서 같이 일한다. 다른 어떤 전문직도 삶의 본질에 이렇게 밀접하게 연관되어 있지는 않다. 출생과 질병, 삶과 죽음과 밀접한 경험으로부터 얻은 지식은 강력하면서도 신비롭기까지 하다. 간호사들끼리는 서로 친밀하게 연결되어 있으며, 전문직으로서 경험 · 언어 · 지식을 서로 공유하고 있어 다른 직종과는 구별된다. 간호사들은 가까이에서 함께 일하고 서로에게 동질감을 가지며, 다른 간호사들을 감독하거나 감독받기도 한다. 따라서 한 간호사의 행위는 다른 간호사에게 영향을 미치게 된다.

충성 또는 의리는 오랜 기간 동안 알고 지내면서 가까이에서 같이 일하면서 자연스럽게 얻어진 결과이다. 어떤 사람은 구성원들 간의 충성은 그 전문직의 고유한 특징이라고 보기도 한다. 충성은 한 사람이 다른 사람에게 헌신하는 인간 사이에 나타나는 사회적인 현상이다. 의리 있는 사람은 공감을 보이며, 자신에게 의리를 보이는 사람을 배려한다. 충성은 간호서비스에 스며들어 사람들을 통합시킨다. 이는 자연스럽게 얻어지는 것이지 강제로 이루어지는 것은 아니다. 충성은 말과 행위를 통해 적극적으로 드러난다. 충실한 사람은 약속을 지킬 뿐 아니라 개인의 유익을 희생하고 사람 사이의 관계를 더 중시하는 사람이며 목표를 공유한다.

현실적으로 볼 때 충성은 가치 있는 미덕이며, 서로 단결할 수 있게 하고 강점과 힘을 증진시킨다. 간호사 서로와 전문직에 대한 충성은 관료적이고 경제 우선적이며 정치적인 힘에 의해 영향을 받게 되면서 환자 간호의 질적 향상과 공공복지, 간호의 자율성과 최적의 고용조건 개선에 대한 요구에도 영향력을 더하고 있다.

보통 충성은 훌륭하게 보여지지만 미덕으로 여겨진 적은 좀처럼 없다. 이는 잠재적으로 잘못된 충성심이나 광신적 행위, 맹목적인 불의로 이끌 가능성이 있기 때문이다. 충성은 간호의 전문성을 높이고, 환자 복지를 향상시킬 수 있기는 하지만 동시에 간호사에게 좋지 않은 결과를 가져올 수도 있다. 잘못되거나 광적인 방향으로 발현된 충성은 의무라는 개념을 혼란스럽게 만들 수 있다. 환자에 대한 의무가 간호사의 가장 중요하고도 우선적인 의무임에도 다른 간호사에게 과도하게 충성을 지키는 간호사의 경우 환자의 건강상태에 오히려 해가 될 행동을 할 여지가 있게 되는 것이다. 예를 들어 다른 간호사에게 맹목적인 충성을 지키는 간호사는 동료의 무능한 일처리나 불법 약물의 사용 등 환자에게 해를 끼칠 수 있는 행동들을 눈감아 줄 수 있는 여지가 있는 것이다. 따라서 간호사는 다른 간호사에 대한 충성과 환자에 대한 의무 사이의 균형을 맞추는 객관성 유지에 신중을 기해야 한다.

사례

간호사들의 전문직(직업)에 대한 충성

몇 년 전 작은 주에서 정치활동을 하던 간호사들이 보건의료 이슈에 관해 간호사들이 정부기관을 대표할 수 있도록 하는 법안을 추진하여 로비한 적이 있다. 위원회나 특별자문위원회(태스크포스), 자문위원회 등에 간호사들을 위한 자리를 만들어 줄 것을 요청했던 것이다. 여기에는 각 공공병원 관리이사회에 간호사를 위한 자리를 기본적으로 만들어 달라는 조건도 포함되어 있었다. 간호사들은 건강관리전문가들로 구성된 큰 단체에 자신들의 지식과 경험이 큰 도움이 되어 환영받을 것이라 믿었다. 간호사들의 단합된 강력한 지지가 있었음에도 법안은 주 병원협회와 개인병원들 모두에서 심한 반대에 부딪치게 되었다. 공청회가 열렸을 때 정치활동을 하던 간호사들은 자신들 앞에서 당당하게 법안 반대를 표하는 간호 관리자들을 발견하게 되었다. 개인병원을 대표하고 있던 간호 관리자들은 간호사들이 전문적인 경제 지식이 부족하며, 간호사들이 병원 기밀을 누설할 가능성이 있는 입이 가벼운 경향이 있다는 점을 들어 관리이사회에 간호사가 배정되면 안 된다고 주장하였다. 결국 법안은 통과되지 못했다.

생각해보기

충성의 측면에서 드러난 차이들

- *간호사들의 다양한 지위나 입지 확보를 위한 도덕적 정당성에 대해 생각해 보았는가?*
- *개개의 간호사 집단은 누구에게 충성하고 있는가?*
- *간호의 전문성 측면에서 각 집단의 입장을 어떻게 특징지을 수 있는가?*
- *간호사들의 다양한 입장을 어떻게 설명할 수 있는가?*

직장 내에서 간호사들 사이의 **무례**(incivility)에 대해 지난 20여 년간 그 관심이 점점 증가되고 있다. 이 현상에 대해 연구가 진행되었으며, 전 세계 간호사들에게 널리 보고되었다(Vessey, Demarco, & DiFazio,2010). 많은 자료들이 무례를 **집단 괴롭힘**(bullying)이나 **동료 폭력**(lateral or horizontal violence)의 관점에서 논의하고 있다. 동료 폭력은 한 사람이 같은 집단의 다른 사람에게 적대적이고 공격적인 행동을 취할 때 발생한다. 직장 내에서 동료 폭력은 서로 같은 처지의 간호사들을 대상으로 발생된다. 이와 달리 집단 괴롭힘(왕따)은 공격하는 사람이 피해자보다 힘이나 권력에서 우위에 있을 때 발생하는 것이다. 직장 내 집단 괴롭힘 방지 특별위원회(The Task Force on the Prevention of Workplace Bullying, 2001)는 집단 괴롭힘을 이렇게 정의하고 있다. "집단 괴롭힘은 개인이나 집단이 당하는 사람이 느끼기에 자신감을 저하시키고 스트레스를 유발할 수 있는, 화나고, 두렵고, 굴욕감을 주거나 연약하게 만드는 등의 불쾌하고, 폭력을 행사하고, 자신감이 없도록 겁주고, 적의가 있거나 모욕적인 태도를 보이거나 권력을 남용하는 등의 행동을 말하며, 보통 끈질길 뿐만 아니라 조직적으로 지속된다." 집단 따돌림, 동료 폭력과 무례함은 기관과 직장 전반에서 보편적으로 일어나는 현상이다.

정확한 유행 상황은 알려진 바 없지만, 최근 연구결과를 보면 3/4 정도의 간호사들이 직장 내에서 무례함을 경험했다고 보고하고 있다. 경험이 충분치 않은 간호사나 신입 간호학생이 무례를 겪는 경우가 종종 발생하곤 하는데, 이는 무례가 간호현장에 얼마나 보편화되어 있는지, 얼마나 그 정도가 심각한 결과를 초래하게 되는지를 생각해보게 하기 때문에 경각심을 일깨워주는 계기가 된다.

공격적인 행동과 집단 괴롭힘에 대한 묘사는 매우 친숙하다. 상위 10위 안에 드는 무례의 유형에는 비언어적 조롱, 언어적 모욕, 자신감을 잃게 만드는 행동, 정보

공유 거부, 방해행위, 싸움, 희생양 만들기, 중상모략, 사생활 침해, 자신감 파괴 등이다(Griffin, 2004). 무례에는 다음과 같은 적대적인 행동도 포함되어 있다. 험담하기, 비난하기, 약자 괴롭히기, 존중감이 결여된 행위, 과도하게 비판하기, 희생양 만들기, 자신감 약화시키기, 짜증내기, 수동적 공격성 드러내기, 분노 폭발, 생색내는 말로 표현하기, 경쟁하기, 상스러운 행위, 굴욕적으로 느끼도록 지적하기, 질문에 답하기를 거부하는 행위 등이 이에 해당한다. 이러한 모욕적이고 불쾌한 행위들은 부정적인 결과들을 초래하게 된다.

무례는 피해자에게 신체적 · 정신적으로 영향을 미치고, 생산성을 감소시키고 환자 안전을 위협하며, 현장의 간호인력 감소를 가져올 수 있다. 무례를 경험한 간호사는 두통, 위장관계 문제, 수면장애, 피로, 혈압상승, 신경성 식욕부진, 성욕감소, 우울, 슬픔, 불안, 신경과민, 불신, 자살시도 같은 증상을 호소하곤 한다(Vessey et al., 2010). 그러나 무례로 인한 영향은 간호사 개인에게만 국한되는 것이 아니다.

무례는 의사소통, 중요한 건강정보 공유, 협력적 의사결정 같은 간호업무의 중요한 부분에도 지장을 주게 된다. 효과적인 의사소통을 방해함으로써 무례는 의료과실을 초래하게 하며, 환자 치료를 성공적으로 수행할 수 없도록 만든다(Vessey et al., 2010). 무례를 경험한 간호사는 사기가 꺾이고, 생산성이 감소되며, 실수가 늘어나고, 직업 만족의 수준이 상당히 유의미하게 낮아진다. 많은 간호사들이 직장에 들어간지 첫 6개월 이내 사직하는데, Jones(2008)가 신입 간호사 한 명을 대체하는 비용을 산출해본 결과 간호사 1인당 8만 8천 달러 정도로 추정하고 있다.

간호계에서 이렇듯 만연하고 있는 문제인 무례에 대한 해결책은 무엇일까? 2008년 미국간호협회는 직장에서의 동료 폭력과 집단 괴롭힘에 대해 간호계 지도자들이 절대 관용을 베풀지 말아야 한다는 입장의 성명을 발표하였다(Center for American Nurses, 2008). 간호계 지도자들은 직장 내 동료 폭력과 집단 괴롭힘의 징후를 알아챌 수 있어야 하고, 무례한 행동을 감소시킬 수 있는 전략을 구상할 수 있어야 하며, 기관 교육 프로그램을 만들도록 격려해야 한다. 더욱이 간호계 지도자들에 의해 저질러지는 명백한 집단 괴롭힘도 있기 때문에 기본적으로 교육과 훈련을 실시하는 것을 통해 문제의식을 인식하는 것이 매우 중요하다. 간호사 고용단체(기관)는 이러한 잘못에 대해 지탄, 비난같은 행동은 자제하고 실수를 배움과 실력 향상의 기회로 삼을 수 있도록 배려해야 한다. 무엇보다도 간호사는 목표를 공유하고 있기 때문이다.

간호사와 의사와의 관계

간호사와 의사와의 관계는 환자 간호의 질을 결정짓는 중요한 요소이다. 이상적으로는 간호사와 의사의 업무는 상호보완적이어야 하고, 상승 작용을 유발해야만 한다. 두 전문직 모두 환자 건강이라는 우선적인 목표를 가지고 있기 때문에 그들 간의 협력관계와 공동 작업은 필수적이다. 이런 관계가 이루어져야 효율적이고 보람 있는 결과를 얻게 되는 것이다. 만일 간호사와 의사간에 갈등이 생기게 된다면, 이 관계는 간호사와 의사는 물론이고 환자에게까지 부정적인 영향을 미치게 된다. 간호사와 의사는 가까이에서 협력하는 관계이기 때문에 그들 사이의 갈등은 간호사의 직업 만족을 낮추는 데 상당한 영향을 미치게 된다.

간호사와 의사의 관계는 사회에 팽배해 있는 성 역할을 반영한다. 이 역할은 수세기 동안 고정된 채 변하지 않고 있다. 아내가 남편의 명령을 따라야 한다는 것과 마찬가지로, 전통적으로 간호사는 의사의 지시를 이행해야 한다는 것이다. 지시를 거부할 수 있는 이유가 충분함에도 의사는 복종을 요구하며, 간호사는 의사의 지시를 거부하는 것을 망설이게 된다.

대부분의 의료기관, 특히 병원에서의 관료적인 성격을 고려하면 오늘날 간호사와 의사간 관계는 특이하고도 복잡한 관계이다. 미국의 경우, 보통 간호사들은 기관에 속한 직원이고, 의사는 자신의 병원을 세워 독립적으로 의료행위를 할 수 있는 의료인이다. 기관에 속한 고용인이 아닌 의사는 간호사와 공식적으로 상명하달의 관계에 놓여있지 않다. 그렇기 때문에 기관에 속한 피고용인인 간호사들을 상대로 자영업자인 의사가 권력을 행사하는 행동에는 설명이 필요하게 된다. 비록 의사가 간호사에게 직접적으로 지시하기는 하지만 의사는 기관에 고용된 상태도 아닐뿐더러, 귀속된 것도 아니며 심지어는 책임이 있지 않다고도 볼 수 있다. 이 기묘한 관계는 혼란을 초래하게 되어 간호사가 자율적으로 의사결정할 수 있는 역할에 상당한 제약을 가할 위험을 안고 있다. 대부분의 간호사가 기관과 직간접적 계약을 맺고 있기 때문에 간호사는 기관이 요구하는 활동을 수행해야 할 의무가 있다. 대부분의 기관에서 간호사에게 요구하는 중요한 행동 중 하나는 의사의 처방을 수행하는 것이다. 간호사가 의사의 결정에 의문을 제기하거나 결정을 따르기 거부한다면, 그 간호사는 의사와 기관이 지시한 사항을 따르지 않은 것에 대해 불충실하다고 여겨지게 되며 괴로움을 겪게 된다.

간호사와 의사와의 관계에서 갈등이 일어나는 배경에는 갑작스럽게 발생되는 전문 간호 수행이 있다. 의사만이 수행할 수 있다고 믿었던 일들을 간호사도 할 수 있게 되고, 의학지식을 예전보다 더 폭넓게 알고 있는 점 때문에 전문 간호 수행은 의사-간호사간 관계가 더 이상 옛날처럼 지속될 수 없다는 불안감을 의사에게 심어주게 되었다. 맹목적으로 의사의 처방을 이행하는 구식 전통을 따르는 간호사는 독자적으로 생각하는 자율적인 간호사와 갈등을 빚을 수밖에 없다.

의사의 지시나 행동을 따르지 않거나 의문을 제기하는 간호사에게 어떠한 조치를 취해야 하는가? 여기서 간호사가 명심해야 할 사항은, 간호사의 주요한 의무는 의사가 아닌 환자를 대하는 데 있다는 것이다. 간호사는 자율적으로 활동하는 의료인으로서 지식과 경험은 물론이고 의사의 처방을 수행할 때도 독자적인 판단에 따른 법적 · 윤리적 책임을 지게 된다. 만일 의료행위에 기술적 측면이 부족하거나 비윤리적이거나 불법 행위가 행해진다면, 간호사는 그 처방 수행을 거부할 의무가 있다(ANA, 2001). 의사의 지시에 불복해야 하는 상황에서 간호사가 어떤 행동을 취할 것인가라는 의문은 위급성의 정도에 따라 달라진다고 할 수 있다. 별로 위급하지 않은 문제는 그다지 중요한 문제가 아니기 때문에 여유 있게 해결해도 된다. 그러나 굉장히 위급한 문제는 빨리 해결방법을 알아내어 즉각적인 대처를 해야만 한다. 별로 위급하지 않은 문제는 심각한 피해를 초래할 확률이 적거나 다른 여러 상황을 고려해 볼 시간이 충분하다. 이와 달리 굉장히 위급한 문제는 즉각적으로 대

사례

위급상황에서 결정 내리기

마타는 응급실 밤번 책임간호사다. 그녀는 25년 경력과 전문간호사 자격증을 가지고 있다. 마타는 다른 응급실 직원들과도 좋은 관계를 유지하고 있고, 위급 상황에서 침착하고 안전하게 대응할 수 있는 능력도 가지고 있다. 응급실은 보통 응급의학 전문의들로 구성되어 있다. 그러나 최근에 정식 의사들 중 한 명이 다른 주로 옮겨갔기 때문에, 특히 밤번 근무팀에는 능력(수준)도 다양하고 준비가 덜 된 사람부터 잘 된 사람까지의 다양한 의사들로 구성되어 있었다. 평소에도 항상 바쁜 근무 교대 시간에 구급차 한 대가 흉통과 호흡곤란을 겪고 있는 중년 남성을 데려왔다. 그의 상태는 갈수록 더 악화되었고, 몇 분이 지나자 심장이 마비되고 호흡이 정지되었다. 담당의사인 앤드류는 환자 증상의 세밀한 부분에 대해 확신하고 있지 못했다. 담당 간호사로서 마타는 의사가 없을 때 심장마비가 온 환자에게 취할 수 있는, 거의 잘 쓰지 않는 방법을 시행하기로 하였다. 모든 간호사들이 삽관법을 배우기는 했지만, 병원 방침에는 간호사가 그것을 수행하는 것을 불허하고 있었다. 마타는 앤드류에게 삽관을 시도해야 한다고 제안했다. 몇 번의 어설픈 시도를 해본 뒤 앤드류는 마타에게 화를 내면서 마취과의사를 불러서 관을 삽입해야겠다고 말했다. 마타는 환자의 생존 확률을 높이려면 빨리 삽관을 해야 한다고 판단했다. 따라서 그녀는 부서 사무원에게 마취과 의사를 부르라고 요청했다. 앤드류가 화를 내며 심하게 반대하였음에도 마타는 앤드류의 떨리는 손에서 후두경과 기관내관을 뺏어 환자에게 빠르고 성공적으로 삽관을 시행하였다. 환자는 소생시도 끝에 결국 의식을 찾았고 5일 뒤 퇴원하였다.

생각해보기

마타의 결정은 옳았는가?

- *마타와 같은 상황에서라면 당신의 즉각적인 반응은 무엇인가?*
- *'위급단계 스펙트럼'에서 이 상황은 어디쯤 위치하는가?*
- *마타의 행동을 옹호하는 주장에는 어떤 것이 있는가?*
- *마타가 앤드류 의사의 지시를 따라야 한다고 보는 주장에는 어떤 것이 있는가?*
- *마타의 행동이 윤리원칙에 따라 이루어졌다고 보는가?*
- *마타가 보복이나 법적 대응을 받을만한 위험에 처했는가?*
- *당신이라면 어떻게 할 것인가?*

응해서 환자를 삶과 죽음의 문턱에서 빨리 끌어내야 하는 비상상황이다. 위급한 정도가 덜한 상황에서 간호사는 만족스러운 해결방법을 의논할 수 있는 시간이 충분하지만, 위급 정도가 심한 상황에서는 즉각적이거나 때로는 극단적인 조치를 취해야만 한다.

간호사에게는 어떤 행동이든지 환자에게 해를 끼칠 수 있는지를 면밀히 검토해보고 조심하는 것과 동시에, 의사의 지시사항을 고려하여 사려 깊으면서도 공정하며 깊이 있는 지식을 바탕으로 결정을 내릴 수 있는 권한이 있다. 의사가 환자의 복지를 증진시키고자 하는 목적이 간호사와 동일할 경우, 간호사로서 의사에게 의문을 제기할 때는 분별있고 객관적인 태도를 취해야 한다. 간호사에게는 무능력한 의료행위로부터 환자를 보호할 윤리적 의무가 있다. 그렇지만 명심해야 할 것은 의사의 지시사항 중 중요하지 않은 사항에 대해 계속 부적절한 의문을 제기할 경우 발생할 수 있는 전반적인 손해에 대해서도 항상 명심하고 그런 행동을 하지 않도록 조심해야 한다.

간호사와 하급 직원간의 관계

대부분의 간호사들은 지도자로서 역할을 하고 있다. 소수의 보조인력 사이에서 비공식적인 지도자이거나 규모가 큰 집단에서의 지도자일 수도 있다. 지도자의 행동 하나하나는 중요한 의미가 있다. 간호사의 지도자로서의 자질은 하급 직원의 업무

처리의 질을 좌우한다. 훌륭한 리더는 개개인에게 관심을 주면서 격려할 뿐 아니라 동기와 의욕을 불러일으킨다. 이런 지도자는 구성원들이 공통된 목표에 도달할 수 있도록 영감을 준다. 형편없는 리더는 다른 사람들의 자존심을 깎아내리고 조롱하는 것도 모자라 때로는 협박까지 일삼으며, 문제가 심각해져서 더 이상 내버려두면 안 되는 지경까지 일을 미루어두는 비효율적인 행동을 일삼는 사람이다. 간호사의 궁극적인 목적은 환자를 간호하는 것이므로 간호사의 리더십은 윤리적 측면에서 검토해야 하는 사항으로 볼 수 있다.

간호사는 자신과 함께 일하는 사람들에게도 신경써야만 한다. 각각의 개인은 윤리적으로 행동하는 행위자이고 각자 존중받고 존엄한 존재로 인식되어야 한다. 환자 간호를 책임지는 사람으로서, 전문 간호인은 환자에게 수행되는 간호의 질에 대해 책임을 져야 한다. 이 책임에는 감독기능과 간호기능의 위임 역할을 포함해서 다른 의료인을 훈련시키는 역할까지 포함된다. 이러한 역할에 포함된 현실적이고 윤리적이며 법적인 영향은 세심하고 존경스럽다고 인정받는 전문 간호사의 역할의 한 측면이다.

몇몇 의료시설에서 간호가 수행되는 과정은 전문 간호사가 하급 직원들에게 몇 가지의 간호 기능을 위임하는 것에 대한 책임을 지게끔 하고 있다. 간호사는 환자 개개인이 훌륭한 간호를 제공받을 수 있도록 양질의 간호를 제공하는 윤리적 의무를 가지게 된다(ANA, 2001). 다음은 미국간호협회의 간호사 윤리강령에서 발췌한 간호사와 간호활동의 위임에 대한 내용이다.

> "간호사가 환자 간호의 질에 책임을 져야 하는 만큼 간호사는 다른 간호사들에게 책임을 나눠주거나 다른 직원에게 간호활동을 위임할 때에도 책임을 져야 한다. 간호사는 다른 직원에게 간호의 일정 부분을 위임하기 전 개인의 능력을 합리적으로 평가하려고 노력해야 한다. 이러한 평가는 위임하려는 개인의 숙련도, 기술, 지식뿐 아니라 배정된 업무의 복잡성과 환자의 건강상태 모두를 고려해야 한다는 것을 전제로 한다. 또한 간호사는 이들이 어떤 행동을 하는지, 어떤 질의 간호를 제공하고 있는지를 꼼꼼히 살펴볼 의무가 있다(2001, p. 9)."

간호사는 환자를 간호하는 책임자로서, 자신이 하든 하급 직원이 하든 상관없이 환자가 받는 모든 간호에 책임이 있다.

위임과 더불어, 전문 간호사의 감독 역할에는 종종 하급 직원을 훈련시키는 역할도 포함된다. 훈련은 통찰과 존중, 연민, 논리성이 있어야만 할 수 있는 어려운 업무이다. 간호사는 훈련에 따르는 영향을 예민하게 인식하고 의도하고 있는 목표에 집중해야 한다. 처벌이나 체벌 같은 전통적인 교육방법은 정신적으로 해를 끼칠 뿐 아니라 간호수행에 전혀 도움이 되지 않는다.

간호 관리자의 훈육방식에 따라 부서의 분위기가 달라진다. 빈곤한 리더십에 대해 Dilley가 말하길 "지옥에서 온 것 같은 간호 관리자는 쉽게 정의할 수 있다. 그들은 '내가 말한 대로 하지 않으면 당신을 밤번에 배정할 거야.'와 같은 말로 강요의 방식을 사용한다. 또한 그들은 직원을 환자나 다른 직원 앞에서 얕잡아보며, 직접 대면하면서 의사소통하는 것이 아니라 메모를 사용해 의사소통한다. 그들은 다른 사람들의 의견을 듣지 않고 독단적으로 방침을 변경하며, 무례하며 불친절하다(2000, p. 9)."

훌륭한 간호 관리자는 또한 훈육방식으로써 부서 분위기를 조성할 수 있다. 위대한 교육자인 마리아 몬테소리(Maria Montessori)의 말을 빌려 리어 커틴(Leah Curtin)은 이렇게 말하고 있다. "우리의 교육목적은 활동과 행동 그리고 선함을 위해서이지, 부동과 수동과 복종을 위한 것이 아니다(1996, p. 51)." 커틴은 문제점을 바로잡고, 직업인으로서의 강점을 살리며 수행하는 일의 수준을 높이는 자기훈련이야말로 가장 의미 있는 방법이라고 제안하고 있다. 그녀는 자기훈련을 자기 안에서 규칙이 내면화되고 그 자체가 그 사람의 성격 일부가 되는 과정이라고 정의한다. 이 과정은 그 사람이 규칙을 숙지하고, 목적을 잘 이해하고, 자신이 그 규칙을 지켜야 한다는 원칙을 준수할 때만 가능하다. 이런 결과가 나오게 하려면, 거의 모든 직원에게 공평하게 적용될 수 있고 대개 바뀌지 않으며 항상 적용될 수 있는 매일매일의 표준을 만들어야만 한다. 간호사는 환자는 물론이고 다른 직원들과 소속기관, 그리고 리더로서의 자신의 건강과 안전을 보장할 수 있는 규칙을 지켜야 한다는, 환자와 직원에 대한 윤리적 의무가 있다.

차별과 괴롭힘

직장 내에서의 차별이나 괴롭힘에 대한 불만을 제기하는 경우가 잦아졌다. 무수히 많은 미국인들이 직장 내 차별을 경험한 적이 있다. 최근 문헌에서는 성별, 나이, 인종, 장애에 이르기까지 다양한 차별이 지속되고 있다는 내용이 담겨있다. 2005년 미국의 갤럽 설문조사는 미국 노동자 15%가 자신이 차별의 대상이 되었다고 느낀다고 보고했다(미국 평등고용기회위원회(U.S. Equal Employment Opportunity Commission[EEOC], 2005). 2011년 미국 평등고용기회위원회는 가장 최악인 차별에 대해 보고하였다(EEOC, 2012).

차별은 윤리적으로 금지되어 있다. 이러한 금지에는 다른 사람들을 정당하고 공정하게 대우해야 한다는 내용이 포함되어 있기 때문에 정의의 윤리원칙에 따라 차별을 논하는 것이 필요하다. 차별은 직업적인 측면에서도 금지되어 있다. 2010년 미국간호협회(ANA)의 입장 성명서에 따르면 간호사에게는 인권을 옹호하고 차별하지 않을 역할이 있다(ANA, 2010). 차별은 법적으로도 금지되어 있다. 미국 헌법의 권리장전, 1964년 민권법, 1990년 미 장애인 법과 1991년 민권법(The Bill of Rights of the U. S. Constitution, the Civil Rights Act of 1964, the Americans with Disabilities Act of 1990[ADA], and the Civil Rights Act of 1991)에는 모두 직장에서의 차별을 법적으로 금지하는 조항이 있다.

인종차별

1964년의 미국 민권법(The Civil Right Act of 1964)에서는 고용주가 인종, 피부색, 종교, 성별 혹은 출신국가 때문에 고용하지 않거나 해고시키거나 혹은 대놓고 차별하는 행동을 법적으로 금지하고 있다. 법에 위배되는 행동에는 보상이나 급여, 근무조건 혹은 근무 혜택과 관련된 차별이 포함된다. 미국의 가장 강력한 인권 법안으로 여겨지는 민권법은 아프리카계 미국인 및 다른 소수민족의 권리를 보호하고 있다. 오랜 기간의 인종차별을 바로잡기 위해 이 법률은 소수민족이 학교에서 고용주에게는 물론 정부와 다른 사람들, 사적 집단에서 반드시 정당하고 동등한 대우를 받아야 한다는 내용을 포함하고 있다. 이 법률은 미국 평등고용기회위원회(EEOC)에 의해 더 강화되었다. 또한 여기서는 구체적으로 연방 정부에서 금전적 지원을 받는 모든 프로그램에서 부당한 차별을 행하는 것을 금지하고 있다.

1964년의 미국 민권법은 고용주가 신규 직원을 모집하거나 공석을 채우기 위한 채용과정에서 각 개인에게 공평한 취업 기회를 주어야 한다고 명하고 있다. 부당한 차별에 대한 주장을 살펴볼 때, 법률 체계 측면에서는 2가지 조건, 즉 차별 취급과 차별 효과가 고려되고 있다. 차별 취급은 개인이 상급자에 의해서나 조직 방침에서 다르게 취급될 때 발생한다. 예를 들어, 만약 감독자가 승진 기회를 능력이나 자질을 고려하지 않고 모든 히스패닉 사람들에게만 제공했다면 차별 취급이 발생했다고 본다. 차별 효과는 고용주가 보기에는 모든 직원에게 공평하게 대하는 듯 보이지만 실제로 특정 집단에게 큰 영향을 끼치는 방침을 계속해서 적용하고 있을 때 일어난다. 미국의 예를 들면, 346명이 소송을 통해 500만 달러의 합의금을 받았으나, 일부 직원들은 연금 수령자와 그 자녀가 함께 거주해야 한다는 조건을 충족하지 못했다는 이유로 자녀 의료보험 적용을 거부당했다(EEOC, 2001). 보험적용을 거부당한 사람들은 차별 효과를 겪었다고 볼 수 있다. 특정 사회집단과 인종집단의 경우 한 집에서 가까운 가족끼리 같이 살 확률이 적기 때문이다.

틀에 박힌 편견은 쉽게 고쳐지지 않기 때문에 비주류 집단 구성원은 직업 관련 집단에 들어가기도 어렵고, 들어가더라도 성공하기 어렵다. 인권법이라는 획기적인 법안이 수세기 전에 통과되었음에도, 의료보험제도에서의 차별은 아직도 존재한다는 결과가 나타나고 있다. Swart, Wendt와 Slonaker(1996)는 차별 대우를 받았다고 주장하는 간호사들을 연구했다. 차별을 받았다고 주장하는 간호사들 중 47%는 인종차별을 당했다고 주장하였다.

캘리포니아에서 간호사 연구를 진행한 Seago와 Spetz(2005)에 의하면 아프리카계 미국인과 아시아인은 백인보다 4배 더 소외된 느낌을 받는다고 한다. 40% 이상의 아프리카계 미국인과 그보다 조금 적은 퍼센테이지를 차지하는 아시아인들은 승진 자격을 갖추고 있지만 그 기회가 박탈되었다고 믿고 있다고 하였는데, 대부분은 그 이유로 편애와 인종을 가장 먼저 꼽는다. 백인의 경우 29%만이 승진 자격을 갖추고도 기회가 박탈되었다고 생각하며, 역설적으로 본인이 직장에서 승진할 기회를 더 가지고 있다고도 느끼지 않는다고 보고되고 있다. 또한 백인의 경우 직장에 매우 만족하지 못하는 데 비해, 거의 모든 필리핀인과 아프리카계 미국인 간호사들은 자신들이 백인이자 자신들보다 2배 이상 많은 감독관과 좋은 관계를 맺고 있다고 믿으며, 소수민족 간호사들 또한 일반적으로 만족하고 있다고 보고되고 있다.

인종차별의 또 다른 원인으로는 신규 채용기회 부족과 소수민족 출신 간호학생이 소수인 것도 들 수 있다. 예를 들어 아프리카계 미국인은 미국 전체 인구의 12%를 차지하고 있으나 간호학을 공부하는 아프리카계 미국인은 4% 정도이다(U.S. Census Bureau, 2010; Minority Nurse, 2011). 소수민족을 채용하는 데 몇 가지 장애물로 특정 지역사회에서의 제한이 있거나 소수민족 채용에 효과적인 전략이 없거나 행정 관리자들의 부정적 태도, 소수민족의 역할모델이 극히 드물다는 것 등을 들 수 있다.

국제간호협의회의 간호사 윤리강령(2006)과 미국간호사 윤리강령(2001) 모두 인종차별이 윤리적 문제임을 밝히고 있다. 인종차별주의는 두 윤리강령 모두에서 금지하고 있는 사항이다. 미국간호협회에서는 직장 내 인종차별을 확인하고 근절하는 데 적극적이다. 미국간호협회의 건강관리 측면에서의 차별과 인종차별주의 관련 성명서를 살펴보면, “미국간호협회는 최근 이 나라에서 발생이 늘어나고 있는 차별적인 태도와 인종차별주의를 혐오한다.", "미국간호협회는 간호사 사이의 민족 다양성과 인종 다양성을 추구하는 데 노력을 기울이고 있다."고 밝히고 있다(1998).

장애인 차별

미국 장애인법(The Americans with Disabilities Act, ADA)은 1990년 7월 26일 제정되었다. 1964년의 미국 민권법(The Civil Right Act of 1964) 이후로 가장 중요한 입법이라고 말하는 사람도 있는 이 법안을 통해 장애가 있는 미국인들에게 포괄적인 보호가 제공되었다. 장애인을 법적으로 평등하게 대해야 한다는 도전에 직면한 의회는, 고용주들에게 '과도한' 부담을 주지 않으면서 장애인의 평등을 보장하는 법안을 만들게 되었다(Guido, 2010). 미국 장애인법에서는 만일 어떤 사람이 주요한 인생의 즐거움을 제대로 느끼지 못할 정도의 신체적 혹은 정신적 장애가 있다는 기록이 있거나 실제로 그러한 장애가 있을 경우, 법이 그러한 장애를 보완해주도록 하고 있다. 미국 장애인법에서는 만일 어떤 사람이 주요한 인생의 즐거움을 제대로 느끼지 못할 정도의 신체적 · 정신적 장애가 있다는 기록이 있거나 실제로 장애가 있을 경우 그 장애를 밝히지 않을 수 있도록 하고 있다. 주요한 인생의 즐거움이란 보통 사람들이 어려움 없이 할 수 있는 행동들을 말한다. 예를 들자면 자가간호, 수족을 움직이는 것, 걷기, 보기, 듣기, 말하기, 배우기, 일하기 등이 이에 해당한다. 신체적 장애는 모든 생리적 질병이나 그 상태, 외형 손상, 혹은 신체구조에 영향을 미칠 정도의 해부학적 손상 등이 포함된다. 정신장애는 정신지체, 기질적 뇌증후군, 정서질환이나 정신질환, 학습장애 같은 모든 정신적 · 심리적 장애를 가리킨다. 당뇨병, 암, 에이즈, 알코올 중독, 약물 남용 상태에서의 정신적 · 심리적 증상 또한 이 정의에 해당될 수 있다(Guido, 2010).

1964년의 미국 민권법과 관련해서 미국 장애인법에는 몇 가지 조항들이 있다. 이 조항에는 장애가 있는 사람들이 그 업무를 수행할 능력이 없거나 자격이 없을 때를 제외하고는 취업 기회를 얻는 것에서 소외되지 않고 다른 고용환경에서도 역으로 손해보지 않을 권리가 있음을 강조하고 있다. 이 보호조항은 취업 지원, 임금, 승진, 해고, 이직 그리고 다른 업무 관련 사항들에도 적용된다. 미국 장애인법에서는 약물 중독검사를 제외한 모든 건강검진을 불허하고 있다. 건강검진은 일자리 제공이 확실한 경우에만 허용된다. 고용주는 업무를 안정적으로 이행할 수 있는지를 확인하고자 교육경력, 경험, 수행능력에 대해 물어볼 수 있다. 그러나 차별 가능성을 피하기 위해서 고용주는 고용하려는 사람에게 장애, 과거 정신적 문제, 혹은 노동자가 전에 보상을 청구한 적이 있는지를 물어볼 수는 없다. 고용주는 피고용인이 요청을 하면 휠체어가 드나들 수 있는 시설, 청각장애인을 위한 통신 시스템 같은 필요한 시설들을 설치해야 한다. 다만 이러한 시설을 설치하는 데 과도한 비용이 들거나 설치하기가 매우 어려운 경우에만 장애인의 취직을 거부할 수 있다. 이때 고용주는 필요한 시설에 대해 조사를 하고, 보고서를 작성해야 한다. 여기서 과도한 어려움이라 함은 비용, 종업원 숫자, 사업 종류에 따른 어려움을 지칭한다(Guido, 2010).

미국 장애인법에서는 고용주가 장애인을 고용하도록 강제하고 있지는 않다. 그러나 신체적 또는 정신적 장애와는 관계없이 오로지 직업적 자질과 능력만으로 고용여부를 결정하도록 요구하고 있다. 이 법은 또한 고용주가 장애인을 위한 작업시설을 설치해야 하는 과도한 어려움 때문에 재정적으로 파산하는 경우가 생기지 않도록 보호하고 있다.

성희롱과 성차별

성희롱은 흔히 발생하는 문제이다. 미국의 경우 간호사와 간호학과 학생 76%가 성희롱을 받았다고 보고하고 있다(Bronner, Peretz, & Ehrenfeld, 2003). 성차별과 성희롱은 간호계 내에서 새로운 현상이 아니다. 19세기에는 몇몇 직업이 여성만의 직업이라고 정의되었다. 간호직과 교사직의 경우가 그 예이며, 이 직업에 종사하는 여성은 '숙녀'로 취급받았다. 나이팅게일은 이런 고정된 정체성을 고치려고 노력하였다. "사실상 그녀는 그 당시의 성 규범에 반기를 들었고, 남성이 가진 권력을 위태롭게 만들었다. 남성에게는 위협으로 느껴졌겠지만, 그녀는 사회에서 여성만이 간호사 역할을 할 자질을 갖추고 있고 간호는 숙녀만이 할 수 있는 행위라고 강조하였다(Bullough, 1990, p. 6). 여성이 간호사의 역할을 담당하는 것이 허용되면서, 이런 태도는 사회질서로 자리잡게 되었다." 하지만 현재에도 여성을 성적 대상이나 성적 약자로 취급함으로써 남성지배문화를 지속시키려는 경향이 있다.

성희롱은 1964년의 미국 민권법을 위반하는 성차별의 한 형태이다. 미국 평등고용기회위원회에서는 성희롱을 이렇게 정의한다. "원치 않는 성적 접근, 성접대 요구, 그 외의 노골적이거나 은밀한 성적인 언어적 · 신체적 행동들이 개인의 고용에 영향을 주고, 개인의 업무수행을 불합리하게 방해하거나, 직장 내에서 협박을 받게 하거나 적개심을 갖게 하거나, 적대적이거나 공격적인 환경을 조성하는 것은 성희롱에 포함된다."(EEOC, 2006) 성희롱이 중요한 문제로 인식되면서 연방 법원과 주 법원은 지난 몇 십년간 이 문제와 씨름했다. 이 문제가 대중적으로 알려지게 된 것은 1991년 10월 상원의 연방정부 고위 공직자 인준 청문회에서 상원 후보인 Clarence Thomas에 의해서였다. 이 청문회 결과 1991년 11월 21일 미국 민권법이 통과되었다. 이 법안을 통해 성희롱이 정의되었고, 보상을 전제로 하는 성희롱과 적대적 업무환경 조성에 의한 성희롱이라는 2가지 범죄 유형이 인정되었다.

보상을 전제로 하는 성희롱은 개인이 성적 행동을 거부하거나 그 행동에 굴복하는 것이 고용 결정에 대한 보상 근거가 될 때 발생한다. 성희롱이 보상이라는 주장이 성립되기 위해서는 다음 4가지 사항이 포함되어야 한다. 첫째, 고용인은 우선 성적 유혹이나 성접대의 방식으로 불쾌한 성희롱이 이루어졌다는 것을 증명해야 하며, 둘째, 성희롱이 성관계에 바탕을 두고 있어야 하고, 셋째, 직장에서 혜택을 주겠다는 전제 하에 성관계를 노린 불쾌한 접근이 이루어졌거나 그 접근을 거부했을 때 직장에서 불이익을 당했어야 하고, 넷째, 성희롱 피해자라고 주장하는 사람은 성적 접근을 한 사람보다 낮은 지위의 집단에 속해있어야 한다. 이런 보상을 전제로 한 성희롱과 관련된 소송에서 고용주(오너)는 성희롱을 당한 직원의 상사가 한 행동에 대해서 책임을 져야 한다(Guido, 2010).

적대적인 직장환경 조성에 의한 성희롱은 고용인이 학대라고 느낄 정도로 불쾌한 직장 내 환경을 조성하는 성적 암시나 표현, 직접적인 신체 행동 등이 있을 때 성립한다. 적대적인 직장 환경 조성에 의한 성희롱이라고 주장하려면 2가지 조건이 성립해야 한다. 첫째, 성희롱이 불합리하게 업무에 지장을 주었으며, 둘째, 보통 수준의 직원이라면 (누구라도 그 정도 희롱이면) 업무에 영향을 받았을 것이라는 사실을 입증해야 한다. 고용주는 직원이 알면서도 성희롱을 했다는 사실이 입증된 경우에 한해서만 책임을 지게 된다.

적대적인 직장환경 조성에 의한 성희롱과 관련된 사례에서는 그 행동이 성희롱이라고 고소를 한 당사자에게만 한정되는 것이 아니며, 그 행동이 목격되거나 알려졌을 때 고용인의 심리적 안녕에 영향을 끼쳤을 경우에도 성립된다. 이에 관련된 예로, 원하지 않는 포르노 사진이나 만화, 노골적 성적 발언이나 농담, 혹은 성적

제의를 받았을 경우에도 성희롱이 발생되었다고 할 수 있다. 성희롱과 고용조건이 결부되어 있는지를 증명할 필요는 없다(Guido, 2010).

대부분의 성희롱 사례들은 여성이 제기할 때가 많지만, 남성 또한 실제적으로 성희롱이나 성차별의 대상이 될 수 있다. 한 연구에서 남자 간호실습생들이 제기한 문제점들로, 실습할 때 임상현장에 남자가 거의 없거나 아예 없을 뿐더러 남성 교수진도 없고, 교과서에서조차 성 문제를 다룰 때 여성에 관련된 사항만 다루고 있다고 밝히고 있다(Smith, 2006). 더욱이 여성이 경험한 성차별과 같은 유형으로 특별히 남성을 대상으로 한 성차별 또한 존재할 수 있다. 남자 간호사를 동성애자로 정형화하거나, 남성이 체력이나 힘이 더 좋을 것이라는 이유만으로 다루기 힘든 환자들을 불공정하게 배정하는 등 또한 성차별에 해당한다.

성희롱에는 분노, 굴욕, 두려움 같은 감정적 소모뿐 아니라 변호사 선임에 따른 비용과 상담 비용 같은 실질적 비용이 따르게 된다. 이러한 비용을 지불하지 않도록 간호사는 성희롱을 인식하고, 성희롱으로부터 자신과 동료들을 지켜야 한다. Madison과 Minichiell는 간호사를 대상으로 한 연구에서 성희롱이라고 생각할 수 있는 단서들로 다음을 들고 있다.

- **사적 공간 침해:** 어떤 사람이 당신을 구석으로 몰아넣거나, 당신의 사적 공간을 침범하려는 행위
- **확증:** 성희롱이 아닌지 의심하고 있을 때 다른 사람이나 동료가 확인해 주는 것
- **존중감 결여:** 가해자의 과거 혹은 현재 태도가 무례한 점
- **행동의 본질적 고의성:** 괴롭힘이 고의적이고 계획적이며 은밀하게 조직적인 점
- **강제력 인식:** 가해자가 (조직적 · 위계적 · 신체적으로) 피해자를 마음대로 할 수 있는 상황으로 몰아넣을 때
- **너무 친한 척 하는 태도:** 실제로 친하지 않은데 친한 척하거나 너무 친한 것 같은 행동
- **직장에서 빈번한 성적 빈정거림, 노골적인 성적 농담이나 사진 보기**(2000, p. 407).

직장에서 성희롱을 예방하는 것은 어렵다. 성희롱은 알아채기 힘들고 증명하기도 어려우며, 많은 간호사들이 보복이 무서워서 고발하는 것을 두려워하고 있다. Monarch(2000)는 성희롱 관련 정책을 위한 몇 가지 지침을 제시하고 있다. 좋은 정책에는 금지된 행동이 어떤 것인지 명확하게 설명되어 있어야 한다. 고용인이 보

복에 대한 두려움 없이 불만을 제기할 수 있도록 보장해야 하며, 최대한 비밀은 보장되어야 한다. 직장에서는 상하관계와 상관없이 보고와 조사 절차를 밝혀야 하고, 요청이 들어왔을 경우 신속한 조사가 이루어져야 한다. 성희롱이 발생됐을 때 즉각적이고 적당한 조치가 행해져야 하며, 조사는 반드시 행해진다는 것을 약속해야 하고, 그에 따른 제재가 어떤 것이 있는지 알아볼 수 있어야 한다. 또한 성희롱에 대해 불만을 제기하는 사람에게 상담을 권유할 수 있게끔 해야 한다.

요약

전문직 영역 내에서 간호사는 환자에 대한 일차적 의무와 동시에 기관 체계 내부 및 간호 제공자들 사이에서 일어나는 문제들을 해결해야 하는 이중고를 안고 있다. 간호사는 개인적 신념을 재검토하고, 의무의 우선순위를 결정하고, 문제 상황에 대해 합리적이며 도덕적으로 올바른 해결방법을 제시할 수 있도록 항상 준비되어 있어야 한다. 이에 대한 해결방법은 개인을 전반적으로 존중하고 개인을 도덕적 행위의 주체자로 인식해야 하는 것이다. 간호사는 개인적 가치와 신념, 전문직 윤리강령을 바탕으로 이러한 노력을 해야 한다.

주요내용

- 도덕적 행위자로서 각 개인은 도덕적 문제에 대한 해결방법을 찾아야 하는 의무가 있다.
- 직장에서의 현실적 문제와 윤리적 문제에 대한 해결방법은 개인의 가치와 신념을 세심하게 고려한 방안이어야 한다.
- 간호사는 대립되는 의무가 무엇인지 알아내고, 어떤 의무가 더 우위에 있는지를 판단할 수 있어야 한다.
- 간호사가 직장 내 갈등의 본질을 명확히 하는 것은 중요하다.
- 문제에 대한 해결방법을 제시할 때는 사려 깊은 숙고와 다른 대안들의 경중을 따져보는 것이 요구된다.
- 문제 해결 시 간호사 개개인은 자율적인 존재이며 존중받아야 하는 존재라는 점을 인식해야 한다.

- 간호사는 소속기관 내에서 일어나는 역할 갈등과 관련된 도덕적 문제에 대한 해결방법을 모색해야 한다.
- 차별은 정의라는 윤리원칙에 의해 금지되어 있다. 그 원칙에는 모든 사람에 대한 공정하고 평등한 대우에 관한 내용이 있기 때문이다.

토론주제와 탐구활동

1. 미국 평등고용기회위원회(EEOC) 웹사이트를 살펴본 후, 차별이나 학대에 관한 판례 3개를 찾아보자. 그 판례에서 어떤 판결이 나왔는지 수업에서 발표해보자.
2. 미국간호협회(ANA) 웹사이트를 살펴본 후, 차별이나 학대에 관한 2가지 성명서를 읽어보자. 당신이 건강관리체계 내에서 경험한 것들과 맞아 떨어지는가?
3. 다음 항목들과 관련해서 직업상 발생할 수 있는 문제들에 관해 설명해보자.
   - 의무와 관련된 갈등
   - 원칙과 관련된 갈등
   - 현실적 딜레마
   - 충성해야 할 대상에 대한 갈등
4. 직장 내에서 발생 가능한, 양심을 발휘해야만 하는 현실적인 상황들을 친구들과 같이 토론해보자.
5. 간호사 윤리강령을 다시 살펴본 후, 간호사와 다른 전문직과의 관계에서 비롯되는 문제에 적용될 수 있는 구절들을 나열해보자. 각 구절을 구체적으로 어떻게 적용할 것인지 토론해 보자.
6. 1년 내외로 근무한 간호사들을 면담해보자. 졸업 때 느낀 현실과 직장 내 환경이 어땠으면 하는 기대와의 차이점이 어떤지 물어보자.
7. 예산이 줄어들어 간호인력을 줄여야 할 때 발생할 수 있는 갈등에 대해 토론해보자.
8. 어떤 대상에 충성할 때의 장단점을 나열해 보자. 충성이 미덕이라고 생각하는가?
9. 집단 괴롭힘이나 동료 폭력을 경험한 간호사를 보거나 그와 관련된 얘기를 들어본 적이 있다면 설명해보자.

10. 간호사와 의사간의 이상적인 직업 관계를 서술해보자.

11. 처벌하는 것보다 성과를 높이는 데 주력할 수 있도록 하급 직원을 교육시키는, 세심하고 존경할만한 간호사가 되어보는 역할극을 해보자.

12. 인종차별, 장애인 차별, 성차별을 법적 의무와 도덕적 원칙에 기초해서 토론해본다.

13. 장애가 있는 간호사들을 위한 사이트를 방문해보자. 자료들을 이용해 이들 간호사에게 사려깊고 효율적인 방법으로 다가가는 방법에 대해 토론해보자. 장애가 있는 간호사들에게 가장 도움을 줄 수 있는 자료들은 어떤 것이 있는가?

참고문헌

American Nurses Association. (1998). *Position statements: Discrimination and racism in health care*. Washington, DC: Author. Retrieved from http://www.nursingworld.org/MainMenuCategories/Policy-Advocacy/Positions-and-Resolutions/ANAPositionStatements/Position-Statements-Alphabetically/Copy-of-prtetdisrac14448.html

American Nurses Association. (2001). *Code of ethics for nurses*. Washington,

DC: Author. Retrieved from http://www.nursingworld.org/MainMenuCategories/EthicsStandards/CodeofEthicsforNurses/Code-of-Ethics.pdf

American Nurses Association. (2009). *Patient safety: Rights of registered nurses when considering a patient assignment*. Washington, DC: Author. Retrieved from http://www.nursingworld.org/MainMenuCategories/Policy-Advocacy/Positions-and-Resolutions/ANAPositionStatements/Position-Statements-Alphabetically/Patient-Safety-Rights-of-Registered-Nurses-When-Considering-a-Patient-Assignment.html

American Nurses Association. (2010). The nurse's role in ethics and human rights: Protecting and promoting individual worth, dignity, and human rights in practice settings. Retrieved from http://www.nursingworld.org/MainMenuCategories/Policy-Advocacy/Positionsand-Resolutions/ANAPositionStatements/Position-Statements-Alphabetically/Nursess-Role-in-Ethics-and-Human-Rights.pdf

Americans with Disabilities Act of 1990, Pub. L. No. 101-336, § 2, 104 Stat. 328 (1991).

Bronner, G., Peretz, C., & Ehrenfeld, M. (2003). Experience before and throughout the nursing career: Sexual harassment of nurses and nursing students. *Journal of Advanced Nursing, 42*(6), 637-644.Theory Review, 4(2), 63-94.

Bullough, V. (1990). Nightingale, nursing and harassment. *Image: Journal of Nursing Scholarship, 22*, 4-7.

Canadian Nurses Association. (2008). Code of ethics for registered nurses. Retrieved from http://www2.cna-aiic.ca/CNA/documents/pdf/publications/Code_of_Ethics_2008_e.pdf

Center for American Nurses. (2008). Lateral violence and bullying in the workplace. Retrieved from http://www.can.affiniscape.com/associations/9102/files/Position%20StatementLateral%20Violence% 20and%20Bullying.pdf

Civil Rights Act of 1964, 41 U.S.C.A. § 2000e *et seq*.

Civil Rights Act of 1991, P.L. 102–166, 105 Stat. 1071 (1991).

Curtin, L. (1996). Ethics, discipline and discharge. *Nursing Management, 27*(3), 51–52.

Dilley, K. B. (2000). Out from under their thumbs. *American Journal of Nursing, 100*(5), 9.

Gadow, S. (1980). Existential advocacy: Philosophical foundation of nursing. In S. F. Spicker & S. Gadow (Eds.), *Nursing: Images and ideals, opening dialogue with the humanities* (pp. 90–91). New York: Springer.

Griffin, M. (2004). Teaching cognitive rehearsal as a shield for lateral violence: an intervention for newly licensed nurses. *Journal of Continuing Education in Nursing, 35*(6), 257–263.

Guido, G. W. (2010). *Legal & ethical issues in nursing* (5th ed.). Norwalk, CT: Appleton & Lange.

International Council of Nurses. (2006). The ICN code of ethics for nurses. Retrieved from http://www.icn.ch/icncode.pdf

Jameton, A. (1984). *Nursing practice: The ethical issues*. Englewood Cliffs, NJ: Prentice-Hall.

Jones, C. B. (2008). Revisiting nurse turnover costs: Adjusting for inflation. *Journal of Nursing Administration, 38*(1), 11–18.

Madison, J., & Minichiello, V. (2000). Recognizing and labeling sex-based and sexual harassment in the health care workplace. *Journal of Nursing Scholarship, 32*(4), 405–410.

Minority Nurse. (2011). Minority nursing statistics. Retrieved from http://www.minoritynurse.com/minority-nursing-statistics

Monarch, K. (2000). Protect yourself from sexual harassment. *American Journal of Nursing, 100*(5), 75.

Rand, A. (1996). The ethics of emergencies. In J. Feinberg (Ed.), *Reason and responsibility: Readings in some basic problems of philosophy* (9th ed., pp. 541–545). Belmont, CA: Wadsworth.

Seago, J. A., & Spetz, J. (2005). *Advancement of minorities in nursing: A study by the discrimination research center*. San Francisco: University of California, San Francisco.

Smith, J. (2006). Exploring the challenges for non-traditional male students transitioning into a nursing program. *Journal of Nursing Education, 45*(7), 263–269.

Swart, J., Wendt, A., & Slonaker, W. (1996). Employment discrimination experiences of registered nurses. *Journal of Nursing Administration, 26*, 37–43.

Task Force on the Prevention of Workplace Bullying. (2001). *Report of the task force on the prevention of workplace bullying: Dignity at work—the challenge of workplace bullying*. Dublin Health and Safety Authority. Retrieved from http://www.djei.ie/publications/employment/2005/bullyingtaskforce.pdf

U.S. Census Bureau. (2010). The Black population: 2010. Retrieved from http://www.census.gov/prod/cen2010/briefs/c2010br-06.pdf

U.S. Equal Employment Opportunity Commission. (2001). EEOC, private plaintiffs and American Cast Iron Pipe Company settle lawsuit. Retrieved from http://www.eeoc.gov/press/1-4-01.html

U.S. Equal Employment Opportunity Commission. (2005). New Gallup poll on employment discrimination shows progress, problems 40 years after founding of EEOC. Retrieved from http://www.eeoc.gov/eeoc/newsroom/release/12-8-05.cfm

U.S. Equal Employment Opportunity Commission. (2006). Sexual harassment. Retrieved July 18, 2006, from http://www.eeoc.gov/types/sexual_harassment.html

U.S. Equal Employment Opportunity Commission. (2012). Private sector bias charges hit all-time high. Retrieved from http://www.eeoc.gov/eeoc/newsroom/release/1-24-12a.cfm

Vessey, J. A., Demarco, R., & DiFazio, R. (2010). Bullying, harassment, and horizontal violence in the nursing workforce: The state of the science. *Annual Review of Nursing Research, 28*, 133-157.

Chapter 11

테크놀로지 관련 이슈

Practice Issues Related to Technology

범사에 기한이 있고, 천하만사가 다 때가 있나니.

[전도서 3:1]

학습목표

11장을 공부하면, 학생은 다음을 할 수 있다.

1. 간호와 보건의료에 미치는 테크놀로지의 영향에 대해 토의할 수 있다.
2. 테크놀로지에 대한 의사결정에 선행의 원칙과 악행금지의 원칙을 적용할 수 있다.
3. 현 테크놀로지 그리고 삶을 유지하는 중재와 관련된 딜레마와 이슈에 대해 토의할 수 있다.
4. 무의미한 연명의료의 개념을 보건의료 의사결정과 연관지을 수 있다.
5. 의료 테크놀로지에 관한 의사결정과 경제를 연관지을 수 있다.
6. 심폐소생술에 대한 결정과 환자를 위한 인위적인 영양공급에서의 고려사항들을 토의할 수 있다.
7. 의료 테크놀로지와 관련된 법적 이슈에 대해 토의할 수 있다.
8. 복제, 유전학, 장기 이식에 영향을 미치는 테크놀로지와 관련된 이슈 및 딜레마에 대해 토의할 수 있다.
9. 논란이 많은 테크놀로지들에 대한 연구와 관련된 이슈 및 딜레마를 규명할 수 있다.
10. 환자 돌봄을 위한 테크놀로지 관련 간호학적 고려사항들을 기술할 수 있다.

서론

간호활동은 과학 지식과 테크놀로지의 끊임없는 발달과 불가분의 관계에 있다. 의료 발전의 이점을 부정할 사람은 없으며, 종종 기적으로 일컬어지기도 한다. 하지만 테크놀로지가 의료 분야에 가져다 준 많은 이점들은 전문가들과 환자 모두에게 종종 심각한 딜레마를 초래했다. 테크놀로지는 삶과 죽음과 관련된 이슈를 표출하고 있다. 게다가 과학의 발전으로 인해 삶과 죽음의 정의가 변했다. 테크놀로지의 가용성과 특정 테크놀로지의 혜택을 받을 상황조건, 특정 중재를 시작 또는 중단을 결정할 사람은 누구여야 하는지 등도 딜레마다. 게다가, 간호사들은 테크놀로지가 요구하는 에너지의 양과 주의에 관심을 가져야 한다. 현재 간호는 환자의 전인간호에 초점을 맞추고 있다고 이야기되는 만큼, 간호사들은 테크놀로지에 더욱 주의를 기울일 필요가 있다.

이 장에서는 오늘날 의료환경의 테크놀로지와 관련된 일반적인 이슈들에 초점을 둔다. 테크놀로지 이슈와 환자의 자기결정, 경제적 문제는 서로 연관되어 있다. 딜레마에 직접적으로 관여하게 되는 간호사는 환자간호에 테크놀로지가 영향미치는 고려사항들을 알고 있어야 한다. 이 고려사항들은 가치, 태도, 의사소통, 인본주의적 돌봄 역할에 대한 관심을 포함한다. '테크놀로지'라는 용어는 건강과 의료에 영향을 미치는 광대한 범위의 과학 발전을 포함한다. 테크놀로지의 변화는 새로운 이슈를 초래하고 있어, 간호사는 이 도전에 대응할 준비가 되어있어야 한다.

테크놀로지의 이점과 도전들

과학은 지난 100년간 놀랍게 발전해왔다. 과학 발전은 약제, 수술 테크놀로지, 기계와 장비, 진단 절차, 전문적인 처치, 질병의 원인과 경과에 대한 폭넓은 이해, 유전적 진단과 치료, 그리고 건강을 유지하기 위해 사람들이 필요로 하는 것에 대한 통찰력을 포함한다. 새로운 중재는 생명을 구하고, 삶의 질을 향상시키고, 고통을 경감시키고, 질병 발생률을 의미있게 감소시킨다. 근대 보건관련 테크놀로지들의 발전 이전에, 질병과 죽음은 피할 수 없는 것이었다. 특정 질병이나 상해를 몸이 감당할 수 없으면 죽을 날만 기다릴 수밖에 없었다. 만약 어떤 사람이 장애를 가지고 태어났거나 장애를 가지게 되었다면 이것은 저주로 간주되었고 그것 또한 그 사람 존재의 일부로 여겨졌다. 생명은 태어나서 호흡을 시작했을 때 시작되고, 심장과 호흡이 멈췄을 때 끝나는 것으로 간주되었다.

현재의 테크놀로지는 멈춘 심장을 다시 뛰게 하고, 환자가 호흡할 수 있도록 기계를 사용한다. 또 기형을 고치고, 약과 다른 중재들의 사용으로 신체를 보조하고, 수술로 병소를 제거하고, 심지어 기능을 하지 못하거나 병든 신체 기관을 제거하고 이식한다. 생명을 연장시키는 능력, 혹은 최소한의 신체적인 기능을 연장하는 능력은 매우 중요한 이슈를 제기한다. 삶의 질과, 단지 신체적으로 존재하는 것이 삶과 같은 의미인지도 하나의 딜레마다. 또 다른 이슈는 테크놀로지의 사용 가능성이 있다고 해서 그것이 항상 사용되어야 하는 것을 의미하는지이다. 많은 이슈들은 누구를 위해 어떻게 테크놀로지를 사용할 것인지에 관한 결정과 관련된다.

삶의 질

테크놀로지를 사용해서 신체 기능을 유지하고 생명을 이어가는 능력은, 무엇이 삶과 인생을 구성하는지에 대해 많은 반성과 토론을 이끌어내었다. 결과와 무관하게 생물학적 생명이 보존되어야 한다고 생각하는 사람들도 있다. 빈번하게 제기되는 문제는, 그저 숨만 쉴 수 있는 상황이 정말 '살아있는' 사람인지 아닌지이다. 많은 이들은 사는 것이란 신체적인 존재를 넘어서는 삶의 질을 의미한다고 주장한다. 삶을 가치 있게 만들고 삶의 긍정적인 경험에 기여하는 요인들의 주관적인 평가를 뜻하는 삶의 질이 무엇인지 사람들마다 그 의미가 다르다. '삶의 질'의 확실하고 간결한 뜻을 찾기는 어렵다. 그 개념이 여러 학문분야에 걸쳐있고 다양한 문화적인 이해가 필요하기 때문이다. **삶의 질(quality of life)**의 정의는 삶에 대한 만족 같은 넓은 범위부터 건강 혹은 기능적인 사용(Plummer & Molzahn, 2009)처럼 연구에 사용되는 제한된 의미에 초점을 맞춘 것까지 다양하다. 삶의 질에 관한 논의는 신체적 · 정서적 · 영적 · 사회적 고려사항들을 아우른다. '삶의 질' 개념을 이해한다는 것은 성취감, 만족이나 불만족, 목적의 의미, 삶의 조건, 행복과 불행, 경험, 안락함, 사회생활, 주변환경에 대한 이해까지 포함한다.

삶의 질을 정의하는 과제는 그 개념의 차원을 평가하는 것이다(Clark, 2004). 예를 들어, 개인적인 삶의 질을 평가할 때, 행복 혹은 자기 자신을 회복시키고 돌보는 능력 같은 기능적인 상태에서 어떤 것을 더 중요한 것으로 삼는가? 간호사는 목표설정과 의료계획안에 이러한 요인들을 포함시키기 위해 환자가 자신의 삶의 질로 여기는 것, 즉 환자의 관점을 이해할 필요가 있다.

삶의 질은 각각 개인적으로 정의되는 개인적인 관점이다. 따라서 자신의 가치에 기초하여 다른 사람들의 삶의 질을 판단할 수는 없다. 만약 사회적 기여, 나이, 정신력, 생활력 같은 것으로 한 사람이 평가된다면, 상대적으로 생활력이 낮은 사람은 쉽게 차별당할 것이다. 삶의 질에 대한 인식은 종종 나이와 삶의 경험에 따라 변한다. 예를 들면, 다른 사람들은 저렇게 힘들면 못 살 거라고 생각하지만, 막상 쇠약한 사람은 자신의 삶의 질을 꽤 긍정적으로 평가할 수도 있다. 환자와 가족들이 테크놀로지상의 선택사항에 부딪칠 때, 간호사는 삶의 질에 관해 그들이 명확하게 인식하게끔 도울 필요가 있고, 얼마나 생명이 연장될 것인지뿐만 아니라 삶의 질이 어떤 영향을 받게 될지 논의할 필요가 있다.

선행과 악행금지의 원칙

테크놀로지의 이슈를 다룰 때, **선행**(beneficence)의 원칙과 **악행금지**(nonmale-ficence)의 원칙 간에 충돌이 일어날 수 있다. 선행을 목적으로 사용한 특정 테크놀로지가 환자에게 더 큰 고통을 가져올 수도 있다. 이렇게 유발된 고통은 악행금지의 원칙에 위배된다. 그러나 이것은 수술이나 화학요법의 부작용과 관련된 고통과 같이 치료과정의 일부분으로 받아들여진다. 결과적으로 건강해질 것이라는 기대가 있기 때문에 이런 고통은 참을 수 있는 것이다. 회복이나 기능적 향상의 기대가 거의 없거나 아예 없는 상황에서 가장 기본적인 질문은, 테크놀로지의 사용으로써 의도되었던 좋은 것보다 그것을 시행함으로써의 해로움이 더 큰가 아닌가 하는 것이다. 고통은 환자와 가족 모두의 신체적 · 영적 · 정서적 요소들을 포함할 수도 있는 테크놀로지와 관련되어 있다. 테크놀로지 사용에 관한 의사결정을 하는 것은 고통의 원인이 될 수 있는데, 여기에서 고통이란 이러한 지속적인 결정들로 알 수 없는 결과를 안고 살아가야 하는 삶을 의미한다. 고통으로부터의 해방은 예전부터 치유의 목적이며, 모든 환자들을 만날 때 고려해야 할 필요가 있다.

현재의 테크놀로지: 이슈와 딜레마

현재의 테크놀로지들은 장기 및 조직 이식, 유전공학, 생식, 그리고 생명연장에서 삶과 건강에 긍정적으로 영향을 미치는 잠재력이 크다. 이러한 테크놀로지의 사용은 또한 환자와 가족들, 전문인, 사회에 딜레마를 일으킨다. 간호사는 일반적으로 특정 테크놀로지를 사용하거나 중단하는 결정을 하지 않지만(심폐소생술의 특별한 프로토콜을 따르는 것 같은 상황은 제외), 간호중재를 받는 이들의 돌봄 제공자로서 테크놀로지와 다양한 수준의 환자에게 관여하게 된다. 간호의 우선적인 책임 중 하나는 환자와 가족들이 특별한 의료 테크놀로지의 목적, 이득, 한계에 잘 대응하도록 돕는 것이다. 아래에서는 테크놀로지와 관련된 가장 중요한 딜레마인 치료를 보류하느냐 중단하느냐의 이슈에 초점을 둔다. 다른 주제들은 간단히 토의할 수 있는 테크놀로지와 관련되어 있고, 독자들은 필요나 관심에 따라 특정 분야를 더 탐구하기를 권장한다.

환자 치료: 중단과 목적

최근 몇 년간 가장 논란이 많은 생명윤리의 주제 중 하나는, 환자의 결과가 좋지 않거나 이점이 없을 것이라 여겨지는 경우에 연명의료를 유지하느냐 중단하느냐이다. 의학적인 치료를 유지하느냐 중단하느냐에 대한 결정은 일반적으로 상담한 의료진과 환자와 가족들이 결정한다. 이러한 의사결정을 다루는 방법은 다양한 태도와 관심을 반영하며, 관련된 모든 이에게 혼란을 줄 수 있다. 역사를 훑어보면, 현시대 의학 치료의 태도에 실마리를 제공한다. 의료시스템의 윤리적인 한계와 관련한 문제는, 의료진이 약의 목적이 고통을 경감시키고 자연적인 치료과정을 지지함으로써 병이 미치는 영향을 감소시킨다고 가르쳤을 때인 히포크라테스 시대에서부터 계속되어 왔다. 몸이 질병을 이기지 못할 때 드는 한 가지 걱정은 의료행위가 단지 고통만 연장시킬 수도 있다는 것이다. 약물의 한계점이 알려져 있고, 가능성이 거의 없는 치료를 유지하는 것이 옳은지가 윤리적으로 고려된다.

17세기에 시작된 과학의 발전은 이런 윤리적인 태도에 변화를 일으켰다. 숭배하거나 자연적으로 낫도록 하는 것보다는 자연을 지배하고 정복하는 것이 과학의 목적이 되었다. 19세기에는 약물이 과학에 등장하기 시작하고 질병의 생물학적인 원인이 밝혀짐에 따라, 약의 목표는 자연의 힘을 넘어 질병을 정복하는 것이 되었다. 병을 치료한다는 좁은 관점에서, 윤리적인 이슈들은 종종 적극적인 치료와 관련이 있다. 그리고 개인의 삶의 질과 고통의 영역은 인식되지 않고 방치되기도 한다. 치료와 돌봄이라는 점에서 볼 때, 간호사는 치료라는 좁은 영역을 넘어선 관심사에 주의를 기울이는 중요한 역할을 한다.

삶과 죽음, 임종에 대한 이슈

윤리적인 딜레마는 사는 것과 죽는 것의 논점과 관련된 보건의료 상황에서 직면하게 된다. 심사숙고해야 할 중요한 문제들은 "언제 생명이 시작되는가?", "언제 생명이 끝나는가?", "누군가가 죽는다는 것을 우리가 어떻게 확신할 수 있는가?", 그리고 "누가 결정하는가?"를 포함한다. 테크놀로지는 생명의 시작과 끝을 둘러싼 경계를 넓히고 모호하게 하고 있다. 수정된 시점부터 생명이 시작된다는 신념부터 태아가 자궁에서 나와 살아갈 수 있을 때 생명이 시작된다는 믿음까지 다양하다. 테크놀로지는 이 결정을 더욱 복잡하게 만들며 "수정이 '자연적으로' 이루어지지 않고 체내 혹은 체외에서 인공적으로 이루어졌을 때 어떤 일이 일어나는가?", "실험용 배아는 생명인가?" 같은 문제들을 제기한다.

오늘날, 예전에는 살아남을 수 없었던 많은 미숙아들과 장애가 심한 신생아들이 의료기계, 약물치료, 수술의 도움으로 살아난다. 하지만 이 과정에서 몇몇 영아는 비싼 치료들로 인하여 죽기 전 몇 달 동안만 생명을 유지한다. 또 다른 영아는 만성적인 건강 문제를 가지고 살아가고, 가족에게 경제적 · 정서적 · 신체적 부담을 안겨준다. 신생아가 자라고 발달하면서 갖게 될 문제를 예측할 확실한 방법은 없다. 심각한 건강 문제를 가지고 있거나 겨우 짧은 시간만 살아있을 확률이 높은 몇몇의 신생아를 '살리는' 데 얼마나 많은 노력이 투입되어야 하는지가 딜레마다.

자신에게 질문하기

언제 생명이 시작되는가?

- 언제 생명이 시작되는지에 대한 당신의 신념은 무엇인가? 무엇이 그 신념을 만들었나?
- 당신이 저체중아에 대한 지원을 점차 줄이고 자금을 할당하기 위한 가이드라인을 설정하는 병원의 신생아 집중 치료실의 일원이라고 생각해보라. 출생시 테크놀로지의 도움 없이는 살 수 없는 신생아가 의료행위를 받을 수 있는지를 결정하는 당신의 기준이 무엇인가?
- 만약 신생아가 테크놀로지를 중단함으로 인해 사망한다면, 자연적인 사망인가 아니면 인위적인 사망인가? 그 이유는 무엇인가?

우리 사회에서 죽음은 병원이나 요양시설에서 튜브들과 기계장치에 둘러싸인 자연스럽지 않은 사건이 되었다. 생명이 끝나는 때를 결정하는 것은 테크놀로지의 사용, 의사결정시 법원이 즉각 개입해야 하는 이슈가 되었다. 특히 보건의료제공자들 간의 일반적인 태도는, 죽음은 개인의 나이나 건강상태와 관계없이 최대한 방어해야 할 적이다. 그러므로 죽음은 보건의료제공자 측의 실패라고 볼 수 있다. 따라서 보건의료서비스 제공자들은 환자의 죽음을 다루는 데 어려움이 있고, 이 주제를 다루기 어렵다. 죽음이라는 주제를 회피하는 또 다른 이유는 죽음을 논의하는 것이 우리 자신의 죽음에 대한 불안과 두려움뿐만 아니라 삶의 의미를 직면하게 하기 때문이다. 그러나 가능한 결과로서의 죽음에 대한 논의 부족이 환자와 보호자들이 근거 없는 기대를 하게 하고, 시스템이 뭔가 할 수 있다는 희망에 부풀게 한다. 이러한 상황에서 부적절한 개입 요구 혹은 개입이 충분하지 않았다는 비난이 일어날 수 있다. 환자와 보호자에게는 그들의 반응, 신념, 죽음의 공포에 대한 지지가 필요하다. 죽음에 대한 자신의 이슈에 직면함으로써 간호사는 이 과정을 환자와 함께 더 나은 방향으로 해결해 갈 수 있다.

많은 문화에서, 죽음을 각자의 시기에 맞이하는 삶의 순환기 중 한 부분으로 본다. 치료중심의 의료는 합리적인 희망이 있을 때 제공되지만, 사람들은 치료를 중단하고 임종을 준비할 때 돌봄이 필요함을 인정하고 있다. 이런 문화에서 임종은 집에서 가족과 친구들에게 둘러싸여 맞이한다.

개인적인 태도는 간호사가 과감한 선택과 생명유지 테크놀로지에 관한 결정에

자신에게 질문하기

죽음과 임종에 대한 당신의 관점은 무엇인가?

무엇이 많은 사람들로 하여금 고통받거나 혼자 맞이하는 죽음에 대해 두려움을 느끼게 하는가?

- 테크놀로지가 이러한 문제나 태도에 어떻게 기여하는가?
- 죽음과 관련된 어떤 경험이 있는가? 무엇이 죽음과 관련된 당신의 태도를 만들었는가? 그리고 죽음과 관련된 당신의 공포로는 어떤 것이 있는가?
- 간호사는 환자의 죽음의 과정에서 테크놀로지의 영향을 어떻게 최소화하거나 그것을 잘 다룰 수 있는가?
- 간호사들은 환자와 그 가족의 죽음에 대한 반응과 신념을 어떻게 지지할 수 있는가?
- 만약 기계와 약물치료가 신체 기능을 유지하고 있다면, 그 사람이 분명히 인식하지 못할지라도 여전히 살아있는 것인가?
- 주요 신체 시스템이 심각하게 손상되어도 뇌파가 활발하다면, 그것이 살아있는 상태라고 생각하는가?

직면했을 때 다른 기대와 시나리오를 생각하게 한다. 간호사는 환자와 가족, 다른 보건의료제공자들의 신념과 기대뿐 아니라 생사에 관한 자기 자신의 태도를 인식하고 있어야 한다. 이러한 인식은 관련된 당사자들 사이에 서로 다른 태도가 있는 상황을 알려주고, 심각한 딜레마가 발생하기 전에 대화할 수 있는 기회를 제공해 준다. 예를 들어, 한 환자가 간호사에게 그가 받고 있는 치료와 약물치료를 포기하고 집에서 평화롭게 죽음을 맞이하고 싶다고 말하지만, 의사는 남은 시간의 1/3 정도만큼만 도움이 되는 또 다른 수술을 고려하고 있다. 이와 같은 상황에서 간호사는 이 부분을 환자와 더 숙고해보고, 환자가 자신의 소망이나 의료진에게 바라는 바를 편하게 말할 수 있도록 도와주는 것이 중요하다.

임종(dying)은 의학적 사건 이상의 것이다; 그것은 개인, 가족, 공동체에 영향을 줄 영적 과정이다. 의료행위가 임종 과정을 도울 수 있긴 하지만, 현재의 테크놀로지는 임종 과정을 연장시킴으로써 고통도 연장시킨다. 임종과정이 연장된 채 요양시설로 보냄으로써 가족으로부터 격리시킬 수 있다. 고통 경감과 품위 있는 죽음을 지지하는 것은 간호 역할의 중요요소이다. 환자요구를 들어주기 위해 간호사는 보호자 면회시간에 대한 병원정책을 어기면서 보호자 면회를 시켜주거나 의사의 견해와는 다른 통증관리를 해주는 위험을 감수할 수도 있을 것이다.

사례

백혈병 환아

마루시아는 백혈병을 앓는 12살 아이로 정기적 화학요법치료에도 불구하고 재발했다. 이 아이는 오심, 탈모, 빈번한 병원 감염을 포함한 신체적인 허약감 등 치료 부작용으로 고통스러워한다. 마루시아는 수없이 바늘에 찔리고 척추천자, 골수 샘플링으로 고통에 시달린다고 말한다. 이 아이는 친구도 없고, 가치 있는 삶을 살지 못하고 있다. 골수이식(이 상황에서는 유일한 희망인 치료)은 집중화학요법, 전신방사선치료, 이식으로 몇 주간 아이를 격리시키는 것을 의미한다. 가족들은 이식이 효과 있을 확률이 40%라는 말을 들었다. 그 치료는 매우 비싸고, 가족들은 이미 집을 두 번째 담보로 잡혔다. 보험으로는 그 많고 비싼 비용이 드는 치료들을 다 해결할 수 없기 때문이다.

생각해보기

의료 테크놀로지 선택에 영향을 미치는 요인들

- *어떤 요인들이 골수이식을 결정하는 데 고려되어야 한다고 생각하는가?*
- *위험과 이익의 확률이 당신의 결정에 어떻게 영향을 미치는가?*
- *이 상황에서 당신은 성공할 확률이 40%면 이식을 시행할 것인가? 60%라면 어떻게 하겠는가? 또 20%라면 어떻게 하겠는가?*
- *당신은 의사결정할 때 환자와 가족들이 통계정보를 어떻게 사용하도록 도울 것인가? 그들이 심사숙고하도록 도울 수 있는 다른 요인들은 무엇이 있는가?*
- *누가 의사결정하는 데 개입해야 하는가?*

연명의료

연명의료를 시작하는 것과 중단하는 것에 관한 윤리적 · 법적 논쟁은 가장 먼저 환자에게 이익이 되는지 부담이 되는지와 연관된다. 대부분의 연명의료와 관련된 윤리적 · 법적 논의는, 연명의료를 시행하는 것과 중단하는 것의 차이를 대수롭지 않게 여긴다. 부담이나 해가 이익보다 클 때 연명의료를 보류하거나 중단하는 것은 질병의 자연스런 과정의 결과로 죽을 수 있도록 허용하는 것이다. 이것은 고통 없는 죽음을 위한 **안락사(euthanasia)**와는 다르다. 윤리학자들은 인위적으로 삶을 연장하는 테크놀로지의 제거가 아닌, 죽음을 야기하는 환자의 컨디션 악화라고 주장한다.

치료를 시작하고, 보류하거나 중단하는 것과 관련된 숙고에서 환자의 상황과 관련된 무의미한 연명의료가 주된 고려사항이다. **무의미한 연명의료(medical futility)**는 의료효과가 거의 혹은 전혀 없다고 판명났거나 성공할 확률이 매우 낮은 상황일 때 언급된다. '**무의미(futility)**'는 종종 심폐소생술(CPR)에 관한 논의와 관련 있지만, 3차 의료기관이나 지속적인 식물 상태로 테크놀로지에 의존하는 환자를 보호하는 것과도 관련이 된다. 무의미한 연명의료와 관련된 하나의 어려운 점은 개념의 정의가 없다는 것이다. 단지 보건의료인을 안내해주는 대략적인 테두리 정도가 제시되어 있다. 문헌에서 보류나 중단을 결정하는 의사의 일방적인 결정을 정당화시켜주는 양적인 정의와 환자가 받아들일 수 없을 정도의 상황과 같은 가치 담지적인 질적인 정의가 모두 논의되고 있다(Clark, 2007; Day, 2009; Jacobs &

Taylor, 2005; Lo, 2009). 무의미의 양적인 의미는 병태생리학적 근거가 없는 의료행위, 이미 환자에게 실패했거나 치료 목적을 달성하지 못한 의료행위를 포함한다. 객관적 정보와 의료진의 임상 전문지식은 이러한 상황에서 무의미를 정의하는 기초가 된다. 의료윤리학자들은 의료진에게는 양적인 의미에서 무의미한 중재를 제공할 윤리적 의무가 없으며, 만일 환자가 요청했을 경우라도 그러한 무의미한 중재를 제공하지 않을 윤리적 책임이 있다는 데 일반적으로 동의한다(Lo, 2009).

무의미에 대한 질적인 정의는 상황에 따라 달리 해석될 수 있어 혼동을 일으키고 있다. 이로 인해 혼동되는 상황이 포함된다. 예를 들면 성공 가능성이 아주 적은 상황, 가치 있는 치료 목표가 성취되기 어려우며, 환자의 삶의 질이 받아들여질 수 없고, 필요한 자원에 비해 예측되는 이익이 없는 상황이다. 이런 상황에서 환자와 가족이 생각하는 무의미성과 의료진의 판단을 고려해야 한다. 명백한 외부 가이드라인이 없을 때 이러한 덜 명백한 상황은 개인의 신념과 문화적 가치에 의해 형성된 자원과 환자의 이해와 더 숙련된 간호를 요구한다.

각자 개인적인 가치관 때문에, 보건의료제공자, 환자, 환자의 가족들은 아마 이익이나 부담에 대한 관점이 서로 다를 것이다. 명확한 가이드라인이 없어서 의사는 의료 절차를 안내할 때 환자와 그 가족에게 의학적인 상황을 더 집중적으로 설명해야 하고, 환자와 가족에게 가장 좋은 방법을 협의해야 한다. 예를 들면 보건의료제공자는 무의미한 노력이라고 보는 것도, 환자나 그 가족은 5%의 성공가능성만 있어도 기꺼이 치료를 고려하면서 희망을 가지려고 한다. 삶의 질을 고려할 때, 환자와 가족의 관점은 어떤 무의미한 결정에서건 필수적이다. 연명의료가 가

자신에게 질문하기

무엇이 '무의미한 연명의료'로 여겨지는가?

- 무의미의 정의에 대해 어떻게 생각하는가? 어디에서 이러한 정의에 기초한 딜레마나 잠재적인 문제들을 구상할 것인가?
- 무의미할 것으로 여겨지는 시간의 20%를 연장하는 치료를 할 수 있다면 고비용 치료를 고려할 것인가? 만일 이것이 단지 5%에 불과하다면 하겠는가?
- 무의미한 치료가 고비용 치료가 아닌 경우에도 이슈가 되어야 하는가?
- 무의미한 치료에 대한 결정이 아동이나 젊은이나 노인간에 차이가 있을 것이라고 생각하는가?
- 무의미하다고 결정하는 데 영향을 미치는 치료비를 지불하지 못하는 환자를 보면 어떻게 할 것인가?

치가 없는 시기를 결정하는 것은 집단의 관점이 서로 다를 수 있는 또 다른 상황이다. 예를 들어 집에서 인공호흡기를 하고 있는 72세의 사지마비환자가 점점 악화되고 있고, 빈번하게 감염이 된다고 생각해보자. 그녀는 최근에 심각한 호흡기 감염으로 입원했을 때 심폐소생술을 받았다. 그 의료진은 환자의 의료 차트에 지시된 **심폐소생술 금지(DNR, Do Not Resuscitate)**, 즉 피할 수 있는 심폐소생술에 대해 환자 및 그 가족과 논의했다(DNR 오더에 대한 토의는 뒷부분에서 더 볼 수 있다). 비록 그 환자와 대부분의 가족은 동의했지만, 돌봄 제공자인 딸은 하느님이

사례

메이슨씨와 그의 아들

메이슨씨는 78세이며 철근공으로 일했었으나 퇴직한 홀아비이다. 그는 아들이 어렸을 때부터 몇 년간 떨어져 살아왔다. 그는 최근에 말기 암 진단을 받았다. 그는 가까운 미래에 대한 몇 가지 계획을 세울 필요가 있음을 알았다. 그래서 그는 아들에게 연락해서 그에게 대리인 권한을 허락했다. 메이슨씨는 심한 통증을 느꼈다. 그는 다소 혼란스러웠고, 당신은 생명유지를 위한 조치를 하는 것에 대한 그의 바람을 끌어낼 수 없다. 암병동에 입원한 모든 이는 향후 방향에 대해 알리는 것이 병원 정책이므로, 당신은 그의 아들과 이 어려운 주제에 대해 조심스럽게 논의하기 시작한다. 각각 실제 상황에 기초한, 이 상황에서 가능한 다음 3가지 가능성들을 살펴보자.

결과 1. 메이슨의 아들은 심하게 흐느껴 울기 시작했고 "나는 전혀 좋은 아들이 아니었어요. 나는 겨우 19살일 때 집을 나왔고 몇 년간 편지나 전화도 하지 않았어요. 나는 이제 막 아버지에 대해 알아가려 했는데 이런 일이 일어났어요. 난 가능한 한 아버지와 많은 시간을 있고 싶어요. 아버지는 나에게 며칠 전 당신이 죽을 준비가 되었으며 기계에 의존해서 살고 싶지 않다고 했어요. 그러나 이건 나에게 너무 불공평해요. 나는 아버지가 더 살기를 원하고 같이 더 시간을 보내길 원해요. 제발 모든 방법을 써서 아버지를 살게 해주세요. 나는 그와 있을 시간이 필요해요. 아버지에게 용서를 구하고 싶어요."라고 말했다.

결과 2. 메이슨의 아들은 급한 것처럼 보였고 당신이 이야기하는 동안 계속해서 시계를 보고 있었다. 결국 몹시 화가 나 보였던 그는 이렇게 말했다. "보세요, 아버지는 어쨌건 돌아가실 거예요. 그렇죠? 첫째, 나는 바쁜 사람이에요. 그래서 더 빨리 극복할 수 있어요. 둘째, 나는 20분 뒤에 부동산 매매 중개인과 만날 약속이 있어요. 그리고 후에 아버지의 증권 중개인과도 만나야 해요. 나는 아버지 집과 그의 주식들을 팔고 처리해야 해요. 내 아들은 2달 후면 대학에 들어가서 돈이 필요해요. 당신이 보기에 잔인하다고 생각할거라고 생각해요. 하지만 현실적으로 어쨌든 아버지는 곧 돌아가시는데, 아버지가 살아있을 때 열심히 일해서 번 그 돈을 자신의 생명을 연장하는 데 쓰는 것보다 손자의 교육을 위해서 쓰는 것을 더 원하시지 않겠어요? 이건 확실해요. 그냥 아버지를 가시게 해주세요. 그것이 모든 사람을 위한 최선일 거예요."

결과 3. 메이슨의 아들은 빠르게 문제를 이해한 것 같았다. 그는 망설임 없이 말했다. "할 수 있는 한 모든 치료로 우리 아버지를 살려주세요. 그는 내 평생 나에게 폭군이었어요. 난 그가 싫어요. 나는 가능한 한 그가 길게 고통을 느꼈으면 좋겠어요."

생각해보기

무의미한 치료 상황에서 가족의 반응

- *각 시나리오에서의 아들의 말에 대한 당신의 반응은 어떠한가? 당신의 생각과 감정의 반응을 모두 포함시켜 보자.*
- *다른 방법을 추천할 때 어떤 느낌이 들겠는가?*
- *당신은 각 반응에 간호사가 어떻게 대응해야 한다고 생각하는가?*
- *각 시나리오에서 어떤 가치와 딜레마가 눈에 띄는가?*
- *각 시나리오와 관련되는 당신의 개인적 가치와 전문적 가치는 무엇인가?*
- *누가 결정해야 하는가? 당신은 누구의 말을 지지해야 할지 갈등을 느끼는가?*
- *그 아들의 결정에 대한 당신의 반응은 어떨까?*

때가 됐을 때 어머니를 데려가실 거라고 말하면서 모든 노력을 들여서라도 어머니를 살게 하고 싶다고 말했다. 또 다른 상황은 보건의료제공자가 한 환자의 생명을 며칠 더 연장시키기 위해 연명의료를 할 때이다. 그 치료는 불필요한 고통을 야기하지만, 환자에게는 중요한 가족과 헤어지는 시간을 허락해 줄 수 있다.

경제와 무의미한 연명의료

특히 테크놀로지와 관계된 비용은 치료의 무의미성에 대한 토론에서 경제적인 요소로 등장한다. 정의의 원칙에 따르면, 만약 특별한 치료가 이익이 없다고 판단되면 중단되어야 하고, 부족한 자원을 효율적으로 사용하기 위해 다른 환자에게 사용하는 것이 더 낫다. 의료분야에 대한 정치적·경제적 관심이 커져서 의료진과 병원이 무의미한 치료를 더욱 면밀히 검토하도록 촉구하고 있다. 건강보험 지불체계의 강화로 환자가 특정 치료를 예상보다 긴 기간 받게 되면 의사와 병원은 금전적으로 손해를 보게 된다. 이제 사회는 건강보험지불체계를 통해 치료제공의 타당성을 요구하는 방식으로 의사의 과도한 고가의 치료 사용에 대해 제재를 가할 수 있게 되었다(Baily, 2011). 치료의 결과 이익이 적을 때, 의사가 한정된 건강관리 자원인 치료를 사용하지 못하도록 제한하는 것이 윤리적이며 타당하다는 입장을 지지하는 사람이 많다. 이와 같은 논점은 공리주의와 일치한다. 이것은 공공 재화와 서비스 분배에 대한 결정을 할 때 종종 정부기관이 사용하는 관점이다. 경제적인 이슈는 치료를 결정하는 데 영향을 미치지만, 무의미한 치료에 대한 논의는 미묘한 측면이

자신에게 질문하기

경제와 무의미한 연명의료에 관한 결정은 어떤 관계가 있는가?

- 당신은 어떤 상황 하에서 의료진이나 기관이 환자에게 비싼 치료를 사용하는 것을 제한해야 한다고 생각하는가?
- 경제적인 효과가 무의미한 치료에 대한 결정에 어떻게 영향을 미친다고 생각하는가?
- 환자 치료는 이러한 결정들로 어떤 영향을 받는가?
- 이러한 결정의 잠재적인 법적 결과는 무엇인가?

있다. 무의미한 치료에 대한 논의에서 중요한 것은 치료비용 자체가 아니라 치료의 결과 불이익에 비해 이익이 더 많은가를 비교해보는 것이다. 치료에 관한 의사결정이 어떻게 되든, 간호사는 환자와 그 가족과의 의사소통을 통해 질적으로 우수한 치료와 간호에 집중해야 한다.

심폐소생술 금지

심폐소생술(CPR)과 관련된 결정에서 간호사는 연명의료를 시작하거나 유지하는 데 능동적인 역할을 담당한다. 환자에게 CPR을 시작할지 말지 고려하는 것은 전문적, 윤리적, 법적, 그리고 기관의 고려사항을 잘 숙지해야 할 것을 요구한다. 심폐소생의 정당한 결정을 위해 사용된 원칙은 자율성, 자기결정, 악행금지, 인간 존중의 원칙을 포함한다.

CPR은 다음 두 상황에서는 실시되지 말아야 한다. (1) 확실하게 무의미한 행동이 될 상황 (2) 수행자가 확실한 교육을 받지 않은 경우이다. 심폐소생술 금지(DNR)의 법적 정의는 심폐정지 상태에서 CPR을 실시하지 않는 것이다. 앞에서도 설명했듯이 DNR 오더는 환자의 의무기록에 즉시 기록되어야 한다. 지시를 내린 이유와 누가 동의했고 누가 그 논의에 참여했는지, 환자가 동의하는 것에 만족하는지, 누가 권한이 있는 사람인지, 그리고 DNR을 오더한 시간 또한 기록해야 한다(ANA, 2003). 무의미한 연명의료의 상황에서 CPR을 계속 할 것인지 멈출 것인지는 환자와 가족들과 협의하여 환자를 위해 더 이상 필요치 않은 경우에 의료진이 결정한다(Bishop, Brothers, Perry & Ahmad, 2010; Hayes, 2004; Lo, 2009). 일부는 DNR 오더를 내리는 데 간호사 또한 의사와 동일한 자격이 있다고 주장한다. 간호사는 환자와 지속적으로 접촉하고 가까이에 있는 전문가이기 때문이다. 간호사는 인생의 마지막을 돌보고, 환자와 그 가족이 관심을 표현하도록 가장 잘 도울 수 있다. DNR 결정은 환자나 대리인, 환자의 가족, 의료팀간의 열린 의사소통을 필요로 한다. 이 대화에서 CPR의 효험과 바람직한 상황에 대해 솔직하게 논의할 필요가 있고, 잠재적인 해악과 이것으로 인한 환자의 고통을 견주어 볼 필요가 있다. 사람들은 종종 CPR의 유효성을 과대평가하며, CPR이 항상 의학적으로 적합한 것이 아니라는 사실을 이해하지 못한다. 많은 사람들은 미디어로부터 CPR의 개념을 얻는다. Diem, Lantos와 Tulsky(1996)는 TV 드라마에서 CPR로 소생되는 확률이 대부분의 의학 보고서에 나오는 낙관적인 확률보다 훨씬 높다는 흥미로운 연구를 했다. CPR 결정을 하기 위해 환자와 그 가족은 환자의 임상 상태와 예후를 이해할 필요가 있다. 사람들은 CPR이 힘들고 정신적 외상을 일으킬 수 있는 과정이며, 드물게 CPR을 받고 살아나는 환자들도 복합적이고 심각하며 만성적인 건강문제를 갖는다는 것을 거의 모른다(Cadogan, 2010; Feen, 2010).

DNR 오더를 정당화하는 데 환자나 가족의 가치를 어떻게 고려해야 하는지에 대한 이론적 근거는 다양하다(ANA, 2003; Cadogan, 2010; Feen, 2010; Hayes, 2004; Hickman et al., 2009). 의학적으로 CPR 효과가 없는 상황에서 환자의 자율성과 동의는 관련성이 적다. 그러나 삶의 질을 근거로 CPR 여부를 결정할 때, 즉 쇠약이나 고통 같은 해로운 결과의 위험보다 지속되는 삶의 이득이 더 큰지 비교할 때는 환자나 대리인의 가치관을 고려해야 한다. 의사결정능력이 있는 환자는 자신에게 미칠 위험과 이익에 대한 정보를 받은 후에 CPR을 거부하고 DNR을 요구할 권리가 있다. 좋은 의사소통이란 관련 당사자 모두에게 어떤 DNR 결정도 받아들일 것을 확실하게 하는 데 가장 결정적인 요소이다.

DNR 오더는 단지 소생을 위해 적용하는 것이다. CPR이 무의미할 수 있다는 생각은 반드시 다른 연명의료도 무의미하다거나 다른 치료를 사용하면 안된다는 의미는 아니다. 보건의료제공자는 종종 이뿐만 아니라 환자에게 혼란을 일으키는 원인을 구별하지 못한다. 병원은 환자에게 제공할 수 있거나 제공할 수 없는 것에 대한 구체적인 지침을 필요로 한다. 이 의료행위들은 고열이나 심부정맥, 영양이나 기계적 호흡과 CPR 사용같은 생리학적 비정상의 치료를 포함한다. 계획 및 DNR 오더의 한계는 치료 목표가 분명하도록 모든 보건의료제공자와 논의해야 할 필요가 있다. DNR 오더가 있을 때 간호사는 지지와 안위간호에 집중하고 환자와 보호자 간호를 덜하지 않도록 유의해야 한다. DNR 오더는 단지 심폐정지가 올 때 소생을 위한 시도를 하지 않는 것을 의미한다. 심폐정지가 발생하지 않을 것으로 여겨질 때, 환자는 입원을 필요로 하는 문제에서 회복하여 집으로 돌아갈 수 있다.

Scofield는 심폐소생술을 하지 않는 결정이 다음과 같은 질문을 던진다고 하였다. "개인적으로나 집단적으로, 죽음과 DNR 오더에 대한 결정을 우리의 도덕적인 세계관의 합법적인 가치 안에서 통합시키는 의견일치에 어떻게 도달하는가? 우리가 원하는 삶의 유형을 결정하는 것에 우리가 직면할 죽음의 유형을 결정하는 것이 포함된다."(1995, p.184). 그는 예전에는 운명으로 간주되던 죽음이 오늘날에는 선택의 문제라고 하였다. 오늘날에도 여전히 유의미한데, DNR 결정이 이러한 딜레마를 직면하기 때문이다.

사례

잘못 행해진 심폐소생술

제이콥은 10년 전부터 만성 폐질환을 앓고 있는 32세 환자이다. 그는 인생에서 제한되는 것들이 있지만, 평범한 직업을 유지하고 있고, 교회를 열심히 다닌다. 그는 최근 심각한 호흡기 감염으로 입원한 적이 있다. 비록 그의 상태는 그렇게 심각하게 보이지는 않았지만, 그의 차트에는 DNR 오더가 있었다. 그리고 의사가 아닌 창조주에 대한 확고한 종교적 신념이 있다고 적혀있었는데 이것은 그가 죽어야 할 때를 결정하기 위한 것이었다. 직원 부족으로, 다른 병동에서 일하는 간호사인 리샨다가 제이콥의 병동으로 옮겨왔다. 비록 그녀는 다른 병동에서 왔지만 현재 다른 직원들이 점심식사를 하는 동안 전체 병동을 맡아주고 있다. 그녀가 제이콥의 룸메이트로부터 연락을 받고 갔을 때, 그녀는 제이콥이 숨도 쉬지 않고 맥박도 뛰지 않는 것을 알았다. 그녀는 젊은 나이의 환자라 다른 문제가 없을 것으로 생각해서, 즉시 CPR을 시작했다. 제이콥은 심각한 후유증 없이 살아났음에도 이것은 창조자의 계획에 간섭한 것이라고 말하면서 매우 화를 냈다.

생각해보기

심폐소생에 대한 결정

- *당신은 제이콥의 DNR 오더에 대한 요청에 대해 어떻게 생각하는가? 그의 선택은 어떤 윤리적 원칙에 의한 것인가?*
- *당신은 이 상황에서 리샨다의 반응에 대해 어떻게 생각하는가? 그녀가 이 상황에서 알맞게 행동했다고 생각하는가?*
- *당신이 이러한 비슷한 상황에 있다면 어떻게 행동하겠는가? 어떤 원칙에 따라 행동하겠는가?*
- *이 상황에서 잠재적인 법적 영향에 대해 설명해보자.*
- *어떤 법 조항이 리샨다에게 가이드가 되어줄까? 그 법 조항이 그녀의 행동을 지지해 줄 것인가?*

DNR 오더와 관련된 간호학적 고려사항

DNR 오더 작성은 일반적으로 의사의 영역으로 고려되지만, 간호사는 각 오더의 한계를 알아야 할 필요가 있다. 미국의 몇몇 주에서는 특별히 심각한 상태의 환자(혹은 병원에서 장기간 치료를 받고 있다고 차트에 쓰여 있는 사람)가 자신이 원하는 인생의 마지막을 작성하는 양식을 받아서 그것을 집의 눈에 잘 띄는 곳에 붙여둔다. 이 양식은 자신이 원하는 죽음(DNR 포함)을 구체화하며, 응급구조요원이나 병원으로 이송하는 사람들이 즉시 활용할 수 있다. 이러한 양식 사본은 http://wvethics.org/POST-Forms에서 구할 수 있다.

이외에 휴대할 수 있는 DNR 오더 양식은 카드나 팔찌, 목걸이로 되어있다. 간호사는 어떤 환자가 DNR 오더를 소지하고 있는지 알아야 하고, 이러한 오더는 환자의 차트에 분명하게 기록될 필요가 있으며, 이러한 환자의 상태 변화는 정기적으로 검토되어야 한다. 간호사는 종종 환자와 의료진을 이어주는 다리 역할을 한다. 만약 환자나 적당한 대리인이 간호사에게 심폐소생술 금지를 요구하는데 차트에는 아무런 지시가 없다면, 간호사는 환자의 차트에 그 사실을 기록해야 하고, 이것을 즉시 의료진에게 알려야 한다. 그 간호사는 환자나 대리인의 요구를 검토하여, 환자와 의료진간에 논의가 이루어지도록 한다. 오더는 어떤 중재가 보류되어야 하고, 보류된 상황에 대해 어떤 점이 고려되어야 하는지 구체화해야 한다. 환자 치료와 관련된 모든 사람들은 순서에 관해 알 필요가 있다. 태도는 다른 이의 접근방식에 영향을 미치기 때문에, 간호사는 자신의 태도를 일반적이고 특별한 환자의 상황에서 중재를 보류하는 의사결정을 하는 것에 반영해볼 필요가 있다.

인공영양과 수액공급

영양을 유지하는 것은 자연적인 생명유지와 간호 역할의 일반적인 부분이다. 어떤 사람이 씹거나 삼키는 데 어려움이 있거나 충분한 기능을 하지 못하는 경우, 인공적인 영양과 수액공급의 결정 같은 영양과 관련된 어려움이 있다. 섭식 문제인지, 의료 치료의 문제인지, 평범한 것인지 혹은 보기 드문 것인지 분류하는 것과 관련하여 윤리적인 딜레마가 등장한다. 미국간호협회의 영양과 수액공급의 포기에 관한 정책은 음식과 수액이 환자에게 이익이 될지 해로울지 결정하는 것의 중요성을 강조한다. 인공적으로 제공되는 영양과 수액공급은 윤리적으로 정당화되지 않을 수 있다는 것이다.

인공 영양을 공급하는 것은 지속적인 식물 상태나 죽음의 마지막 단계에 있는 사람의 상황에서 딜레마일 수 있다. 우리는 음식을 공급하지 않는 것은 결과적으로 죽음으로 이끈다는 것을 알며, 이것은 대부분의 경우 윤리적인 행동으로 고려되지 않는다. 그러나 환자에게 이익이 되지 않거나 환자가 원하지 않을 때 생명유지를 위한 의료행위를 중지하는 것이 적절한지는 고려되어야 한다. 의학적 치료를 보류하는 결정보다 인공영양공급을 중단하는 결정이 약간 더 복잡하다.

이러한 결정과 마찬가지로, 간호사는 환자나 보호자가 원하는 바를 심사숙고해야 한다. 삶의 질은 중요한 요소이고, 중재가 환자의 완화보다 고통을 더욱 야기하는 경우, 악행금지의 원칙은 의료행위를 수행하지 않거나 치료를 중단하는 것으로 바꿀 수 있다. 인공영양은 결과를 향상시키지 않고 특히 치매나 복합적인 질병에 걸릴 상당한 위험이 따를 수 있다는 증거가 있다(ANA, 2011; Geppert, Andrews, & Druyan, 2010; Williams, 2006). 더구나 수액공급을 사용하거나 중단하는 것이 죽을 때의 불편을 완화시킨다고 제시하는 증거는 거의 없다(ANA, 2011). 보건의료제공자는 환자와 그 가족이 인공영양과 수액공급의 이익과 부담을 이해하는지 확인할 필요가 있고, 그렇게 해야 그들이 결정을 할 수 있다. 한번 인공적인 조치가 시행되면, 중단할지를 결정하는 것은 심리적으로 더 어렵다. 우리는 어떤 테크놀로지적인 의료중재를 행하는 것이 삶을 연장시키는지 죽음을 연장시키는지를 고려해야 한다. 자기결정권이 있는 환자가 음식이나 수액공급을 거부할 때, 거절을 존중해주는 간호사가 인격을 존중하는 간호사이다. 편안함을 제공하고 환자의 존엄성 증진에 대한 관심과 함께 높은 질의 치료를 제공하는 간호의 역할은 인공영양이나 수액공급의 중지를 결정지을 때 특히 중요하다. 간호사는 환자의 가족과 다른 돌봄 제공자들이 죽어가는 사람은 식욕이 감소한다는 것을 이해하도록 도울 필요가 있다. 얼음 조각을 제공하거나 구강을 촉촉하게 유지하기 위한 구강간호를 제공하는 것과 같은 조치를 제공하기 위해 가족을 개입시키는 것이 도움이 된다.

테크놀로지 관련 법적 이슈

9장에서 언급했듯이, 어떤 사람은 윤리적 결정으로 간주하는 것이 법으로는 옹호되지 않는 경우가 있다. 테크놀로지의 영역에서, 법원은 관련된 당사자들 간에 불일치가 있을 때 생명을 지속시키는 치료를 보류하거나 중단하는 것과 관련된 결정에 개입한다. 이러한 치료와 관련된 개인 소망의 명백한 근거를 구성하는 것이 무엇이며, 무엇이 표준 수행에서 고려되는지와 같은 이슈들에 관한 법적 선례는 그 과정에서 만들어졌다. 이러한 2가지 케이스의 예시는 다음과 같다. 가족, 보건의료제공자, 병원, 법적 체계가 직면하는 딜레마를 볼 때, 사전의료의향서의 중요성은 분명해진다. **사전의료의향서(advanced directives)**는 누군가가 의료행위와 관련된 바람이나 의사결정능력을 잃는 경우에 이러한 결정의 대리 역할을 할 사람을 지정하는 것을 뜻한다. 이러한 지침들은 12장에서 논의하게 될 것이다.

윤리적 구성요소가 포함된 테크놀로지나 치료의 다른 측면들과 관련되어 나타나는 이슈들은 간호사에게 병원윤리위원회와 윤리적 논의를 하기에 적절하다. 윤리위원회는 일반적으로 간호사, 의사, 사회복지사, 종교인 등 다양한 분야의 대표들로 구성된다. 윤리위원회의 역할은 개입된 모든 사람(환자, 가족, 주 의료제공자, 이 상황에 개입된 다른 주요한 사람들)으로부터 이슈에 대한 정보를 모으는 것, 필요한 경우 환자 치료에 대한 회의를 주선하는 것, 환자와 의료팀의 문제와 의사소통을 해결하는 것과 관련된 권고사항을 개발하는 것, 문제 해결에 필요한 관련된 사람들과 작업하는 것, 그리고 문제의 결과에 따르는 것이다.

윤리위원회에 대한 정보를 복습하기를 권장한다. 이것은 http://www.wvnec.org/Ethics-Committee-Tools에서 참고할 수 있다.

사례

카렌 퀸란(Karen Quinlan)

1975년에 일어난 21살 여성의 이야기인 카렌 퀸란 사건(Devettere, 1995; Pence, 1995)은 잘 알려져있다. 그녀는 동네 술집에서 술을 마신 후에 집에서 홀로 심폐정지로 고통스러워하는 상태로 발견되었다. 구급대원이 CPR을 시행한 후에 그녀는 인공호흡기를 단 채로 병원에 입원했다. 며칠간 그녀는 호흡과 영양을 위한 튜브 보조로 연명하며 더 큰 병원으로 전원됐다. 몇 달 후 그녀는 체중이 줄어들었고, 경축되고, 의식을 다시 찾을 것이라는 희망이 없었다. 심사숙고한 후 그녀의 가족들은 인공호흡기 제거를 요청했다. 하지만 병원은 그녀의 아버지가 보호자로 지명되지 않는 한 그 요청을 받아들일 수 없다고 했다. 아버지가 법원에 그를 예외적인 치료중단을 결정할 자율성을 가지는 보호자로 지정해주기를 요청했을 때, 법원은 그를 딸의 재산 보호자로 지정했지만 그녀의 보호자로는 지정하지 않았다. 그리고 카렌을 대변하는 후견인을 지정했다. 그 후견인은 카렌의 생명을 보존하는 책임을 느끼고, 호흡기 제거를 반대했다. 의사의 변호사는 살아있는 사람의 인공호흡기를 제거하는 것이 표준 의료 절차가 아니라고 주장했고, 판사는 이러한 관점에서 편을 들었다. 가족들이 뉴저지대법원의 판결을 호소했을 때, 지방법원의 결정이 기각되었고 아버지가 그녀의 보호자로 지명되었다. 결국 아버지의 요구에 의해 인공호흡기가 제거되었는데, 놀랍게도 그녀는 기계 없이 호흡이 가능했다. 그녀는 요양원에 옮겨져 10년간 심한 경축과 함께 무의식인 상태로 사망했다.

사례

낸시 크루잔(Nancy Cruzan)

또 다른 잘 알려진 사건인 낸시 크루잔 사건(Angell, 1990; Annas, 1990; Pence, 1995)은 1983년 차가 전복되어 도랑에 빠진 사고 후 의식이 없고 호흡도 하지 않는 채로 발견되었다. 응급대원은 그녀의 호흡을 회복시켰지만 의식을 되찾지 못했다. 1년간 인공영양을 위한 위루관을 사용하였고, 그녀가 지속적인 식물인간 상태에 있다고 판단했다. 그녀의 보호자인 부모는 인공영양을 중단할 것을 요청했다. 하지만 의료진과 병원은 거절했다. 법원에 이 사건이 회부되었을 때, 그녀가 식물인간 상태로 살고 싶지 않다고 했다는 룸메이트의 증언이 인공영양 중단을 지지하는 증거가 되었다. 판사는 영양공급을 중단시키는 것으로 판결을 내렸지만 이 결정은 후견인에 의해 미주리주 대법원에 항소되었다. 하지만 미주리대법원은 그것이 낸시가 원하는 것이라는 명백하고 설득력 있는 증거가 없다고 주장했다. 그녀는 고통스럽거나 말기는 아니었다. 그리고 얼마나 최소한의 삶을 살게 되는지와 관계없이 생명을 보호하는 데 관심을 가지는 미주리주에 반(反)하는 행동을 할 이유가 없었다. 미국 대법원은 명확하고 설득력 있는 증거의 부족으로 인공영양을 중단할 수 없다는 결정을 지지했다. 그녀의 사고 후 거의 8년 후인 1990년, 낸시의 부모는 그녀가 식물인간 상태로 살고 싶지 않다고 말했었던 낸시의 3명의 친구들을 증인으로 다시 지방법원에 항소했다. 그때 의사는 더 이상 의학적으로 인공영양의 이익이 없다고 동의했고, 판사도 이제 명확하고 설득력이 있다고 동의하였으며, 인공영양을 종료하는 것이 낸시에게 최선의 이익이라고 판결하였다.

생각해보기

언제 법원이 개입하는가?

- *이 2가지 사건을 숙고해보자(12장의 테리 시아보[Terri Shiavo]도 함께). 당신은 어떤 입장을 지지하는가? 가족들의 입장인가? 아니면 후견인의 입장인가?*
- *어떤 법원 판결이 더 근거가 확실하다고 생각하는가? 당신의 입장을 이야기해보자.*
- *이들 상황에 포함된 윤리적인 딜레마와 원칙이 무엇인지 설명해보자.*
- *당신의 가족 중 한 명이 이와 비슷한 상황에 놓인다면, 당신은 어떻게 반응할 것인가? 다른 가족은 이러한 입장에 동의할 것이라고 생각하는가, 반대할 것이라고 생각하는가?*
- *당신이 카렌이나 낸시의 간호사라고 생각해보자. 그녀의 치료를 논의하는 결정에 참여하고 있는 다양한 사람들에게 당신은 어떻게 반응할 것인가?*
- *당신은 테크놀로지 사용과 관련한 결정에서 법적 체계의 역할에 대해 어떻게 생각하는가?*

완화의료

죽어가는 이에게 간호사가 지켜야 할 2가지 주요한 의무는, 그를 편안하게 해주는 것과 함께 있어주는 것이다(Rushton, Spencer, & Johanson, 2004). 연명의료를 하는 동안 더 이상 환자의 기대나 이익이 없을 때, 치료의 초점은 완화가 된다. 이것은 환자를 편안하게 하고 지지해주는 것을 의미한다. **완화의료(palliative care)**는 포괄적이고, 여러 학문 분야가 관련된 전인적 케어다. 우선적으로 환자와 그 가족을 편안하게 하고 지지해주는 것에 초점을 둔다(ANA, 2010; Arraf, Cox & Oberle, 2004; Rushton et al.,2004). 완화의료는 통증이나 다른 증상의 세심한 관리, 환자와 그 가족의 삶의 질이 최대한 좋아지도록 환자가 원하는 대로 계획을 세우는 것, 영적 · 심리적 간호를 통한 환자와 가족의 최고의 삶의 질에 초점을 둔다. 완화의료는 가정, 호스피스, 전문 간호시설 혹은 병원에서 조정 및 지속적인 서비스를 제공하고, 사별했을 때도 지지해주는 것이다. 완화의료팀의 구성원은 간호사, 의사, 영적으로 지지해줄 사람, 약사, 사회복지사, 정신건강서비스, 통증관리사를 포함한다.

완화의료의 중추는 환자와 가족의 존엄성과 자존감을 지지하는 좋은 간호를 지속하는 것이다. 환자와 그 가족에게 치료를 제공하는 것 이외에도 간호사는 종종 완화의료팀을 조정한다. 다른 치료를 중단해야 할 때 가족이 그것에 동의하지 않으면 완화의료에 초점을 맞추고, 관련된 당사자들 간의 의사소통을 가능하게 하는 효과적인 소통능력이 중요하다. 환자의 가족은 환자의 상태나 다양한 치료의 기대되는 결과를 볼 시간이 필요하다. 간호사는 필요한 시간과 횟수만큼 충분히 설명해주고, 치료를 결정하는 것을 도와주어야 한다. 완화의료 협의는 여러 형태를 가질 수 있다. 완화의료 간호사에 의해 설명된 완화의료 회의 방법은 다음과 같다(Robin Shirley, personal communication, January 18, 2001).

완화의료 회의

- 환자에 대한 전체적인 관점에서, 현재의 건강상태, 예후, 중요한 관계들, 거주상태, 가족 역동성, 결정 능력, 사전의료의향서나 대리인, 영적 지지를 포함한다.
- 환자가 결정할 능력이 없고 대리인도 없다면 지정할 대리인을 찾는다.
- 회의에 앞서, 만나는 목적이 환자와 가족에게 질적인 호스피스 간호를 제공하는 가장 좋은 방법을 결정짓는 것임을 대리인에게 알려주고, 회의에 참여할 영적으로 지지해주는 사람을 포함한 모든 중요한 사람의 필요성을 강조한다. 이 회의는

대부분의 사람이 참석 가능한 시간으로 정한다. 전담간호사, 의사, 다른 관련된 보건의료 팀원들이 회의에 참석한다.

- 회의가 시작되면, 완화의료 간호사는 모두가 말하고 질문할 기회를 가질 수 있도록 수행될 과정을 설명하고, 무엇이 환자에게 최선인지에 대한 합의에 도달한다.
- 모든 사람이 참석하여, 환자와 자신의 역할이나 관계를 소개하는 것으로 회의가 시작된다. 이 상황에서 격한 감정이 발생할 수 있는데, 이러한 장애를 예방하기 위해 환자가 삶에서 즐겼던 것을 한 사람에 하나씩 질문한다. 이 과정은 또한 의사와 다른 보건의료제공자들이 환자를 개인적으로 가치 있고 의미 있는 사람으로 볼 수 있게 해주는 단계가 된다. 다음으로, 의사는 환자의 현재 상태와 예후를 가족들에게 질문하도록 한다. 전담간호사는 그후에 환자가 매일 받은 치료와 상호작용에 대해 질문을 받고, 어떤 질문에도 대답해야 한다. 이 과정을 거친 가족들은 종종 그들의 사랑하는 사람이 즐거웠던 때로 돌아오지 않을 것임을 알 수 있다. 이것은 수용의 시작이고, 이 시기는 정말 환자를 위한 최선의 선택이 무엇인지 심사숙고하게 한다.
- 모든 사람들은 차례로 그들이 아는 것이나 호스피스 간호와 관련하여 환자의 소망이 된다고 믿는 것을 질문한다. 이것은 환자의 가치관과 가족구성원들이 가장 관심을 두는 것을 포함한다. 이 과정은 종종 눈물과 추억을 자극한다. 영적 지지를 해주는 사람은 환자의 영적 가치와 생각, 혹은 이러한 참여를 지지하기 위해 필요한 중재에 대한 발언을 할 수도 있다.
- 이 과정 동안, 완화의료 간호사는 이 그룹이 행할 것으로 여겨지는 일반적인 합의가 무엇인지 주기적으로 다시 말한다. 이것은 합의를 위하여 무엇이 명확하게 언급되었는지, 그리고 무엇이 걱정과 논란을 가져왔는지를 알게 해준다. 이 회의는 일반적으로 환자를 위한 최선과, 가족과 보건의료제공자들이 느끼기에 가장 알맞은 편안한 수단과 관련된 의견일치로 결론이 난다(몇몇 상황에서는, 합의에 도달할 때까지 여러 번의 회의가 필요할 수 있다).
- 모든 관련된 사람들은 그들이 편한 범위 내에서 빈번하게 환자의 침대 곁에 둘러서서 기도하거나 회고하기 위해 만난다. 가족들은 보통 개방적인 방문을 하고, 환자 간호에 원하는 만큼 참여한다.
- 과정, 참가자, 내용, 결과의 문서화는 환자 기록에 포함되고, 지속적인 관찰(follow-up)을 한다.

다른 테크놀로지에서 잠재적인 딜레마의 예

연명의료 이외에도 테크놀로지의 발전은 다른 분야뿐만 아니라 간호와 보건 의료인에게 영향을 미친다. 몇 가지 테크놀로지의 예시들을 아래에 간단히 소개한다. 이러한 테크놀로지로 치료를 받는 환자와 일하는 간호사는 이러한 치료의 이점뿐 아니라 사용과 관련된 잠재적인 윤리적 문제를 알 필요가 있다. 여기에서의 의도는 이러한 테크놀로지와 관련될 수 있는 몇 가지 문제와 딜레마를 알리는 것이다. 이 분야를 더 탐구하고, 각 테크놀로지에 관련된 개인의 가치관을 반영할 것을 권장한다.

생식 테크놀로지

아이를 낳지 못하는 것이 부부에게는 매우 비참할 수 있기 때문에, 이 과정을 용이하게 해줄 수 있는 테크놀로지는 삶을 긍정적이게 하는 선물로 볼 수 있다. 이러한 테크놀로지들은 난자나 정자 기증에 의한 인공수정, 시험관 아기, 대리모 체외수정을 포함한다. 과학자들은 사람들에게 이익이 되는 테크놀로지를 개발하고 전문화하는 반면, 윤리학자들은 도덕적 의미와 관련된 의문을 제기했다. 몇 가지 질문들은 가족과 부모됨의 사회적 개념이 변화될 가능성에 초점을 둔다. 예를 들면 대리모의 경우, 남편의 정자와 결합하는 난자를 제공한 여성이 아이의 어머니인가? 아니면 아이를 낳아주기 위해 신체를 제공한 여자가 어머니인가? 고민할 문제는 이러한 테크놀로지의 사용이 상품을 생산하는 것으로 출산을 격하시키는지의 여부이다. 냉동 수정란의 양육권을 누가 가지는지, 수정란은 어떤 권리를 갖는지의 여부와 관련된 윤리적 문제들도 제기된다. 이러한 테크놀로지의 사용으로 여성이 자유로워지는 게 아니라 오히려 착취당할 우려도 고려되고 있다. 이러한 중재는 비용이 많이 들기 때문에, 그들을 위해 누가 돈을 지불해야 하는가, 또 누구를 위해 사용가능하게 만들어야 하는가에 대한 질문도 야기한다. 예를 들면, 인종과 민족의 불균형이 이러한 테크놀로지의 사용과 관련된다. 이러한 테크놀로지와 관련된 윤리적인 고려사항들은 누가 아이를 가져야 하는지 혹은 가지지 말아야 하는지, 그리고 어떤 종류의 아이가 태어나야 하는지에 대한 사회적 태도에 주목하는 것도 포함한다.

유전학적 진단검사와 유전공학

분자생물학의 발전, 새로운 생식기술, 인간게놈프로젝트는 유전학적 연구를 획기적으로 발전시켰다. 이 연구는 유전적 질병 치료를 가능하게 하는 유전적 개입의 사용에 관한 지식을 발전시켰다. 그러나 이러한 중재 가능성은 법적 · 사회적 정의에 대한 질문뿐만 아니라 윤리적 질문도 제기하였다(ANA, 2006; Anderson & Rorty, 2001; International Council of Nurses[ICN], 2009a, 2009b). 보통 **유전학적 진단검사(genetic diagnosis)**를 해 온 시험관 아기는 이식 전 유전적 결함 확인이나 성별 결정을 위해 수정란 생체검사 과정이 있었다. 현재에는 이러한 진단은 심각한 유전장애가 있는 아이를 가질 위험이 있는 부부에게 유전적 결함이 없는 수정체를 이식할 목적으로 한다. **유전공학(genetic engineering)**은 질병에 강한 과일과 야채를 개발하는 것, 혹은 아기가 건강하게 될 수 있도록 배아를 유전적으로 바꾸는 것처럼, 생물을 유전적으로 다양한 목적을 가지고 바꾸는 능력이다. **유전자 검사(genetic screening)**를 통해 아기가 걸릴 확실한 질병을 결정하는 것이 가능하다. 또한 부부가 유전적인 장애가 있는 신생아를 낳을 가능성을 검사하는 것 또한 가능하다. 이러한 테크놀로지의 사용 가능성의 의미는 수정체의 유전적 결함을 고치는 것, 매우 심각한 유전적 질병을 제거하는 것, 그리고 영양분이 많은 식품을 만들어 낼 수 있는 가능성을 포함한다. 하지만 우리는 이러한 중재를 사용한 치료, 그리고 건강을 유지하거나 복원하는 데 필요한 것을 넘어 인간의 성격을 수정하는 데 사용될 수 있다는 가능성을 숙고해야 한다. 인간의 특성을 향상시키기 위한 테크놀로지의 사용 가능성은 중요한 사회적 의미를 내포한다. 예를 들면 이러한 중재는 자녀의 생물학적 특성과 성격적 특성을 포함한 유전적인 내력을 넘어서는 조작이 가능하다. 곧, '바람직하지 못한' 특성은 버리고 '좋은 출생'을 의미하는 **우생학(engenics)**의 형태인 '바람직한' 것들로 향상시킨다. 우생학은 20세기에 지지자들이 바람직하지 않다고 생각하는 특성을 도태시키는 반면에 사회를 위해 바람직하다고 느끼는 특성을 증진시키려는 시도로 나타났다. 미국과 몇 개 국가에서 우생학은 많은 사람들, 특히 가난한 사람, 수감자, 정신병 환자 같은 많은 사람들에게 강제적으로 불임법을 적용하여, '사회적으로 열등한' 것으로 간주된 사람들의 출산을 억제하기 위한 노력을 하게 만들었다. 간호사가 주의해야 할 또 다른 것은 이러한 테크놀로지가, 비정상 혹은 바람직하지 못한 것으로 간주되는 인간 특성에 대하여 어떤 것이 정상인지에 대한 왜곡되었거나 해로운 관점 하에서 시행되는 것을 야기할 수 있는 가능성이다. 개인과 사회는 이러한 가치와 기준을 도입하려는 경향이 있기 때문에, 이것은 여러 문화권에서 진지하게 시행될 수 있다.

이런 테크놀로지와 관련된 문제는 잠재적인 이익, 특히 한 분야에서 사람의 가치나 권리에 관한 느슨한 기준이 다른 상황에서 남용 또는 악용될 수 있는 것만큼 다양하다. 윤리학자들은 종종 '미끄러운 경사면(slippery slope)'의 측면에서 말한다. 예를 들어, 인간생명의 가치를 지지하는 느슨한 기준에 기초한 결정이 윤리 지표로서 하위 기준의 수용을 쉽게 만든다. 예를 들면, 유전공학이 인간에게 해로운 유기체를 생산할 수도 있다는 걱정, 또 다른 것은 고용주나 보험회사가 유전자 검사로부터 정보를 얻어서 이것을 악용할 수도 있다는 걱정이다. 유전자 검사와 진단이 아이를 갖기 위해 어떤 특성을 가진 사람의 임신을 금하고, 유전 장애 아동의 어머니가 보험을 드는 것을 거부하고, 사회 권력에 의해 바람직하지 않다고 간주되는 특정 유전자를 가진 아이의 출생을 금지하는 것과 같이 남용될 수도 있지 않을까? 이러한 분야는 누가 그 과정의 대가를 지불해야 하는지, 누가 그것들의 사용을 위한 가이드라인을 결정해야 하는지, 누구를 위해 사용가능하게 만들었는지와 같은 다른 폭넓은 사회적 의미들을 포함한다.

논란이 많은 테크놀로지

인간의 건강에 대한 잠재적인 이익을 내세워, 몇몇 생물학자들은 심지어 연구 단계에 있을 때도 심각한 윤리적 문제를 일으키고 있다. 복제와 줄기세포 연구는 윤리와 공공 포럼에서 많은 논의를 낳는 테크놀로지의 예다. 여기에서는 이와 같은 테크놀로지와 관련된 윤리적 문제점을 간단히 살펴본다. 그리고 독자는 과학적 · 윤리적 토론을 고려하여 이 테크놀로지들을 통한 미래의 연구를 더 깊이 이해하도록 동기부여를 받을 것이다.

복제(cloning)는 세포 또는 유기체 전체를 창조하는 과정이다. 복제의 종류로는 분자복제, 세포복제, 유기체 전체의 복제가 있다. 포유류 복제 테크놀로지는 쌍둥이 배아와 체세포 핵이식을 포함한다. 체세포 핵이식을 사용하여 인류를 창조하는 것에 대한 전망이 가장 큰 윤리적 반향을 일으키고 있다(ANA, 2007).

복제는 사람의 건강에 유용하기도 하고 해롭기도 하고, 이익이 되기도 하고 불이익이 되기도 한다는 점에서 고려되는 것이 국가적 · 국제적 논의의 이슈이다. 간호단체 및 기타 건강과 인권을 증진하는 단체들의 전반적인 입장은, 인간복제는 윤리적으로 용납할 수 없으며 개인의 독특한 유전적 정체성, 인간의 존엄성과 온전성을 위반한다는 것이다(ANA 2007, Anderson & Rorty, 2001). 국제간호단체의 입장은, 인간복제와 관련된 활발한 국가적 · 국제적 분석, 모니터링과 윤리적 · 사회적 · 법적 · 과학적 · 건강관련 논쟁이 필요하며, 또한 이러한 이슈들을 조사하는 정책위원회에 간호사들이 의무적으로 포함되어야 한다는 것이다. 간호직 지위는 인간복제의 가치의 핵심에 대한 학자의 조사와, 인간 건강을 위한 다양한 복제 기술의 가능한 장점에 대한 윤리적 분석을 포함한다.

줄기세포(stem cell)를 둘러싼 윤리적 문제는 줄기세포의 기원에 따라서 다양하다. 연구에 이용되는 인간줄기세포는 어떻게 얻어지는지에 따라 성체줄기세포(adult stem cell), 배아줄기세포(embryonic stem cell), 생식줄기세포(germline stem cell)로 나뉜다(TechNyou, 2012). 성체줄기세포(ASC)는 새로운 세포가 재생되어 늙은 세포를 대체할 수 있는, 성체에서 발견된 세포다. 혈구와 간세포가 그 예이다. 골수이식은 치료에서 ASC가 사용된 예시다. 출생 후 제대혈로부터 가져온 줄기세포는 ASC와 비슷한 특성들이 있으며, 몇몇 백혈병 치료에도 사용된다. 배아줄기세포(ESC)는 초기 배아의 내부 세포덩어리에서 수집되며, 이때 배아는 파괴된다. 이 세포들은 불특정적(혹은 유도 가능성)인데, 즉 이것은 태반을 제외한 신체부위에서 모든 유형의 세포를 발달시키는 능력이 있다는 뜻이다. 그들은 또한 실험실에서 무기한으로 갱신될 수 있다. 생식줄기세포는 정자 또는 난자가 될 수 있는 미숙한 세포다. 줄기세포 연구의 목적은 고통을 겪는 사람을 돕는 것이며, 이것은 윤리적인 이점이다. 줄기세포 연구가 기여하는 발전된 중재의 가능한 이점으로는, 파킨슨병 치료, 소멸된 다양한 조직들의 재생, 이식에 사용할 수 있도록 ESC가 온전한 장기로 발달하는 것이 있다.

줄기세포를 둘러싼 주된 논란은 ESC 사용에 초점이 맞춰진다. 이 세포를 얻는 과정에 배아파괴가 포함되기 때문이다. 줄기세포 연구에는 2가지 난점이 있다(Guenin, 2008; Sandel, 2004). 첫째로, 인간의 배아 파괴가 살인으로 여겨지는 것이다. 둘째, 인간 배아의 연구가 그 자체로 잘못된 것이 아니라고 주장할 수도 있지만, 부산물을 사용하기 위해 태아를 이용하는 상품화로 인간의 생명에 대한 '미끄러운 경사'의 오류에 빠지게 된다. 인간의 생명이 언제 시작하는지, 그리고 초기 태아가 도덕적 지위에서 인간으로서 여겨지는지에 대한 견해들은 ESC 연구와 연관된 윤리적인 숙고의 중심에 있다. 태아의 인간성이 수정 시점에서부터 주어진다고 생각하는 사람들은 배아 파괴 역시 살인으로 본다. 그래서 ESC를 사용한 줄기세포 연구는 도덕적으로 절대 허용되지 않는다. 태아가 체외생존이 가능해야 인격이 부여된다는 관점을 가진 사람들은 초기 배아조직을 사용하는 것이 연구에 허용된다고 볼 수도 있다. 위와 같은 주장, 즉, 정서와 삶의 역사와 기억이 인간성의 필수 사항이라고 하는 사람들은 초기 태아는 인간성을 소유하고 있지 않으며, 그리하여 만약 초기 태아 세포조직을 사용하는 것이 인간의 삶과 건강에 잠정적으로라도 이익이 된다면, 초기 태아 세포조직을 ESC 연구에 사용하는 것은 도덕적으로 받아들일 수 있다는 것이다.

줄기세포와 연관된 다른 윤리적 문제들은 기부자로부터의 사전 동의를 얻어야 하는 점, 태아줄기세포와 복제테크놀로지의 잠재적 융합, '태아 농장' 등장 위험성, 세포로부터 파생되는 생물학적 물질의 소유권 등이 있다. 줄기세포연구의 결과는 유전과 삶의 순환을 바꿀 수 있는 잠재성이 있기 때문에, 삶의 연장에 대한 사회적 · 환경적 결과가 따를 것이며, 인간의 정의에 대한 이해 역시 바뀔 것이다(Lauritzen, 2005; TechNyou, 2012).

장기와 조직의 조달과 이식

장기이식은 과거에 생각했던 것과 달리 더 이상 특수하거나 예외적인 치료방법이 아니다. 기술이 발달하면서, 이식 가능성은 신체기관의 고통을 겪는 사람에게 점점 희망이 되고 있다. 하지만 장기 요구량은 많고 장기 수는 한정되어 있기 때문에, 장기분배가 딜레마이다. 장기이식을 받는 사람은 받을 장기가 자신에게 적합한지에 대한 의문도 제기한다. 장기이식은 잠재적인 장기이식 수혜자의 생존 가능성에 대한 기대 또는 그 비용을 지불할 수 있는 능력, 권력과 지위 혹은 이러한 것들의 조합이나 다른 요소들에 의해 결정되어야 하는 것인가? 장기이식은 사후기증, 생체기증, 동물, 인공 신체 등과 관련되며, 연관된 딜레마도 다양하다. 이 논의는 인간 기증자에 초점을 맞춘다.

사후기증은 영양공급이 잘 된 기관이 요구되기 때문에, 장기적출은 죽음과 동시에 이루어져야 한다. 따라서 언제 죽을지를 결정하는 기준을 정하는 것은 매우 중요한 일이다. 다시는 재생 불가능한 심폐의 기능 중지는 이런 기준을 정하는 데 중요한 방법 중 하나이다. 그러나 심폐소생술 시도만으로는 다시 재생이 될지의 여부를 알 수 없다. 심폐소생술이 시작되면 이식될 장기는 충격을 받을 것이며, CPR에 대한 고찰과 함께 장기 기증자에 대한 개인의 소망을 어떻게 다룰 것인가라는 이슈를 제기한다. 언제 그리고 어떻게 철두철미하게 심폐소생술을 시행할 것인지에 대한 의문은 장기기증에서 중요한 이슈가 되고 있다. 만일 생명보조기구에 의해 생명이 유지되고 있다면 뇌사는 장기기증의 시점을 파악하는 데 기준이 된다. 일부는 뇌의 모든 기능이 멈춰야 뇌사로 인정하는 현재의 기준은 필요 이상으로 엄격하며, 고차원적인 뇌 기능 정지가 회복 불가능한 것만으로도 뇌사 기준으로 충분하다고 제안한다. 뇌사 기준의 변화는 지속되는 식물인간이나 영원히 혼수상태에 빠져있는 사람들로부터 장기를 기증받을 수 있는 가능성을 열어주는데, 이것은 도덕적인 문제를 야기할 수 있다.

사용가능한 장기의 부족과 긴 대기자 리스트 때문에 사체기증자에게 너무 빨리 사망선고를 내릴 수도 있다. 장기의 부족은 또한 살아있는 인간의 장기를 적출하는 문제를 야기할 수도 있다. 살아있는 기증자에 관해서는 기증자의 동의가 있어야 하며 이는 장기를 사는 것과 파는 것 둘 다에 해당한다. 하류층이나 배경지식이 없는 죄수에게 그들의 의지와는 상관없이 강제로 장기를 적출하여 부유한 나라의 장기기증센터에 파는 나라도 있다. 절망적인 빈곤은 개인 혹은 가족이 장기를 팔아서 금전적 이익을 얻는 것을 자극해왔음에도, 이러한 정황에서 기증자의 충분한 동의가 인지되었는지는 의문이 제기되고 있다.

갑자기 사고가 일어난 경우 그 가족이 사고를 당한 사람의 장기를 기증할지에 대한 질문이 생길 수도 있다. 유가족이 슬픔과 충격 가운데 그런 결정을 내릴 수 있을지 생각해보라. 이식 가능시기가 한정된 장기에 대해 시간적 압박이 있고, 또한 긴급하게 결정해야 되는 상황에서 장기기증 여부에 대한 질문이 협박으로 다가올 수도 있다. 이러한 환경에서 간호사는 환자나 가족에게 장기기증의사를 물어볼 것이 요구된다. 간호사는 장기이식에 대한 환자나 그 가족의 감정과 기분을 조금 더 확실히 파악해야 하며, 또한 간호사는 '가족의 요구는 이식의 제한시간보다 언제나 우선시되어야 한다'는 것을 반드시 기억해야 한다.

테크놀로지 발전과 관련한 간호실무

간호실무는 다양한 영역에서의 지식 확대와 과학 발전과 더불어 지속적으로 발전하고 있다. 테크놀로지가 개발되고 다듬어짐에 따라, 관련된 간호 영역도 확장되어 왔다. 이러한 변화 가운데에서도, 간호의 본질은 테크놀로지에 영향을 받는 환자와 그 가족의 요구에 집중하여 돌보는 것이다. 돌봄과 테크놀로지를 융합하고, 동시에 환자와 그 가족의 요구를 곡예하듯 만족시켜야 하는 것은 실무의 많은 영역에서 간호사에게 도전이라고 할 수 있다. 새로운 테크놀로지가 가능해짐에 따라, 간호사는 관련된 다양한 이슈를 고려하게 될 것이다. 새로운 테크놀로지보다도, 간호에서 중점적으로 고려해야 할 것은 가치, 의사소통, 돌봄에서 인간에 중점을 두는 것이다.

테크놀로지, 프라이버시, 비밀유지

보건의료 정보를 보유하고 공유하는 것과 관련된 기술의 발달은 많은 영역에서 이득을 준 반면, 개인건강정보(Personal Health Information, PHI)의 프라이버시와 비밀유지가 문제시되고 있다. 전자의무기록(Electronic Medical Record, EMR),

팩스, 이메일 등 인터넷을 이용한 교류, PDA(Personal Digital Assistant), 휴대폰, 전화를 이용한 건강 상담이 의료시스템에서 일상이 되어왔다. 전자의무기록으로 컴퓨터에 입력된 의료 데이터베이스는 일차의료 영역에서뿐만 아니라 병원, 클리닉, 국가보건의료시스템과 같은 범국가적인 시스템에서도 일반적으로 이용되고 있다. 실무자에게는 환자의 건강정보에 빠르게 접근할 수 있고, 보건의료 관계자 간의 의사소통을 용이하고 명확하게 한다는 장점이 있다. 그러나 기계에 PHI를 저장하고 회수하거나 보내는 방법은 비밀유지에 의도치 않은 문제를 야기할 수 있다. 간호사를 포함한 실무자에게는 다른 사람들이 데이터베이스에 접근하는 것을 완벽하게 통제할 수 없고, 환자가 개인정보 유출을 걱정하여 중요한 건강정보를 밝히기 꺼려하는 문제도 있을 수 있다. 비록 건강보험 양도 및 책임에 관한 법률(Health Insurance Portability and Accountability Act, HIPAA)이 전자기기를 활용한 PHI 공유를 규제하여 개인의 프라이버시를 보호하고 비밀을 유지할 수 있도록 고안되었으나, 여전히 부족한 점이 있다(Dudley, 2004). 프라이버시의 문제는 3단계로 생각해 볼 수 있다. 첫째, PHI를 저장하고 취합하는 일차 사용자(의사, 간호사, 약사 등), 둘째, 이차 사용자(건강보험공단이나 건강정보서비스산업), 마지막으로 적절한 암호화 기술의 부족과 개인정보를 삭제하지 않고 오래된 기계를 처분하는 과정 등에서 발생하는 테크놀로지 자체의 수준이다. 다른 미국 연방법은 보안유지부서에게 HIPAA 규정을 건너뛰고, 보안상의 이유로 건강정보에 접근할 수 있는 권력을 부여하기도 하였다.

환자 정보 비밀유지의 윤리적 · 법적 의무는 전자적으로 PHI를 저장하고 전송할 때, 간호사에게 적절한 보호 장치를 적용하도록 지시하고 있다. 프라이버시와 비밀유지를 보증하기 위한 예방책은 다음과 같은 것을 포함한다(National Association of School Nurses, 2004; Pancoast, Patrick,& Mitchell, 2003):

- 암호를 정기적으로 바꾸고, 이를 공유하지 말 것
- 효과적인 바이러스 예방 프로그램, 다른 사람들이 정보를 볼 수 없도록 시야를 차단하는 화면보호기, 여러 단계를 거쳐야 데이터에 접근 가능한 컴퓨터 프로그램을 사용할 것
- 이메일로 환자 정보를 전송할 때, 정보보호서약서와 PHI를 포함하고 있다는 메시지를 전송하여 해당 메일이 잘못 전송되지 않도록 예방책을 마련하고, 암호로 보호되는 화면보호기를 사용하며, 환자 혹은 대리인, 의료서비스제공자에게 동의를 얻어야 한다.

- 매주 바이러스 예방 프로그램을 시행해야 한다.
- PHI를 팩스로 전송시에 맨 첫 면에 비밀유지서약서를 포함한다.
- 노트북이나 컴퓨터, PDA, 기타 전자기기로 건강관련 데이터베이스나 PHI를 저장할 때 기관 정책이나 정부 가이드라인을 따른다.
- 전자기기에 PHI를 저장할 때 암호화 테크놀로지를 사용하고, 기기를 사용할 때 신중을 기하고, 기기를 켤 때 암호를 사용하고, 일정시간이 지나면 다시 암호를 입력할 수 있도록 해야 한다. 적외선 포트는 사용해서는 안 되고, 인정된 백업 과정을 사용하여 정보의 비밀유지를 보증한다.
- 기계를 폐기할 때나, 환자 치료가 더 이상 필요 없을 때 사적인 정보는 모두 폐기 처분한다.

태도와 가치관

가치관과 신념, 반응과 관련된 자기인식이 테크놀로지와 관련된 현안을 다루는 데 특히 중요한 부분이다. 삶의 질, 삶, 죽음, 의학적인 무의미함, 의료자원 배분의 문제와 관련된 개인적인 관점에 조금 더 주의를 기울이는 과정은 이 장을 통해 그 문제에 대하여 숙고해보게 되었을 것이다. 이러한 자각은 간호사에게 개인적인 가치관과 환자와 상황에 관련된 다른 사람들의 가치관을 분별할 수 있도록 한다. 자기결정과 자율성의 원칙은 간호사로 하여금 개개인이 다양한 관점을 가지고 중재의 이익을 판단할 수 있음을 이해하라고 충고하고 있다. 개인의 가치관이 서로 다르다는 것을 인정하게 되면, 간호사는 의사소통을 더 잘하려고 노력하고, 다른 사람에게 스스로 결정을 하게 하고, 개인의 가치관에만 근거하여 결정의 옳고 그름을 판단하는 것을 피하고, 간호사의 결정과 다를지라도 이를 받아들일 수 있도록 만든다.

이 장에는 다양한 예가 제시되어 있는데, 테크놀로지와 관련된 많은 딜레마 상황에는 서로 다른 가치관을 가진 사람들이 관여하고 있다. 환자와 가족들이 자신들의 가치관에 대해 논의해보도록 촉구하면 각자의 관점을 명확하게 하는 데 도움을 줄 것이다. 간호사는 환자와 가족, 의사 사이에 가치관의 차이가 있는 상황에 대해 명확하게 인지해야 한다. 적절한 시기에 소통을 독려하는 일은 큰 딜레마를 피할 수 있게 만들고, 문제에 대해 효과적인 해결책을 제시해줄 수 있다. 특정 상황에서 그들의 가치관을 조화롭게 할 수 없으면 간호사는 그 상황에서 빠질 필요가 있다. 이 상황에서도 환자를 위한 적절한 간호를 제공해주기 위해 제3자의 도움을 청할 필요가 있다.

의사소통의 중요성: 누가 결정하는가?

앞에서 설명한대로, 연명의료에서 중단과 보류, 그리고 다른 테크놀로지들과 관련된 의사결정에서는 고려할 요인들이 많다. 간호사는 누가 의사결정에 참여하는지, 그리고 어떻게 그 상황을 맞춰나갈 것인지 결정할 필요가 있다. 8장에 소개된 의사결정과정을 이용하는 것이 이 과정에 도움을 줄 것이다. 간호사는 다양한 테크놀로지와 관련된 기관의 정책과 프로토콜을 알고 있어야 한다. 이러한 정책은 특정 환자와 관련된 결정을 내리는 방법, 갈등상황이 일어났을 때 대처하는 방법, 환자의 권리와 의사결정과정에 참여하는 사람들의 역할과 관련된 테크놀로지, 환자 차트를 서류화하는 방법 등을 포함하고 있다. 대부분의 상황에서, 환자나 대리인이 궁극적으로 어떤 중재사항을 사용할지, 아니면 보류할지를 결정할 수 있는 권한을 지닌다.

간호사는 가까이서 지속적으로 환자와 만나기 때문에, 의사보다도 조금 더 친숙하고 접근 가능한 사람으로 생각된다. 환자와 그 가족은 중재사항에 대한 걱정을 간호사와 조금 더 쉽게 논의하고, 간호사에게 정보와 조언을 구한다. 환자와 그 가족이 의사가 말한 것에 대해 인지하는 것, 이러한 상황에 대해 환자와 그 가족이 어떤 수준으로 이해했는지 결정하는 것과 그들이 더 많은 정보를 필요로 하는지 아닌지 결정하는 것은 중요하다. 만약 위험과 부담, 부작용과 잠재적 이득, 성공 가능성과 대안이 될 수 있는 치료, 예상되는 비용 같은 정보가 필요하다면, 이런 관심은 환자를 옹호한다는 측면에서 예상될 수 있는 간호사의 반응이라 할 수 있다. 간호사는 어떠한 부분이 갈등을 야기하는지 발견하고, 중재 내용에 대한 환자의 바람을 말하도록 이끌어내, 환자와 그 가족을 대화할 수 있게 하는 중요한 자리에 있다.

때때로 사람들은 걱정을 이야기하고 머리와 마음이 다른 것을 원하는 갈등을 정리해주기를 바란다. 자신의 이야기를 듣고 있는 존재가 있다는 것만으로도 감정을 환기시키는 데 도움이 되고, 걱정을 말하고, 우려하는 것을 명확하게 표현할 수 있다. 때때로 그 우려는 간호사가 의료진과의 의사소통을 촉진시키고, 가족이나 목사, 환자 대표나 윤리위원회 멤버같은 사람들을 지지해야만 한다는 것일 수도 있다. 모든 포함된 사람들 간의 협업은 사전동의를 확보하는 데 필요하다. 효과적인 의사소통은 서두르지 않고, 모든 사람들이 알아듣기 쉬운 언어를 사용하고, 주의깊게 듣고, 질문할 수 있는 충분한 시간을 주는 등의 환경을 조성함으로써 촉진될 수 있다.

돌봄: 사람에게 초점 맞추기

과학지식과 테크놀로지가 발달함에 따라, 간호사는 테크놀로지가 환자와 그 가족이 이득을 볼 수 있도록 적용해주어야 할 책임이 있다. 물론, 언제나 돌봄에서는 사람에게 초점을 맞추어야 한다는 점을 명심해야 한다. 간호학적 돌봄은 의학적 치료가 더 이상 효과적이지 않을 때 가장 필수적이다. 예를 들면, 이것은 완화의료에서의 간호사의 역할에서 명확하게 드러난다. 삶과 죽음의 모든 단계에서 각 개인은 인생의 이야기를 지녔고, 다른 사람의 삶과 얽혀있다. 테크놀로지의 중심에서, 간호사는 환자가 가족과 사랑하는 사람과 이야기하고 교감할 수 있도록 도와주어야 한다. 이렇게 하여 간호사는 의료 환경이 기계나 소음, 다른 진보된 테크놀로지로 가득차 있을지라도 사람간의 관계의 중요성을 인지하는 것이다.

사람에게 초점을 두는 것은, 때때로 엄청나게 거대한 기계와 장비를 환자와 가족이 편안하게 느끼게 하고, 엄청난 양의 데이터를 이해하도록 돕는 것을 포함한다. 환자 돌봄에 가족을 포함시키는 것은 환자의 좋고 나쁜 순간을 관찰할 시간을 주는 것이고, 환자 상태에 대해 보다 실제적인 시각을 부여하는 것이다. 간호사는 중요한 순간에 가족을 환자의 인생에서 차단하는 것보다는, 그들이 그런 순간들을 함께 나누는 것을 독려해야 한다. 그것이 환자 치료에서 어려운 결정을 내려야 할 때 경험적인 근거가 되어주기 때문이다.

간호의 역할은 돌봄을 제공하고, 의료 환경이나 많은 측면에서의 안위를 증진시키는 일이다. 이것은 필요한 만큼 자주, 의료의 목적과 개입에 관련된 문제를 설명하는 형태일 수 있다. 돌봄은 간호사가 환자나 보호자의 관점으로 생각하는 것을 필요로 하며, 이에 따라 의문, 두려움, 우려, 좌절을 적절히 설명할 수 있어야 한다. 돌봄과 안위를 제공하는 것 또한 환자와 그 가족이 자신의 신념이나 가치에 따라 선택할 수 있도록 지지하는 것을 필요로 한다. 환자가 무엇을 필요로 하는지 파악하는 테크놀로지적인 측면은 사람을 돌보는 데에서 중요한 일부분이고, 어려운 상황에서 분투하는 사람들을 기다려주고 함께하는 것이기도 하다.

요약

오늘날 많은 보건의료제공자와 간호사가 부딪히고 있는 주요 윤리적 딜레마는 과학지식과 테크놀로지의 진보와 관련되어 있다. 이러한 딜레마를 다루고 인지하기 위해서, 간호사는 자신의 가치관을 명확히 하고, 환자 돌봄의 결정에 포함된 많은 사람들의 가치관의 차이점에 대해 분별할 수 있어야 한다. 테크놀로지의 잠재력은 삶과 죽음에 대한 깊은 질문을 던진다. 삶의 질, 고통 경감, 의학적 무의미에 대한 논의는 이러한 질문의 한 측면이다. 언제 개입을 하고, 어떻게 중재를 하여야 목표에 이를 수 있는지 결정하는 것은 더욱 어려운데, 이러한 중재과정에서 다양한 사고를 하는 사람들이 존재하고, 결과가 확실치 않으며, 중재가 가능한지에 관한 논의가 추가로 있어야 하기 때문이다. 선의, 악행금지, 정의, 자율성의 4가지 원칙은 테크놀로지의 발전과 관련된 다른 논의에서의 기초를 제공해준다. 간호사는 전문직으로서 환자에 대한 책임을 고려해야만 하는 만큼 윤리적 딜레마를 다룰 때 개인의 통합 또한 고려해야 한다. 잊지 말아야 할 것은, 테크놀로지와 관련된 딜레마가 존재할지라도, 간호실무에서는 무엇보다 사람에 초점을 두어야 한다는 점이다.

주요내용

- 보건의료에서의 테크놀로지의 사용은 삶과 죽음, 자원 분배에 대한 중요한 윤리적 질문을 야기시켰다.
- 의료 테크놀로지의 사용은 선행의 원칙과 악행금지의 원칙 사이의 갈등을 일으킨다.
- 의료 테크놀로지의 적절한 사용은 의료 제공자와 환자, 환자의 가족이 특정 테크놀로지의 한계와 이득, 목적을 이해하는 것을 필요로 한다.
- 삶과 죽음에 관련된 신념과 태도는 의료제공자와 환자, 가족, 법체계가 보건의료 관련 이슈에 어떻게 접근하는지에 영향을 미친다. 윤리적 딜레마는 테크놀로지 사용과 관련된 부서들 간에 다양한 의견이 있을 때 일어난다.
- 의학적 무의미의 결정은 연명의료 중단과 유보에 중요한 역할을 한다. 이러한 평가는 삶을 연장시키느냐, 죽음을 연장시키느냐의 고려를 필요로 한다.

- 의학적 무의미, 테크놀로지와 중재를 시행할 수 있는지와 관련된 결정에서 경제적인 상황은 하나의 요인이 될 수 있다.
- 연명의료의 중단과 보류는 안락사가 아닌 죽음을 허락하는 것의 이득이 해악보다 더 나을 것 같을 때 결정되어야 한다. 그러나 딜레마는, 이러한 상황을 구체적이고 명확하게 측정하는 것은 불가능하다는 것이다. 그래서 법정에서 이를 결정하는 경우도 있다.
- 환자의 자기결정과 분배적 정의는 고려되어야만 한다. 무엇보다 환자가 자신에 대한 결정을 할 때 해를 당하거나, 착취당하거나, 통제되거나, 협박당할 수 있는 상황을 경계하여야 한다.
- 간호사는 이러한 상황에서 환자와 그 가족이 그들의 선호와 관련된 테크놀로지적인 중재를 받도록 돕는 중요한 열쇠를 쥐고 있다. 그리고 환자가 다른 건강관리 팀원과 관계자들과 의사소통하는 것을 용이하게 할 수 있다. 이러한 역할을 수행하기 위해 간호사는 환자와 그 가족에게 친숙한 존재가 되어야 하고, 연명의료 결정에서 기관 정책에 대한 충분한 인지, 의학적 치료가 무의미하다고 판단된 시점, 간호사의 돌봄의 의미를 인식해야 한다.

토론주제와 탐구활동

1. 사전의료의향서와 관련된 정보와 자원을 http://www.wvethics.org에서 찾아보자. 당신이 선택할 중재와 이러한 선택과 관련된 한계를 고려해보자. 이것을 급우와 토의하고 비교해보자. 사전의료의향서 양식은 http://www.caringinfo.org/i4a/pages/index.cfm?pageid=1에서 찾을 수 있다. 우리나라의 양식도 찾아보자.
2. 생명의 시작과 끝의 정의와 관련된 당신의 신념을 토의해보자.
3. 보건의료 결정과 관련한 삶의 질에 대하여 설명해보자.
4. 인공생식과 유전공학, 줄기세포연구, 장기구득과 이식과 관련한 잠재적인 '미끄러운 경사면' 요소를 설명해보자. 줄기세포연구와 복제에 대한 논점들을 아래의 웹사이트에서 조사해보고 급우들과 토의해보자.

http://www.stemcellresearch.org?Coalition of Americans for Research Ethics

http://stemcells.nih.gov?Information on stem cells

http://stemcells.nih.gov/info/ethics.asp?National Institutes of Health

http://www.icn.ch/images/stories/documents/publications/fact_sheets/6b_FS-Genetics_genomics.pdf

http://www.icn.ch/images/stories/documents/publications/fact_sheets/6a_FS-Genetics_nursing.pdf

http://www.iom.edu/Reports/2011/Generating-Evidence-for-Genomic-Diagnostic-Test-Development.aspx

http://www.iom.edu/Reports/2010/The-Value-of-Genetic-and-Genomic-Technologies.aspx

http://nursingworld.org/MainMenuCategories/EthicsStandards/Genetics-1

http://www.ornl.gov/sci/techresources/Human_Genome/elsi/elsi.shtml?Human Genome Project information

http://www.isong.org/ISONG_ethical_legal_social.php?

International Society of Nurses in Genetics

http://education.technyou.edu.au/view/258/310/types-stem-cells

http://education.technyou.edu.au/view/258/270/ethics-stem-cellresearch

5. 의료 테크놀로지와 관련하여 경제와 정의(justice) 문제에 초점을 맞춰 토의해보자.

6. 테크놀로지를 사용한 치료를 받는 여러 명의 환자를 찾고, 그 테크놀로지가 환자와 가족에게 어떻게 영향을 미치는지와 테크놀로지 사용을 둘러싼 문제들, 그 상황에서의 당신의 반응을 기록해보자. 당신이 관찰한 간호의 힘을 설명하고, 당신이 치료를 제공한다면 다르게 행동할 수 있는 측면에 대해 설명해보자. 그 환자들의 건강과 치료에 테크놀로지가 미치는 영향과 관련하여 간호사와 환자에게 설명해보자.

7. 간호사가 DNR 오더를 작성하는 것에 대한 당신의 관점을 설명해보자.

8. 이 단원에서 한 가지 주제를 정해 토의해보고, 대한간호협회, 미국간호협회와 캐나다간호협회, 국제간호협의회 웹사이트를 검색해서 이러한 이슈의 정책이나 상황을 조사해보자. 다양한 기관의 상황들을 비교하고 대조해보자. 이 문제에 대한 당신의 관점에 대하여 설명하고, 어떻게 전문적인 기관의 상황들을 비교했는지 토의해보자.
9. 비밀유지와 사생활보호의 이슈와 관련한 이 웹사이트들을 검색해보고, 급우들과 정보를 공유해보자.

   http://www.cms.gov/HIPAAGenInfo

   http://www.healthprivacy.org

   http://wing.buffalo.edu/faculty/research/bioethics/privacy.html? Lists websites for information on privacy

   http://www.nasn.org/Portals/0/briefs/2004briefrecords.pdf? Sschool nurse guidelines
10. 급우들과 실제 혹은 가상의 환자 케이스를 이용하여 완화의료 회의를 주제로 상황극을 해보자. 혹은 병원 윤리위원회에 참석해보자. http://www.wnenc.org에서 사용가능한 윤리위원회 관련 도구에 대하여 토론하고 복습해보자.

참고문헌

American Nurses Association. (2003). Revised position statement: Nursing care and do not resuscitate (DNR) and allow natural death (AND) decisions. Retrieved March 12, 2012, from http://nursingworld.org/MainMenuCategories/EthicsStandards/Ethics-Position-Statements

AuthorAmerican Nurses Association. (2006). Genetics/genomics: Scope and standards of practice. Silver Springs, MD: Author.

American Nurses Association. (2007). Position statement on stem cell research. Retrieved March 12, 2012, from http://nursingworld.org/MainMenuCategories/EthicsStandards/Ethics-Position-Statements/StemCellResearch.txt

American Nurses Association. (2010). Revised position statement: Registered nurses' roles and responsibilities in providing expert care and counseling at the end of life. Retrieved March 12, 2012, from http://nursingworld.org/MainMenuCategories/EthicsStandards/Ethics-Position-Statements

American Nurses Association. (2011, March 11). Position statement: Forgoing nutrition and hydration. Retrieved March 12, 2012, from http://nursingworld.org/MainMenuCategories/EthicsStandards/Ethics-Position-Statements/prtetnutr14451.pdf

Anderson, G., & Rorty, M. V. (2001). Key points for developing an international declaration on nursing, human rights, human genetics and public policy. *Nursing Ethics, 8*(3), 259 - 71.

Angell, M. (1990). Prisoners of technology: The case of Nancy Cruzan. *New England Journal of Medicine, 322*, 1226 - 1228.

Annas, G. J. (1990). Nancy Cruzan and the right to die. *New England Journal of Medicine, 323*, 670 - 672.

Arraf, K., Cox, G., & Oberle, K. (2004). Using the Canadian code of ethics for registered nurses to explore ethics in palliative care research. *Nursing Ethics, 11*(6), 600 - 609.

Baily, M. A. (2011). Futility, autonomy, and cost of end-of-life care. *Journal of Law, Medicine & Ethics, 39*(2), 172 - 182.

Bishop, J. P., Brothers, K. B., Perry, J. E. & Ahmad, A. (2010). Reviving the conversation around CPR/DNR. *The American Journal of Bioethics, 10*(1), 61 - 67.

Cadogan, M. P. (2010). CPR decision making and older adults. *Journal of Gerontological Nursing, 36*(12), 10 - 15.

Clark, E. H. (2004). Quality of life: A basis for clinical decision-making in community psychiatric care. *Journal of Psychiatric and Mental Health Nursing, 11*, 725 - 730.

Clark, P. A. (2007, May). Medical futility: Legal and ethical analysis. *Virtual Mentor, 9*(5), 375 - 383. Retrieved from http://virtualmentor .ama-assn.org/2007/05/msoc1-0705.html

Day, L. (2009). Medical futility, personal goods, and social responsibility. *American Journal of Critical Care, 18*(3), 279 - 282.

Devettere, R. J. (1995). *Practical decision making in health care ethics: Cases and concepts*. Washington, DC: Georgetown University Press.

Diem, S. J., Lantos, J. D., & Tulsky, J. A. (1996). Cardiopulmonary resuscitation on television. *New England Journal of Medicine, 334*(24), 1579 - 1582.

Dudley, G. (2004). Electronic records, patient confidentiality, and the impact of HIPAA. Retrieved July 19, 2006, from http://www.psqh.com/octdec04/dudley.html

Feen, E. (2010). Leave the current system of universal CPR and patient request of DNR orders in place. *The American Journal of Bioethics, 10*(1), 80 - 81.

Geppert, C. M., Andrews, M. R., & Druyan, M. E. (2010). Ethical issues in artificial nutrition and hydration: a review. *Journal of Parenteral and Enteral Nutrition, 34*(1), 79 - 88.

Guenin, L. (2008). *The morality of embryo use*. Cambridge: Cambridge University Press.

Hayes, C. (2004). Ethics in end-of-life care. *Journal of Hospice and Palliative Nursing, 6*(1), 36 - 43.

Hickman, S. E., Nelson, C. A., Moss, A. H., Hammes, B. J., Terwilliger, A., Jackson, A., & Tolle, S. W. (2009). Use of the physician orders for life-sustaining treatment (POLST) paradigm program in the hospice setting. *Journal of Palliative Medicine, 12*(2), 133 - 141.

International Council of Nurses. (2009a). Fact sheet—Genetics and nursing. Retrieved March 12, 2012, from http://www.icn.ch/images/stories/documents/publications/fact_sheets/6a_FS-Genetics_nursing.pdf

International Council of Nurses. (2009b). Fact sheet—Genetics and genomics in nursing. Retrieved March 12, 2012, from http://www.icn.ch/images/stories/documents/publications/fact_sheets/6b_FS-Genetics_genomics.pdf

Jacobs, B. B., & Taylor, C. (2005). Medical futility in the natural attitude. *Advances in Nursing Science, 28*(4), 288 - 305.

Lauritzen, P. (2005). Stem cells, biotechnology, and human rights: Implications for a posthuman future. *Hastings Center Reports, 35*(2), 25 - 33.

Lo, B. (2009). *Resolving ethical dilemmas: A guide for clinicians* (4th. ed.). Philadelphia: Lippincott Williams & Wilkins.

National Association of School Nurses. (2004). *School nurse role in education, school health records* (Issue Brief). Scarborough, ME: Author. Retrieved July 17, 2006, from http://www.nasn.org

Pancoast, P. E., Patrick, T. B., & Mitchell, J. A. (2003). Physician PDA use and the HIPAA privacy rule. *Journal of the American Medical Informatics Association, 10*(6), 611 - 12.

Pence, G. E. (1995). *Classic cases in medical ethics*. New York: McGraw-Hill.

Plummer, M. & Molzahn, A. E. (2009). Quality of life in contemporary nursing theory: A concept analysis. *Nursing Science Quarterly, 22*(2), 134 - 140.

Rushton, C. H., Spencer, K. L., & Johanson, W. (2004). Bringing endof-life care out of the shadows. *Holistic Nursing Practice, 18*(6), 313 - 317.

Sandel, M. J. (2004). Embryo ethics—The moral logic of stem cell research. *New England Journal of Medicine, 351*(3), 207 - 209.

Scofield, G. R. (1995). Is consent useful when resuscitation isn't? In J. H. Howell & W. F. Sale (Eds.), *Life choices: A Hastings Center introduction to bioethics* (pp. 172 - 187). Washington, DC: Georgetown University Press.

TechNyou: Science education resources. (2012). Ethics of stem cell research.

Retrieved March 12, 2012, from http://education.technyou.edu.au/view/258/270/ethics-stem-cell-research

Williams, L. S. (2006). Feeding patients after stroke: Who, when, how? *Annals of Internal Medicine, 144*, 59 - 60.

Chapter

12

환자의 자기결정 관련 실제 이슈

Practice Issues Related to Patient Self-Determination

우리 앞에 놓인 과업은 현대의 삶에 필수적인 협력적 행위와 도덕적 자율성 사이의 황금 분할을 찾는 것이다.

– Curtin, 1982

학습목표

12장을 공부하면, 학생은 다음을 할 수 있다.

1. 환자의 자기결정과 관련하여 자율성과 가부장주의를 논할 수 있다.
2. 의료현장에서 자율성을 위협하는 요소들과 자율성이 제한되는 상황에 대해 설명할 수 있다.
3. 정의와 자율성의 상호작용을 (구체적 예를 통해) 설명할 수 있다.
4. 환자의 자기결정과 관련하여 사전동의를 논할 수 있다.
5. 사전동의의 법적 · 윤리적 요소를 (구체적 예를 통해) 설명할 수 있다.
6. 사전동의와 관련한 간호사의 역할과 책임을 설명할 수 있다.
7. 보건의료관련 의사결정에서의 사전의료의향서의 역할을 논할 수 있다.
8. 생명과 건강을 위한 선택과 관련하여 환자의 자율성을 논할 수 있다.
9. 환자의 삶의 방식 및 건강선택과 관련한 간호사의 역할과 책임을 설명할 수 있다.
10. 최신 치료들과 관련하여 간호사의 역할을 논할 수 있다.
11. 보건의료 선택과 관련하여 비밀유지를 설명할 수 있다.

서론

환자의 역할, 치유자의 역할 그리고 각자에게 암묵적으로 부여된 책임들은 다른 문화와 역사 속에서 다양화되어왔다. 어떤 문화에서는 환자를 위한 '최선의 것'과 관련한 결정들은 치유를 일으키는 것들에 대해 안다고 추정되는 치유자에게 맡겨졌다. 최근 몇 년까지, 의사들은 이러한 관점에서 자주 간주되었다. 최근 이러한 가부장주의(paternalism)[1]에 도전하여, 의료 의사결정과 관련하여 환자의 권리와 역할이 보다 크게 강조되고 있다. 이 장은 환자의 자기결정과 관련된 실제적 이슈들에 초점을 두고 있다. 이러한 이슈들에 대한 토의는 윤리적 · 법적 요소들을 포함하고 있고, 이는 기술과 경제학의 이슈와도 얽혀있다.

자율성과 가부장주의

자기결정(self-determination)은 자율성의 원칙에서 유래한다. 4장에서 이미 자세하게 논의된, **자율성(autonomy)**은 우리 자신의 삶에 영향을 미치는 이슈들에 대한 선택을 하고, 개인적 목표에 대한 결정을 하는 자유를 가지는 것을 뜻한다. 자율성은 자기통치를 의미하고, 개인에 대한 존중, 행동계획과 개인적 목표를 결정하는 능력, 자신의 선택을 행하는 자유를 의미한다. 자율성에 내포된 개개인을 최우선에 놓은 가치는 원래 미국적인 개념이다. 따라서 이러한 개념은 다른 문화에서는 완전히 수용되지 않을 수도 있다. 자율성에 기반을 둔 선택들은 이 공동체의 맥락에서 만들어진다는 것을 인식하면서, 다른 사람과의 관계 안에 있는 자신에 대해 올바르게 이해하는 것을 포함한다. 보건의료에서 이러한 관점의 함의는 보건의료 의사결정이 신뢰하는 사람들과의 연대 안에서 만들어져 다른 사람에게 영향을 미치는 사회의 일원으로서 환자들을 바라보는 것을 포함한다.

보건의료환경에서 자율성을 위협하는 요소들은 환자의 의존적 역할을 조장하는 고집스런 가부장주의적 태도, 환자의 가치와 사고과정이 보건의료인들의 가치나 사

[1] 한국 윤리계에서는 'paternalism', 'parentalism'을 '온정주의', '선의의 간섭주의'로 의역하여 사용해왔다. 온정주의 또는 선의의 간섭주의로 해석하는 것은 완곡한 표현이며 긍정적 해석을 부각시킨 것으로 그 의미의 해석에 왜곡을 줄 수 있음을 우려하여, 이 책에서는 보다 객관적 의미의 사용을 위해 직역하여, 사전적 · 본래의 의미에 충실하게 사용하기로 결정하여 가부장주의(부권주의)로 해석하고자 한다.

고과정과 같다는 가정들, 건강 문제와 관련하여 지식 수준이 다르다는 것을 인정하지 못하는 것과 돌봄보다는 기술에 초점을 맞추는 것이 포함된다. 가부장주의적 태도는 보건의료 의사결정의 조정 가운데 보건의료인들과 맞서는 환자와 그 가족들의 수의 증가에 기여해왔다. '아버지다운' 방식으로 행동하는 것을 의미하는 **가부장주의(paternalism)**는 아버지가 다른 가족 구성원들을 대표해서 의사결정을 하는 권리와 책임을 가지는 가부장적 가족 구조에서의 기대에서 유래한다. 보건의료에서 이러한 태도는 역사적으로 의사들이 환자 돌봄과 관련하여 일방적 의사결정을 할 수 있게 하는 근간이 되어왔다(Will, 2011). 가부장주의(4장에서 논의된 것처럼)는 선의의 의사결정, 리더십, 보호 그리고 훈육 등의 잘 의도된 행위들을 내포한다. 이러한 보건의료 영역에서의 가부장주의는 환자들의 완전한 동의나 지식 없이 환자를 대신해서 의사결정을 하는 것에서 나타난다. 선행의 원칙에서 의사결정을 환자 복지에 맞추도록 제안하고 있음에도, 의료인들은 위계 구조 안에 흐르는 힘을 남용할 수 있고, 만들어진 결정들이 환자의 이익보다는 보건의료인들의 이익을 반영하기도 한다. 예를 들면, 일반적으로 '불안이나 혼동'으로부터 '그들 자신을 보호하기 위해' 진정되는 요양원의 많은 노인 환자들을 생각해보자. 이 과정에서 사용되는 약물들

사례

환자를 위한 최선이 무엇인지를 결정하는 것

84세의 푸줏간 주인 줌마씨는 약 18개월간 주기적인 혼돈과 기억상실을 경험해왔다. 그는 자기간호, 허드렛일과 장보기를 할 수 있는 정도로 집에서는 기능적이었고, 약물복용 없이 지내왔다. 어느 날 밤, 그는 두 개의 면도칼을 가지고 욕실로 들어가 아내에게 움직이지 말고 서 있으라고 이야기한 후, 아내의 목을 가느다랗게 베었다. 아내는 가까이 있는 문을 통해 뛰쳐나가 이웃집으로 도망쳤다. 그러나 줌마씨의 부인은 "남편은 범죄자가 아니다."라고 하며 경찰에게 전화하기를 주저하며 아들에게 전화했고, 아들이 와서 그의 아버지를 진정시켰다. 그 후 다른 가족의 충고로 줌마씨의 부인은 노인 정신과의사에게 연락했고, 의사는 즉시 줌마씨를 입원시키고 진정제 Haldol(Haloperidol) 투약을 시작했다. 그의 증세가 점차 심해졌을 때, 의사는 약물 투여량을 증가시켰다. 줌마씨는 입원 당시에는 걷고 말할 수 있었지만, 입원 후 하루가 지나자 실금을 하게 되었고 걸을 수도 없고 헛소리를 하여 억제대를 사용해야만 했다. 줌마씨의 부인은 입원 후 일주일이 지났을 때 남편 상태의 저하를 염려했다. 줌마씨의 부인은 이 일이 있기 전에 휴가여행을 계획했었고, 그 여행을 그와 함께 가기 위해 정신과의사에게 문의를 했다. 정신과의사는 줌마씨가 휴가여행을 가는 것은 불가능하며 요양원으로 가는 것이 필요하다고 이야기했다. 그러나 줌마씨 부인은 지속적으로 요구하여 정신과의사가 약물처방을 중단하도록 했다. 그 후 줌마씨는 상태가 호전되어 걸어서 병원을 나와 여행을 잘 다녀왔다. 줌마씨는 여전히 혼동증세가 있음에도, 그는 여전히 집에서 약물복용 없이 기능적으로 생활할 수 있다. 그의 아내는 집안의 모든 날카롭고 위험한 물건들을 확실하게 감춰 보관한다.

생각해보기

중재가 선보다는 악을 행할 때

- *가부장주의 요소가 줌마씨 사례에 어떻게 개입되었는가?*
- *어떤 윤리적 이슈들이 이 사례 안에서 분명하게 드러나는가?*
- *당신이 줌마씨를 돌보는 간호사라면, 그리고 줌마씨의 아내가 남편의 상태에 대해 근심하면서 찾아왔다면, 당신은 어떻게 반응했을까?*
- *줌마씨의 사례에서 의사결정에 영향을 미친 것으로 여겨지는 환자와 가족의 가치들을 설명하시오.*

이 환자의 선익을 위한 것인지 또는 직원의 보다 쉬운 일상을 만들기 위한 것인지를 숙고하는 것은 가치가 있다.

서구 보건의료체제에서 권위주의적인 의료 모델은 여전히 접하게 된다. 이 모델은 환자와 가족은 질병에 직면하여 적절한 의사결정을 만들기 위한 충분한 배경을 가지고 있지 않은 반면에, 의사는 의사결정에서 힘을 행사할 가장 적절한 기술과 능력을 소유한다는 믿음을 증진시킨다. 그러나 이 태도가 설명하지 못하는 것은 건강에 대한 의사결정은 과학적인 전문성 이상을 요구한다는 사실이다. 이러한 결정은 환자의 가치 · 문화 · 영적인 상이한 믿음들, 위험요소, 이익, 경제적 고려에 대한 평가, 생활방식과 역할에 대한 효과 등의 요소들을 고려하는 것이 필요하다. 자율성의 원칙은 의사결정과정의 한 부분이 되어도 좋은 이들과의 관계 안에서 의사결정과정에 환자들을 관여시키도록 간호사와 다른 이들에게 지시한다. 또한 자율성을 존중한다는 것은 환자들이 다른 사람에게 환자 자신들을 위한 의사결정을 만드는 데 중요한 역할을 하도록 요청하는 상황을 인정하는 것을 의미한다.

자율성이 얼마나 보장되어 있는가?

자율성의 원칙이 의료윤리에서 중요하게 고려되어 왔음에도, 여기에는 제한들이 있다. 실무자는 자신의 윤리적 관점에 반하는 중재나 최선의 판단에서 돌봄과 관련하여 용인된 표준지침 너머에 있는 중재에 대한 환자나 가족의 요청을 존중할 의무가 없다. 또한 자원의 유용성과 경제적 환경은 자율성을 제한하기도 한다.

환자의 자기결정과 관련된 논의에서, 정의의 원칙을 자율성의 원칙과 함께 고려하는 것이 필요하다. **정의(justice)**란 어떤 이에게 주어지는 것이 다른 상황에서 그것들을 마땅히 받아왔었을 수도 있는 다른 사람들에게 주어지는 것이 거부될지도 모른다는 것을 인식하면서, 개인에게 마땅히 주어져야 할 또는 소유되어야 할 것들을 공정하고 평등하며 적절하게 처치하는 것을 의미한다. 한정된 보건의료자원의 어떠한 부분이 누구에게 마땅한지를 결정할 때, 자율적인 환자의 보건의료 요구나 필요가 실제 이용 가능한 자원보다 더 많은 경우에 자율성과 정의는 충돌하곤 한다. 가족 구성원과 사회의 권리들을 개인의 요구와 관련하여 반드시 고려해야 한다. Hardwig(2000)은 치료 결정이 환자와 환자의 가족에게 미치는 의료적 · 비의료적 충격을 고려하는 것은 필요하다고 제안한다. 그는 환자의 자율성은 자유의 책임 있는 사용을 의미하며, 이것은 우리 자신의 바람뿐만 아니라 사회와 가족의 요구 또한 고려하는 것임을 의미한다고 이야기한다. 그는 가족 구성원 한 사람의 요구를 충족하기 위해 가족의 주요 재원을 희생하도록 요청하는 것이 적법한지 아닌지의 질문을 제기한다. 많은 의료중재의 제한된 유용성과 비용은 이러한 질문들을 전면에 제기한다. 사람들은 시간 연장을 위해 매우 값비싼 치료를 유지할 수도 있기 때문에, 정의는 누가 그러한 중재에 적절한지뿐만 아니라 누가 그 비용을 지불할 것인지에 대해서도 질문하도록 요구한다. 현재의 윤리이론에서는 일반적으로 가족의 이익을 고려하는 것이 도덕적으로 적절한지를 설명하고 있지 않지만, 환자와 가족 그리고 실무가가 직면하는 딜레마들은 이러한 이슈들을 포함한다. 그리고 그러한 이슈의 함의를 숙고하는 것은 매우 가치 있는 일이다.

자신에게 질문하기

환자의 자율성은 제한되어야 하는가?

- 환자의 이익보다 가족의 이익을 우선시해야 할 보건의료 상황을 생각할 수 있는가? 어떤 기준들이 이러한 결정의 근거가 되는가?
- 환자의 자율성과 관련하여 간호사의 역할을 어떻게 설명할 수 있는가?
- 간호영역에서의 가부장주의를 어떻게 경험해왔는가?
- 의사가 보건의료 의사결정을 만드는 데 최고의 자격을 갖추었다는 의견을 어떻게 느끼는가?
  이와 관련된 경험이 있는가?

사전동의

사전동의(informed consent)[2]는 개인의 자율성에 대한 환자 권리의 법적 보호를 제공한다. 이 개념은 보건의료 계획과 관련하여 일련의 행동을 자율적으로 선택할 기회가 환자에게 주어짐을 의미하는 것에서 유래하였다. 그 선택은 돌봄에 대한 제안이나 중재를 거절할 권리, 이용 가능한 치료적 대안들 가운데 선택하는 권리를 포함한다. 이것은 일반적으로 수술이나 복잡한 의료 처치와 관련하여 논의되고, 또한 예방접종이나 피임약과 같은 해로운 부작용이 있을 수 있는 보다 일반적 중재들에 대한 동의를 포함한다. 사전동의의 예외사항은 정보를 알릴 시간이 없는 응급상황과, 치료의 위험이나 예후를 알기를 원하지 않은 환자가 포기한 경우를 포함한다.

우리가 아는 것처럼 사전동의의 발생은 여러 요소들에 영향을 받아왔다. 사람들이 매우 적은 통제력과 제한된 이해를 가지고 있는 연명의료와 관련 기술들과 함께, 병원 내 보건의료의 제도화는 그 요소들 중 하나다. 보건의료인들이 집으로 방문했었던 때에는, 사전동의는 반드시 필요한 것이 아니었다. 사람들이 전통적인 처치들에 대해 보다 많은 통제력과 이해를 가지고 있었기 때문이다(Will, 2011). 그러나 법원은 사전동의 정책 형성에 매우 결정적인 영향력을 행사해왔다.

이 개념의 역사는 최소한 3개의 획기적 법적 사례들로 거슬러 올라간다. Slater v. Baker & Stapleton(1767)에서 '허가받지 않은 접촉'을 금지하는 판결이 나왔다. 이 판결은 사람은 자신의 몸에 무슨 일이 행해지는지를 알 권리가 있다는 것을 확정했다. 이것은 의사결정과정에 어떠한 참여도 요구하지 않았다. 1905년, Mobe v. Williams(Husted & Husted, 2001)와 Schloendorff v. The Society of New York Hospital(1914)의 법정 사례들에서 (환자들이 자신의 몸에) 행해지는 것을 알 권리와 또한 동의하거나 보류하는 환자 권리를 규정했던 규칙들을 분리한다. 이러한 판결들은 치료 또는 치료하지 않음의 위험이나 대체 치료의 존재에 대해 고지를 받을 환자의 권리를 설명하지는 않았다. Salgo v. Leland Stanford, Jr(1957)의 사례에서, 캘리포니아 대법원은 대동맥조영술(aortography)의 위험에 대해 설명을 듣지 못했고 결국에는 마비가 된 환자의 편에 서서 판결을 내렸다. 이 판결은 제안된 어떠한 치료이건 치료의 위험에 대한 조언을 들을 환자의 권리를 확정했다(Husted & Husted, 2001).

---

[2] 일반적으로 'informed consent'는 그 의미를 고려하여 '충분한 설명에 근거한 사전동의'로 번역하여 사용함. 이하 본문에서는 이를 축약하여 '사전동의'라고 기록함.

사전동의의 윤리적 · 법적 요소들

사전동의정책은 법안에 그 근간이 있음에도, 본질적으로는 자율적인 주체로서의 인간에 대한 존중을 근거로 한 윤리적 명령이다. 사전동의서는 단순한 법적 문건, 양식에 환자의 서명을 받는 과정 이상이다. 동의는 상호존중과 참여에 근거한 환자와 의료인 사이의 의사소통으로부터 공유된 의사결정 과정이다. 이러한 윤리적 명령이 포함하는 사전동의의 두 개의 주요한 법적 요소는 정보와 동의이다.

정보

사전동의의 구성요소인 정보(information)는 중요한 정보의 설명과 이해 모두를 포함한다. 그림 12-1은 사전동의서 안에 포함되어야만 하는 정보를 나열한다. 사람들은 그들 자신의 건강관련 관심사에 대한 이해와 치료와 관련한 의사결정을 도울 수 있는 충분한 정보를 얻는 것이 필요하다. 이러한 제공된 정보는 교과서에 자세히 나와있는 것이 아니며, 어떤 치료가 제공되는지와 그 치료의 위험요소, 이득, 결과뿐만 아니라 대안 등 그 상황에 대한 분명한 그림을 가질 수 있도록 그 사람에게 충분한 설명을 제공하기 위해 필요하다. 동의서에서 설명된 정보의 적절성을 결정하는 것은 하나 또는 그 이상의 표준지침에 근거한다: (1) 전문직 실무 표준-설명은 전문직 표준과 일치한다. (2) 합리적인 사람의 표준-설명은 유사한 환경에 놓인 합리적인 사람이 충분한 설명에 근거한 결정을 만들기 위해 필요로 하는 것이다. (3) 주관적 표준-설명은 특정한 사람이 알길 원하고 필요로 하는 것이다. 사전동의는 그 사람이 정보를 받아들이고, 제공되는 것을 이해하는 것을 의미한다. 이해여부는 환자와 대화하는 가운데 환자들에게 중재의 특성, 대안, 위험과 이득에 대한 그들의 이해를 설명해보도록 하거나 질문을 할 기회를 가지도록 함으로써 검증될 수 있다.

- 아무 처치를 하지 않을 경우에, 건강 문제나 예후에 대한 설명을 포함한다.
- 선택될 수 있는 모든 치료 방법들에 대한 설명, 심지어 의료인이 선호하지 않거나 제공할 수 없는 것들까지 포함한다.
- 중재를 안 하는 경우를 포함하여, 다양한 치료 대안들의 이득, 위험, 결과에 대한 설명을 포함한다.

그림 12-1 ● 사전동의의 내용

동의

어떤 것에 대한 동의(consent)는 그것을 거부하거나 수락하는 자유를 의미한다. 여기서 말하는 자유는 보건의료중재에 대한 동의가 강요(coercion), 완력(force) 또는 가족이나 의료인으로부터의 속임(manipulation) 없이 자발적이어야만 한다는 것을 의미한다. 완력은 누군가 그의 의지에 반하여 무엇을 하게 만드는 것을 의미한다. 강요나 속임은 공공연하게 또는 교묘하게 위협, 보상, 기만이나 과도한 두려움을 유발시키는 것을 포함한다. 동의의 자발적 특성은 의료인들이 자신의 제안을 수락하도록 환자를 설득하기 위해 시도하거나 권고하는 것을 금지하지는 않는다. 그러나 우리는 설득이 강요나 속임의 성질을 동반하는 상황에 깨어있어야만 한다.

사례

언어와 사전동의

모해이노씨는 심방세동으로 병원에 입원한 67세의 청각장애인이다. 담당 간호사는 간호하는 동안에 그가 불안해 보였음에도, 그는 의식이 명료하고 적절하며 간호사가 행동으로 나타낸 간단한 지시들을 따라할 수 있다고 기록했다. 모해이노씨의 사회력 기록에는 그가 청각장애이고 글을 모르며 그 지역에 사는 가족이 없었기 때문에, 그를 잠시 방문했던 지역사회봉사자의 도움으로 병원으로 오게 되었다고 기록되어 있다. 담당 간호사는 그가 지난해 사망한 형과 함께 몇 년 전 이주노동자로 이곳에 왔다는 것을 알았다. 또한 그의 5형제들 가운데 두 명이 또한 청각장애인이고, 가족 사이에서만 이해될 수 있는 일종의 수화를 개발해왔다는 것을 알게 되었다. 다학제간 돌봄 계획 회의에서, 모해이노씨를 담당하는 내과 전공의는 불만의 목소리를 냈다. 발작의 위험과 약물에 대해 환자에게 설명하는 것과 스트레스 검사를 위해 환자의 동의를 얻는 것이 필요하기 때문이었다. 전공의는 단지 환자에게 동의서에 'X' 표시를 하게 해야 한다고 제안했다. 그는 그렇게 함으로써 의료진이 치료절차에 따라 진행할 수 있고, 그렇게 하는 것이 환자에게 최선의 이익을 줄 것이기 때문이라고 말했다. 사회복지사는 환자가 이해할 수 있을지는 확실하지 않지만, 그에게 가서 수화를 통한 대화를 시도하기 위해서 청각장애인을 위한 통역자를 구하는 것이 필요하다고 제안했다.

생각해보기

공통된 언어가 없을 때 사전동의 얻기

- *이 사례에는 어떤 윤리적 딜레마들이 있는가?*
- *모해이노씨의 의사결정능력에 대해 어떻게 생각하는가?*

- *모해이노씨로부터 사전동의서를 얻는 것이 가능하다고 생각하는가? 의사결정능력과 사전동의의 요소에 대한 논의를 통해 당신의 입장을 지지하고 설명해보자.*
- *이와 같은 상황에서, 의료진이 이해하지 못했음에도 환자는 언어 능력이 있었다는 것과 어느 정도의 지지를 통해 자기 돌봄이 가능했었다는 것이 분명하다. 환자의 의사결정능력 결정에 이러한 요소들이 어떻게 기여하였는가?*
- *의료인이 환자와 소통할 능력이 없을 때 이는 환자의 의사결정능력 결정에 어떠한 영향을 미치는가?*
- *공동의 언어 부족과 이에 따른 사전동의를 확실히 할 수 없음으로 인해, 모해이노씨에게 중요한 의료서비스를 제공하지 않았다는 것이 내포하는 의미는 무엇인가?*

간호계의 역할과 책임: 사전동의

하나의 처치에 대한 사전동의를 기록하는 실무는 일반적으로 동의서에 서명하는 것으로 끝나는 반면에, 그 과정은 보다 매우 복잡하다. 앞서 설명한 규칙을 따르면서, 사전동의는 치료하지 않을 경우에 초래될 가능한 결과와 각각의 선택에 따른 가능한 결과, 그리고 모든 선택들에 대해 환자가 알고 있다는 분명한 검증을 포함해야 한다. 또한 환자는 각각의 선택이 자신의 생활방식에 의존할 것이라는 것이 의미하는 바를 인식해야만 한다. 간호사는 특정한 처치를 허락하는 양식에 환자가 서명하도록 요청하는 바로 그 행위가 강요의 한 형태를 야기할 수도 있다는 사실에 민감해야만 한다. 자율적인 의사결정의 모든 조건을 충족시키도록 분명히 하는 것은 환자의 옹호자로서의 간호사의 책임이다. 치료하지 않는 것과 대안적 선택들을 포함하는 의사결정과정의 일정 부분이 의미하는 바를 환자가 이해하지 못한다고 간호사가 생각한다면, 또는 환자가 다양한 선택들에 대해 이성적으로 생각하고 숙고할 수 없다고 간호사가 생각한다면, 이를 중재하는 것은 간호사의 책임이다. 법적으로 간호사는 환자에게 설명되지 않았다는 것이 분명하다면 행동해야 한다. 이러한 행동으로 의사에게 알리는 것, 환자를 위한 추가 정보를 요청하는 것, 또는 결정을 자율적으로 행할 수 있다는 것이 확실해질 때까지 그 과정을 중지하는 것 등이 포함된다. 이 과정의 구조는 일반적으로 간호사에게 동의서에 환자의 서명을 받도록 요구함에도, 간호사의 우선적 관심은 자율적인 의사결정을 위한 모든 기준이 충족되지는지를 확실히 하는 것이다.

미국 연방정부와 주정부 그리고 기관의 정책들은 적절하게 작성된 동의서와 관련된 기대들(누가 법적으로 이러한 동의서를 받을 수 있는가를 포함하는)을 통제하며, 간호사는 이러한 정책들에 익숙해지는 것이 필요하다. 의사가 환자와 사전에 토의한 동의서 양식 안에 있는 환자의 서명을 단순하게 증명하는 것이 사전동의를 얻는 것으로 간주되지는 않는다(Petersen, 2010). 그러나 간호사가 환자의 서명을 증명하는 것은 환자가 기꺼이 동의를 했다는 것과 동의하는 당시에 환자가 적절한 자격을 갖추고 있었다는 것, 그리고 환자의 서명이 진짜라는 것을 확실히 할 간호사의 책임을 의미한다. 이러한 간호 역할의 중요한 부분은 처치에 대한 환자 이해를 확인하는 것, 의사와 논의되는 것이 필요한 의문들이 있는지를 알아보는 것과 강압의 어떤 예시에도 주의를 게을리 하지 않는 것이다(Plawecki & Plawecki, 2009). 사전동의와 관련된 교육, 염려, 또는 질문과 관련하여 의사 그리고 환자와의 대화에 대한 간호기록은 대단히 중요하다. 환자가 문맹이거나 다른 종류의 언어를 사용할 경우 통역자 활용 같은 특수한 상황 또한 기록되어야만 한다.

전문간호역할(advanced practice roles)을 수행하는 간호사들은 자신의 실무영역에서 실시하는 중재에 대한 정보를 제공하고 사전동의를 얻을 책임이 있다. 다른 환경에서 어떤 특정 처치나 대안이 가지는 위험에 대해 환자에게 고지할 간호사의 권리에 대한 질문은 그리 분명하지 않다. 1977년에 항암치료를 시작하는 과정에서 교육간호사였던 Jolene Tuma는 암 치료의 대안에 대한 노인환자의 질문에 대답해 주었다. 그 환자는 의사가 다른 치료를 고려하는 것에 개방적이지 않았기 때문에 의사에게 질문하기를 원하지 않았다고 표현했다. 또한 환자는 Tuma에게 자신의 아들에게 다른 치료들에 대해 설명해주도록 요청하였는데, 그 아들은 설명을 듣고 분노했다. 환자는 항암치료를 계속하기로 결정했음에도 2주 후에 죽었다. 환자가 죽은 후, 환자의 아들은 Tuma의 행동에 대해 의사에게 말했다. 의사는 그 후에 의사-환자 관계를 혼란시킨 것으로 Tuma에게 책임을 물어 해고시켰고 결과적으로 간호사면허를 잃었다. Tuma는 상소하였다. 1979년 아이다호 대법원은 이러한 위반에 대한 법적 근거가 없기 때문에 '비전문가 행위'로 인한 면허취소가 될 수 없음을 판결하였다. 그러나 대법원은 간호사가 환자에게 고지할 권리를 설명하지는 않았다(Tuma v. Board of Nursing of the State of Idaho).

불행히도, 이렇게 간호사들은 사전동의와 관련하여 일종의 중간지대(limbo)에 놓인다. 간호사들은 진정한 사전동의를 보장하기 위해 환자를 대신하여 행동하도록 법적으로 요구됨에도 간호사가 환자들이 정보를 이해하지 못하거나 환자에게 설명되지 않았다고 믿을 때 해야 할 분명한 행동절차는 없다. 그리고 상황을 교정하는데 의사들은 비협조적이다. 제도적이며 법적인 제약들이 간호사의 윤리적이고 올바른 행동절차를 방해하는지도 모른다.

자신에게 질문하기

사전동의와 관련하여 간호사의 역할은 무엇인가?

- 앞서 기술된 사례에서, Jolene Tuma의 행동은 적절했다고 느끼는지? 당신의 입장을 지지하는 설명을 해보자.
- 이와 같은 상황에서 어떤 윤리적 이슈들이 분명하게 드러나는가?
- 간호사–환자 관계 요인은 이러한 상황에 어떻게 내포되어야 하는가?

사전의료의향서

기술 사용과 관련하여 일어날 수 있는 딜레마에서, 중요한 간호역할은 그러한 중재 사용을 고려하는 동안에 사람들이 자신의 소망을 드러내도록 지지하고 격려하는 것이다. 의식이 분명하고 의사결정능력을 가진 이들에게 사전동의는 연명의료를 시작하기 전에 요구된다. 의사결정능력을 상실한 상황에서 치료와 관련된 소망이 이뤄지는 것을 확실히 하기 위해서 **사전의료의향서**(advance directives)[3]가 요구된다. 사전의료의향서는 의사결정능력을 상실했을 때 환자를 대신해서 그러한 결정을 할 누군가를 지명하거나 또는 시작하거나 보류할 보건의료중재를 알리는 지시이다. 사전의료의향서는 미래에 있을 중재를 위한 일종의 사전동의로 고려할 수 있다. 사전의료의향서는 자기 자신을 대신해서 의사결정을 할 사람들을 지원하고 환자가 자신이 원하는 생의 말기 돌봄을 받는 것을 확실히 하는 데 도움을 준다. 환자가 자신의 선택에 대해 가능한 한 분명해지도록 돕기 위해서, 생의 말기에 고려할 수 있는 다양한 연명의료[4] 방법들을 개방적으로 분명하게 논의해야 한다. 위관영양, 기계호흡, 심폐소생술과 투석에 대한 자신의 바람을 말 또는 글로 표현하도록 격려해야 한다. 중재에 대한 숙고는 만약 중재가 시작되고 환자의 상태가 지속적으로 저하되거나 또는 향상되지 못한다면 얼마나 오랫동안 그러한 중재가 유지되기를 원하는지도 포함한다. 분명하게 이해된 사전의료의향서는, 사람들이 죽어가는 과정에서 선택권을 가지는 것을 가능하게 할 뿐만 아니라 생의 말기 문제들을 다룰 때 가족과

---

[3] 우리나라에서는 'advance directives'를 다양하게 번역하고 있지만 최근 의료윤리계에서는 '사전의료의향서'로 번역하여 사용하고자 공동합의가 있었다. 향후 법제화가 된다면, 그 용어에 맞게 조정하여 사용하는 것이 필요하다고 본다. 이 책에서는 사전의료의향서로 번역하여 사용하였다.

[4] 'life–sustaining treatment, interventions'는 최근에는 '연명의료'로 해석하고 있어 이를 따랐다.

의료인의 스트레스를 감소시킬 수 있다.

생의 말기 돌봄과 관련한 의사결정에서 가장 중요한 요소는 환자 또는 대리인과 의료인 사이의 분명하고 개방적인 의사소통일 것이다. 간호사는 환자가 어떤 잠재적인 연명의료 기술을 원하는지/원하지 않는지를 아는 것 이상을 해야 한다. 이러한 결정을 할 사람을 만나봐야 한다. 환자의 기본 가치를 분명하게 찾아내야 한다. 삶에서 무엇에 가치를 두는지? 무엇이 그 사람을 위한 삶의 질을 구성하는지? 죽어감에 대한 그의 개인적 믿음과 염려는 무엇인지? 우리는 문화적 · 사회적 · 영적 그리고 가족의 기준이나 관점이 개인적 가치에 미치는 영향을 인식해야만 한다. 예를 들면, 어떤 문화에서는 죽음과 죽어감을 이야기하는 것은 불운을 가져온다고 믿는다. 가족의 바람이 개인의 선택에 영향을 미칠 수도 있고, 어떤 문화에서는 환자가 자신의 생의 말기 돌봄에 대한 결정을 가족들에게 맡기기도 한다. 중재에 대해 논의할 때, 간호사는 환자가 처치가 무엇인지 그리고 무엇에 관련되는가를 이해하는지 확실히 하는 것이 필요하다. 또한 환자들은 연명의료의 이익이나 위험이 연령, 건강상태 그리고 그러한 중재의 고려를 촉구하는 상황에 따라 다양할 수 있음을 수용하는 것이 필요하다. 예를 들면, 위관영양이 생명을 연장하거나 치매나 다기관 장애(multisystem illness)가 있는 환자를 위한 삶의 질을 향상시킨다는 연구결과는 없다(American Nurses Association[ANA], 2011; Geppert, Andrews, & Druyan, 2010; Williams, 2006). 간호사는 환자나 가족이 왜 특정 중재를 원하는지, 그리고 환자나 가족이 그 중재가 그들을 위해 무엇을 할 것이라고 생각하는지를 이해해야 한다.

사전의료의향서는 **생전유언(living will)**과 **대리인 지정(durable power of attorney)**을 포함한다. 생전유언은 특정 조건들이 존재할 때, 연명의료의 보류 또는 철회와 관련하여 의료인에게 지시를 주는 법적 문건들이다. 생전유언을 규제하는 법률은 미국 각 주마다 다양하다. 그래서 간호사들은 자신이 속한 주 법률에 익숙해야만 한다. 생전유언은 연명의료와 관련한 사람들의 바람을 지시하여 결정들을 안내한다. 그러나 생전유언을 둘러싼 우려도 있다. 생전유언의 지시들은 애매할 수도 있고, 단지 그 사람이 원치 않는 중재만을 설명할 수도 있다. 어떤 주에서는, 말기 환자나 죽음에 임박한 사람들만이 생전유언을 작성하는 것이 허락된다. 특히 응급 상황에서, 건강했을 때 작성한 문서는 환자의 현재의 바람을 반영하지 않을 수도 있다는 문제가 있을 수도 있다.

대리인 지정은 합법적인 자격이 있는 사람이 의사결정능력을 상실한 상황에서 보건의료결정을 만드는 데 자신을 대신해서 결정할 대리인(surrogate or proxy)으로 다른 사람을 지명하는 것이다. 요구되는 특정한 법적 양식이 없다 하더라도 지정은 문서로 해야만 하며, 지정된 대리인 외에 두 명의 증인과 지정을 만드는 장본인에 의해 날인된 서명이 있어야만 한다. 지정하는 사람이 그 문서를 파기하거나 또는 대리인으로 명명된 사람을 바꾸면 그 지정은 언제든지 폐지될 수 있다. 대리인의 권한은 지정자 본인이 의사결정능력을 상실했는지 결정되기까지는 효력이 발생하지 않는다. 대리인의 권한은 단지 의사결정능력이 상실된 동안에만 효력이 있다. 예를 들면, 일시적 의식상실인 경우, 의사결정을 하는 대리인의 권한은 지정자가 의식을 되찾아 자신을 위한 의사결정을 내릴 능력을 되찾은 경우에 종료된다.

생전유언이나 대리인 지정의 유무는 환자의 건강기록지에 기록해야만 한다. 간호사는 환자가 그러한 문서들을 가지고 있는지를 알아보고, 환자 및 가족과 이러한 의향서의 중요성을 함께 논의할 수 있다. 이러한 논의는 환자와 가족에게 사전의료의향서 관련 자료들을 제공하는 것으로부터 또는 그들에게 사전의료의향서를 만들기를 원하는지, 그들이 이미 사전의료의향서를 가지고 있는지, 또는 생의 말기 선택들에 대한 논의한 경험이 있는지를 환자에게 묻는 것으로부터 시작할 수 있다.

환자들이 주치의와 논의한 적이 없는 사안들을 간호사에게 이야기할 수도 있다는 것은 잘 알려진 사실이다. 사전의료의향서와 관련된 이슈들은 그러한 사안들 중 하나일 수 있다.

의사결정능력

사전동의는 환자나 대리인이 보건의료 문제와 관련하여 합리적 의사결정을 하기 위한 능력을 갖추는 것을 요구한다. 대리인이나 보건의료대리인은 환자가 그렇게 할 능력이 없다면 환자를 대표해서 의료적 결정을 만들 사람이다. 그 반대의 증거가 존재하지 않는 한, 의식 있는 성인은 의사결정능력이 있는 것으로 가정한다. 사람들이 다른 분야가 아닌 일정 분야에 대한 결정을 할 수 있는 능력이 있는 것처럼, **의사결정능력**(decision-making capacity)은 당면한 이슈와 관련된 의료적 결단이다. 예를 들면, 가정문제에 대한 합리적 의사결정을 할 수 없다 하더라도, 건강과 관련한 결정은 할 수 있다. 사람들은 다른 시간이 아닌 특정 시간에 의사결정능력을 갖출 수 있고, 각각의 특정한 상황에서 이들이 그러한 능력이 있는지 아닌지의 판단을 내려야만 한다. 어떤 사람이 보건의료제공자에게는 비합리적으로 보이는 결정을 내렸다는 사실이 반드시 그의 의사결정능력 부족을 의미하는 것은 아니다. 그것은 단지 가치에서의 다름을 반영한다. 그러나 만약 그러한 결정이 비합리적으로 보인다면, 의사결정 관련한 환자 능력을 검사해보는 것이 현명하다.

의사결정능력 요소들

환자나 대리인의 의사결정능력은 여러 요소를 갖추어야만 한다. 이 요소들은 그림 12-2에 나열했다. 첫째, 환자는 보건의료문제의 특성, 예후, 치료옵션과 제안, 각 치료의 위험, 이득과 결과를 포함하는 모든 관련 정보를 이해할 수 있어야만 한다. 둘째, 환자는 자신의 선택과 그것에 대한 이해를 전달할 수 있어야 한다. 셋째, 환자는 개인의 목적에 비추어 보건의료결정이 이득이 될 것인지를 평가할 수 있는 일련의 가치와 목적을 소유해야 한다. 넷째, 환자는 이용 가능한 선택들에 대해 숙고하고 판단할 능력을 가져야만 한다. 이는 위험과 확률, 원인과 효과, 기회와 가능성 같은 기준들을 파악하는 능력을 포함하다. 하나의 선택을 하자마자 약간의 우유부단함이나 마음의 변화를 보이는 것이 비합리적으로 보이지는 않는다 하더라도, 선택들 사이에서 심각하게 동요한다면 의사결정능력을 재평가할 필요가 있다. 간호사는 의사결정능력의 이러한 요소들이 있는지를 알아보기 위해 환자와 가족을 관찰하는 중요한 위치에 있다. 환자의 옹호자로서, 간호사는 이와 관련하여 어떠한 염려든 사정하고 기록하며 보건의료 팀의 적절한 사람과 논의할 필요가 있다.

의사들은 일반적으로 의사결정능력을 결정하는 법적 권한과 책임이 있다. 그러나 미국의 최소 한 개 주에서, 전문간호사 또는 심리치료사도 환자의 무능력을 법적으로 증명할 수 있다(서부 버지니아 주 보건의료결정법, 2002/2007). 무능력에 대한 결정은 가족이나 환자의 최선의 이익에 관심을 두는 사람들과 협의하는 것이 가장 좋다. 의사결정능력과 역량 사이에는 차이가 있다. 의미 있는 삶의 결정을 만드는 능력인 **역량**(competence)에 대한 결정은 법적 행동을 요구한다. 사람들이 의미 있는 삶의 결정을 내릴 수 없다는 판단에 의한 규제가 없는 한, 법적으로 그들은 역량이 있다고 여겨진다. 일반적으로 **무역량**(incompetence)의 법적 선언은 그 사람의 남은 생 동안 효과가 지속되고, 그 선언은 그를 위한 대리의사결정자로서 법원이 지정한 보호자를 포함한다.

환자는

- 모든 정보를 이해할 능력이 있다.
- 자신의 선택과 이해에 대해 소통할 능력을 가진다.
- 결정을 이끄는 개인적 가치와 목적이 있다.
- 숙고하고 판단할 능력이 있다.

그림 12-2 ● 의사결정능력 요소들

환자가 의사결정능력이 부족할 때, 누군가를 그 환자를 위해 의사결정을 할 대리인으로 지정해야 한다. 아이들의 경우, 대리인은 일반적으로 부모나 법적 보호자다. 성인의 경우, 대리인은 배우자, 부모, 성인 자녀, 친척, 사전의료의향서에서 대리인으로 명시된 사람일 수 있다. 환자가 사전의료의향서가 없거나 무능력(incapacity)의 사건 발생시 의사결정을 할 대리인을 지명하지 않은 경우에, 보건의료제공자는 대리인을 지정하기 위해 가족이나 다른 이와 작업을 해야만 한다. 미국의 경우 대리인을 선정하는 법적 과정은 주에 따라 다양하다. 그리고 간호사들은 자신이 속한 주의 과정에 익숙해지는 것이 필요하다. 대리인으로 선정된 사람은 그러한 역할에 봉사할 의지가 있는 사람이어야만 하고, 환자의 바람에 따라 또는 환자의 바람이 합리적으로 인식될 수 없거나 알려지지 않은 경우에 환자를 위한 최선의 이익에 일치하여 의료적 의사결정을 할 수 있는 사람이어야 한다. 대리인은 환자를 위한 관심과 돌봄을 보여주어야 하고 환자와 정기적으로 연락해야만 한다. 덧붙여, 대리인은 의사결정과정에 온전히 참여할 수 있어야 하고 기꺼이 해야만 한다. 그리고 돌봄자와 대화와 직접적인 만남에 관여할 수 있어야 하며 이를 기꺼이 해야만 한다. 부모, 성인 자녀, 성인 형제, 성인 손주와 같은 가까운 가족들은 환자가 대리인을 지정하지 않은 경우에 첫 번째로 자주 고려된다. 그러나 때때로 가까운 친구나 이웃이 그러한 의사결정을 하기에 보다 적합할 수도 있다. 대리인에 의해 만들어진 결정은 합리적인 것으로 인정되는 범위에서 환자의 문화적 · 영적 관점들을 포함하는 환자의 가치를 반영해야만 한다.

환자의 자기결정권 법령

미국에서 1991년 12월 그 효력이 발생한 **환자의 자기결정권 법령(Patient Self-Determination Act, PSDA)**은 보건의료 의사결정을 만들기 위한 환자의 권리와 관련하여, 메디케어(Medicare)[5]나 메디케이드(Medicaid)[6] 지원을 받는 병원, 간호요양원(너싱홈), 건강유지조직과 가정간호 에이전시 같은 의료기관들이 성인 환자에게 문서화된 정보를 제공하는 것을 의무화하는 연방법령이다. 그러한 결정들은 치료를 거부할 권리와, 환자들이 무능력하게 되었을 경우 결정을 안내하기 위한 사전의료의향서를 쓸 권리를 포함한다. 미국간호협회(ANA, 2010a, 2010b)는 간호사들은 환자들이 충분한 설명에 근거한 결정을 내리는 과정에서 환자를 지지할 책임

[5] 65세 이상의 노인에 대한 건강보험제도.

[6] 저소득자에 대한 의료보장제도.

이 있다고 강조하여 언급한다. 이것은 생의 말기 돌봄과 관련하여 매우 중요하다. 간호사들은 모든 보건의료환경에서 PSDA를 적용할 때 중요한 역할을 한다.

PSDA에도 불구하고, 극소수의 환자만이 사전의료의향서를 가지고 있고, 많은 의료인들은 그들이 돌보는 중증 환자들의 바람을 알지 못한다(Rodriguez & Young, 2006). 몇몇 의료인들의 가부장적 태도는 현재 상황에서 환자를 위한 최선이 무엇인지를 알고 있다는 자신의 믿음 때문에 사전의료의향서를 무시하는 결과를 초래할 수도 있다. 사전의료의향서의 발달은 환자나 그들의 대리인과 의료인 사이의 대화의 지속적인 과정의 한 부분이다(ANA, 2010a; Canadian Nurses Association[CNA], 1998; Dunn, 2005; Levi & Green, 2010). 생의 말기 결정에 대한 개방적 대화는 입원이나 중증 질환으로 인한 신체적 · 정서적 스트레스가 있기 전인 일차진료환경에서 일상적으로 이루어져야만 한다.

사례

테리 시아보(Terri Shiavo)

테리 시아보의 잘 알려진 사례는 사전의료의향서 부재시에 만들어진 생의 말기 돌봄 의사결정과 관련한 많은 윤리적 이슈들을 예시한다. Quill(2005)이 언급한 것처럼, 지속적 식물상태(persistent vegetative state)에 있는 환자의 요구에 응하는데 의료, 윤리, 법, 환자의 가족들이 모두 잘 작용하지 못했던 하나의 예이다. 테리 시아보는 1990년 기록대로 식이장애로 인한 심각한 저칼륨혈증으로 인한 심장마비로 인해 좌측 마비와 심각한 뇌손상 진단을 받았다. 15년 동안 그녀는 인공영양관을 통해 수분과 영양을 공급받아 생명을 유지했다. 그녀의 신경학적 검사보고서는 그녀가 지속적 식물상태에 있다는 것을 보여주었다. 이것은 인지, 정서 또는 의지적 활동의 증상 없이 수면과 각성이 교대로 일어나는 주기와 기본적인 구토 반응, 그리고 약간의 소음과 빛에 대한 반사적 반응 등을 포함한다. 사전의료의향서 부재로, 그녀의 남편은 법적 보호자이자 의료결정 대리인으로 지정되었다. 보고서에 의하면, 그녀의 남편과 가족들(부모와 형제들)과의 관계는 1993년 이래 긴장상태를 유지해왔고, 그들은 테리가 원하는 것과 받아야만 하는 것에 대해 상당한 의견차를 보였다. 의료 전문가들의 보고와 진단검사에 근거하여, 주 상소 법원은 지속적 식물상태 진단을 지지하는 분명하고 확실한 증거가 있다고 규정했다. 남편은 부인이 이러한 상태에서 무기한적으로 생을 유지하기를 원하지 않았다고 주장하면서(자신은 기계로 생명을 유지하길 원하지 않는다는 것을 인식했을 때 작성했었던 보고된 진술 때문에) 영양관 제거를 요청했다. 그러나 테리의 가족들은 그녀의 상태가 치료(연구증거가 없는)를 통해 향상될 수 있음을 믿는 다른 의료인들을 찾아냈고, 지속적 식물상태 진단을 받아들이지 않았다. 2001년과 2003년 사이, 법원은 제시된 증거가 테리가 현 상태에서 삶을 연장하는 중재를 선택하지 않았을 것임을 보여준다고 결정하면서 영양관 제거를 두 차례 허락했다. 그리고 그녀의 가족이 발의한 법적 행동 때문에 영양관을 매번 재삽입했다. 계속되는 법적 공방(법정대리인[guardian ad litem]이 지정되는 동안), 대중매체의 상당한 관심, 공개토론, 정치적 · 종교적 의견들이 분분한 가운데, 2005년 3월 18일 영양관을 다시금 제거했다. 영양관을 재삽입하기 위한 다양한 법적 상소들은 기각되었고, 테리 시아보는 13일 후에 죽었다.

생각해보기

- *이 사례에서 윤리적 이슈는 무엇인가?*
- *대중매체를 통해 이 사례를 접하면서, 당신은 이 사례에서 볼 수 있는 의사결정의 윤리적 특성에 대한 의견을 가지고 있을 것이다. 어떠한 가치, 믿음과 정보가 당신의 의견에 영향을 주었는가?*
- *대중매체는 책에서 언급된 것 이상으로 테리 시아보의 상황과 가족들의 불일치와 관련하여 보다 많은 이슈들을 제기했다. 아래 제시한 웹사이트와 당신이 선택한 다른 한두 개 정도의 대중매체를 통해 이러한 이슈나 윤리적 토론을 조사해보자.*

  Article: "Terri Schiavo - A tragedy compounded":
  http://www.nejm.org/doi/full/10.1056/NEJMp058062

  "Exploring the Terri Schiavo ethics meltdown":
  http://www.ethicsscoreboard.com/list/schiavo2.html

  University of Miami Terri Shiavo Case Resources:
  http://www.miami.edu/index.php/ethics/projects/schiavo

  Article regarding public discussion of the Terri Schiavo case:
  http://www.csmonitor.com/2005/0325/p01s04-wogi.html

  Bioethics resources on the Web:
  http://bioethics.od.nih.gov/endoflife.html

- *이 사례와 관련하여 공개토론과 미디어토론에서 목소리를 드높인 다양한 분파에서는 어떠한 윤리적 고려를 제시하였는가? 이 사례에 대한 이해에 근거하여, 만약 당신이 시아보의 법정대리인으로 지정되었다면, 생명연장수단과 관련하여 어떠한 제안을 하길 원하는가? 당신의 제안을 이끈 윤리적 사고와 이 사례의 진상에 대한 이해를 근거로 당신의 입장을 지지해보자.*
- *시아보가 사전의료의향서를 작성했었다면, 그녀의 생의 말기 돌봄은 어떻게 다르게 진행되었을까?*
- *Quill(2005)은 대중매체 보도, 이해 집단에 의한 왜곡, 이 사례와 관련된 정서적 울림은 누군가가 독자적인 한 인간이기보다는 오히려 선례의 상징이 되었을 때 일어날 수 있는 상황을 보여주었다고 지적한다. 당신은 시아보의 상황에 대한 사회적 처우와 공개 토론에 대해 어떻게 느끼는가? 이 사례의 공개 토론이 지닌 윤리적 고려들을 기술해보자. 그녀가 당신의 가족이었다면, 당신은 어떻게 느꼈을지 생각해보자.*
- *말기 환자(자신을 위한 의사결정을 할 수 없는 환자) 또는 지속적인 식물상태에 있는 환자의 가족들이 생의 말기 돌봄과 관련하여 환자가 원하는 것뿐만 아니라 환자의 현재 상태에 대해서도 상당한 관점 차이를 보이고 있는 상황을 당신은 어떻게 다루어야만 할까?*
- *보건의료체제, 윤리, 법, 그리고 가족은 시아보와 같은 상태에 있는 환자의 요구를 충족하고, 환자의 존엄성을 지키기 위해서 어떻게 보다 효과적으로 함께 일할 수 있을까?*

간호 역할과 책임: 사전의료의향서

사전의료의향서와 관련된 간호의 역할과 책임은 무엇인가? 어떤 근무환경에서든지, 간호사는 환자가 사전의료의향서를 작성할 기회를 가지도록 확실히 하는 것과, 의향서에 표현된 대로 환자의 바람을 해석하고 따르는 것에서 중요한 역할과 책임을 가진다. 간호사는 사전의료의향서를 규정하고 안내하는 국가(혹은 주)법을 아는 것이 필요하다. 또한 일하는 기관의 사전의료의향서와 관련된 정책과 그 과정을 알아야 한다. 자신의 사전의료의향서를 작성하는 것은 자신의 가치, 믿음, 생의 말기 이슈와 연관된 우려의 반영을 돕고, 사전의료의향서의 특정 형식과 과정에 대해 더 잘 알도록 도와주며, 그리고 궁극적으로는 이러한 과정을 겪는 환자를 더 잘 공감할 수 있도록 돕는다. 사무직원은 사전의료의향서 관련 정보를 입원 당시 환자에게 종종 준다. 따라서 환자에게 이러한 정보를 설명할 기회나, 환자가 질문할 기회가 제한되기 때문에, 환자가 받은 정보에 대한 환자와 환자 가족의 이해 정도를 알아보는 것이 필요하다. 사전의료의향서의 중요성을 강조하고 사전의료의향서를 작성하는 데 도움이 필요한 환자를 지원할 기회로, 입원 시점을 활용할 수 있다. 이 시점은 또한 환자들이 개인적인 가치, 현재 상황의 맥락에서 자신에 대한 이해, 의사결정에 영향을 미칠 수 있는 중요한 문화적 또는 다른 이슈들을 탐색하도록 도울 수 있는 기회의 시작이 된다. 간호사로서 우리는 돌봄에 대한 환자의 의향에 익숙해질 필요가 있다. 그리고 사전의료의향서에 표현된 대로 돌봄이 환자의 바람과 일치되도록 확실히 하는 것이 필요하다. 이와 관련하여 간호의 옹호 역할은 사전의료의향서의 내용과 존재를 다른 보건의료팀 일원에게 알리는 것, 환자의 의사결정능력의 변화 증거나 요구의 변화를 적절한 팀 일원에게 고지하는 것, 사전의료의향서에 표현된 환자의 요구가 지켜지지 않을 때 환자를 대신해서 중재하는 것을 포함한다. 간호사들은 환자와 지역공동체 교육을 통해, 연구를 통해, 그리고 다른 보건의료종사자와 간호사 교육을 통해서 사전의료의향서에 대한 대중의 인식을 증가시키는 데 중요한 역할을 지닌다.

사례

사전의료의향서의 부재

90세의 모세씨는 알츠하이머 질환과 신부전으로 병원에 입원했을 때 사전의료의향서를 가지고 있지 않았다. 그가 입원 당시 논리적이었고 돌봄자들과 대화할 수 있었음에도 주치의는 모세씨가 의사결정능력이 없다고 결정했고, 그와 함께 생활해온 딸 제다를 대리인으로 지명하였다. 담당 간호사는 제다와 그녀의 남편 조쉬가 모세씨에게 제공한 돌봄의 질에 대해 의문을 가졌기 때문에, 의사의 이러한 선택에 대해 문제를 제기했다. 모세씨의 건강이 빠른 속도로 악화되기 시작하자 담당 간호사는 그의 DNR 여부에 대해 물었다. 조쉬는 모세씨가 연명되길 원한다고 했고, 이것이 모세씨가 또한 원한 것이라고 대답했다. 제다도 그와 같은 의견이었다. 제다의 다른 4명의 형제자매들이 아버지의 상태에 대해 알기 위해 자주 전화를 했음에도 제다는 아버지의 상태에 대한 정보를 주지 않았고, 그들이 아버지와 접촉하는 것도 허락하지 않았다. 이러한 형제자매간 다툼과 모세씨의 DNR 상태에 대한 진위와 관련하여 간호사들은 염려했고, 간호사들은 주치의에게 이러한 가족간의 이슈들을 알리고 환자를 위한 최선의 선택을 하기 위해 윤리위원회에 의뢰하였다. 간호사들은 또한 주 법에서 요구하는 것처럼 대리인지정서에 의사가 서명하지 않은 것을 언급했다. 그래서 법적 대리인은 존재하지 않았다. 윤리위원회는 5인의 모든 형제자매들, 주치의, 담당 간호사와 원목팀(pastoral team) 일원을 포함하는 가족회의를 소집했다. 윤리위원회는 회의의 목적이 가족 문제를 해결하기 위한 것이 아니라 환자에게 최선이 될 수 있는 돌봄의 형태에 대해 토의하기 위함임을 설명한 후에, 주치의에게 모세씨의 현재의 건강상태와 예후에 대해 설명하도록 요청하였다. 모든 가족들은 주치의와 담당 간호사에게 질문할 기회가 주어졌다. 각각의 가족들은 아버지가 자신의 삶에서 가치를 두었던 것과 생의 말기 돌봄과 관련하여 아버지의 소망이라고 믿어지는 것들이 무엇인지 이야기할 수 있었다. 심지어 형제자매들 중 몇몇은 지난 10여년간 서로에게 말을 하지 않고 살아왔음에도, 각각의 자녀들은 아버지가 연명의료를 원하지 않는다고 이야기했다고 말했다. 마지막으로 말할 기회를 얻은 제다는, 남편은 매우 실망스럽겠지만, 아버지가 연명의료를 원하지 않았다고 동의했다. 형제자매들은 또한 아버지를 방문하는 것과 그를 체크하기를 요청했다. 현재 그들의 아버지에게 법적 대리인이 없다고 공지했을 때, 그들은 자신들이 아버지와 접촉할 수 있도록 제다가 허락하는 조건으로 제다가 지속적으로 그 역할을 수행하는 데 모두 동의했다. 심지어 형제자매들이 제다에게 화가 났었음에도 그들은 제다가 아버지를 잘 돌봤고 그를 사랑했다고 믿었다. 회의를 끝내고 모든 가족은 아버지의 침상 곁으로 모였다. 그곳에서 그들은 기도하고 이야기를 나누는 시간을 가졌다. 모세씨는 그날 밤에 사망했다.

생각해보기

환자에게 최선을 고려하는 것

- *입원 당시 모세씨는 논리적이었기 때문에, 주치의는 연명의료와 관련하여 그가 원하는 것을 물어야만 했다고 생각하는가?*
- *모세씨를 위한 주치의의 대리인 선택에 대해 어떻게 생각하는가? 제다를 대리인으로 지정하는 것에서 어떤 요인들이 고려되어야 한다고 생각하는가? 그가 고려하지 않았지만 고려했어야만 했다고 생각하는 요인들이 있는가?*
- *모세씨를 위한 그 간호사들의 돌봄처럼, 그의 상황과 관련하여 당신의 염려는 무엇이었겠는가? 이러한 상황에서 당신은 어떻게 했을 것이라고 생각하는가?*
- *가족회의 과정은 생의 말기 의사결정을 위해 요구되는 대화를 어떻게 설명했는가?*

삶과 건강 관련 선택

환자의 자율성에 대한 토론은 자주 사전동의와 생의 말기 결정과 관련된 이슈에 초점이 맞춰짐에도, 자기결정과 관련된 이슈들은 간호실무의 어느 영역에서나 발생할 수 있다. 모든 실무 영역에서, 간호사는 삶의 방식의 선택이 환자의 건강과 치유에 미치는 영향을 다루어야만 한다. 간호사가 돌보는 많은 사람들은 과식, 담배, 약물, 알코올, 성생활 또는 일 관련 스트레스 같은 것들의 악효과로부터 고통을 받고 있다. 우리의 직업은 보다 건강한 삶을 향한 변화를 격려함과 동시에 현재의 건강문제를 다루는 것이다. 그러나 환자들은 보다 건강한 삶을 위해 요구되는 변화를 만들고 치료계획을 따를 의지가 없는 경우가 종종 있다. 삶의 방식의 선택과 분명하게 관련된 건강문제가 있으나 자신의 행동을 바꿀 의지가 없는 환자들을 다루는 것은 간호사에게 딜레마가 될 수도 있다. 자율적인 사람은 건강한 행동이나 건강하지 않은 행동을 선택할 권리가 있다는 것을 간호사가 인정한다 하더라도, 자신에게 스스로 문제를 일으켜왔다는 사실을 아는 이들을 돌볼 때 어려울 수 있다.

이것이 정의의 원칙이 자율성의 범위를 조정해도 좋은 또 하나의 영역이다. 자원이 제한되는 상황에서, 건강하지 않은 삶의 선택에 의해 야기된 건강문제가 있는 사람들을 치료하기 위해 자원을 사용하는 것이 윤리적인지에 대한 질문이 발생한다. 이것은 제공자가 그 사람의 삶의 방식의 선택에 동의하지 않기 때문에 그 사람에게 낮은 수준의 돌봄을 제공하거나 또는 치료를 거부하는 것이 윤리적인지에 대한 질문에 의해 반박된다.

추천된 치료에 관한 선택들

환자가 잘 알고 있고 분명하게 돌봄의 계획을 따를 수 있으나 그렇게 하지 않을 때, 간호사가 할 일은 무엇인가? 예를 들면, 금연 지시를 따르지 않는 환자치료를 거부하는 의사들이 있다. 제한된 자원환경 안에서, 이것은 생각해볼 가치가 있는 질문이다. 미국간호사 윤리강령(2001)의 첫 번째 신조는 간호사들은 "사회적 · 경제적 상태, 개인적 태도 또는 건강문제의 특성을 불문하고, 각 개인의 고유한 존엄성, 가치와 고유성에 대한 존중과 동정심을 가지고 일한다."이다. 더 나아가 간호사는 배경, 관습, 태도와 신앙에서의 환자 개개인의 차이에 영향을 받아서는 안 된다. 보건의료행위는 환자의 배경, 관습과 믿음의 복합적인 부분이다. 따라서 그 결과와 상관없이, 돌봄 계획에 대한 참여 거부는 환자의 특권이고, 이것이 간호사의 돌봄 태도에 영향을 미쳐서는 안 된다는 것이 분명하다. 건강하지 않은 삶의 행위는 전체 사람의 일부분이고, 돌봄 계획을 수정할 때 이를 고려해야만 한다.

궁극적으로, 보건의료행위 선택은 환자의 몫이다. 선택이 허락될 경우, 간호사가 동의하지 않는 선택 때문에 환자에게 부정적인 꼬리표를 달아서는 안 된다. 의사결정능력이 있는 모든 환자는 자율적인 선택의 권리가 있다는 믿음을 표현한 전문직 종사자들이 내려진 선택에 대해 가치판단을 하고 결국에는 환자들을 불이행하는 것으로 꼬리표를 붙이는 것은 적절하지 않은 것이다. 사실상, 불이행(noncompliance)이라는 용어가 심지어 간호용어에 속하는지 숙고해보는 것도 가치 있는 일이다. 이행(compliance) 개념은 보건의료 종사자들이 환자에게 최선인 것을 알고 있다는, 그리고 환자가 그러한 지시들을 따르도록 하면서 환자들이 좋아질 것이라는 믿는 가부장주의적 관점과 관련된다. 간호사들은 환자와 가족의 가치와 믿음을 포함한 상호 동의가 이루어진 돌봄의 계획을 따르려는 의지를 가지고 보다 적절하게 말해야 한다. 또한 환자가 중재를 거부할 권리가 있다는 것과 전통적인 서양 의료가 제공하는 것과는 다른 치료도 추구할 권리가 있음을 기억해야만 한다.

자신에게 질문하기

건강하지 못한 삶의 방식의 나쁜 효과에 대한 비용을 누가 지불해야만 하는가?

히포크라테스 시대에, 의사들은 질병에 잠식된 육체를 지닌 사람을 치료하는 것은 의료자원의 부적절한 사용이기 때문에 해서는 안 된다고 배웠다는 사실은 흥미롭다.

- 이것에 대해 당신은 어떻게 느끼는가?
- 이와 같은 입장이 오늘날에도 윤리적인 것으로 고려되는가?
- 이러한 개인적인 생활방식 선택의 잘못된 효과를 위해 매우 중요한 보건의료자원이 사용된다면, 이러한 선택은 다른 사람의 권리를 어떤 범위까지 침해하는가?

자율성은 개인의 선택이 긍정적인 혹은 부정적인 효과를 가져도, 이러한 선택이 다른 이의 권리를 침해하지 않는 한 개인이 자신의 삶에 영향을 미치는 것들에 대해 선택할 권리가 있음을 의미한다.

- 사회가 건강하지 않은 행동의 효과를 치료하는 데 요구되는 보건의료서비스를 위해 비용을 지불하는 것이 정당한가?
- 당신은 건강하지 않은 삶의 방식 선택과 관련한 보건의료자원 분배에 대해 어떻게 하겠는가?

사례

도전적인 환자

36세 코카인 중독 여성 로첼레는 심각한 왼쪽 다리 통증과 부종으로 응급실을 방문했다. 부상의 우선순위를 결정하는 간호사는 그녀의 의무기록과 제시된 문제를 살펴보았고, 가슴과 왼쪽 다리의 통증이 지난 이틀간 있었음에 주목하였다. 이러한 문제들을 평가했을 것으로 추측하고, 간호사는 그녀를 전문간호사가 볼 수 있도록 패스트 트랙 시스템으로 보냈다. 전문간호사는 의무기록에서 코카인 중독 관련 표시가 있는 것과 지난번 방문 때 그녀를 진료했던 의사가 EKG, CBC, 전해질 검사(모두 정상임), 소변검사(코카인 검출)를 실시한 후 불법약물 사용 및 가슴통증 진단을 내렸고, 그녀는 퇴원했다는 것을 알았다. 전문간호사가 환자를 사정한 결과는 숨이 참, 기침, 가슴통증이 없는 것으로 나타났다. 매우 예민함과 호만스 징후(Homan's sign)가 양성, 왼쪽 다리의 심한 부종과 당겨진 피부로 심부정맥혈전증이 예상되었다. 전문간호사가 의사의 평가가 필요하다고 말하며 주치의에게 갔을 때, 그는 전문간호사에게 응급실에서 유사한 문제가 있는 환자를 돌보고 있기 때문에 응급실 한편에 환자를 두고 시간을 때우라고 했다.

초음파검사로 심부정맥혈전증을 확증했을 때, 전문간호사는 환자에게 상태를 설명하고 입원하는 것이 필요하다고 알렸다. 환자는 즉각적으로 자신의 9살짜리 딸을 돌볼 사람이 없기 때문에 병원에 머물 수가 없다고 대답했고, 그곳을 떠나려고 신발을 신었다. 전문간호사는 환자가 병원에서 나가는 선택을 할 수도 있다는 것, 그러나 환자가 병원에 머물렀으면 하는 이유는 환자가 죽을 수도 있는 심각한 문제이기 때문이라고 이야기했다. 로첼레는 남편이 죽은 이후로 살아갈 아무런 이유가 없고, 그래서 죽으러 집에 간다고 이야기하며 울기 시작했다. 전문간호사가 그녀의 초진의사에게 이러한 상황을 알렸을 때, 그는 로첼레가 병원에 머물기 원할 경우에 한해 그녀를 진료하러 가겠다 했고, 그렇지 않은 경우라면 자신의 시간을 낭비하게 될 것이라고 대답했다. 상당한 노력을 기울인 후에, 전문간호사는 로첼레의 어머니와 연락이 되었고, 그녀는 전문간호사의 설명을 듣고 자신이 손녀를 돌보겠다고 했다. 그리고 로첼레도 병원에 입원하기로 했다.

생각해보기

명백히 건강하지 않은 선택을 하는 환자를 돌보는 것

- *이 사례에서 환자의 자기결정권과 관련된 이슈는 무엇인가?*
- *당신은 로첼레의 돌봄에 영향을 미치는 삶의 방식의 선택을 어떻게 보는가? 여기에서 어떤 윤리적 이슈를 고려해야 하는가?*
- *로첼레가 코카인 중독으로 자주 응급실을 방문하는 것을 알았을 때, 당신이 로첼레에게 어떻게 반응했을지 정직하게 들여다보자.*
- *이러한 상황에서 간호사로서, 병원에 머물지 않을 것이라고 말하는 환자를 어떻게 다뤘을 것인가? 전문간호사가 그 상황을 처리했던 방식을 어떻게 생각하는가?*
- *이 사례에서 다양한 보건의료종사자들의 반응에 관련된 윤리적 이슈들을 평가해보자.*
- *흥미롭게도 로첼레는 가난한 흑인이고, 건강보험이 없었다. 그리고 유사한 증상으로 응급실을 방문한 여자는 중류층 백인이었고, 건강보험에 가입되어 있었다. 이 사례에 이러한 요인들을 적용하여 토론해보자.*

보완요법

서구 대증의학(western allopathic medicine)과 관련하여, 많은 사람들이 보충적이거나 대체적인, 혹은 통합적이라고 명명될 수 있는 치료들을 활용한다. **보완요법(complementary therapy)**에는 침술, 약초 또는 영양요법, 에너지 치유양식, 생체자기제어(biofeedback), 태극권(tai chi), 요가, 이완요법, 마사지, 심상요법이 포함된다. 대부분의 사람들이 관례적인 형태로 이러한 요법들을 사용하는 경향이 있으나, 일부는 의료인 혹은 현대의학을 대신해서 이것들의 사용을 선택하기도 한다. 또한 대부분 자신들이 이러한 보완요법들을 사용하고 있다는 사실을 의료인에게 알리지 않는다.

보완요법 사용과 관련하여 여러 가지 이슈들을 고려하는 것이 필요하다. 첫째, 사람들은 보건의료 요구를 해소하기 위해 전통적 의료 이상의 방법들을 사용할 권리가 있다. 둘째, 간호사와 다른 의료인들은 환자와 보완요법의 사용을 보다 잘 토의할 수 있기 위해서 최소한의 실질적 지식(talking knowledge)과 보다 나은 기능적 지식(working knowledge)을 계발하는 것이 필요하다. 많은 치료들이 의료적 중재에 부가물로 작용하고, 어떤 것은 건강하지 않은 방식에서 서로 영향을 미치기도 하며, 많은 요법들의 효험은 아직 잘 알려지지 않았다. 간호사가 수술에 대해 이야기하기 위해 수술을 할 수 있도록 되는 것이 필요하지 않는 것처럼, 환자와 보완요법에 대해 이야기하기 위해 보완요법 제공자가 되는 것은 필요하지 않다. 간호사들은 특정 환자에게 이득이 되는 것은 무엇이든지 사용한다는 목적을 가지고, 사용되거나 고려될 수 있는 모든 요법에 대해 판단 없는 토의를 격려하는 분위기를 형성해야만 한다. 초문화적 숙고(transcultural considerations, 16장에서 논의)는 치료요법에 대한 개인적 선택에 영향을 미친다. 셋째, 보완요법은 서구 의료의 관점에서 이해되지 않기 때문에 단순히 무시되어서는 안 된다; 그러나 특정 치료에 대해 만들어진 주장의 유효성을 알아보기 위해 환자와 상담하는 것은 중요하다. 넷째, 보완요법의 영역에 대한 연구가 지속되고 확장됨에 따라, 이러한 보완요법들이 최소한 치료를 위한 선택으로서 인정되기 위해 사전동의가 필요한지 여부에 대한 물음은 설명되어야만 한다. 다섯째, 보완요법 기술을 가진 간호사들은 간호실무법(주법령)에서 정한 실무 범위에 있는 것이 무엇인지를 분명히 아는 것이 필요하다는 것이다. 다른 중재들과 마찬가지로, 보완요법에 대한 윤리적 입장은 치료가 시작되기 전에 환자나 그 가족에게 중재에 대한 설명을 제공하고 동의를 얻는 것이 필요하다. 이러한 치료가 전통적 중재에 영향을 줄 수 있기 때문에, 실무자들은 사용에 대해 다른 의료진에게 알려야만 하고, 치료와 그 효과에 대해 기록해야만 한다. 보완요법과 관련된 다른 의견 및 연구에 대해 좀 더 배우기 위해 국립 보완 및 대체의학센터 홈페이지(http://nccam.nih.gov) 방문을 추천한다.

논쟁이 되는 선택들(Controversial choices)

환자의 자기결정의 가치는 수년 동안 많은 논쟁의 중심에 있었던 두 가지 결정, 낙태와 적극적 안락사를 지지하기 위해 인용된다. 이들 선택 모두가 윤리적 · 종교적 의견과 논쟁에 둘러싸여 있다. 특히 유산은 윤리적 딜레마에 대한 법적 대답들이 추구되어 온 이슈의 한 예이다. 보건의료환경 안에서 HIV 전파의 잠재성은 검사 및 폭로와 관련하여 논쟁적 이슈를 불러일으킨다. 이 토론은 이러한 이슈의 양쪽 모두에게 어느 정도의 논점을 제시한다.

간호사들은 각각의 이슈와 관련하여 자신의 가치에 대해 분명히 아는 것이 필요하고, 환자와 가족에 대한 전문가적인 의무와 개인적 가치 사이의 균형을 유지하는 것이 필요하다. 무엇이 옳고 그른지에 대한 그들 자신의 믿음에 대한 이해를 통해, 간호사들은 자신의 윤리적 입장과 일치하는 혹은 일치하지 않는 임무와 역할을 구분할 수 있고, 결과적으로는 책임 있는 실무 결정을 내릴 수 있다. 다른 사람의 권리를 존중하기 위한 지침과 환자를 포기하지 않기 위한 지침, 그러나 자신의 가치와 믿음에 따라 충실하게 일하기 위한 지침을 포함하는 전문직 윤리강령은 돌봄과 관련한 결정들을 안내한다. 간호사가 특정 환자를 위한 돌봄에서 강한 윤리적 충돌을 느낀다면, 그 환자를 다른 간호사가 맡도록 요청하는 것이 적절하다. 다른 사람의 돌봄에 "다른 사람이 당신에게 해주길 바라는 대로 다른 사람들에게 하라."는 황금율과 동일한 태도를 취하는 것은 심지어 환자의 선택에 동의하지 않을 때에도 좋은 행위이다.

낙태

낙태(abortion) 토론은 정치적 · 사회적 · 법적 · 종교적 · 윤리적 갈등의 무대에서 격렬하고 감정적인 논쟁에 불을 지핀다. 자기결정의 이슈들은 태어나지 않은 태아의 삶의 기회에 대한 권리(생명의 권리)에 대조를 이루어, 자신의 몸과 삶을 통제하기 위한 엄마의 권리(선택의 권리)와 관련하여 발생한다. 생명의 권리 입장에 있는 이들은 유산을 윤리적 문제뿐만 아니라 법적인 문제로 제기하면서, 유산은 태어나지 않은 사람의 살해라고 믿는다. 이것은 윤리적 문제를 다루는 데 정부의 역할에 대한 문제 제기를 일으켜왔다. 선택의 권리를 지지하는 이들은, 정부 규정은 사적 자유의 침해라고 주장하면서, 보건의료결정과 관련한 사적 자유권으로 여성의 출산의 선택을 포함하는 것을 지지한다.

생명과 관련된 가치들은 낙태와 관련한 근본적인 숙고들이다. 이러한 가치들은 생명이 시작하는 시점에 대한 믿음들과 원치 않는 아이들을 위한 생명의 가치와 관련한 숙고, 그리고 어머니의 생명과 건강에 대한 염려를 포함한다. 어떤 사람들은 생명은 수정의 순간 시작된다고 믿는다. 반면에 다른 사람들은 태아가 자궁 밖에서 살아갈 수 있을 때 생명이 시작된다고 믿는다. 테크놀로지가 점점 적은 체중의 아기의 생존을 가능하게 함에 따라, 일부 낙태된 태아들과 동일한 재태기간에 위험에 처한 신생아들을 살리는 일이 가능해지면서 생존 가능성에 대한 토론은 계속 변화하고 있다.

낙태를 반대하는 사람들은 태아가 인격을 소유하기 때문에, 생명에 대한 권리를 포함해서 모든 인간 권리가 주어져야만 한다고 주장한다. 낙태를 지지하는 자들은, 자율성에 근거하여 여성은 자기 자신의 몸에 대한 권리가 있고, 어떤 여성도 원하지 않는 아기를 낳도록 강요되어서는 안 된다고 주장한다. 낙태는 두 개의 생명이 관여된 상황이기 때문에, 누가 권리를 가지는지 그리고 누구의 권리가 우선시되어야 하는지와 관련하여 딜레마가 발생한다.

> 수정의 배경이 무엇이든 어떤 사람들은 임신한 여성들이 여성의 권리에 대한 토론을 흐리게 한 태아의 생명과 복지에 대한 의무를 가진다는 입장을 지지한다. 그래서 입장들이 강경할 때, 도덕적 논쟁이 벌어진다. 이 논쟁에서 어떤 이들은 여성의 자율성에 근거한 요구와 관련하여 낙태를 지지한다. 동시에, 태아의 인간성과 생명 존엄의 원칙에 근거하여, 엄마의 생명을 구하는 것을 제외한 어떤 경우에도 낙태를 반대하는 이들을 (이 논쟁에서) 만나게 된다. 이 윤리적 딜레마를 단순한 방법으로 생각하는 것은, 한 면으로는 태아를 대상 혹은 물건으로 보는 것, 동시에 다른 면으로 여성을 대상 혹은 물건으로 보는 것이다(Davis & Aroskar, 1991, pp. 130~131).

서로의 입장차 때문에, 낙태 고려는 이것에 관여된 이들에게 딜레마가 된다.

우리 사회에서는 낙태의 윤리성에 대한 어떤 동의도 없다. 이것은 고려할 많은 양상이 있는 복잡한 이슈이다. 논쟁이 태아 또는 여성의 권리와 관련된 영역들에 집중됨에도, Mahowald(2000)는 낙태를 생식 기반을 제공하는 환경의 윤리성과 함께 고려하는 것이 중요하다고 제안한다. Mahowald는 때때로 우발적인 낙태를 포함하는 비도덕적 상태를 언급한다. 이에 가난, 임신 및 육아를 위한 사회적 · 의료적 지원의 부족, 성 역할과 생물학적 부모됨의 진부한 관점들과 부모의 특정 소망에 부합한 아이들만을 환영하는 우생학의 윤리 등이 포함된다.

생식 권리에 대한 보다 넓은 관점

Roberts(2000)는 낙태를 넘어 피임 선택, 제왕절개 결정과 생식보조술 같은 영역으로 확대되는 생식 권리와 관련한 윤리적 이해관계를 설명한다. Roberts는 특히 이러한 영역에서 인종과 성별이 정책과 실무의 윤리에 영향을 어떻게 미치는지를 설명한다. 미국에서의 초기 산아제한 운동은 우생학(eugenics) 운동과 관련되어 있었다. 이는 소위 '유전적 우수자(genetically superior)'라고 불리는 사람들에게 아기를 가지도록 격려하고, '유전적 열등자(genetically inferior)'라고 불리는 사람들에게는 아기를 가지는 것을 단념하도록 하는 (심지어 불임수술을 강요함에 의해) 정책들을 지지했다. 가난한 흑인여성을 겨냥하여 남부지역에 확립된 미국의 첫 번째 공공 산아제한 진료소가 역사적 한 예로 지적되었다. 또 다른 예는 불임수술을 보건의료 혜택의 조건으로 한 정부의 복지 프로그램을 통해서 미국의 수천 수백의 여성, 주로 흑인여성에게 강제적으로 불임수술이 실시되었다는 것을 폭로했던 앨라배마 주의 집단소송이다. 이 집단소송은 불임수술 전 대기시간과 사전동의를 요구하는 1970년대 연방법을 촉발했다.

Roberts(2000)는 낙태 논쟁이 강요된 모성(여기서 여성의 가치는 생식능력에 좌우된다)에 관련되는 반면, 피임정책은 가난한 여성들과 유색인종 여성들의 임신을 막는 것에 목적을 두며, 따라서 이러한 여성들의 모성으로서의 가치를 종종 감소시켰다고 지적한다. 다양한 사회 표준은 여성의 생식법을 이끌 수 있음을 경고하고, 또한 아이를 가질 권리(엄마가 될 결정을 할 권리)를 포함하는 생식의 자유의 의미 확장이 필요하다고 주장한다. Roberts는 아기를 가지도록 여성을 강요해온 정책만큼이나 여성이 아기를 가지는 것을 막는 정책도 많이 있다고 주장한다.

Roberts는 인구조절과 관련하여 우생학의 위험에 대한 몇 가지 매우 중요한 의문을 제기한다. 예를 들면, 어떤 사람은 생물학적 또는 사회경제적 상태로 인해 아기를 가지는 것이 부적절하다고 결정하는 것과 생식이 사회적 문제의 원인이라고 제시하는 것은 같다고 본다. Roberts가 지적하는 매우 중요한 윤리적 이슈는 생식 정책과 실무에서의 인종 차별이다. 여성이 아기를 가지도록 도와주는 기술은 백인 여성이 보다 용이하게 사용할 수 있고, 대조적으로 여성이 아기를 가지는 것을 막는 정책과 실무는 가난한 여성, 특히 유색인종 여성을 목표로 하게 된다. 이러한 정책들은 누가 사회에서 가치가 있는지에 대한 또는 적은 가치가 있는 것으로 여겨지는 아기에 반해 확고한 '가치가 있는' 아기의 출생을 격려하는 생식술을 어떻게 사용할 것인지에 대한 질문을 제기한다. Roberts가 주장한 대로, 이러한 태도로부터 유래한 생식 정책은 단지 개인이 아니라 집단과 사회구조에 영향을 미친다. 따라서 생식 윤리와 관련된 이슈를 다루면서 사회 정의와 보다 넓은 사회에서의 힘의 관계를 설명하는 것이 필요하다.

적극적 안락사

11장에서 언급한대로, 테크놀로지는 죽음이 자연적이지 않은 일이 되는 계기가 되어왔다. 생의 말기 돌봄과 관련한 대중의 불만족은 적극적 안락사와 조력자살을 법제화하려는 노력을 촉진해왔고, 이러한 노력을 둘러싼 많은 공공논쟁에 기름을 부어왔다. 보건의료종사자들이 생의 말기 이슈와 관련된 개인의 바람에 충실하지 않을 것이라는 염려와 죽음의 과정 연장으로부터 결과되는 지연된 고통에 대한 두려움, 그리고 이들 각각이 야기하는 자제력 부족 때문에, 많은 사람들이 적극적 안락사나 조력자살의 가능성을 고려한다. **적극적 · 자발적 안락사(active voluntary euthanasia)**는 치사량의 약물 같은 죽음의 방법을 의료인, 가족, 또는 친구에 의해 적용하는 행위이다. **조력자살(assisted suicide)**은, 환자는 주치의 같은 누군가로부터 죽음의 수단을 제공받으나, 자기 스스로 그 과정을 활용하는 것이다. 이러한 행동의 지지자들에 의해 제공되는 정당화는 질질 끄는 말기 질병 상태로 인해 참을 수 없을 것이라고 여겨질 때 자신의 삶을 마치기 위한 선택을 하는 환자의 자율성에 대한 존중과 환자의 고통을 완화한다는 것에서 보여지는 동정심을 포함한다. 반대자들은 그러한 행동은 인간을 살해하는 것에 대한 금지를 위반하는 것이라고 말하며, 생명 존중의 입장에서 논쟁한다. 이들은 고통은 거의 항상 조절될 수 있다고 주장하고, 그러한 법령이 허락될 경우에 의료비용 억제를 위한 비자발적 안락사 같은 잠재적 남용에 대해 우려를 표명한다(ANA, 1994; Lo, 2009; Zerwekh, 2006).

환자들의 조력자살이나 안락사 요청의 이유를 숙고하는 것은 매우 중요하다. 환자가 견딜 수 없다고 표현할 때, 간호사는 그 이유를 찾아야만 한다. 부적절한 통증조절과 우울은 자주 이러한 인식의 요인들이다. 그리고 적절히 치료가 될 때 이 요인들은 환자의 관점을 바꿀 수 있지만 이것이 항상 그런 사례일 수는 없다. 그리고 간호사들은 환자와 가족들이 자연스러운 죽음이 항상 최선이고 최고의 편안한 선택인지와 관련하여 질문하며 고민할 때, 그들을 지지할 수 있어야 한다(ANA, 1994, 2010a; Baumrucker et al., 2009; Hayes, 2004; Zerwekh, 2006). 누군가의 고통의 원인과 특성에 집중하는 것과 죽음의 과정 동안 편안한 돌봄을 제공하는 것은 적극적 · 능동적 안락사와 조력자살과 관련한 선택에 영향을 미칠 수 있는 간호역할의 중요한 구성요소이다.

HIV/AIDS와 관련된 이슈

인체 면역결핍 바이러스와 후천성 면역결핍증후군(HIV/AIDS)은 주요한 세계적인 보건의료 문제이고, 이 바이러스는 일반적으로 성관계를 통해 전염되는 것으로 알고 있다. HIV/AIDS의 대부분의 경우들이 보호되지 않은 성관계의 결과이지만, 모든 HIV/AIDS가 생활방식으로부터 결과되지는 않는다. 미국간호사 윤리강령은 간호사들이 환자들의 가치나 삶의 방식과 상관없이 환자를 돌보도록 지시한다. 따라서 간호사들은 HIV/AIDS가 있는 사람들을 향한 잠재적, 비판적 태도에 대한 각성이 필요하고, 이러한 태도들이 간호의 질에 어떻게 영향을 미칠지에 대해 경계하는 것이 필요하다.

보건의료환경에서 HIV에 노출될 위험 때문에, HIV 검사와 상태에 대한 비밀유지와 자율성의 이슈들에 대한 의문이 발생한다. 하나의 이슈는 보건의료제공자가 환자의 혈액에 잠재적 혹은 구체적 · 침습적인 노출 상황과 관련하여 환자에게 HIV 검사를 하도록 요구할 수 있는지와 관련한 것이다. 잠재적 차별 가능성으로부터 사람을 보호하기 위해서, HIV 검사와 상태에 대한 비밀유지는 일반적으로 법으로 보장된다. HIV 검사에 대한 사전동의서가 일반적인 규정이었음에도, 개정된 CDC[7](2006) 지침들은 시간 제한으로 인해 장애요인이 될 수 있다는 것을 고려하여, 바쁜 보건의료환경에서 HIV 검사를 위해 예방상담(prevention counseling)은 필요하지 않다고 조언한다. 이 지침들은 또한 (환자가 거절하지 않는 한) HIV 검사가 진행될 것을 알린 후에 보건의료환경 내 13~64세 환자를 대상으로 검사를 하기 위해서, 매년 HIV 관련 고위험군에 속한 사람들을 검사하기 위해서, 그리고 (환자가 거절하지 않는 한) 정규 산전 검사의 한 부분으로 HIV 검사를 포함하기 위해서, HIV 심사는 매번 동의를 받는 분리된 서면동의서를 요구하기보다는 내과적 치료를 위한 일반적 동의서를 포함하는 제안을 담고 있다. 환자의 동의 없이 HIV 검사를 하는 것은 환자의 자율성과 사생활을 침해하는 것이기 때문에, CDC 제안은 자발적 검사를 계속적으로 강조한다.

분리된 사전동의를 제안하는 것의 양쪽 면에 다 문제가 있다. 어떤 사람들은 검사 때마다 동의를 받는 분리된 사전동의를 의무화하지 않는 것은 환자에 따라서는 그것에 대한 사전지식 없이 검사가 되도록 할 수 있다고 주장한다. 다른 사람들은 이러한 의무조항을 빼는 것은 HIV 검사에 장애를 줄이고 보다 광범위하게 HIV 검

[7] Centers for Disease Control and Prevention, 미국 질병통제예방센터.

사를 할 수 있는 가능성을 가져올 수 있다고 주장한다. HIV를 보다 정기적으로 검사하는 것의 제안은 미국 내 HIV 보균자의 약 4분의 1이 자신이 감염되었다는 사실을 알지 못한다는 인식에 근거한 것이다. 따라서 이들은 자신도 모르게 병을 지속적으로 전파시키고 있다. 이러한 사람들은 상담이나 치료를 받을 수 있고, 이들의 예후는 조기 진단시보다 좋아질 것이다.

검사 결과와 상관없이 HIV 검사를 받았다는 기록만으로도 일터나 가정에서의 잠재적 낙인이나 차별에 대한 염려로, 심지어 결과가 음성이라는 것이 확실시된다 하더라도, 환자들이 검사를 거부하게 될 수 있다. 모든 환자가 정규적 HIV 검사를 고려하는 것은 이러한 낙인을 줄일 수 있을 것이다. 구강 분비물이나 침을 사용한 새로운 검사 방법들은 보다 일찍, 적은 비용으로 정규 검사를 하게 할 수 있을 것이다. 보건의료종사자들의 환자의 혈액에 대한 노출 사건에서 검사에 대한 환자의 동의를 격려하고 비밀 유지를 확실히 하기 위해, 환자의 무기명 검사를 고려해도 좋다. 또한 구강 분비물과 침샘을 활용한 HIV 검사를 사용하는 것은 환자에게 좀 더 검사에 참여할 의지를 부여할 수도 있다. 무기명 검사는, 환자의 이름보다는 오히려 코드를 사용하여 검체에 표시하고 환자의 의료기록(특수직업 건강 기록지와 같은)이 아닌 곳에 결과를 기록하면서, 환자의 보험이 아닌 다른 자원(고용자 건강기금과 같은)에 의해 지불되는 것이 필요하다. 이와 같은 방법에서, 검사로부터 결과되는 잠재적 낙인으로부터 환자를 보호함과 동시에 보건의료종사자들은 자신이 위험에 처해 있는지 아닌지를 알 수 있을 것이다.

또한 공공의 관심이 되고 있는 다른 이슈는 HIV 항체가 있는 보건의료종사자의 피에 환자가 잠재적으로 노출되는 것이다. 보건의료종사자들 사이에, 최소한 확실한 침습적 과정에 참여하는 이들에게 HIV 검사를 의무화해야만 하는지, 항체가 있는 보건의료종사자들을 실무에서 제한을 해야만 하는지, 보건의료종사자의 HIV 상태를 환자에게 알려야만 하는지에 대한 문제가 발생한다. 어떤 사람들은 보건의료종사자들이 검사를 받는 것이 의무화된다면, 모든 환자에게도 또한 그것은 의무화되어야만 한다고 주장한다. 자율성, 비밀보장, 악행금지의 원칙들은 이 토론의 한 부분을 차지한다. 특별히 차별이 폭로의 결과로부터 발생될 수 있는 영역에서, 환자뿐만 아니라 보건의료종사자들은 건강문제에 대한 비밀유지와 자율성의 권리를 가진다. 동시에 악행금지는 보건의료종사자가 환자에게 어떠한 해를 행해서는 안 된다는 것을 지시하고, 사전동의의 원칙은 중재시 고려되는 잠재적 위험을 환자에게 알려야 하는 것을 의무화한다. 경제적 요소들 또한 이 논의에 개입된다. 현재 보건의료종사자들이 보편적 감염관리 지침(universal infection control precautions)을 따른다고 가정하면서 의무검사의 비용과 대조할 때, 항체를 지닌 보건의료종사자로부터 HIV가 감염될 위험은 낮다.

HIV/AIDS와 관련된 최근 이슈는 질병의 효과적 예방과 치료를 위한 기술 진보와 같은 염려는 적을 수 있다. 그러나 이러한 이슈들을 둘러싼 윤리적 문제들은 다른 의료문제와 유사한 특성에 적용된다. 간호사와 다른 보건의료종사자들은 환자를 위험에 빠뜨릴 수 있는 그들 자신의 건강상의 어떤 요소에든지 깨어 있어야만 하고, 위험으로부터 환자를 보호하기 위한 필요한 지침을 지켜야 한다. 또한 간호사들이 해악으로부터 다른 사람과 자기 자신을 지키는 것을 목적으로 보편 지침을 따르는 것은 본질적이다. 만약 보건의료종사자의 행동이 일정부분 환자를 위험에 처하게 할 것으로 보여진다면, 선행과 악행금지의 명령은 환자를 보호하기 위해 필요로 되는 것을 하도록 지시한다. 관여된 사람에게 접근하는 것과 기관의 적절한 사람에게 상황을 보고하는 것, 그리고 유사상황 발생으로부터 보호하기 위한 변화를 제도화하기 위한 그룹들과 작업하는 것과 같은 행동을 포함한다.

HIV/AIDS의 사례들은 반드시 보고되어야만 함에도, 다른 감염성 질환들처럼 의료인들은 HIV 상태를 동의 없이 폭로할 수 없다. HIV/AIDS와 관련한 비밀유지의 법적 · 윤리적 권리는 감염된 사람이 타인에게 감염에 노출될 수도 있는 행위를 지속할 때 타인의 보호와 관련된 윤리적 이슈를 발생시킨다. 어떤 환경에서, 예를 들면 환자의 배우자에게, 의사에게는 환자의 동의 없이 제한된 폭로가 허락된다. 이러한 환경에서, 비밀유지의 명령은 잠재적 해악으로부터 타인을 보호하기 위해 타인에게 경고해야 할 의무에 대항하여 적절히 가감해야만 한다. 현재 보건의료종사자들을 위한 이 영역과 관련한 분명한 지침은 없다.

비밀유지

4장에서 이미 설명한 보건의료에서의 **비밀유지(confidentiality)**의 명령은 비밀을 드러내지 않는다는 히포크라테스 선서만큼 역사가 깊다. 건강문제가 있는 사람을 돌보기 위해 간호사들은 매우 개인적인 그리고 때론 기밀 정보에 내밀히 관여해야만 한다. 비밀유지를 보장하기 위해, 많은 사람들은 건강문제의 치료와 진단과 돌봄에서 중요한 정보를 드러내지 않는다. 폭로된 정보에 따르는 낙인이나 사회적 영향의 다른 위험이 있는 상황에서 특별히 사람들은 자신의 정보를 드러내지 않는다는 것은 사실이다. 간호사들은 환자의 신뢰를 존중해야 한다는 것을 기억하는 것이 필요하다. 그리고 비밀유지의 어떠한 위반도 간호사에게 그것이 얼마나 사소해 보이건 이러한 신뢰에 대한 침해이다. 사생활과 관련된 특별한 고려와 개인 의료정보의 저장, 전달 및 회수하는 전자 방법의 사용 증대는 11장에서 토의되었다. 많은 다른 영역들처럼, 다른 요소가 비밀유지에 우선하는 상황이 있다. 법정 사례들과 같은 상황에서 법은 폭로를 요구할 것임에 틀림이 없다. 간호사에게 위탁된 비밀들이 환자나 다른 사람에게 잠재적 위험을 제시하는 상황에서 경고의 의무는 비밀유지보다 우선될 수도 있다. 예를 들면, 환자가 간호사에게 진심으로 여겨지는 자살계획을 털어놓는다면, 그리고 환자가 병원에 입원할 의지가 없다면, 환자 보호를 위해 간호사는 비자발적 입원 과정을 개시하는 것을 필요로 할 수 있다. 윤리적 명령에 덧붙여, 비밀유지는 또한 법적 의무다. 간호사는 건강보험 이전 및 책임법(Health Insurance Portability and Accountability Act, HIPAA)에 충실하고 익숙해져야만 한다.

요약

이 장에서는 환자의 자기결정과 관련된 간호 실무에서의 고려점에 대해 설명했다. 자기결정의 개념은 자율성의 원칙에서 유래한다. 그리고 이것은 개인의 삶에 영향을 미치는 이슈들에 대한 선택을 만들 자유와 권리를 나타낸다. 정의, 선행과 악행금지의 원칙들은 어떤 상황에서는 자율성의 범위를 조절할 수도 있다. 사전동의의 원칙은 보건의료결정에서 개인의 자기결정 권리를 보호하기 위한 법적·윤리적 명령이다. 사전동의는 제안되는 치료 계획을 거부하거나 수용할 권리를 내포한다. 환자의 옹호자로서, 간호사는 환자의 자율성이 제한되는 상황과 충분한 정보에 근거한 결정을 만들기에 환자나 보호자를 위한 정보가 불충분한 상황에 주의를 게을리하지 않아야 한다. 간호사들은 생의 말기 돌봄을 위한 환자의 선택과 관련하여 충분한 설명에 근거한 결정을 만들도록 촉진하는 특별한 책임이 있다. 간호사의 전문직 윤리강령은 간호사들이 건강문제의 특성이나 개인적 배경과 상관없이 환자의 존엄성과 권리를 존중하는 서비스를 제공하도록 지시한다. 만약 환자 돌봄 상황에서 간호사에게 기대되는 전문가적 책임들이 간호사의 윤리적 입장, 통합성과 책무와 일치하지 않는다면, 간호사는 환자의 돌봄을 책임질 다른 이들이 있다는 것을 확실히 한 후에 그 상황으로부터 벗어나는 것이 필요하다. 환자의 자기결정을 둘러싼 다양한 면을 지닌 이슈들에 대한 간호사의 주의력은 중요한 보건의료결정에 환자의 관여를 확실히 하는 요소가 될 수도 있다.

주요내용

- 자기결정은 자율성의 원칙에서 유래한다. 그리고 자신의 삶에 영향을 미치는 이슈에 대한 선택을 내릴 자유를 가지는 것과 개인의 목적들에 대한 결정을 내릴 수 있는 능력, 그리고 다른 사람과의 관련성 안에서 자신에 대해 올바로 이해하기를 내포한다.
- 자율성은 가부장주의와 환자의 가치, 지식수준, 이슈를 다루는 방식은 보건의료 제공자의 것과 동일할 것이라는 가정, 그리고 돌봄보다는 기술에 더 큰 관심을 기울이는 것과 같은 요소들에 의해 위협될 수 있다.
- 보건의료에 대한 결정은 위험에 대한 평가, 혜택과 경제적 고려뿐만 아니라 환자의 가치, 문화, 믿음, 삶의 방식과 역할의 효과, 그리고 환자의 선택에 영향을 미치는 다른 사람들에 대한 주의를 요구한다.
- 실무자들은 실무자의 윤리적 관점에 반하거나 수용된 표준적인 돌봄 이외의 중재 요청에 존중을 표시할 의무는 없다.
- 사전동의는 가능한 대안으로부터 선택할 권리와 중재를 거부할 권리를 포함하는 보건의료를 위한 계획과 관련하여 개인의 자율성에 대한 환자의 권리에 대한 법적·윤리적 보호를 제공한다. 사전동의에 필요한 정보는 다음의 사항을 포함한다. 아무것도 하지 않을 경우에 예후와 문제의 특성, 치료선택사항에 대한 설명, 치료 선택이나 무중재의 결과, 위험과 결과들.
- 사전동의의 필수 사항이고 의료적인 결단력인 의사결정능력은 정보를 이해하는 능력, 선택과 이해를 소통할 수 있는 능력, 개인의 가치와 목적과 관련하여 결정을 평가하는 능력, 판단을 내리고 숙고하는 능력의 증거를 포함한다. 의식 있는 성인은 반대되는 증거가 없는 한 의사결정능력이 있는 것으로 추정된다.
- 사전동의와 관련된 간호 책임은 환자가 선택들과 각각의 선택의 함의를 알고 있다는 것을 증명하는 것과, 의사가 자율적인 의사결정의 기준들에 주의를 기울이지 못하는 상황에서 이러한 기준들이 충족되도록 환자를 옹호하는 것을 포함한다. 전문간호를 제공하는 전문간호사들은 자신의 실무범위 안에서 개시되는 중재를 위한 사전동의를 얻어야만 한다.
- 생전유언과 대리인 지정을 포함하는 사전의료의향서는 누군가 의사결정능력을 상실한 상황에서 보건의료중재와 관련한 의향을 전달한다. 환자의 자기결정권법령(PSDA)은 보건의료결정과 관련하여 환자들에게 그들 자신의 권리를 공지함

을 확실히 하기 위한 법적 지원을 제공한다.

- 환자의 삶의 방식 선택을 다룰 때, 간호사들은 인간의 존엄성에 대한 존중을 지닌 서비스를 제공하기 위한, 그리고 배경, 전통, 태도와 믿음에서 다름과 관련한 가치 판단을 피하기 위한 간호사 전문직 윤리강령의 지침들을 기억해야만 한다.
- 간호사들은 보건의료선택과 다양한 삶의 방식과 관련하여 자기 자신의 가치와 믿음을 아는 것과, 이러한 것들이 환자를 위한 돌봄에 어떻게 영향을 미치는지를 아는 것이 요구된다.
- 간호사들은 보완요법을 사용할 환자의 권리를 인식해야만 하고, 다른 방법들에 대해 보다 잘 알아야만 하며, 이러한 중재에 대해 무비판적인 토론을 격려하는 분위기를 만들 수 있어야만 한다.
- 윤리강령은 간호사들이 드러난 '비밀'이 환자나 다른 사람에게 잠재적 위험을 제시하는 특정 상황을 제외하고 환자의 건강상태와 선택과 관련하여 비밀을 유지하도록 지시한다.

토론주제와 탐구활동

1. 환자의 자기결정과 관련한 윤리적 · 법적 근거와 간호 실무에서의 고려점 등을 포함한 환자의 자기결정권에 대한 이해를 설명해보자.
2. 환자의 자기결정과 관련하여 간호사가 직면할 수 있는 딜레마를 서술하고, 이러한 딜레마를 다루기 위한 접근방법을 제시해보자.
3. 동료 간호사들은 사전동의와 관련하여 자신의 역할을 어떻게 인지하고 있는지를 조사해보자. 사전동의와 관련하여 그 간호사들이 어떤 딜레마를 경험했는가? 그리고 이들은 이러한 이슈들을 어떻게 다루었는가?
4. 낙태와 적극적 · 자발적 안락사에 대한 자신의 가치를 분석해보자. 그러한 선택을 고려하고 있는 환자에게 어떻게 반응할 것인가?
5. 사전의료의향서, HIV 검사와 폭로, 안락사, 조력자살, 낙태와 관련된 법령을 조사해보자. 간호실무를 위한 이러한 법률의 함의는 무엇인가? 미국 각 주에서 사용되는 사전의료의향서 양식은 다음 웹사이트에서 찾을 수 있다(http://www.caringinfo.org/i4a/pages/index.cfm?pagedid=1).

6. 보건의료전문가를 위한 HIV 의무검사에 대한 당신의 관점은 무엇인가? 항체를 지닌 보건의료종사자의 실무를 제한하는 것에 대해서는 어떻게 생각하는가? 이러한 이슈에 대하여 전문가 조직들의 제안들을 규정하는 최근 문헌을 고찰해보자.
7. 당신이 근무하는 기관은 PSDA와 HIPAA의 요건을 어떻게 충족시키는지 알아보자. 각 과정과 간호에서의 관여의 적절성을 설명해보자.
8. 당신이 근무하는 기관에서 윤리적 문제와 딜레마를 다루는 지침과 지원을 얻기 위한 과정은 무엇인가? 만약 윤리위원회가 있다면, 의뢰는 어떻게 이루어지는가? 위원회에는 누가 있고 구성원은 어떻게 선정되는가? 위원회의 구성원과 이야기해보자. 그리고 그 사람이 자신의 역할을 어떻게 알고 있는지와 위원회의 효과를 토론해보자. 다음 웹사이트에서 이용 가능한 윤리위원회 도구를 살펴보고 토론해보자(http://www.wvnec.org).
9. 윤리위원회에 정식으로 의뢰된 윤리적 문제들이 있는 사례상황을 선택해보자. 이 사례로 같은 반 학생들과 윤리위원회 토의, 결정과 행위 역할극을 해보자. 왜 당신이 그러한 입장에 있었는지, 그리고 당신이 그 결과를 어떻게 느끼는지에 대해 설명해보자.
10. 이 장에서 토의된 이슈들 중 하나를 선택하고, ANA, CAN, ICN 홈페이지를 조사해보고, 이슈와 관련된 정책이나 입장문 등을 다양한 조직의 입장을 대조, 비교해보자. 이 이슈에 대한 당신의 관점을 설명하고 전문 조직들이 어떻게 자신들의 입장들을 비교하는지 토의해보자.
    ANA(http://www.nursingworld.org)
    CNA(http://www.cna-nurses.ca)
    ICN(http://www.icn.ch)
    다음 웹사이트에서도 조사해보자.
    http://bioethics.od.nih.gov

참고문헌

American Nurses Association. (1994). Position statement on active euthanasia. Retrieved July 19, 2006, from http://www.nursingworld.org/readroom/position/ethics/

American Nurses Association. (2001). *Code of ethics for nurses*. Kansas City, MO: Author.

American Nurses Association. (2010a). Revised position statement: Registered nurses' roles and responsibilities in providing expert care and counseling at the end of life. Retrieved March 12, 2012, from http://nursingworld.org/MainMenuCategories/EthicsStandards/Ethics-Position-Statements

American Nurses Association. (2010b). Revised position statement: The nurses' role in ethics and human rights: Protecting and promoting individual worth, dignity, and human rights in practice settings. Retrieved March 12, 2012, from http://nursingworld.org/MainMenuCategories/EthicsStandards/Ethics-Position-Statements

American Nurses Association. (2011, March 11). Revised position statement: Foregoing nutrition and hydration. Retrieved March 12, 2012, from http://nursingworld.org/MainMenuCategories/EthicsStandards/Ethics-Position-Statements

Baumrucker, S. J., Sheldon, J. E., Stolick, M., Oertli, K. A., Morris, G. M., Harrington, D., & VandeKieft, G. (2009). Comfort care versus euthanasia. *The American Journal of Hospice and Palliative Care, 26*(2), 119-128.

Canadian Nurses Association. (1998, May). Advance directives: The nurse's role. Ethics in Practice. Retrieved March 12, 2012, from http://www2.cna-aiic.ca/cna/documents/pdf/publications/Ethics_Pract_Advance_Directives_May_1998_e.pdf

CDC. (2006). CDC HIV/AIDS Science facts: CDC releases revised HIV testing recommendations in health care settings. Retrieved March 12, 2012 from http://www.cdc.gov/hiv/topics/testing/resources/factsheets/healthcare.htm

Curtin, L. (1982). Autonomy, accountability, and nursing practice. *Topics in Clinical Nursing, 4*, 7-14.

Davis, A. J., & Aroskar, M. A. (1991). *Ethical dilemmas and nursing practice* (3rd ed.). Norwalk, CT: Appleton & Lange.

Dunn, H. (2005). *Hard choices for loving people* (4th ed.). Herndon, VA: A & A Publishers.

Geppert, C. M., Andrews, M. R., & Druyan, M. E. (2010). Ethical issues in artificial nutrition and hydration: A review. *Journal of Parenteral and Enteral Nutrition, 34*(1), 79-88.

Hardwig, J. (2000). What about the family? In J. H. Howell & W. F. Sale (Eds.), *Life choices: A Hastings Center introduction to bioethics* (2nd ed., pp. 145-159). Washington, DC: Georgetown University Press.

Hayes, C. (2004). Ethics in end-of-life care. *Journal of Hospice and Palliative Nursing, 6*(1), 36-43.

Husted, G., & Husted, J. (2001). *Ethical decision making in nursing* (3rd ed.). New York: Springer.

Leever, M. G. (2011). Cultural competence: Reflections on patient autonomy and patient good. *Nursing Ethics, 18*(4), 560-570.

Levi, B. H., & Green, M. J. (2010). Too soon to give up: Re-examining the value of advance directives. *American Journal of Bioethics, 10*(4), 3-22.

Lo, B. (2009). *Resolving ethical dilemmas: A guide for clinicians* (4th ed.). Philadelphia: Lippincott Williams & Wilkins.

Mahowald, M. B. (2000). Is there life after Roe v. Wade? In J. H. Howell & W. F. Sale (Eds.), *Life choices: A Hastings Center introduction to bioethics* (2nd ed., pp. 188-203). Washington, DC: Georgetown University Press.

Petersen, C. (2010). Clinical issues: Responsibility for obtaining the surgical informed consent. *AORN Journal, 92*(5), 585-586.

Plawecki, L. H., & Plawecki, H. M. (2009). Simply stated: Obtaining informed consent can be a very complex task. *Journal of Gerontological Nursing, 35*(2), 3-4.

Quill, T. E. (2005). Terri Schiavo—A tragedy compounded. *New England Journal of Medicine, 352*(16), 1630-1633.

Roberts, D. (2000). Race, gender, justice, and reproductive health policy. Presentation at New Century, New Challenges: Intensive Bioethics Course XXVI. Kennedy Institute of Ethics, Georgetown University, Washington, DC.

Rodriguez, K. L., & Young, A. J. (2006). Patients' and healthcare providers' understandings of life-sustaining treatment: Are perceptions of goals shared or divergent? *Social Science and Medicine, 62*(1), 125-133.

Sakalys, J. A. (2010). Patient autonomy: patient voices and perspectives in illness narratives. *International Journal for Human Caring, 14*(1), 15-20.

Salgo v. Leland Stanford, Jr. (1957). 317 P. 2d 170 (Cal. Dis. Ct. App; 1951).

Schloendorff v. The Society of New York Hospital. (1914). 211 NY125, 105 N.E. 92 (1914).

Slater v. Baker & Stapleton. (1767). High Court of Justice, King's Bench Division. English Reports (Vol. 95, pp. 860-863).

Tuma v. Board of Nursing of the State of Idaho. (1979). 593 P 2d 711 (1979).

West Virginia Health Care Decisions Act. (2002/2007). Retrieved March 12, 2012, from http://www.wvendoflife.org/MediaLibraries/WVCEOLC/Media/laws/WV_HCDA_3-13-07.pdf

Will, J. F. (2011). A brief historical and theoretical perspective on patient autonomy and medical decision making: Part II: The autonomy model. *Chest, 139*(6), 1491-1497.

Williams, L. S. (2006). Feeding patients after stroke: Who, when, and how. *Annals of Internal Medicine, 144*(59-60).

Zerwekh, J. V. (2006). *Nursing care at the end of life: Palliative care for patients and families*. Philadelphia: F.A. Davis.

Chapter 13

학문 및 연구윤리

Scholarship Issues

"사람들은 바른 원칙하에 세워진 인성을 지닌 사람들을 직관적으로 신뢰하게 된다."

– Covey(1992)

학습목표

13장을 공부하면, 학생은 다음을 할 수 있다.

1. 학교나 임상영역에서 간호사가 직면하는 학문적 이슈를 기술한다.
2. 학문적 정직과 연구 자료의 윤리적 처리(ethical treatment)에서의 기초적인 원칙을 논의한다.
3. 연구영역에서 인간권리 존중을 뒷받침하는 원칙과 간호표준에 대해 기술한다.
4. 연구에 참여한 대상자에게서 연구동의서를 받아야 하는 이유를 설명하고, 동의서에 포함되어야 할 요소에 대해 기술한다.
5. 연구에서 인권보호와 관련하여 간호사의 역할에 대해 논의한다.
6. 간호학문 관련 딜레마에 대처할 때 기준이 되는 원칙을 기술한다.

서론

간호학생, 교수, 연구자 그리고 간호실무자는 간호교육과정을 시작하는 순간부터 전문가로 활동하는 동안 내내 학문적 이슈에 직면한다. 이 장은 간호의 교육적 영역에서, 연구를 수행하면서, 연구를 진행하면서 자료를 처리하거나, 발표나 출판을 하면서 행하는 윤리적 행동의 근간이 되는 원칙을 논의한다. 자신을 포함한 인간에 대한 존중이 학문 관련 윤리적 행동의 기초라 하겠다. 개인적 가치는 윤리적 갈등이 잠재된 상황에 어떻게 접근할 것인지에 영향을 준다. 따라서 간호사는 연구관련 윤리적 원칙에 대한 지식을 갖추고 있을 필요가 있다.

학문적 정직

간호사는 어느 분야가 되었든 정직과 신의의 원칙을 지키며 진실하게 살아가길 바라고 있고, 정직과 신의의 원칙을 지지하고 있는 진실성은 간호사가 어떠한 상황에 있든 필요하며, 학문적 정직의 핵심이다. 정직(veracity)은 진실을 말하는 것으로, 사람들 간에 믿음을 갖게 하는 중요한 요소이다. 진정한 상호작용이나 대화는 믿음이 없는 곳에서 일어날 수 없다(Husted & Husted, 2007). 신의(fidelity)란 간호사-환자, 연구자-연구대상자, 또는 학생-교수와 같은 관계에서 서로 진실하겠다고 합의하는 형태를 말한다. 또한 진실성(integrity)은 자신과 다른 사람을 존중한다는 것을 의미하고, 간호사가 개인적인 삶과 전문가로서의 삶을 살아가면서 원칙에 맞는 행동을 하겠다는 자신과의 엄숙한 약속이다. 정직과 진실성은 학교에서뿐만 아니라 임상에서도 핵심적인 고려사항이다. 정직과 같은 개인적 가치는 직업적 진실성에 기초를 제공한다.

어떠한 학생이든 학업 수행에서 많은 스트레스를 받으며, 간호학생도 예외는 아니다. 간호학생은 가족의 기대, 대학원 입학이라는 개인적 목표성취, 장학금을 받기 위해 받아야 할 성적점수, 또는 '난 항상 공부를 잘해'라는 개인적 기대 같은 다양한 원인으로 스트레스를 받는다. 스트레스가 극심해질 때, 정직이나 진실성과 같은 가치는 흔들리게 될 수 있다.

교육기관은 학문적 정직(academic honesty)과 관련한 이슈에 대해 명문화된 정책을 갖추고 있다. 이러한 이슈에는 표절, 부정행위, 위조 등이 포함된다. **표절(plagiarism)**이란 다른 사람의 생각이나 작품을 가져와 마치 자신의 것처럼 보여주는 것을 말한다. 표절은 그 사람의 작업이나 결과물 전체 또는 일부를 적절한 승인 없이 고의로 복사하거나 취득하여 이를 사용한 논문, 보고서, 파워포인트 슬라이드, 과제물과 같은 서면, 구두 또는 시각적 자료를 포함한다. 또한 인터넷에 올라있는 책의 일부 내용, 학회지 논문 또는 웹사이트 내용도 포함한다. 미국 보건복지부의 'The Office of Research Integrity(ORI)'에서는 표절을 방지하기 위한 지침을 포함한 윤리적 저술에 대한 무료 모듈 프로그램을 제공하고 있으며, 학생들로 하여금 ORI 웹사이트(http://ori.hhs.gov/avoiding-plagiarism-self-plagiarism-and-other-quesionable-writing-practices-guide-ethical-writing)에서 지침을 검토하기를 권장하고 있다. **부정행위(cheating)**란 시험, 프로젝트, 발표, 또는 과제물에서 부정직하고 속이는 행위를 말한다. 시험을 보면서 다른 학생의 도움을 받거나 반대로 다른 학생에게 도움을 주는 행위, 자신의 학습결과를 다른 사람이 베끼는 것을 허용하는 행위, 다른 학생의 과제를 대신 해주는 행위, 또는 시험기간 중 노트나 참고자료(전자기기 포함)를 무단으로 사용하는 행위가 부정행위에 포함된다. 수업뿐만 아니라 임상실습에서도 포켓용 전자기기 사용에 관한 학교정책은 교육 배경에 따라 다를 수 있고, 학생들은 자신의 학교정책에 익숙해지는 것이 좋다. **위조(forgery)**는 사기 또는 의도적으로 다르게 표기하는 것인데, 예를 들면 성적을 다르게 적어내거나 입학기록에 허위자료를 제출하는 것을 말한다.

학문적 정직에는 과제물, 프로젝트, 발표, 시험 등 학생이 제출한 결과물이 틀림없이 학생의 것이라는 진실이 내포되어 있다. 자신이 아닌 다른 사람이 만들거나 다른 곳에서 만들어진 자료가 학생이 제출한 결과물에 포함되었다면 학생은 그것이 표절물이 되지 않도록 하기 위해 출처를 적절하게 밝혀야 한다. 학문에서의 부정직은 불신, 무례, 불안한 분위기를 불러일으킨다. 학문적 부정직은 학생과 교수 간에 신뢰를 깨뜨리고 그로 인해 발생 가능한 결과들은 자명하다. 심각한 상황에서 발생할 수 있는 결과로 소송이 있을 수 있다. 부정직한 행동을 한 학생은 정학, 학점이수 불가나 퇴학을 맞을 수도 있다.

자신에게 질문하기

학문적 정직에 대한 당신의 관점은 무엇인가?

- 친한 친구 중 한 명이 같은 과목이면서 분반된 다른 수업을 수강하고 있으며, 그 수업은 당신이 수강하고 있는 수업보다 이틀 뒤에 진행되고 있다. 친구는 현재 어머니가 아파서 매우 스트레스를 받고 있고, 장학금을 받기 위해 좋은 성적을 얻어야 한다는 것을 당신은 알고 있다. 중간고사를 막 끝낸 시점에서 친구는 당신에게 시험을 잘 보기

위해 어느 부분을 공부해야 할지 물어보았다. 어떻게 할 것인가? 이 상황을 어떻게 볼 것인가? 어떤 원칙 하에서 결정을 내릴 것인가?

- 시험을 보고 있는데 당신은 두 학생이 무언가 주고받는 것을 보았다. 또한 핸드폰으로 문자를 보내는 학생도 보았다. 이 같은 장면을 시험감독자는 보지 못한 것이 분명하다. 이 상황에서 무엇이 느껴지는가? 어떻게 할 것이며, 왜 그것을 하려고 하는가?
- 당신은 며칠 내로 제출해야 하는 과제물로 스트레스를 받고 있다. 반 친구가 자신의 사촌이 3년 전에 이 수업을 수강했는데 그때 제출했던 과제물을 갖고 있고, 내용을 조금 바꾸었더니 마치 자기가 한 것처럼 보인다고 말한다. 친구가 사촌의 과제물을 빌려줄 테니 스트레스 받지 말고 과제를 하라고 한다. 친구의 계획에 대해 어떻게 생각하는가? 당신은 어떻게 반응할 것인가? 그 결정을 하게 한 원칙은 무엇인가?

사례

부정직에 대한 의혹

사브리나와 주드는 절친한 친구이고 간호학을 함께 공부하는 파트너이다. 교재도 읽고 수업노트에 대해 얘기하기도 하며 자주 같은 주제를 선택하여 토론도 하며 과제를 할 때 서로 자료를 공유하기도 한다. 최근 과제를 제출하고 난 다음, 교수님이 이 둘을 불러서 두 학생의 과제 내용이 거의 비슷하고 심지어는 잘못된 문법까지도 같다고 하면서 둘 중 한 사람이 다른 사람의 것을 베낀 것 같다고 하였다. 두 학생은 자신은 그렇게 하지 않았다고 부정하였다.

생각해보기

학문적 부정직의 핵심사항

- *이 같은 상황에 관련된 윤리적 쟁점은 무엇인가?*
- *학문적 부정직으로 인한 사건에 대해 어떻게 느껴지는가?*
- *이 상황에서 다루어져야 할 것은 무엇이라 생각하는가? 고려하게 되는 결과는 무엇인가?*
- *간호실무 표준에 의거했을 때, 표절, 부정행위, 위조 같은 학문적 정직을 위배한 학생을 간호학과에서 공부를 계속하도록 허용하는 것에 대한 여러분의 의견은 무엇인가?*

연구관련 이슈와 윤리

간호사는 자신이 제공하는 간호의 질에 책임을 져야 하며, 간호실무가 효과적임을 보여주는 방법 중의 한 가지가 바로 연구이다. 연구를 통해 간호의 예술성과 과학성이 확대된다. 연구는 간호학에서 고유한 학문적 실체를 지속적으로 개발하는 데 필수적이라 하겠으며, 연구를 통해 간호실무의 틀이 갖추어진다.

연구에 참여하는 것은 흥미진진한 경험이고 전문가로서의 성장을 촉진시킨다. 학문 또는 임상 영역에서 간호사나 간호연구자는 일련의 갈등을 겪게 될 수도 있다. 새로운 지식을 탐구하고 이를 이해하는 것이 연구를 수행하게 되는 계기가 된다. 그러나 연구기금이나 명성 같은 보상과 관련된 개인 또는 기관의 이익, 성공에 대한 욕구, 가시적 성과 도출 등이 연구를 하게 하는 계기가 될 수도 있다. 그러나 이 같은 이유는 연구자로 하여금 지켜야 할 원칙에 맞추어 연구하는 것을 주저하게 만들 수도 있다.

연구가 수행되는 임상현장에서 근무하고 있는 간호사는 연구에 직접 관여하든 하지 않든 연구수행과 관련된 원칙을 분명히 인지하고 있어야 한다. 미국간호협회(American Nurses Association, ANA)에서는 다음과 같은 지침을 제시하고 있다.

> 간호사와 환자 간 신뢰관계는 간호사 윤리강령의 핵심요소이다. 연구에서 대상자와 연구자 간의 신뢰관계는 연구자가 대상자를 보호해야 한다는 특별한 의무를 이행한다는 전제 하에 형성된다. 개인은 자신이 무엇을 할 것인가에 대해 스스로 결정할 권리가 있다. 간호실무자는 이를 보증할 의무가 있고, 개인의 도덕적 그리고 법적 권리로서 자기결정권을 행사함에 이를 지원해준다. 간호사가 실무자이든, 교육자이든, 연구자이든, 어떤 역할을 수행하든지 간호사는 다른 사람의 권리를 지켜주는 책임을 스스로 충분히 져야 한다(1985, p.3).

연구에서의 윤리적 쟁점

연구에서 다루어지는 윤리적 쟁점은 우선적으로 인권보호에 대한 것이다. 연구를 수행하면서 이에 대한 침해가 발생하기 때문에 이 같은 강조는 당연하다 하겠다. 인권의 침해에 대한 대표적인 예가 뉘른베르그 재판을 통해 알려진 제2차 세계대전 당시 나치에 의해 자행된 연구라 하겠다. 이를 계기로 인권존중에 대한 지침을 제시하고자 국제적인 노력을 기울이게 되었는데, 그 결과 **뉘른베르크 강령(Nuremberg Code)**과 **헬싱키 선언문(Declaration of Helsinki)**이 탄생되었다. 뉘른베르크 강령은 나치수용소에서 인간에 대한 생체실험을 시행한 전범자들을 재판하기 위해 1947년 만들어졌는데, 이는 실험연구에서 지켜야 할 윤리적 행위에 대한 기본지침이라 하겠다. 헬싱키 선언문은 1964년 세계의사협회총회(World Medical Assembly)에서 임상연구에 대한 지침으로서 제정되었고, 이는 1975년과 2008년에 개정되었다. 이 두 강령에 포함된 지침들은 **벨몬트 보고서(Belmont Report)**

에 포함되어 1979년 생명의학 및 행동연구에서의 인간 피험자 보호를 위한 미국 국가위원회(The United States National Commission for the Protection of Human Subjects of Biomedical and Behavioral Research)에 의해 정책으로 발전되었다.

이 같은 정책과 지침에도 불구하고 인간을 대상으로 한 연구에서 윤리적 문제는 발생하고, 이로 인해 현재 지침이 연구대상자의 권리와 안위를 보호하는 데 충분한지에 대한 우려가 지속되고 있다. 인간을 대상으로 하는 연구에 대한 연방규정을 집행하고 감시하기 위해, 미 보건국(U. S. Department of Health and Human Services)에서는 연구대상자 보호사무소(The Office for Human Research Protection)를 개설하였다. 연구대상자 보호를 강화하기 위해 임상연구자와 연구윤리위원회(Institutional Review Board, IRB) 회원의 교육과 훈련, '사전동의(informed consent)'를 준수했는지에 대한 기록감사, 임상실험 모니터링 개선, '사전동의'를 적절하게 하기 위한 윤리적 갈등관리, 중요한 연구실무 위반에 대한 금전적인 처벌부과와 같은 노력을 기울이고 있다(U. S. Department of Health and Human Services, 2012).

선행의 원칙, 인간존엄성 존중, 그리고 정의의 원칙은 연구의 윤리적 수행에 기초라 하겠다. **선행**의 원칙은 연구의 이익과 위험간의 균형을 포함하여 해악과 불편으로부터 보호받을 권리를 말한다. **인간존엄성 존중** 원칙은 충분한 알 권리 그리고 자기결정권 또는 자율성을 존중받을 권리이다. **정의**의 원칙은 익명성이나 비밀보장을 포함하여 공평한 대우를 하고 사생활을 존중할 권리를 말한다. 인권보호에 대한 미국간호협회지침을 요약하면 다음과 같다(그림 13-1).

선행

선행의 원칙은 '무엇보다도 해를 끼치지 마라'라는 격률에서 비롯되었다. 연구시 연구자는 연구 참여자를 신체적, 정신적, 정서적, 영적, 경제적 그리고 사회적 피해로부터 보호하면서 연구를 설계하고 수행해야 함을 의미한다. 불편(고통)은 예상치 않게 발생한 불편부터 영구적인 피해가 확실한 것까지 다양하며, 피로, 신체적 고통, 불안, 당혹감, 삶의 목적과 의미에 직면하게 되거나 자존감이나 가치의 위협, 연구 참여를 위해 소요된 시간 및 금전적 손실, 사회적 낙인 등을 포함한다(Burns & Groves, 2009). 연구진행에서 불편 혹은 고통이 예상된다면 참여자는 관련된 모든 정보를 알고 있는 상태에서 이같은 불편 혹은 고통을 감수하고자 해야 하며, 연구에 참여함으로써 발생할 수 있는 피해위험성은 예상되는 이익과 균형이 맞아야

내재된 손상 위험으로부터 자유로울 권리

- 연구 참여가 개인의 사회적, 정신적, 신체적 손상의 위험을 높이게 될 때, 연구자는 위험의 정도를 명확히 하고, 배운 지식을 통해 개인이 감당해야 할 위험 정도를 혜택과 비교하여 판단해야 한다.
- 정해진 절차에 맞지 않는 활동과 관련된 모든 정보는 개인이 연구에 참여하기 전에 연구 참여 예정자에게 제공해야 한다.
- 간호사는 질환이나 다른 상태로 인해 피해나 손상으로부터 자신을 효과적으로 보호하지 못하는 사람들에 대해 주의를 기울여야 하며, 보호시설에 있는 사람, 학생, 죄수와 같은 취약계층을 이용할 가능성을 인식해야 한다.

사생활보호권

- 연구자는 연구로 인해 다른 사람의 사생활이 침해받는지를 판단할 수 없기 때문에 모든 연구 제안서, 프로토콜, 조사도구 그리고 연구 활동이 이루어지는 과정에 대해 연구 참여 예정자와 세분화시켜 토의해야 한다.
- 이 같은 사안은 자료수집이나 연구 참여자와 같이 연구에 가담할 것으로 예상되는 모든 연구 요원과 논의를 해야 한다.

익명성의 권리

- 연구중 또는 연구종료 후에도 참여자가 수행한 역할로 인해 발생할 예기치 못한 신체적, 정신적 그리고 사회적 약점을 보호해주어야 한다.
- 참여자는 다른 사람이 어떤 상황에서도 이를 누설하지 않을 것이라는 것을 알고 자신의 개인정보사용에 동의하였을 때 참여자의 익명성은 보호된다.
- 조사자의 통제 하에 수집된 어떤 자료도 남아있지 않게 하기 위해 참여자의 신분을 보호하고 비밀을 보장하는 장치가 마련되어 있어야 한다.
- 연구를 계획하거나 결과를 보고하는 데 참여자의 익명성이나 비밀을 보장하기 어렵다면, 앞선 구체적인 참여자의 동의가 있어야 한다.
- 비인간적인 상황으로 인해 발생되는 인간존엄성에 대한 잠재적 침해는 장기적으로 반향을 불러일으킬 수 있음을 인지해야 하며 이는 특별한 조치가 요구된다.

그림 13-1 ● **인권보호**

한다. 일반적으로 연구 참여로 인해 발생할 수 있는 최소한의 피해위험성은 일상생활범위 안에서 예상되는 정도에 지나지 않는다. 이 위험의 최소치가 넘어갈 때, 연구자는 위험을 최소화하고 참여자에게 돌아갈 이익을 최대화하는 것을 목적으로 연구를 진행해야 한다. 간호사의 역할은 돌봄을 받는 사람들을 불필요한 신체적 또는 정신적 고통을 겪는 것으로부터 보호하는 것이므로 연구의 위험이 이익을 넘어선다면 연구는 다시 설계를 하거나 중단해야 한다. 미국국립보건원(National Institutes of Health)의 여성건강계획(Women's Health Initiative, WHI) 연구가 이와 관련하여 잘 알려진 사례이다. 호르몬대체요법(hormone replacement therapy, HRT)의 장기사용이 연구 참여자의 건강상의 위험을 높인다는 첫 번째 연구과제 결과에 따라 WHI 연구의 HRT 부문은 중단된 적 있다.

인간존엄성 존중

이 원칙은 연구 참여예정자의 자율성을 인정하는 자기결정권을 포함하고 있다. 이는 각 개인이 연구에 참여할지 말지를 결정할 권리를 갖고 있음을 의미한다. 즉, 연구 참여자는 어떠한 압력도 없는 상태에서 자발적으로 연구에 참여하여야 한다. **압력(coercion)**이란 연구에 참여하지 않을 때 받게 될 피해나 처벌에 대한 위협, 또는 연구 참여로 과다한 보상을 받는 것을 포함한다. 자기결정권은 개인이 의료서비스 거부나 혜택에서 제외되는 것과 같이 감당해야 할 결과 없이 언제든지 연구 참여를 철회할 권리를 가지는 것을 말한다. 자발적 참여를 위해서는 연구 목적과 내용, 예상되는 위험과 이익, 시간 소요정도, 참여자와 연구자가 기대하는 것, 참여를 거부할 권리와 관련된 모든 것을 연구 참여예정자가 충분히 알 수 있도록 정보를 **완전공개(full disclosure)**하는 것이 필요하다. 이에 대한 것은 '사전동의' 부분에서 다루겠다.

정의

정의의 원칙은 사생활 보호권리와 공평하게 대우받을 권리를 포함한다. 연구의 본질은 연구대상에 대한 정보를 수집하는 것이다. 따라서 개인이 연구의 중심이 되었을 때, 그 개인의 사생활 보호권리는 중요한 이슈가 된다. 사생활보호에 주의를 기울인다는 것은 관찰하거나 수집되는 자신의 정보, 태도, 행동, 기록, 의견 등을 존중하며, 안전하고 확실하게 비밀을 유지한다는 보증 하에 연구 참여자가 언제, 어디서, 어떤 종류의 정보를 공유하는가를 결정하는 것을 의미한다. 사생활보호는 익명성, 기밀유지 그리고 사전동의를 통해 유지된다. 사생활보호라는 개념은 문화에 따라 다를 수 있기 때문에 참여자가 마음 편히 공유하고자 하는 정보도 각기 다를 수 있다. 연구자조차도 수집된 정보를 특정한 연구 참여자와 연결시킬 수 없다면 익명성은 유지된다. 비밀유지는 연구 참여자의 동의 없이 연구 참여자로부터 제공받은 정보를 대중에게 알리거나 또는 연구에 관여한 사람이 아닌 다른 누구도 이용할 수 없게 한다는 연구자의 보증을 말한다. 자료수집형식에서 개인을 식별할 수 있게 하기보다는 코드를 사용하거나 자료사용이 필요한 연구팀 요원들이 자료 원본을 이용하는 것을 제한함으로써 비밀을 유지하게 한다.

공평하게 대우받을 권리는 자기결정권과 관련이 있다. 연구를 진행하는 과정에서 그리고 연구가 종료된 이후라도 연구 참여자를 공평하게 대우하는 것이 이 권리의 바탕이라 하겠다. 공정한 대우를 하기 위해 고려해야 할 요인은 다음과 같다.

- 연구자의 편의나 한 집단에서의 타협된 지위에 맞추어서가 아닌, 연구의 필요성에 따라 참여자를 선별한다.
- 연령, 성별, 사회경제적 상태, 인종, 민족적 배경과 상관없이 연구 참여자간에 연구의 위험과 혜택을 공평하게 분배하도록 한다.
- 연구 참여에 대한 동의나 혜택을 약속함으로써 예우를 다한다.
- 연구요원이나 필요에 따라 다른 전문가들이 참여자와 접촉시 참여자를 존중하며 대하도록 한다.
- 연구 참여를 거절하거나 참여를 중단한 사람들을 편견 없이 대한다.
- 연구에 앞서 논쟁이 되는 사안이나 밝히지 않은 정보가 있을 때 이를 명확하게 하기 위해 필요에 따라 보고한다.

사례

연구대상자인 환자를 보호하기

의원에서 근무하고 있는 간호사 애니사는 비간호전공 대학원에서 공부하고 있는 동료 빌과 대학원 전공 프로그램에 대해 이야기하였다. 빌은 자신의 연구필수과제로 표준화된 도구를 사용하여 환자의 정서적 태도를 연구할 계획을 하고 있다. 연구 참여자 모집에 대해 물으면서 다음 몇 주 동안 병원을 정기 방문하는 환자들을 만나 도구설문지를 작성하게 할 것이라고 하였다. 참여를 하고 싶어하지 않는 환자는 어떻게 할 것인지 하는 애니사의 질문에 대해, 빌은 학교과제라고 말하면 다들 도와주기 위해 설문지를 작성할 거라며 낙관하고 있었다. 애니사는 연구계획서를 IRB에 제출하여 검토를 받았는지 물었고, 빌은 자기 학교에는 IRB가 없다고 하면서 지도교수가 승인해주었다고 하였다.

생각해보기

임상연구에서 윤리적 수행을 이끄는 원칙은?

- *이 같은 상황에서 해당되는 원칙은 무엇인가?*
- *빌의 연구 프로젝트에서 발생할 수 있는 딜레마는 무엇인가?*
- *이 상황에서 애니사의 윤리적 책임은 무엇인가?*
- *자신의 기관에서 수행하는 연구와 관련하여 병원의 책임은 무엇인가?*

사전동의

앞서 언급한 대로, 연구에서의 자발적 참여는 모든 정보 공개를 전제로 이루어진다. 연구목적, 참여 기대치, 위험과 이득, 사생활침해 그리고 익명성과 비밀을 보장하는 방법에 대한 기술이 **사전동의** 과정에 포함된다. 연구자는 참여에 동의한 사람들이 동의서에 포함된 내용을 이해하고 있다는 확신을 갖고 있어야 하며, 필요시 좀 더 명확한 설명이나 부가적인 정보를 줄 기회가 마련되어 있어야 한다. 인쇄된 동의서 양식은 전문적인 특수 용어보다는 일반적으로 통용되는 단어를 사용해야 한다. 읽고 쓰는 능력은 사람들이 글로 적혀있고 구두로 된 지시나 기록을 얼마나 이해하는가에 영향을 미치기 때문에, 연구자는 동의서에 서명하는 사람들의 읽고 쓰는 능력을 알아보고 이를 기록할 필요가 있다. 더불어 연구에 동의하고자 할 때 참여자는 합리적인 의사결정을 할 만큼 정신적 · 정서적인 능력을 갖추고 있어야 한다.

Munhall(2012)은 사전동의를 하는 과정은 참여자를 단지 연구를 위한 대상자로 간주하기보다는 연구 협력자로 참여시키기 위한 방안이라고 말한다. 그러나 이때 협력자가 되게끔 끌어가는 것이 아니라 인도하여야 한다. 간호연구 프로토콜 검토 결과 윤리적 문제는 신체적 피해보다는 연구자와 참여자간의 관계에서 발생하는 것으로 나타났다(Olsen & Mahrenholz, 2000). 환자를 돌보는 간호사는 연구팀의 일원이면서 동의서를 받게 되는데, 이때 자신이 환자에게 동의서를 받는 것이 간호사로서인지 연구자로서인지 결정하는 것이 다소 애매하다. 간호사-연구자는 환자가 참여를 거부할 선택의 자유를 진정으로 느끼고 판단해야 한다.

미국연방규정집(The Code of Federal Regulations, 2009)에서는 사전동의에 포함되어야 할 기본요소를 다음과 같이 제시하였다.

1. 조사할 연구, 연구목적 및 예상기간에 대한 설명, 진행될 연구과정에 대한 기술, 실험과정에 대한 인지
2. 참여자가 합리적으로 예측할 수 있는 위험이나 불편에 대한 기술
3. 참여자나 다른 사람들이 연구를 통해 합리적으로 기대할 수 있는 이익이나 혜택
4. 대상자에게 유리할 수 있는 다른 적절한 과정이나 치료방법에 대한 공개
5. 대상자를 식별할 수 있는 기록에 대한 비밀유지 정도를 기술한 진술
6. 최소위험 이상이 발생할 연구에서 연구로 인해 손상발생시 보상과 치료 여부에 대한 설명, 그리고 어떤 치료가 가능한지, 필요한 정보를 얻을 수 있는지 여부에 대한 설명
7. 연구와 연구대상자의 권리와 관련된 의문사항이 있을 때 누구에게 물어보아야 하는지, 그리고 대상자가 연구와 관련된 손상을 입었을 때 접촉할 사람에 대한 설명
8. 대상자의 연구 참여는 자발적이며, 따라서 참여를 거부하거나 참여하는 도중 언제든지 중단할 수 있고, 어떠한 처벌이나 부여된 혜택의 철회도 없이 참여를 거부하거나 중단할 수 있음을 명시한 진술

연구를 지원하고 있는 간호사나 연구가 진행되고 있는 병동에서 근무하고 있는 간호사는 이 같은 '사전동의'의 기본 요소들을 잘 알고 있어야 한다. 동의서에 이 같은 요소들이 포함되어 있지 않았다면 연구자나 연구윤리위원회에 이 같은 사실을 알려야 한다. 또한 간호사는 건강보험 이전 및 책임법(The Health Insurance Portability and Accountability Act, HIPAA) 정책과 자신이 근무하고 있는 기관의 지침에 대해서도 잘 알고 있을 필요가 있다. 건강정보 관련 법률은 기관으로 하여금 환자가 접촉하고 있는 모든 영역에서 환자를 식별할 수 있는 건강정보를 다루는 과정을 갖추도록 요구하고 있다. 이 같은 과정의 궁극적인 목적은 환자 개인의 사생활을 존중하고, 환자건강정보(patient health information, PHI)에 관한 비밀을 보장하는 것이다. HIPAA 규정은 연구에 참여하고 있는 환자들의 사생활보호를 부가적으로 할 수 있도록 하였고, 연구자가 연구에 꼭 필요한 환자건강정보만을 사용하도록 하고 있다. 연구목적으로 환자건강정보 사용에 대한 연구 참여자의 서면동의에는 환자건강정보가 사용되는 목적, 공개되는 환자건강정보, 정보를 사용하는 사람, 연구 참여자는 연구상에서 기록으로 남을 환자건강정보를 검토할 권리가 있음이 포함되어야 한다(Arford, 2004; Erlen, 2005).

사례

간호사, 연구, 그리고 사전동의

간호사 주안은 이 지역 소외계층을 돌보는 일에 전념하고 있는 중소병원 외래에 근무하고 있다. 병원은 많은 수의 가난한 환자와 최근 건강서비스에 대한 연방정부의 기금 축소로 재정적인 어려움을 겪고 있어서, 직원감축을 논의하고 있다. 그녀는 최근 직원회의에서 고혈압 환자를 대상으로 신약을 사용하여 그 부작용에 대한 자료를 수집하는 것에 대해 의사와 제약회사 사이에 협상이 있었음을 알았다. 병원에 상당한 재정적 배상을 하는 것이 협상의 일부였다. 간호사로서 주안은 환자의 혈압을 측정하고 부작용 설문을 하는 임무를 수행하게 될 것이다. 주안은 사전동의에 대해 물어보았고 제약회사 측에서는 이미 임상시험을 거쳤기 때문에 필요 없다고 답변하였다. 주안은 이 프로젝트에 참여하는 것이 편하지 않다. 그러나 병원이 필요한 재정적인 지원을 받을 수 있게 된다면 직원의 자리가 없어지는 것을 피할 수 있게 할지도 모른다는 생각이 들었다.

생각해보기

연구참여에 대한 결정

- *이 같은 상황은 어떤 이슈에 대한 것인가?*
- *위반한 또는 위반할 수 있는 윤리적 원칙은 무엇인가?*
- *주안이 경험하고 있는 윤리적 갈등은 무엇이라고 생각하는가?*
- *예측 가능한 결과는 의사결정과정에 어떻게 영향을 줄 것인가?*

특별히 고려할 사항: 취약계층

간호사는 연구시 취약계층의 인권 보호에 특히 더 주의를 기울여야 한다. 신체적, 정신적 또는 정서적 장애가 있는 사람들, 아동이나 노인, 임종을 앞두고 있거나 진정상태나 무의식상태에 있는 경우, 시설에 보호나 감금되어 있는 경우, 임신부, 태아가 취약계층에 속한다. 취약계층 사람들은 속임이나 강압에 취약하고 사전동의를 할 수 있는 능력이 부족할 수 있기 때문에 이들의 편에서 최선의 이익을 취하게 해주는 옹호자나 보호자가 연구 참여를 할지에 대한 결정에 관여해야 한다. 연구와 임상에서 사전동의를 하기에 역량이 부족한 사람일수록, 간호사는 이들의 권리를 확실하게 보호하기 위한 옹호자로서의 역할이 더 중요하게 된다. 7세에서 18세 사이 아동을 대상으로 하는 연구에서 연구에 참여하겠다는 아동의 **승낙(assent)**을 받아야 할 뿐 아니라 특별히 부모나 보호자의 동의도 받아야 한다. 개인존중의 원칙은 판단할 수 있는 능력을 지닌 사람이 자신에게 무엇이 일어날지 또는 일어나지 않게 할지를 선택할 권리를 행사하는 것이다. 이같은 원칙에 따라, 미국 연방지침에서는 부모나 보호자가 아동의 연구 참여에 동의했다 하더라도 연구자는 연구활동에 대해 아동에게 알려야 한다고 되어있다. 아동의 동의를 받기 위한 과정에는 아동의 연령과 역량에 맞는 언어로 연구목적 기술, 연구 참여와 관련한 위험과 혜택에 대한 설명이 포함된다. 나이가 어린 아동의 경우 연구 참여 동의여부를 구두로 답하게 하고, 나이가 든 아동은 연구 참여에 대한 자신의 의지를 나타낼 수 있는 동의서 양식이나 보호자 승낙서에 자필서명하게 한다. 동의여부는 연구 프로토콜에 따라 문서화한다. 취약계층을 돌보고 있는 간호사는 연구가 제안되거나 연구가 진행될 때 특히 그들의 옹호자로서 역할이 중요해짐을 알고 있어야 한다.

인권보호 이상의 이슈들

간호연구에서 대상자 보호가 매우 중요하지만 또 다른 이슈에도 주의를 기울여야 한다. Wilson(1999)은 인권 보호 이외 윤리적 연구의 특성에 대해 아래와 같이 설명하였다.

과학적 객관성(scientific objectivity)–연구가설을 지지하는 데이터뿐만 아니라 연구가설을 지지하지 않는 데이터까지 모두 보고하여 불법, 부정, 부정직한 행위에 관여하지 않기

협조(cooperation)–인격권 보호에 대한 검토를 위해 연구제안서를 제출하게 하고, 권위자의 연구조언에 따르기

숭고함(nobility)–연구에 어려움이 있더라도, 위해, 기만, 강압, 사생활침해로부터 참여자를 확실하게 보호하기 위한 적극적인 활동 펼치기

윤리적 진실성과 정직(integrity and truthfulness)–연구목적, 과정, 방법, 위험, 불편, 이익, 그리고 결과를 포함하여 연구과정을 솔직하게 기술하기

완전무결(impeccability)–익명성과 자료의 비밀유지를 보장하고 대상자로부터 취득한 정보를 신중하게 사용하기

조명하기(illumination)–간호의 학문적 발전을 위해 연구결과를 발표하고 출판하기

공정성(equitability)–연구 발표와 출판시 사람들의 기여를 언급하기

솔직성(forthrightness)–연구 발표와 출판시 자금출처와 지원처를 공개하기

용기(courage)–다른 사람들에 의해 왜곡된 연구결과에 대해 공개적 해명을 요구하기

연구를 수행하는 단체나 기관에서 간호사가 일하고 있을 때, 연구에 직접적으로 관여하든 하지 않든 이같은 표준 위반을 감시하기 위해 윤리적 연구표준에 대해 알고 있어야 한다.

연구에 참여하는 간호사는 역할갈등을 경험할 수도 있다. 간호사는 환자의 건강과 안녕을 지키기 위해 전문실무표준에 따라 간호를 한다. 연구자는 환자를 자료의 원천으로 사용할 연구의 과정과 결과에 중점을 두고 있다. 간호연구자는 인본주의적 가치에 맞추어 연구 참여자에 관한 결정을 할 필요가 있다. 연구에 관여한 환자의 잠재적 위험에 대한 이의가 제기되었을 때 간호사의 옹호자적인 역할과 치료적 시급성이 연구 프로토콜에 따라 진행하는 것보다 우선되어야 한다. 연구관련 윤리적 · 법적 지침을 간호사가 모르면 연구 수행시 환자를 제대로 옹호하지 못하게 한다는 것은 당연하다. 과학적 · 치료적 지식개발을 위해 연구가 필수적이긴 하지만 과학적 탐구를 이끄는 원칙과 간호실무를 수행하게 하는 원칙간의 균형은 반드시 맞추어져야 한다.

간호사가 특히 연구를 중점적으로 하는 기관에 소속되어 있을 때 연구에 관한 기대치가 무엇인지 명확하게 할 필요가 있다. 간호사는 지위를 수락하기 전 자신이 연구자료를 수집해야 하는 것인지 또는 연구 프로토콜의 일부에 따라 치료를 시행해야 하는 것인지를 명확히 해야 하고, 이 같은 치료가 환자에게 잠재적인 위험이 있을 수 있는지 아닌지를 분명히 알아야 한다. 이 같은 근무상황에서 간호사가 만일 연구팀 일원으로 참여하길 거부한다면 자신의 지위가 위태롭게 되는지도 알아둘 필요가 있다. 간호사 업무의 일부로 연구 참여가 이루어지기를 기대한다면 간호사는 프로토콜뿐만 아니라 연구가 연구윤리위원회(IRB)의 승인을 거쳤는지, 연구과정과 환자에 대한 효과에 대한 문제를 누구와 의논하였는지에 대해서도 알고 있어야 한다.

자신에게 질문하기

연구 또는 간호 중 무엇을 우선으로 할 것인가?

Fowler(1988, p. 354)가 20년 전에 제기한 다음 질문들은 현재까지도 생각해볼 가치가 있다.

- 환자로 하여금 간호지식을 탐구하는 데 일조하도록 하는 것이 환자에게는 이익이 되는 것인가?

- 임상간호에서 치료적 명령과 환자의 이익이 간호전문직의 지식체 확대를 위한 권한보다 항상 먼저인가?
- 간호사는 어떤 시점에서 특정 간호연구 프로젝트를 중단해야 하는가?
- 간호사는 특정 의학연구 프로젝트를 중단하는 데 개입해야 하는가?
- 사전동의를 하였다 하더라도, 간호사가 특정 대상자를 연구에 포함시켜서는 안 되는 상황이 있는가?

자료의 윤리적 처리

자료에 관한 학문적 이슈는 수집과 분석과정에서 어떻게 자료가 다루어졌는가, 자료가 어떻게 보고되었는가 하는 것이 해당된다. **자료의 윤리적 처리(ethical treatment of data)**는 연구 프로토콜에 대한 윤리적 진실성과 결과보고에서의 정직성을 내포하고 있다. 연구자의 정직과 진실성은 자료의 윤리적 처리에서 가장 중요한 사안이다. 연구과정에 관여한 사람들만이 자료에 접근하고 그 내용을 기밀로 유지함을 보장하는 것은 앞서 이미 언급했다. 질적 간호연구자들의 전형적인 윤리적 의무는 비록 자신의 연구목적과 상반되더라도 다른 사람들의 경험을 가능한 한 실재와 같게 그리고 신뢰할 수 있도록 보여주고 기술하는 것이다. 가능한 한 정확하게 결과를 보고하는 것은 양적연구에서도 윤리적 의무사항이라 하겠다.

연구에 참여하는 간호사는 결과를 보고할 때 전문직 표준에 따를 책임이 있다. 간호연구자 역시 연구 성과를 보고할 때 학문적 정직을 이끄는 원칙들에 맞게 해야 한다. 결과를 과장하거나 부정적인 결과를 숨기거나 특정 성과나 가설을 극대화하거나 최소화하기 위해 연구사실을 조정하는 것은 정직하지 못한 것이다. 인용처를 적절하게 제시하지 않으면서 다른 사람의 정보를 보고서에 포함하는 것은 바로 표절에 해당하는 것이다. 과학적 불법행위는 과학 공동체에서 문제로 제기되고 있다. 시행하지 않은 연구, 조작된 결과물, 연구자에 의해 의도적으로 왜곡된 결과물들이 보고되어 전문학회지에 논문으로 출판되고 있다(Honer & Minifie, 2011; Katez & Papadakos, 2011; Nylenna & Simonsen, 2006; Schnoor, 2006). 이 같은 보고는 간호연구보다는 생의학연구에서 좀 더 많이 이루어지고 있지만, 연구결과를 바탕으로 임상실무를 바꾸고자 하는 학문 분야에서 문제로 대두되고 있다. 이러한 문제들은 간호사들에게 연구결과에 대한 윤리적 보고와 관련하여 경각심을 일깨워주는 데 도움이 되고 있다.

사례

연구자료 처리에서의 윤리적 쟁점

당신의 친구는 졸업논문을 위한 연구 프로젝트를 진행하고 있다. 친구는 자료 수집을 위해 보낸 설문지 회수가 제대로 되지 않아 어려워하고 있고, 계획한 시기에 졸업하려면 프로젝트를 빨리 마쳐야 한다는 것을 당신은 알고 있다. 친구는 이 연구 프로젝트를 잘해서 우수한 성적으로 졸업을 하고 싶어한다. 충분한 표본수를 확보하기 위해 친구는 자신이 몇몇 설문지를 작성하고 있고, 이미 다른 친구들도 설문지를 작성했다고 말하면서 당신에게도 일부를 작성해달라고 부탁했다. 친구는 결국 이 과제의 목적은 학생이 자료를 수집해서 분석할 수 있는지를 보려고 하는 것 아니냐고 말했다. 그는 우수 논문은 학생간호소식지에 실릴 것도 알고 있다.

생각해보기

간호연구에서의 정직

- *친구의 계획과 요청에 대해 어떻게 대응할 것인가?*
- *이 사례와 관련된 윤리적 쟁점에 대해 토의해보자.*
- *이 상황에서 적절한 윤리적 입장을 기술하라. 어떤 요소가 그러한 입장을 갖거나 갖지 못하도록 하는가?*
- *이 같은 정보로 당신은 무엇을 할 것인가? 그리고 당신의 행동을 이끄는 원칙은 무엇인가?*

자신에게 질문하기

허위연구 보고의 결과

허위연구 출판으로 인한 폐해에 대해 생각해보자.

- 이 같은 일은 전문직의 진실성에 대한 다른 이들의 시선에 어떤 영향을 줄 것인가?
- 이 같은 일로 인해 동일한 학회지에 출판된 다른 연구를 보는 독자의 반응에 어떤 영향을 줄 것인가?
- 보고된 연구결과를 기반으로 간호실무를 조정해야 할지를 말지를 결정하는 데 이 같은 일은 간호사인 당신의 역량에 어떤 영향을 주게 되는가?
- 자신이 자료를 수집한 연구 프로젝트 보고서를 막 읽었는데, 연구과정이 자신이 행했던 것과 다소 다르게 쓰여 있고, 과정으로 인해 결과가 다르게 해석되었음을 알게 되었다. 이에 어떻게 대응할 것이고, 무엇을 할 것인가?

요약

어떠한 상황에서도 간호사는 원칙에 근거한 행동을 하도록 요구된다. 이 장에서는 간호사가 직면하고 있는 학문적 이슈관련 원칙에 초점을 두었다. 환자를 대하기 전인 간호학생은 학문적 정직과 관련된 결정에 놓이게 된다. 개인적 가치는 전문직 행동에 영향을 주기 때문에, 대학생활에서 표절, 부정행위 위조와 같은 문제행동을 하는 것은 향후 전문적 의사결정이 이끌어내는 가치에도 영향을 주게 된다. 간호사는 연구에서 윤리적 실무를 이끌어가고 연구결과를 보고하는 데 바탕이 되는 원칙을 잘 알고 있어야 한다. 이 같은 원칙들은 연구 프로토콜, 참여, 연구관련 환자의 옹호에 대한 간호사의 결정을 이끌어낸다. 학문에서의 윤리적 실천은 전문가와 전문직 모두를 통합시키는 데 필수적이다. 이것은 전문가와 전문직 모두의 윤리적 진실성을 위해 매우 중요하다.

주요내용

- 진실성과 통합의 원칙은 학문적 정직과 연구자료의 윤리적 처리에서 핵심이다.
- 간호연구와 연구자는 참여자의 권리들 즉, 내재된 손상 위험으로부터 자유로울 수 있는 권리, 사생활보호권 그리고 익명성의 권리를 인정하는 연구의 윤리적 수행과 관련된 간호표준을 지켜야 한다.
- 연구윤리에서 최우선으로 하고 있는 인권 보호는 선행의 원칙, 인간존엄성 존중 원칙 그리고 정의의 원칙을 바탕으로 한다. 이같은 원칙들은 신체적 · 정신적 · 영적 · 경제적 · 사회적 해악으로부터 연구 참여자를 보호하고, 연구의 자발적 참여와 모든 연구 참여자의 사생활보호와 동등한 대우를 보장하는 것을 의미한다.
- 연구에서 참여자의 권리가 보호받고 있음을 확실하게 하는 사전동의에는 미국연방규정집(The Code of Federal Regulations)에 있는 요소가 반드시 포함되어야 한다.
- 연구에 참여하고 있는 환자에게 잠재적 위험이 있을지 모른다고 의구심이 들 때 간호사는 연구 프로토콜에 맞추기보다는 간호사로서 옹호자의 역할과 치료적 지시를 우선으로 수행해야 한다.
- 연구업무에 종사하는 것을 고려하고 있다면 간호사는 자신에게 어떤 업무를 수행하기를 기대하는지 명확히 할 필요가 있다.

토론주제와 탐구활동

1. 학업적 정직성과 관련된 학교정책을 검토하고 학업상 부정직 사례에 위반되는 윤리적 원칙에 대해 토의해보자. 다음 웹사이트에서 학업상 정직관련 이슈와 정책을 찾아보자.

   http://ori.hhs.gov/avoiding-plagiarism-self-plagiarism-and-other-questionable-wiring-practice-guide-ethical-writing

   http://library.camden.rutgers.edu/Educational Module/Plariarism

   http://www.ryerson.ca/academicintegrity

2. 학업상 부정직 사례를 검토하면서 고려해야 할 요인을 기술해보자.
3. 인간 대상자가 관여된 연구에서 어떻게 인격권 보호가 이루어지는가? 벨몬트 보고서와 헬싱키 선언에 대한 정보가 있는 다음 웹사이트를 살펴보자.

   벨몬트 보고서-
   http://hhs.gov/ohrp/humansubjects/guidance/belmont/html

   헬싱키 선언문-
   http://www.wma.net/en/30publications/10policies/b3/world medical association

4. 간호표준은 연구에 참여하거나 연구를 수행하는 간호사에게 어떤 길잡이가 되는가? 연구의 윤리적 수행의 바탕이 되는 기본원칙은 무엇인가? 이 같은 원칙, 표준과 관련된 간호사의 역할에 대해 토의해보자.
5. 간호연구자에게 연구에서 어떻게 인권을 보호하는지 인터뷰해보자. 사전동의에 필수적인 요소가 모두 포함되어 있는가?
6. 환자 옹호자로서 간호역할과 연구자로서의 역할 간에 갈등이 있는 상황을 예로 제시해보자. 어떤 역할이 우선이며 그 이유는 무엇인가?
7. 환자간호에 대한 의학적 또는 간호학적 연구에서 기만과 속임으로 인한 잠재된 결과에 대해 토의해보자.
8. 미국간호협회, 캐나다간호협회, 국제간호협회 연구에서 그리고 간호실무에서 인격권에 대해 언급하고 있는 것을 비교 · 분석해보자.
9. 다음 웹사이트 중 한 가지 이상을 찾아서 연구에서 사전동의와 인권보호에 대해 무엇을 알게 되었는지 발표해보자.

Regulations and Ethical Guidelines–
http://hhs.gov/ohrp/humansubjects/guidance/belmont.html#xinform

Office of Human Research Protection–
http://www.hhs.gov/ohrp

Code of Federal Regulations–
http://www.hhs.gov/ohrp/humansubjects/guidance/45cfr46.html#46.116

U.S. Department of Education–
http://www2.ed.gov/about/offices/list/ocfo/humansub.html

Alliance for Human Research Protection–
http://www.ahrp.org

HIPAA regulations–
http://privacyruleandresearch.nih.gov/pr_02.asp

참고문헌

American Nurses Association. (1985). *Human rights guidelines for nurses in clinical and other research*. Kansas City, MO: Author.

Arford, P. H. (2004). Working with human research protections. *Journal of Nursing Scholarship, 36*(3), 265 – 271.

Burns, N., & Groves, S. K. (2009). *The practice of nursing research* (6th ed.). St. Louis, MO: WB Saunders.

Calloway, S. J. (2009). The effect of culture on beliefs related to autonomy and informed consent. *Journal of Cultural Diversity, 16*(2), 68 – 70.

Childress, J., Meslin, E., & Shapiro, H. (Eds.). (2005). *Belmont revisited: Ethical principles for research with human subjects*. Washington, DC: Georgetown University Press.

Code of Federal Regulations. (2009). Title 45, Part 46. Retrieved February 17, 2012, from http://www.hhs.gov/ohrp/humansubjects/guidance/45cfr46.html#46.116

Covey, S. R. (1992). *Principle–centered leadership*. New York: Fireside.

DuBois, J. M. (2004). Universal ethical principles in a diverse universe: A commentary on Monshi and Zieglmayer's case study. *Ethics & Behavior, 14*(4), 313 – 319.

Erlen, J. A. (2005). HIPAA—Implications for research. *Orthopaedic Nursing, 224*(2), 139 – 142.

Fowler, M. D. M. (1988). Ethical issues in nursing research: A call for an international code of ethics for nursing. *Western Journal of Nursing Research, 10*, 352 – 355.

Horner, J., & Minifie, F. D. (2011). Research ethics III: Publication practices and authorship, conflicts of interest, and research misconduct. *Journal of Speech, Language & Hearing Research, 54*(1), 346 – 362.

Husted, G. L., & Husted, J. H. (2007). *Ethical decision making in nursing and health care* (4th ed.). New York: Springer.

Karcz, M., & Papadakos, P. J. (2011). Consequences of fraud and deceit in medical research. *Canadian Journal of Respiratory Therapy, 47*(1), 18 - 27.

Lafleur, W. R., Bohme, G., & Shimazono, S. (2007). *Dark medicine: Rationalizing unethical medical research*. Bloomington: Indiana University Press.

Monshi, B., & Zieglmayer, V. (2004). The problem of privacy in transcultural research: Reflections on an ethnographic study in Sri Lanka. *Ethics & Behavior, 14*(4), 305 - 312.

Munhall, P. L. (2012). *Nursing research: A qualitative perspective* (5th ed.). Sudbury, MA: Jones & Bartlett Learning

Nylenna, M., & Simonsen, S. (2006). Scientific misconduct: A new approach to prevention. *Lancet, 367*, 1882 - 1884.

Olsen, D. P., & Mahrenholz, D. (2000). IRB-identified ethical issues in nursing research. *Journal of Professional Nursing, 16*(3), 140 - 148.

Schnoor, L. (2006). Fraud in science. *Environmental Science & Technology, 40*(5), 1375.

Shrader-Frechette, K. (2007). EPA's 2006 human-subject rule for pesticide experiments. *Accountability in Research, 14*(4), 211 - 254.

United States National Commission for the Protection of Human Subjects of Biomedical and Behavioral Research. (1979). *The Belmont Report: Ethical principles and guidelines for the protection of human subjects of research*. Retrieved from http://www.hhs.gov/ohrp/humansubjects/guidance/belmont.html

U.S. Department of Health and Human Services. (n.d.). Office for Human Research Protections (OHRP). Retrieved February 17, 2012, from http://www.hhs.gov/ohrp

Wilson, H. S. (1999). *Introducing research in nursing* (2nd ed.). Redwood City, CA: Addison-Wesley.

Wynia, M., & Boren, D. (2009). Better regulation of industry-sponsored clinical trials is long overdue. *Journal of Law, Medicine & Ethics, 37*(3), 410 - 419.

Part IV

간호실무에 영향을 미치는 글로벌 이슈

GLOBAL ISSUES THAT INTERFACE WITH NURSING PRACTICE

상호작용하는 여러 요인들을 통해 각 개인은 전 세계인들에게 서로 영향을 주기도 하고 받기도 한다. IV부에서는 21세기에 전세계적으로 영향을 미치고 있는 간호 관련 이슈들을 소개하고자 한다. 여기에서는 지속적으로 변화하고 있는 의료시스템 속에서 간호사가 개인적으로나 전문직 일원으로서 갖추어야 할 윤리적 · 전문적 책임 및 책무를 다룰 것이다. 각 장들은 간호사들이 의료 관련 이슈와 정책을 인식하도록 자극하고 각종 보건의료정책 결정에 적극 참여하도록 격려할 것이다.

Chapter 14

경제적 이슈

Economic Issues

나는 식량과 안식처, 의료서비스의 부족으로 인한 고통과 죽음은 나쁘다는 가정으로 시작한다. 대부분의 사람들이 이러한 생각에 동의할 것이라고 여긴다.

– Singer(1972)

학습목표

14장을 공부하면, 학생은 다음을 할 수 있다.

1. 의료에서 경제의 역할을 기술할 수 있다.
2. 분배 정의의 개념을 설명할 수 있다.
3. 공리주의, 자유주의, 공동체주의, 평등주의 이론에 대해 토론할 수 있다.
4. 의료자원 분배에 관한 기본 질문에 대해 토의할 수 있다.
5. 의료경제학의 최신 동향과 의료경제 동향이 의료제공에 미치는 영향을 설명할 수 있다.
6. 매니지드 케어와 관련된 윤리적 문제를 토론할 수 있다.

서론

간호사를 포함한 의료전문가와 의료체계는 사회에 의료서비스를 제공하기 위해 존재한다. 지난 수십 년간 다양한 요인들이 작용하여 오늘날의 복잡한 의료체계를 만들어왔다. 지식과 기술의 발전에서부터 의료재정의 변화에 이르기까지 의료체계는 급격한 변화를 겪어왔다. 현재 의료체계는 위기에 직면해 있는데 이러한 위기는 비용, 질, 의료서비스에의 접근성 문제와 관련된다. 의료에의 접근성과 건강보험 혜택에 대한 불평등 문제는 의료비용의 급격한 상승과 맞물려 사회정의를 실현하자는 논쟁에 부채질을 하고 있다. 이러한 현재의 의료 문제들에 대한 해결책을 마련하기 위해서는 세심하고 체계적인 윤리적 고려가 필요하다. 이 장에서는 의료경제학과 분배 정의, 관련 최신 동향에 대해 살펴보고자 한다.

의료경제학의 개요

지난 백년간 경제학적 개념은 공리주의와 밀접한 관련을 맺으며 발전하여 왔다 (Honderich, 2005). 경제학의 주요 가정 중 하나는 제도에 영향을 받는 사람들이 선호하는 방향으로 사회 제도를 판단해야 한다는 것이다. 사회의 총 선호를 판단하는 여러 방법들이 있다. 후생경제학에서는 어떤 분배정책이 일부 사람들의 선호를 만족시킨다 하더라도 다른 사람들의 선호를 침해하지 않을 때에만 받아들여져야 한다고 본다. 또 다른 입장에서는 집단선택을 하도록 허용된 사람들이 선호하는 방식으로 분배되어야 올바른 분배정책이라고 본다. 사회제도가 영향 받는 사람들의 선호에 따라 판단될 필요가 있다 하더라도 의료제도는 의료를 제공받는 사람들에 의해서도 판단되어야 한다.

오늘날 의료체계의 문제점들은 수많은 관련 요인과 더불어 그 역사가 길다. 사람들은 최상의 양질의 의료서비스를 제공하기 위해 비용에는 신경을 쓰지 않고 수준 높은 표준화 시스템을 개발하여 왔다. 의료서비스 비용을 제3자인 보험자가 지불하므로 의료제공자나 환자 모두 비용에 직접적인 신경을 쓸 필요가 없어지게 되자 의료비용이 급격히 상승하기 시작했다. 이러한 의료체계는 테크놀로지와 전문직 자율성에 과도하게 치중하고 의료제공과 관련한 분배 정의와 사회책임의 원칙은 무시하는 편향된 의료체계로 발전하여 왔다. 오늘날 이러한 의료체계 내에서 무의미한 연명의료에는 수백만 달러를 지불하면서, 인구의 대부분은 기본적인 의료서비스도 누리지 못하는 믿기 어려운 일들이 벌어지고 있다.

우리나라와 미국의 의료비 지불방식은 주로 행위별 수가제(fee-for-service)이다. 행위별 수가제는 의료자원이 무한정 지원된다고 가정한다. 행위별 수가제에서는 개별 환자에 초점을 두고, 의사의 자율성을 보호하며, 의료기술을 향상시켜 환자의 생명을 연장시키는 데 기여하여 왔다. 하지만 경제학자들은 과잉공급과 이용 등 행위별 수가제와 관련된 윤리적인 문제점을 지적하여 왔다.

자신에게 질문하기

무의미한 연명의료를 위한 비용 지불

심폐소생술을 거부했음에도 가족들이 최선을 다해 치료해 줄 것을 요구하기 때문에 중환자실에 장기간 입원해 있는 말기 노인환자들에 대해 생각해보자.

- 이러한 상황에 고가의 의료자원을 쏟아붓는 것이 적절한가? 당신의 입장을 설명해보자.
- 누가 무의미한 연명의료를 위한 재정적 부담을 감당해야 하는가?
- 이러한 상황에서 충돌하는 윤리 원칙들은 무엇인가?

많은 사람들이 현대의료의 고도의 기술적 발전을 인정하지만 또한 몇 가지 결함들을 우려하고 있다. 첫째, 의료서비스와 자원이 대부분의 인구집단에서 이용되지 못하고 있다. 둘째, 의료비용이 감당할 수 없는 비율로 급격히 상승하고 있다. 셋째, 높은 의료비용은 산업간 경쟁을 약화시키고 사업 수익성을 감소시킨다. 넷째, 이러한 의료체계 내에서 개인과 의료제공자는 종종 의료를 필요로 하는 다른 사람을 희생시킴으로써 혜택을 누리게 된다. DeBlois 등(1994)은 오늘날 의료체계의 실질적 문제는 이 제도를 지지하는 사람들의 우선순위와 가치관과 관련이 있으며 가장 중요한 문제는 다음과 같다고 하였다.

1. 공동체에 대한 관심보다 개인의 이익을 추구하는 개인주의의 극단적인 형태
2. 이윤추구가 의료서비스 제공의 주된 동기라는 것
3. 인간을 대상으로 하는 의료서비스에 무비판적인 테크놀로지의 수용

DeBlois 등은 이러한 의료체계 내에서 사람들의 건강과 웰빙은 제공되는 서비스의 종류와 서비스 제공 방식, 그리고 이 둘을 결정하는 우선순위에 영향받는다고

주장하였다. 따라서 현재의 의료체계를 이끄는 가치와 윤리적 근거를 확인하고자 하는 노력이 뒷받침되어야 한다고 보았다.

분배 정의

정의(justice)의 윤리학은 누군가에게 혜택을 주면 다른 사람이 받지 못하게 될 수 있다는 것을 인식하면서 당연히 받아야 할 사람에게 공정하고, 공평하게 그리고 적절히 제공하는 것과 관련된다. 예를 들어 현재의 과잉분배로 사회보장제도가 붕괴된다면, 미래에 혜택을 받기로 되어 있는 다음 세대가 이러한 혜택을 받지 못하게 될 것임을 인식하는 것이다. 4장에서 언급되었듯이, 의료체계에서 정의의 원칙의 적용은 재화와 서비스의 공정한 분배에 초점을 두고 있다. 이것을 **분배 정의**라고 한다. Beauchamp와 Childress(2008)는 재산, 세금, 특권, 기회 등과 같은 다양한 혜택과 부담을 공정하고 공평하며 적절하게 나누어 주는 것을 분배 정의라고 보았다. 자원이 한정되어 있고, 이러한 한정된 자원과 서비스를 모든 사람들이 누리려고 하기 때문에 누구나 자신이 원하고 필요한 만큼 모든 것을 가지는 것은 불가능하다. 따라서 오늘날 정부의 주된 목적 중 하나는 한정된 자원을 적절하게 분배하는 정책을 만들고 실행하는 것이다.

분배 정의와 관련하여 의료분야에서는 3가지 질문이 제기된다: 어떤 인구집단이 의료 수혜자가 되어야 하는가? 어느 정도의 사회자원이 의료서비스에 지불되어야 하는가? 의료자원이 한정되어 있다면 어떤 의료서비스에 한정된 자원이 분배되어야 하는가? 이러한 질문들은 윤리적인 면과 실질적인 면에서 모두 중요한 문제들이다.

자격(의료를 제공받을 자격)

분배 정의와 관련하여 우리는 "누가 의료서비스를 받을 자격이 있는가?"를 질문해야 한다. 물론 완전한 정답은 없다. 전통적으로 이러한 질문에는 다음과 같은 원칙이 적용되어 왔다: 모든 사람에게 똑같은 분배, 필요에 따른 분배, 능력에 따른 분배, 사회공헌에 따른 분배, 권리에 따른 분배, 노력에 따른 분배, 지불능력에 따른 분배, 최대다수의 최대행복 원리에 따른 분배. 대부분의 사회에서는 공공정책을 수립할 때 이러한 여러 원칙들을 고려한다. 예를 들어 대부분의 국가에서 사회복지와 보건의료제도는 필요의 원칙에 따라 분배되며, 일자리와 승진체계는 능력과 성과에 따라 분배된다. 소득은 노력과 능력, 잠재적 사회 기여에 따라 분배되고, 기본교육의 기회는 모든 국민에게 똑같이 부여된다.

자신에게 질문하기

의료는 권리인가, 특권인가?

- 의료가 권리인지 특권인지를 토론해보자. 당신의 입장을 설명해보자.
- 지불능력에 관계없이 모든 사람들이 똑같은 의료서비스에 접근가능해야 하는가? 지불능력이 의료이용에 어떤 영향을 미쳐야 하는가?
- 의료가 권리라면 각 개인에게 어느 정도의 의료를 제공해야 하는가?

의료에 대한 권리

누가 의료서비스를 제공받아야 하는가를 결정할 때 우리는 먼저 의료가 기본권인지 생각해 보아야 한다. 의료서비스는 인간의 권리인가, 특권인가? 이것은 대중매체나 정치인, 전문직, 일반인들 간에 논쟁이 되고 있는 질문이기도 하다. 국가는 모든 국민들에게 의료서비스를 제공해야 하는가? 만약 제공해야 한다면 어느 정도의 의료서비스를 제공해야 하는가? 최소한의 기본적인 의료만 제공하면 되는가? 아니면 장기이식이나 복부지방 제거 수술까지 다 국가에서 제공해야 하는가? 지불능력이 있는 사람에게만 의료서비스를 제공하는 자유시장체제가 더 나은가? 그렇지 않으면 국가가 의료를 필요로 하는 모든 국민에게 의료서비스를 제공할 책임이 있는가? 만약 의료가 국민의 권리이고 의료자원이 한정되어 있다면, 어떤 의료자원이 어떤 사람들에게 제공되어야 하는가? 이러한 질문들이 의료에 대한 권리 논쟁을 부채질하고 있다.

1948년 국제연합(United Nations, UN)은 세계인권선언(Universal Declaration of Human Rights)을 채택하고 "모든 사람은 식량, 의복, 주택, 의료, 사회서비스를 제공받는 것을 포함하여 자신과 그 가족이 함께 건강하고 행복하게 살 권리를 가지며, 실업, 질병, 장애, 배우자 사망, 노령 등의 생계곤란으로부터 안전할 권리를 가진다."라고 공포하였다. 의학 · 생명의학 · 인간행동 윤리문제연구위원회(1983)는 "사회는 과중한 부담을 주지 않는 한도 내에서 모든 사람이 적절한 의료서비스를 제공받을 수 있도록 보장할 도덕적 의무가 있다."라고 결론 내리면서, 국가의 역할을 사회의 역할로 대체하였다. 즉, 국가만 모든 국민의 의료권에 책임이 있는 것이 아니라 민간과 그 책임을 함께 나누어야 한다는 것이다.

의료서비스를 권리로 보는 관점은 헌법에 근거하고 있다. 헌법에서는 건강보호권을 포함하여 인간의 기본적인 욕구를 보호할 것을 암시하고 있다. 하지만 대부분의 국가에서는 주로 취약계층에게만 의료를 제공받을 법적인 권리를 인정해왔다. 결국 취약계층들이 대부분의 국가건강정책으로부터 혜택을 누려왔다.

모든 사람들이 의료를 국민의 권리로 바라보는 것은 아니다. 의료는 소수의 사람들이 누려야 할 특권이라고 믿는 사람들도 있다. 자유의지론자들은 건강은 권리가 아니라 다른 서비스처럼 자유시장에서 매매되어야 할 상품이라고 본다. 이들은 비용을 지불할 수 있는 사람에게만 의료서비스가 제공되어야 한다고 주장한다. 그들은 의료시장에 자유시장체계가 도입된다면 수요공급과 가격경쟁의 원칙이 작용하여 결국 의료서비스의 가격이 낮아질 것이고 따라서 모든 인구집단에서 의료서비스의 접근성이 높아질 것이라고 보았다. 그러나 이러한 의료모델 하에서 극빈자와 아동은 의료서비스로부터 소외될 것이다(Beauchamp & Childress, 2008).

누구에게, 얼마나 제공해야 하나

만약 의료는 권리이고 사회는 취약한 인구집단에게 의료를 제공할 윤리적 의무가 있다면 의료서비스가 누구에게, 얼마나 제공되어야 하는가라는 질문을 생각해 보아야 한다. 이러한 질문에 대해 다음의 두 가지 기본적인 관점이 있다. 첫째, 모든 사람들에게 똑같은 의료 접근성이 보장되어야 하며, 둘째, 최소한의 의료서비스에만 이러한 권리가 보장되어야 한다는 것이다. 다음의 사례를 살펴보자.

사례

흔치 않은 특별 의료서비스 제공에 공적자금이 지불되어야 하는가?

최근 인슐린 의존성 당뇨병을 앓고 있던 가난한 중년 여성이 메디케이드(Medicaid)를 상대로 췌장이식술 비용을 지불해 줄 것을 요구한 법정 소송 사건이 있었다. 이 환자는 그동안 당뇨요법 수행에 비협조적이었으며, 인슐린도 제대로 투약하지 않은 것으로 알려졌다. 메디케이드는 모든 환자들에게 이런 수술에 드는 비용을 지불할 의무는 없다는 재정적 방침이 있었지만, 주 대법원은 다른 건강보험이 있는 환자들이 이러한 수술에 보험적용 혜택을 받고 있으므로 이 여성은 수술 비용을 지불받을 권리가 있다고 판결하였다. 이 사례는 무차별 원칙에 근거하고 있다.

생각해보기

의료를 제공받을 자격에 대한 결정

- *위 사례에서 당신은 환자가 이러한 수술을 받을 권리가 있다고 생각하는가? 왜 그런가? 아니면 왜 그렇지 않은가?*
- *비록 환자가 치료와 간호에 비협조적이었다 하더라도, 사회는 공적자금을 통해 수술비용을 지불해야 하는가? 왜 그런가? 아니면 왜 그렇지 않은가?*
- *정부가 임의로 특정 치료를 허용하거나 거부해야 하는가? 그 이유를 설명하라.*
- *당신은 이런 환자들 때문에 의료혜택을 받아야 할 사람들이 혜택을 받지 못하는 경우도 있다고 생각하는가?*
- *위 사례의 법정 판결의 윤리적 함의는 무엇인가?*
- *법정 판결에 대한 윤리적 찬반 의견을 제시해보자.*

공정한 분배

앞의 사례에서 정부에게 췌장이식술 비용을 지불하라고 한 법원 판결은 한정된 의료서비스 문제에 대한 의문을 제기한다. 아무도 모든 의료서비스에 비용을 지불할 만큼 자원이 충분하다고 여기지는 않을 것이다. 당신의 가계예산을 생각해 보자. 만약 당신이 30만원으로 세 명의 딸에게 크리스마스 선물과 일주일치 식량과 처방받은 의약품을 구입해야 하는데, 한 명의 선물에 20만원을 쓴다면 어리석은 일이 될 것이다. 이렇게 한다면 다른 두 명은 공평하게 대우받지 못한다고 여길 것이고, 일주일간 제대로 먹지 못할 것이며, 처방약을 구하지 못할 수도 있기 때문이다. 똑같은 원칙이 의료부문 예산에도 적용된다. 한정된 국가예산이 다양한 분야에 배분되어야 한다. 정부는 공공교육, 고속도로, 경찰, 국방, 사회안전 등 다양한 분야에 총 예산을 할당해야 한다. 정책 입안자들은 자원 분배에서 공정한 결정을 할 책임이 있으며, 특정 의료에 대한 과도한 지출이나 절약은 모두 국민의 건강을 위협할 수 있으므로 자제해야 함을 인식해야 한다.

자원 분배

한정된 의료예산은 현명하게 소비되어야 한다. 정의로운 자원 분배를 위해 몇 가지 방법이 제시되어 왔다. 첫 번째 방법은 예상되는 이득과 관련해 비용을 평가하는 것이다. 예를 들어 예상되는 이득이 적음에도 말기환자에게 한정된 고가의 중환자실 병상과 의료서비스를 독점하게 하는 것을 생각해 볼 수 있다. 몇몇 학자들은 이런 상황을 피할 수 있는 가장 좋은 방법은 강제적인 가이드라인을 만드는 것이라고 본다. 예를 들어 혈액투석이나 장기이식 같은 고가의 의료서비스는 일정 연령 이하에만 허용되도록 하는 것이다. 두 번째 방법은 행해지는 의료적 처치의 유용성을 평가하는 것이다. 예를 들어 예방접종은 비용효과적이고 많은 인구집단에 이득을 준다. 학자들은 보다 적은 비용으로 보다 많은 사람들에게 이득을 줄 수 있는 방법이 정책적 의사결정에서 우선권을 가진다고 본다.

정의의 이론

몇 가지 이론들이 자원과 서비스가 어떻게 분배되어야 하는가에 대한 관점을 제시하고 있다. 공리주의, 자유주의, 공동체주의, 평등주의 이론은 잘 알려진 정의의 이론들이다. 사회 정의에 대한 사람들의 신념이 세분화되어 있어서 어떠한 단일 이론도 최선의 이론이라고 말할 수 없다. 대부분의 국가들은 모든 국민에게 최선의 의료혜택을 줄 수 있으면서 동시에 비용이 저렴한 프로그램을 실시하고자 노력하고 있다. 미국 의료시스템은 자유시장 경쟁체제를 유지하면서 국민들에게 동등한 의료접근성을 보장하는 것을 목표로 발전하여 왔다. 높은 수준의, 누구나 쉽게 접근할 수 있는, 지불가능한 의료서비스를 동시에 달성한다는 것은 실질적으로 매우 어렵다. 한 가지 목적을 달성하면 다른 목적은 좌절될 수밖에 없다(Beauchamp & Childress, 2008). 어떠한 단일 이론도 사회 정의를 만족시킬 수 없다는 것을 인식하면서, 다음에 몇 가지 정의의 이론을 제시한다.

공리주의 이론

'최대 다수에게 최대 행복을'이라는 격언으로 잘 알려진 **공리주의 이론(utilitarian theories)**은 사회 전반적인 이득을 향상시키는 방식으로 기본적인 의료를 제공하여 대중의 건강을 보호하는 보건의료 프로그램을 선호한다. 이것은 이런 보건의료 프로그램의 성과가 사회 전체의 공리를 극대화한다는 믿음에서 비롯된다. 공리주의 이론이 대부분의 사회 프로그램의 근간을 이루고 있지만 몇 가지 문제점이 있다. 예를 들어 공리주의자들은 개인의 권리보다는 사회 전체의 이익 극대화를 우선시하기 때문에, 비용이 많이 들지만 효과를 보기 힘든 병자들과 취약한 인구집단에 대한 의료제공을 줄임으로써 사회 전체의 이익이 증대된다고 주장한다.

자유주의 이론

자유주의 이론(libertarian theories)에서는 개인은 자신의 노력으로 자신의 처지를 향상시켜야 하며, 사회는 단지 각 사람의 재산과 자유에 대한 권리만 보호하면 된다고 제안한다. 자유주의 이론은 의료사업을 소유 및 경영하는 시민 개인과 단체의 권리를 옹호한다. 자유주의 이론은 의료를 권리라고 보지 않고 오히려 지불능력에 의해 제공되어야 하는 상품이라고 본다. 엄격한 자유주의 이론가들은 조세제도도 개인의 재산을 부당하게 재분배하는 것이라고 본다. 미국 의료시스템의 시장전략과 관리된 경쟁은 자유주의 이론의 영향을 받은 것이라고 할 수 있다.

공동체주의 이론

공동체주의 이론(communitarian theories)은 개인이나 국가보다는 공동체를 우선시한다. 공동체주의 이론은 공공재의 가치를 강조하고, 그 가치는 공동체 활동에 근거하고 있다고 주장한다. 공동체주의자들은 공동체 가치가 사람들의 삶을 이끌어 간다면 인간의 삶은 보다 더 나아질 것이라고 믿는다. 공동체주의자들은 공동체 구성원이 공동의 삶을 발전시키기 위해 고안한 시설과 활동에 몰두한다(Honderich, 2005). 현대 공동체주의자들은 의료접근에 공동체주의 이론을 적용하는 것에 동의하지 않는다. 어떤 공동체주의자들은 공동체 시민이 민주적으로 운영하는 지역의료 프로그램을 서로 연결하는 연방주의 제도를 제안한다. 이 모델에서는 어떤 혜택이 제공될지, 어떤 의료가 가장 중요한지, 고가의 서비스가 포함될지 제외될지를 개별 프로그램이 결정한다. 또 다른 공동체주의 이론은, 전통적인 공동체주의는 의료 접근성을 모든 사람에게 동일하게 할 것과 공동자금이 투입되는 한 모든 사람에게 똑같은 의료가 제공되어야 한다고 주장한다.

평등주의 이론

평등주의 이론(egalitarian theories)은 유사한 상황에 있는 사람들은 유사하게 대우받아야 한다는 평등 개념과 관련이 있다(Honderich, 2005). 평등주의 이론은 사람들에게 균등한 기회를 제공하지 못하도록 하는 장벽을 제거 또는 완화하는 것을 사회의 의무라고 인식한다. 하지만 평등주의 이론이 사회의 모든 혜택을 똑같이 나누어야 한다고 주장하는 것은 아니다. 평등주의자인 John Rawls는 정의로운 결정을 하기 위해서는 무지의 장막(veil of ignorance)을 가정해야 한다고 제안한다. 무지의 장막을 가정한다면 어떤 사람도 사회에서의 자신의 사회경제적 위치를 알 수 없다. 누구도 자신의 재능이나 지능, 힘, 선호가 사회에서 어떤 위치에 있는지 알 수 없다(1996, p. 567). 무지의 장막은 누구도 자신의 특별한 조건이 사회에서 선호되게 하는 원칙을 만들 수 없도록 할 수 있다. John Rawls의 지지자들은 기회

균등을 막는 장벽을 제거하거나 완화하는 것이 사회의 의무라고 보고, 어떤 국민도 낙오되지 않도록 최소한의 안전망을 보장해야 한다는 평등주의 원칙에 따라 의료정책이 만들어져야 한다고 제안한다.

자신에게 질문하기

공정한 의사결정하기

- 어떤 분배 이론이 가장 공정하고 공평하다고 생각하는가? 왜 그런가?
- 당신이 선택한 이론이 모든 상황, 모든 사람들에게 공정하다고 생각하는가?
- 공정하고 공평한 시스템을 만들기 위해 2개 이상의 이론들을 결합할 수 있는가?

최신 동향과 의료 경제 이슈

의료분야에서 분배 정의와 윤리 문제는 1980년대 이전부터 공론화되기 시작했다. 미국이 의료경제에서 위기를 겪고 있다는 주장은 지난 30년간 확대되어 왔다. 급격히 상승한 의료비 지출과 의료비용 긴축정책은 의료재정의 결핍을 가져왔다. 의료비용 긴축정책은 매니지드 케어, 선불제도(prospective payment), 메디케어와 메디케이드, 의료이용심사 등 다양한 형태를 취했다. 환자의 안녕에 대한 전통적인 관심을 희생하면서 의료기관은 비용을 절감하고 효율성을 증가시켜 이윤을 향상시키고자 조경, 요리, 세탁 등을 보다 수익성 있는 외주업체에 아웃소싱하는 등 여러 방법들을 고안하였다.

1980년대 초반 정부는 의료비용 절감의 주동자였다. 정부가 진단명기준 환자군(Diagnosis Related Groups, DRGs)에 기반을 둔 지불 체계를 도입하기 시작한 1980년대에 병원들은 이 제도에 전혀 대비하지 못하고 있었다. 이 시기에 병원들은 메디케어 환자의 의료비용 상환방식에서 큰 변화를 겪게 되었고, 비용절감과 효율적인 운영에 대한 책임을 추궁받게 되었다. 이후 각종 의료심사 프로그램도 도입되기 시작하여 고가의 불필요한 의료기술과 설비투자도 억제되었다. 전문직표준심사기구(Professional Standards Review Organization, PSROs)와 동료심사기구(Peer Review Organizations, PROs)가 보다 효율적인 실무표준을 발전시키기 위해 도입되었다(Sherrill, 1995). 1990년대 초까지 의료시스템은 불균형 상태였다.

대형 의료기관들은 간호사 수를 줄이거나 의료지원서비스를 없애는 등 비용절감 방법을 모색하여 살아 남았으나, 많은 지방 중소병원들은 재정적 어려움으로 문을 닫았다. 이런 상황 속에서 고가의 우수한 의료서비스는 일부 사람에게만 허용되고 나머지 대다수의 사람들에게는 의료접근이 제한되었다.

의료시스템 바깥에서는 또 다른 경제적 영향들이 나타났다. 첫째는 증가된 의료과오소송과 직장건강보험제도였다. 의료과오소송은 엄청난 후폭풍을 일으켰다. 이는 의사들의 방어적 의료행위를 가속화시켰고 의료비용은 점점 불어났다. Califano(1986)는 이러한 현상을 많은 대조적인 프로그램과 기관들에서 비롯된 역동적인 영향력의 결과로 보았다. 의료시스템은 전통적인 지역 기준(community standards)에서 의료기술, 전문화, 메디케어와 메디케이드, 국가적 표준을 지켜야 하는 지역심장센터, 지역암센터 등 과학적 신발명으로 바뀌어 왔다. 새로운 엄격한 표준을 충족시키기 위해 의사들은 자율적인 처방보다는 진단검사세트 같은 규칙적 통상처방을 선호하게 되었다. 즉 의사들은 의료과오소송을 두려워하여 기관에서 미리 마련한 세트대로 처방함으로써 전문직으로서의 자율성을 포기하기 시작하였다.

직장건강보험제도는 과잉의료 제공 관행을 더욱 가속화시켰다. 당시 많은 직장건강보험제도들이 환자에게 본인부담금을 전혀 부담시키지 않고 의료기관에 의료비용을 전액 상환해 주었다. 모든 사람들은 최상의 의료를 기대했다. 환자들은 의료비용을 전혀 개의치 않고 중복 이용하는 등 최상의 의료서비스를 마음껏 이용하였다. 병원과 의사들도 이 제도를 환영하였다. 병원과 의사들은 환자에게 제공되는 의료서비스를 증가시켜 더 많은 현금을 확보하고 이를 통해 재정적 어려움을 줄여나갔다. 이러한 경향은 보다 엄격한 진단과 처치를 통해 의료의 표준화 수준은 향상시켰지만 의료비용을 급격히 상승시켰고, 의료과오소송도 더불어 늘어났다.

의료 개혁

The President's Commission on the Health Needs of the Nation(1952)은 "의료에의 접근성은 기본적인 인간의 권리이며 사회는 모든 사람에게 균등한 의료접근성을 보장할 윤리적 의무가 있다."고 하였다. 그럼에도 미 정부는 모든 국민에 대한 보편적 의료혜택 제공에 관한 정치적 대립을 경험해 왔다. 의료전달체계의 문제점과 공적지원의 급증을 인식하면서, 클린턴 행정부는 의료개혁안을 고안하였다. 1993년 가을에 공개된 이 개혁안은 관리된 경쟁을 통한 보편적 의료접근 가능을 제안하였다. 개혁안은 직장인을 강제 가입시키고 건강보험에서 소외된 가난한 사람들의 의료비용을 직장인이 부담하게 하는 방식으로 재정을 충당하고자 하였다. 몇 달간의 공론화된 논쟁 끝에 클린턴의 의료개혁안은 반대의견에 굴복했다. deBlois(1995)는 패배의 원인을 다음 4가지로 보았다. 첫째, 의료가 모든 사람의 기본적인 권리인가에 대한 사회적 합의가 결여되었으며, 둘째, 국가와 공동체의 요구보다는 개인의 자유와 권리를 옹호하는 사람들의 사회적 권력이 더 강했다. 셋째, 구속받지 않는 강력한 이익집단들이 존재했으며, 넷째, 개혁안이 의료에 영향을 미치고 그것을 지속시키는 기존 가치에 대한 의문을 제기하는 것이었음을 사람들이 인식하지 못했다는 것이다.

매니지드 케어는 빌 클린턴 미국 전 대통령의 의료개혁안으로부터 아무런 수정없이 인정된 유일한 개혁안이었다. 수십년간 미국 의료시스템의 한 부분으로 있으면서, 매니지드 케어는 의료서비스 전달과 재정에 관한 선호된 방식이 되어왔다(DeBlois, 1995).

2020년을 향해가는 현 시점에서 전 세계는 의료접근에의 위기를 겪고 있다. 전 세계 몇 십억의 인구가 건강보험이 없어 의료접근에서 소외되고 있다. 미국 내 건강보험 미가입자는 급격히 증가하고 있다. 1982년 건강보험 미가입자는 3,200만 명에 달했다. 1998년 미가입자는 전체 미국인의 16.3%였지만 총수는 지속적으로 증가하였다. 2000년에 건강보험 미가입자는 3,870만 명이었으나(U.S. Census Bureau, 2001) 2010년에는 4,990만명(전체 인구의 16.3%)으로 크게 늘어났다(DeNavas-Walt, Proctor, & Smith, 2011).

1993년 클린턴의 의료개혁 실패 후, 여러 분야의 다른 공공조직과 사조직들은 의료접근에의 문제점을 완화시키려는 방향으로 노력해 왔다. 빈곤한 사람들에게 의료를 제공하기 위해 미국 내 50개 주에 무료진료소 네트워크가 마련되었다. 전미무료진료소협회(National Association of Free and Charitable Clinics, 2012)는 1,200개의 무료진료소가 건강보험이 없는 빈곤한 사람들에게 수십억 달러에 이르는 의료서비스를 제공하고 있다고 보고하였다. 아동건강보험프로그램(Children's Health Insurance Program, CHIP)은 메디케어 요건을 충족하지 못해 의료혜택을 누리지 못하는 미국 전역의 빈곤 아동들에게 건강보험을 제공하고 있다(U.S. Department of Health and Human Services, 2012). 많은 주에서 의료접근을 향상시키기 위한 법안을 제정하여 시도하고 있다. 오리건주는 모든 시민에게 기본적인 의료에의 보편적 접근을 보장하는 법안을 제정하였다. 이 법안은 1987년에 제정되어 지속적으로 개정되어 왔다(Oregon Department of Human Services, 2004). 2006년 매사추세츠주는 모든 주민에게 건강보험에 가입할 것을 요구하며 그렇지 않으면 법적 제재를 받도록 하는 법안을 제정하기도 하였다. 버락 오바마 미국 대통령은 새로운 의료개혁안을 지지하였으며, 이 법안은 2010년 3월 23일 미국 상원과 하원을 통과하였다. 오바마 대통령은 환자보호 및 의료보험 개혁법안(Patient Protection and Affordable Care Act, PPACA)에 서명하였다. 이 법안은 공적 및 사적 건강보험을 개혁하고, 기존의 건강보험 적용범위를 확대하며, 3,000만 명 이상의 국민이 건강보험 적용을 받도록 하였다.

매니지드 케어

매니지드 케어는 의료비를 절감하기 위해 중복된 의료서비스를 제거함으로써 임상적 · 재정적으로 의료서비스를 통제하는 시스템이다. 이는 의료공급자와 환자의 행위를 수정함으로써 의료비용을 통제하고자 하는 통합적인 의료전달재정형태이다. 매니지드 케어는 더 이상 의료제공자와 환자의 자율성을 옹호하지 않는다. 매니지드 케어는 과잉 의료와 낭비적인 요소를 제거함으로써 의료비용을 절감하며 이러한 비용절감은 사회 전체적인 효용을 증가시킨다. 보험료를 낮추고 예방의료를 제공함으로써 더 많은 건강보험가입자들이 적절하면서도 양질의 의료혜택을 받게 된다고 매니지드 케어 조직들은 주장한다. 이러한 점과 관련하여 매니지드 케어는 개인 가입자의 요구는 물론 가입자의 공동적 요구도 고려한다. 비용절감 노력의 결과로 매니지드 케어에 가입한 환자들은 불필요한 검사와 처치를 덜 받게 된다.

매니지드 케어에 관한 윤리적인 문제를 제기하면서, Fiesta(1996)는 매니지드 케어 조직에 심각한 재정적 손실을 야기했던 유명한 법적 사례들을 제시하였다. 이들 사례들은 매니지드 케어의 비용절감을 위한 노력으로 인해 나쁜 결과를 겪었던 환자들과 관련이 있다. 그 중 하나는 매니지드 케어에 가입하여 응급서비스를 받게 된 고열의 환아 사례였다. 매니지드 케어는 부근에 가까운 병원이 있었지만 부모에게 비용절감을 위해 1시간이나 먼 거리에 있는 매니지드 케어 가입 병원에 가도록 하였다. 병원에 가는 도중 환아에게 심장마비가 발생했으며, 심폐소생술을 시행했지만 합병증으로 이 환아는 양손을 절단해야만 했다. 가족들은 매니지드 케어를 상대로 4,500만 달러의 의료과오소송을 제기하였다.

다른 사례에서, 법정은 정해진 의료기관이 무능하거나 부적절함에도 불구하고 가입자들에게 그 의료기관만을 강요하여 피해를 발생시키는 비합리적인 위험요인이 매니지드 케어에 존재한다고 판결하기도 하였다. 또 다른 사례에서 법정은 골수이식수술의 보험급여를 거절했던 매니지드 케어 조직에 9,000만 달러를 배상하라고 판결하였다. 법정은 매니지드 케어의 내부 의료이용 심사는 의료서비스를 최소화하고자 하는 재정적 유인을 제공함으로써 지나친 영향력을 행사한다고 보았다. 위에서 제시한 이러한 사례들은 비용효과를 중시하는 공리주의적 관점과 의료권을 중시하는 전통적인 관점과 관련된 윤리적 문제점들을 보여주고 있다.

자신에게 질문하기

매니지드 케어의 윤리적 문제들

- 매니지드 케어와 관련하여 어떠한 윤리적 경제문제가 예상되는가?
- 매니지드 케어가 간호사에게 어떤 영향을 준다고 생각하는가?
- 매니지드 케어의 윤리적 문제를 해결하는 데 간호사가 어떤 영향을 미칠 수 있다고 생각하는가?

매니지드 케어와 윤리

매니지드 케어가 의료서비스 제공자와 비용 지불자의 역할을 동시에 수행하고 있는 현 시점에서, 우리는 매니지드 케어가 야기할 수 있는 윤리적 폐해의 가능성에 관심을 기울여야 한다. 매니지드 케어로 인해 발생할 수 있는 문제의 심각성을 깨닫게 될 때까지 시간이 많이 걸릴 수도 있다. 전체 가입자들의 건강과 안녕뿐만 아니라 개별 가입자들의 요구도 존중하는 것이 매니지드 케어 자원 할당의 윤리 원칙이라고 가정한다면 다음과 같은 점들을 고려해야 할 것이다.

1. 대인관계는 의료서비스 제공에 매우 중요하다. 의료서비스 제공에 서로에 대한 존중, 정직함, 한결같음, 공정함, 동정심이 늘 함께 해야 할 것이다.
2. 건강보험조직, 소비자, 의료제공자, 대중이 모두 적절한 의료자원 관리에 대한 책임을 함께 나누어야 한다.
3. 모든 관련자들이 효과적이고 효율적이면서도 양질의 의료를 제공할 수 있는 윤리적 환경 조성을 위해 노력해야 한다.
4. 환자들은 각종 처치와 진료는 물론 의료제공에 영향을 미칠 수 있는 재정적 이슈에 대해서도 충분한 정보를 들을 수 있어야 한다(Povar et al., 2004).

요약

의료자원이 한정되어 있기 때문에, 시민들은 사회기구들이 의료자원을 공정하고 균등하게 분배해주기를 바란다. 하지만 "누가 의료를 제공받아야 하는가?", "의료가 기본권인가?", "특정 의료서비스에 얼마나 비용을 지불해야 하는가?", "사회 전체 자원 중 몇 퍼센트가 의료에 투자되어야 하는가?"와 같은 기본적인 윤리적 질문에 대해서도 사회적 합의가 이루어지지 않고 있다. 공리주의, 자유주의, 공동체주의, 평등주의는 자원을 공정하게 분배하는 방법들을 다루는 이론들이다. 미국 의료시스템의 여러 경제적 문제들은 분배 정의와 관련된 실질적 이슈와 논쟁을 촉발시켰다. 의료시스템을 개혁하려고 노력하는 가운데 메니지드 케어는 의료시스템의 주요한 구성요소로 발전해왔다. 환자와 의료인의 자율성을 존중하면서 비용과 관련없이 최고의 의료서비스를 제공하고자 했던 전통적인 방식에서, 더 많은 인구집단에 저렴하면서도 양질의 의료를 제공하고자 하는 시스템으로 변경되고 있는 현 시점에서 우리는 의료제공의 윤리적 표준에 보다 더 관심을 가져야 할 것이다.

주요내용

- 지난 백년간 경제학적 개념은 공리주의와 밀접한 관련을 맺으며 발전하여 왔다.
- 미국의 전통적 의료시스템에서의 의료비 지불방식은 행위별 수가제이다.
- 행위별 수가제는 의료인의 자율성 원칙을 강조한다.
- 정의란 누군가에게 혜택을 주면 다른 사람이 받지 못하게 될 수 있다는 것을 인식하면서 당연히 받아야 할 사람에게 공정하고 공평하며 적절히 의료를 제공하는 것과 관련된다.
- 분배 정의란 다양한 혜택과 부담을 공정하고 공평하며 적절히 나누어 주는 것을 말한다.
- 공리주의 이론은 '최대 다수에게 최대 행복을 주는 것이 좋은 것'이라는 규칙에 근거한다.
- 자유주의 이론은 개인은 자신의 노력으로 처지를 향상시켜야 하며, 사회는 각 개인의 재산권과 자유권을 보호해야 한다고 본다.
- 공동체주의 이론은 개인이나 국가보다는 공동체를 우선시한다.

- 평등주의 이론은 유사한 상황에 있는 사람들은 유사하게 대우받아야 한다는 평등 개념과 관련이 있다.
- 의료자원의 한정성은 의료 경제의 구조를 재고하게 한다.
- 매니지드 케어는 비용효과를 중시하는 공리주의적 관점과 의료권을 중시하는 전통적인 관점과 관련하여 윤리적인 문제점을 야기한다.

토론주제와 탐구활동

1. 다음 웹사이트에서 1983년 의학 · 생명의학 · 인간행동 윤리문제연구위원회(1983)의 의결안 요약문을 읽고 미 정부의 대응방안에 대해 토론해보자.
   http://bioethics.georgetown.edu/pcbe/reports/past_commissions/securing_access.pdf.
2. 다음 웹사이트에서 1948년 UN의 세계인권선언을 읽고, 이러한 권리를 보장하기 위해 최근에 이루어진 민간 차원의 국내적 · 국외적 노력들을 열거해보자. http://www.un.org/rights/.
3. 우리나라 국민건강보험 사이트를 방문하여 경제적 · 정책적 이슈에 대한 매니지드 케어적 관점을 탐색해보자.
4. 동료 학생들과 의료 기본권, 의료비용 지불자로서 정부의 역할, 의료문제의 원인 등 의료경제의 최근 현안을 토론해보자.
5. 기본 경제학 서적을 찾아 읽고, 의료시스템은 다른 자유시장 시스템과 어떻게 다른지 설명해보자.
6. 최근 의료경제학에 대한 공리주의 이론의 영향을 토론해보자.
7. 왜 환자와 의료제공자의 자율성이 의료전달체계와 재정에 영향을 미치는가?
8. 분배 정의의 의미를 밝히고, 정의롭게 분배하기 위한 전통적인 원칙에 대해 조원들과 토의해보자. 어떤 원칙이 조원들 사이에서 가장 일반적으로 사용되는가?
9. 당신은 재화와 서비스를 어떤 방식으로 분배하는 것이 가장 공정하고 공평하다고 생각하는가? 조원들은 당신의 생각에 동의하는가?
10. 매니지드 케어와 관련된 의료 윤리에 대해 토의해보자.
11. 국민건강보험 개혁법안에 대해 토의해보자.

참고문헌

Beauchamp, T., & Childress, J. (2008). *Principles of biomedical ethics* (6th ed.). New York: Oxford University Press.

Califano, J. A., Jr. (1986). *America's health care revolution: Who lives? Who dies? Who pays?* New York: Random House.

deBlois, J. (1995, Autumn). Ethical issues and managed care: Asking the right questions. *Health Care Ethics, USA, 3*(4), 6-7.

deBlois, J., Norris, P., & O'Rourke, K. (1994, Autumn). *A primer for health care ethics: Essays for a pluralistic society* (pp. 5-6). Washington, DC: Georgetown University Press.

DeNavas-Walt, C., Proctor, B. D., & Smith, J. C. (2011). *Income, poverty, and health insurance coverage in the United States: 2010*. U.S. Census Bureau, Current Population Reports (pp. 60-239). Washington, DC: U.S. Government Printing Office.

Fiesta, J. (1996). Legal update, 1995: Part 2. *Nursing Management, 27*(6), 24-25.

Honderich, T. (Ed.). (2005). *The Oxford companion to philosophy* (2nd ed.). New York: Oxford University Press.

Morreim, E. H. (1995). *Balancing act: The new medical ethics of medicine's new economics*. Washington, DC: Georgetown University Press.

National Association of Free and Charitable Clinics. (2012). About us. Retrieved from http://www.nafcclinics.org/about-us

Oregon Department of Human Services. (2004). Oregon health plan: A historical overview. Retrieved July 19, 2006, from http://www.oregon.gov/oha/healthplan/data_pubs/ohpoverview0706.pdf

Povar, G. J., Blumen, H., Daniel, J., Daub, S., Evans, L., Holm, R. P., . . . Campbell, A. (2004). Ethics in practice: Managed care and the changing health care environment: Medicine as a profession managed care ethics working group statement. *Annals of Internal Medicine, 141*(2), 131-136. doi: 141/2/131 [pii]

President's Commission on the Health Needs of the Nation. (1952). *The contribution of health education in meeting the health needs of the nation*. Washington, DC: U.S. Superintendent of Documents.

President's Commission for the Study of Ethical Problems in Medicine and Biomedical and Behavioral Research. (1983). Securing access to health care: A report of the ethical implications of differences in the availability of health services. Retrieved from http://bioethics.georgetown.edu/pcbe/reports/past_commissions/securing_access.pdf

Rawls, J. (1996). A theory of justice. In J. Feinberg (Ed.), *Reason and responsibility: Some readings in basic problems of philosophy*(pp. 567-572). Belmont, CA: Wadsworth. (Reprinted from A theory of justice by J. Rawls, 1971, Cambridge, MA: Harvard University Press.)

Sherrill, R. (1995, January 9-16). Medicine and the madness of the market. *The Nation*, 45-72.

Singer, P. (1972). Famine, affluence, and morality. *Philosophy & Public Affairs, 1*, 229-243.

United Nations. (1948). Declaration of human rights. Retrieved July 18, 2006, from http://www.un.org/rights/

U.S. Census Bureau. (2001). Health insurance coverage: 2000. Retrieved July 18, 2006, from http://www.census.gov/prod/2001pubs/p60-215.pdf

U.S. Department of Health and Human Services. (2012). Children's Health Insurance Program. *Medicaid.gov*. Retrieved from http://www.medicaid.gov/Medicaid-CHIP-Program-Information/By-Topics/Childrens-Health-Insurance-Program-CHIP/Childrens-Health-Insurance-Program-CHIP.html

Chapter

15

젠더 이슈

Gender Issues

"우리가 모든 다른 사람들을 위하여 최선을 다해 헌신할 때, 이것은 사회적 · 정치적 정책을 알려야만 하는 것을 의미한다."

– 달라이 라마(1999)

학습목표

15장을 공부하면, 학생은 다음을 할 수 있다.

1. 간호에서 성별 문제에 대한 역사적 기반을 기술할 수 있다.
2. 성별과 인종 문제간의 관계에 대해 논의할 수 있다.
3. 간호에서 성차별이 미치는 영향과 관련 요인을 기술할 수 있다.
4. 간호 상황에서의 성희롱을 논의할 수 있다.
5. 성별과 관련된 의사소통 문제를 논의할 수 있다.
6. 현대의 성차별주의와 관련된 간호 문제를 기술할 수 있다.

서론

1장에서 젠더가 간호실무에 영향을 주는 가장 주요한 요인 중 하나였음을 기억할 것이다. 역사상 거의 모든 문화에서 간호는 여성들의 전문직이었다. 역사서에는 초기 간호사 95~98%가 여성으로 구성되었다고 쓰여있다. 3만5천명 이상의 간호사를 대상으로 한 최근 조사는 이 수치가 유의하게 변하였음을 보여주었는데, 현재 미국 간호사 8%가 남성이다(미국 노동부, 2008). 보건의료체계는 전체 사회를 반영하는 아주 작은 하나의 소우주이기에, 성별과 관련된 많은 사회 문제가 그대로 드러난다. 소득 평등, 고용 기회, 성희롱, 역할 긴장, 인종 관계, 그리고 젠더에 대한 고정관념은 전문적 관계에서 접하게 되는 젠더 관련 갈등의 몇 가지 예이다. 이러한 사회 평등에 대한 이슈를 다루는 데는 기본적으로 두 가지 접근이 있다. 하나는 이런 문제가 없는 것처럼 지내는 것이다. 이런 접근은 미해결된 감정으로서의 좌절감을 증가시키고, 문제는 그대로 남을 수 있다. 대안으로는 문제를 인식하고 우리 사회의 현실을 정면으로 다루는 방법을 찾는 것이다. 이 장은 후자의 접근에 초점을 두고, 간호직에서 젠더와 관련된 문제들을 탐색하였다.

젠더에 기반한 이슈에 대한 역사적 관점과 개요

미국간호협회는 간호사를 과학적 지식을 적용하여 인간의 다양한 경험을 포함한 객관적 자료를 통합하고, 건강과 치유를 촉진하는 돌봄의 관계를 제공하는 사람으로 정의하였다(ANA, 1995). 대부분의 사람들은 간호사를 장애인이나 아픈 사람을 돌보는 사람으로 생각한다. 하지만 간호사라는 용어가 어떻게 유래되었는지, 그리고 이 용어가 돌봄을 제공하는 사람에 대한 성별과 어떻게 관련되어 왔는지는 논란의 여지가 있다. '치유자로서의 여성'이라는 광범위한 작업에서, Achterberg는 '치유라는 직업에서의 여성의 여정'에 관하여 연대기순으로 기록하였다. 그는 간호사에게 도전이 되는 많은 문제 중 하나로 미국 의학의 남성화를 인용하면서, 간호가 비록 전문적 지위를 얻었지만 권위 있는 계층 아래에서 일해야 하기 때문에 시련을 겪고 있다고 말하였다(1990).

간호는 여자가 대부분인 직업이어서, 여성에게 영향을 주는 사회적 문제는 간호에도 반영된다. '병원 호텔(The Hospital Hotel)'이라는 제목의, 세기의 전환에 있는 병원에 대한 논평에서 저자는 간호사들이 "행실이 바르고 교육을 잘 받은 여성스러움의 표본이며 일반적으로 높이 평가된다."고 기술하였다(JAMA, 1996). 여성들은 자신이 할 수 있는 능력보다 덜 성취하도록 사회화되었다. 성취에 대한 주저는 특히 정치 분야같은 권력의 직위에 여성들이 별로 없는 것에서 알 수 있다(Hamilton, 1999). 비록 최근의 사회는 좀 더 긍정적인 영향을 주고 있다고 하더라도, 간호는 여전히 아직 극복되지 못한 불행한 억압의 역사를 지닌, 여성이 압도적인 전문직인 것이다.

수십년을 지나오면서, 간호사들은 직업에 스며있는 가부장적 이데올로기와 꾸준히 싸워왔다. **부권주의**는 문자 그대로 '아버지처럼' 행동하는 것을 의미하는 성별에 치우친 용어로, 자비로운 의사결정, 리더십, 보호, 훈육 같은 선의의 행동에 쓰이던 전통적 관점을 나타낸다. 가부장주의는 사회에서 돌봄의 역할에 대한 지위를 폄하하고, 참고 견디는 문화적 태도를 지닌 직업에서의 온전한 성취를 억압해왔다. 이러한 가부장주의의 부정적인 결과는 전문직에서 여성과 남성 모두에게 영향을 주었다.

미국 사회에서 의료화(medicalization)라는 용어를 규정짓는 과정에서, 간호는 역사적으로 생의학적 치료 모델을 반영한다는 편견을 극복하려고 노력해왔다. 의료서비스의 다양한 소비자들은 좀 더 지혜롭고 문화적으로 적합한 돌봄을 요구하고, 간호사들은 비용 효과적이고 질적으로 수준 높은 돌봄을 제공하는 가장 중요한 위치에 있다. 간호가 여러 분야에서 성공적이려면, 다른 의료 전문직과 마찬가지로 자체 내에서 영역권, 권력, 그리고 전문직들 간의 권위에 관한 문제들을 언급해야만 한다.

많은 사람들이 간호사는 여성에 대한 사회적 기대와 여성의 직업으로 간주되는 인식에 바탕을 둔 정해진 틀 내에서 일해야만 한다고 생각한다. Williams(1991)는 모든 여성의 거의 절반이 여성이 80%인 직업에서 일을 하고, 반면에 3분의 2 이상의 남성은 80%가 남성인 직장에서 일하고 있음을 발견했다. Williams는 미 해군과 간호직을 사회의 성 고정관념이 분명히 존재하는 직업의 가장 극단적인 사례로 선정했다.

> 해군과 간호직은 젠더에 대한 고정관념과 직접적으로 관련된다. 몇몇 사람들은 해군이라는 조직이 군인들에게 특정한 '남성적' 기질–힘, 공격성, 무심함을 요구한다고 생각한다; 반면 간호는 '여성적' 자질–양육, 돌봄, 그리고 수동성을 요구한다고 생각한다. 많은 사람들이 자연스럽게 남자는 해군에 적합하고 오직 여성만이 간호에 적합하다고 생각한다(Williams, 1991, p. 1).

Williams(1991)는 다른 형태의 불쾌한 고정관념, 예를 들어 해군에서 여성이, 간호에서 남성이 일하는 것을 성별을 '기형적으로 바꾸어 일하는 것'이라고 생각하는 사람들이 있음을 지적한다. 즉, '남성적 여성'과 '여성적 남성'이라는 것이다.

간호에서의 성차별

간호에서의 여성

여성은 역사적으로 남성보다 급여가 적은 곳에서 일해왔다. 평등한 급여는 일반적으로 법률적으로 보호된다. 그러나 간호처럼 전통적으로 여성이 우세한 직업과 관련해서는 남녀동일임금원칙은 동등한 보장을 받지 못하였다. 간호 급여는 높은 수준의 기술, 교육, 책임감을 요구하는 다른 직종과 비교해서 여전히 상대적으로 낮다. 간혹 간호직에서 일하는 남성들이 급여를 상향조절할 것이라고 생각하기도 하지만, 여기에서는 간호인력 부족, 공정한 노동법, 단체 교섭 같은 다른 경제적인 여건도 고려되어야 한다(Ellis & Hartley, 2003). 많은 직종에서 남성과 여성간의 임금 격차가 있지만, 간호직에서는 이 격차가 상당히 적은 편일 수 있다(Reskin & Padavic, 2002). 다른 직업과 비교해서, 간호사들이 역사적으로 적은 급여를 받아왔다는 사실이 이 직업에서 남녀간의 임금 격차가 크지 않음을 설명해준다. 하지만 남성이 차지하는 비율이 적은 간호직에서조차 남녀의 급여 격차가 있다는 사실은 놀라운 일이다. 마취과 간호사처럼 높은 급여의 분야에서 남성들이 우세하게 차지하고, 관리직을 맡은 여성이 적은 의료서비스 산업의 가부장적 구조가 이 격차를 설명해준다.

사회학자 Williams(1995)에 따르면, 남녀 동일 임금의 원칙은 간호사들이 진정으로 고민해야 할 문제이다. Williams는 간호직에서 남성이 갖는 몇 가지 이점을 특히 고용 및 승진과 관련해서 확인했다. Williams의 작업은 Gilloran(1995)이 주장한 성 불평등, 즉 남성은 전형적으로 높은 급여를 받고 좀 더 특별한 지위에 오르게 되어있다는 것을 뒷받침한다. 심지어 여성이 우세한 직업에서조차도 여성들은 경제적인 성차별의 형태를 경험하고 있을 것이다.

간호에서의 남성

전통적으로 남성이 정식 간호사가 된 경우는 매우 적었지만, 이러한 경향은 바뀌고 있다. 정식 간호사인 남성의 비율이 점차 증가하고 있다. 2008년 조사는 2000년 이전에 남자 간호사는 6.2%였지만, 2000년 이후 9.6%로 증가했다고 보고하였다. 인구통계는 졸업하는 남자 간호학생의 수가 극적으로 증가하고 있음을 보여준다(미국 보건복지부, 2010). 연구들은 또한 남성과 여성 간에는 기본 교육에서도 차이가 있음을 보여주었다. 간호에서 남성은 좀 더 높은 초기 학위를 취득하지만, 반면에 남성보다 여성이 최종 학위를 더 많이 받는 것으로 보인다. 남성의 고용 현황도 여성과 다르다. 대부분의 남자 간호사들이 병원에서 일하고 2008년에 고용된 간호사 중 남자 간호사가 7%를 상회하지만, 남자 간호사들은 높은 임금의 전문분야인 마취 간호사의 40% 이상을 차지하고 있었다(미국 보건복지서비스부, 2010).

자신에게 질문하기

간호에서 성별에 대한 고정관념이 있는가?

간호대학은 성별 차이를 좁히는 데 실패했다. 학생과 교수 대부분이 여성이다. 과거에 비해 현재는 간호에서 남성이 많아졌다고 하더라도 성별 차이는 여전히 남아있다. 미국 남자간호사협회(American Assembly for Men in Nursing, AAMN) 협회장 William Lecher는 성 고정관념은 어린 시기에 시작된다고 말하였다. 그는 초등학교 교실을 방문했을 때, 아이들이 "당신은 남자니까 간호사가 될 수 없어요."라고 말하는 것을 들었다고 하였다(Robert Wood Johnson Foundation, 2011).

- 줄어들고 있지만 여전히 지속되고 있는 성 고정관념을 없앨 수 있는 방법은 무엇이라고 생각하는가?
- 당신의 아들이나 딸이 간호를 직업으로 선택한다면 어떻게 반응할 것 같은가? 아들이나 딸을 격려하겠는가? 왜 격려할 것이며, 격려하지 않을 것인가?

Sullivan(2000)은 남성이 중요한 간호 역할을 하고 있다고 지적하면서, 간호에서의 성별 다양성의 가치를 강조한다. 사회적인 고정관념이 간호에서 남성에게 주요한 한계 요인의 하나가 되고 있다고 말하면서, Squires(1995)는 의료서비스 개혁은 더 많은 남성들을 간호직으로 끌어들여 남성의 책임과 자율성을 증가시킬 것이라고 하였다. Williams가 간호에서 남성의 숨은 이점으로 본 것이 이 주장에 신뢰를 더해주는 것으로 보인다. 이러저러한 고정관념이 있음에도 Squires는 성별과 관계없이 보편적인 간호의 매력을 강조한다. 간호의 도전, 다양성, 자극에 주목하면서, Squires는 지금까지 남성이 간호에서 걸어온 길에는 논쟁의 여지가 있음을 인정했다. 미국 남자간호사협회(AAMN)는 남성이 간호사가 되도록 격려하고, 남자 간호사가 전문적으로 성장하도록 돕고, 간호직 내에서 남성들이 이룬 공적을 보여주고, 간호에서 남성과 남성의 건강 문제에 관한 지속적인 연구 · 교육 · 정보 확산을 지지하기 위하여 이 문제를 언급하고 있다(American Assembly for Men in Nursing, 2012).

여성 건강에서의 젠더 이슈

비록 남성이 간호에서 숨은 이점을 가지고 있다 하더라도, 특히 여성 건강 같은 몇몇 분야는 여전히 남자 간호사들에게 닫혀있다. 공공정책과 전통이 함께 수용되고 있는 현실은 비논리적일 수 있다. 예를 들어, 1995년 캘리포니아 법은 헤어컷, 드라이크리닝, 옷수선 같은 서비스에서 성별에 근거한 요금을 금지하고 있지만(Thompson, 1995), 반면 병원에서 남자 간호사들이 여성 건강 분야에서 일하지 못하게 하는 것은 지지하고 있다(Letizia, 1994). 캘리포니아 공정고용 및 주거위원회(California's Fair Employment and Housing Commission)는 예외에 대한 정당성으로 '여성의 사생활 침해'를 인용하였지만, 한 간호사는 그것을 자신이 접했던 것 중에 '가장 이상한 판결'이라고 말했다(Thompson, 1995, p. 9). 일부 남성들은 오늘날 남자가 간호에서 어려움을 겪고 있다는 것은 과장된 이야기라고 생각하는 반면에, 어떤 사람들은 지속적으로 차별을 경험하고 있다. 예를 들어 간호학 강사인 Sylva Emodi는 캘리포니아 병원에서 경험했던 편견으로 매우 혼란스러워했다.

> 나는 지역 병원으로 옮기려고 했었다. 수간호사가 산부인과, 소아과, 분만실에서 학생들 지도를 못하게 했다. 내가 생각하기에 그것은 내가 남자였기 때문이다. 수간호사는 "당신은 의사가 아니라서 분만실로 들어갈 수 없어요."라고 했다. 잠시 후에, 나는 의사에게 직접 가서 말했다. "전 여기에서 학생들과 함께 있어야 해요. 학생들은 무슨 일이 일어나는지 관찰할 필요가 있어요." 의사가 말했다. "그래요. 어서 들어오세요."
> (Hilton, 2001)

이 문제를 언급한 이전 재판에서는 산부인과 의사가 대부분 남자라는 사실이 간호사가 남자라는 상황과 유사하다고 간주하지는 않았다(Ketter, 1994). 대부분 법정에서 의사는 환자에 의해 선택되지만, 간호사의 경우는 그렇지 않다는 것을 주장하였다. 몇몇 주 법정에서는 성차별의 측면을 언급하였지만 아무도 간호사 편을 들어주지는 않았다. 1964년 민권법에서는 '특정 사업이나 기업을 정상적으로 운영하는 데 성별이 선의의 직업적 자질로서 합당하게 필요하다면'(Ketter, 1994, p. 24), 성별에 근거한 차별을 허용하였다. 간호에서 많은 남성들은 이러한 종류의 성차별이 교육 현장에서도 심화되고 있다고 생각한다. 남자 간호학생이 여성 환자와 관련된 절차에 참여하거나 이것을 관찰할 때는 교수가 여성 환자의 허락을 구하지만, 반대로 여자 간호학생이 남자 환자와 관련된 실습을 할 때는 허락을 구하지 않는다는 것이다. 일부는 여성이 양육자로 보여지기 때문에 환자에 의해 좀 더 보편적으로 받아들여지고 있는 것이라고 생각한다(Ellis & Hartley, 2003). 비록 이러한 가정을 지지해주는 자료가 없더라도 병원이 여성 환자들의 정숙함과 사생활을 주도적으로 보호해주려고 할 때, 이러한 유형의 성차별이 지속적으로 증가하고 있다.

성별과 돌봄

간호에서 남자 간호사의 수가 증가함에 따라, 전문직에서 성별과 관련된 직접적인 연구가 이루어지기 시작했다. 예를 들어, 많은 연구자들이 돌봄에 간호 연구의 초점을 두면서 성별과 연관짓고 있다. 학생, 교육자, 돌봄을 받는 사람의 성별과 관련해서, 돌봄의 표현에서 가능한 차이와 연관된 연구 질문은 간호에서 관심을 끄는 다양한 이슈들을 보여준다. Peter와 Gallop(1994)은 돌봄이 간호 학생의 도덕적 성향을 반영하는지에 관한 비교 연구에서 성별을 탐색할 필요가 있다는 인식이 분명하게 나타났다고 하였다. 이들은 의과대학생과 간호대학생 사이의 성별 차이와 관련해서, 돌봄에서 차이가 있었음을 발견하였다.

자신에게 질문하기

남자 간호사가 더 유능하게 보이는가?

Benokraitis와 Feagin(1995)은 남자 간호사들과 면담을 하고, 의사들이 남자 간호사를 여자 간호사보다 더 유능하게 본다고 보고하였다. 연구자들은 또한 여자 간호사의 의견은 종종 무시되는 반면에 남자 간호사들의 의견은 가치 있게 평가되고 있음을 발견하였다.

- 임상에서나 교실 상황에서 이와 같은 행동을 목격한 적이 있는가?
- 이런 유형의 현대적 성차별을 어떻게 다루는 것이 가장 최선인가?

간호사의 성별과 간호사와 환자 두 집단의 돌봄에 관한 지각 사이의 상관관계에 관한 연구에서, 남자 간호사와 여자 간호사의 실제 간호에 유의한 차이가 없다는 점이 나타났다(Ekstrom, 1999). 하지만 간호사와 환자의 관점에서, 간호사의 특정한 돌봄 행위에 대한 기대치가 남성 간호사에게는 낮은 것으로 나타났다.

모순적이지만, 돌봄에 관한 문헌에서 성별 편견은 실제 연구보다 훨씬 더 많이 등장한다. 예를 들어, Reverby(1987)는 돌봄의 역사적 관점이 여성과 관련되기에, 간호직에서 남자가 일하게 된 것과 관련되어 어떠한 제언도 할 수 없다고 하였다. Chinn(1991)은 돌봄에 대해 주로 연구했으나, 성별과 관련된 돌봄을 탐색하지는 않았다. 다만 남자가 우세한 학문적 기관에서 남자 교수가 차지하게 되는 경제적 이득(또는 부족)을 연구하였다. Grigsby와 Megel(1995)이 간호대 교수의 돌봄 경험에 관한 연구에서 남성 교수를 배제한 것은 남성을 포함시키지 않는 간호 연구의 사례라 할 수 있다. 간호의 돌봄 측면에 관한 관심에도 불구하고, Begany(1994)는 돌봄의 긍정적 특징을 양육자나 가정부의 이미지와 동등하게 봄으로써 간호에서의 고정관념을 지속적으로 보여주었다.

간호 분야에서 일하는 남성들은 동성애자일거라는 고정관념 때문에, 간호에서 일부 남성들은 이미 성차별을 경험했을 것이다. 이러한 고정관념은 돌봄의 특징과 관련하여 성별에 근거한 역할 가정(Begany의 경우처럼)에 뿌리를 두고 있어서, 많은 사람들은 간호 분야의 남성들을 여성적이라고 생각한다. 간호가 역사적으로 '여성적인 일'로 보여졌기에 간호에서 일하는 남성들도 여성적이라고 분류되고, 그래서 결과적으로 동성애자로 꼬리표를 붙이는 것이다. 간호에서 남성들을 위한 숨겨진 기회가 많다 하더라도, 이러한 이점들은 이성애적 성향처럼 보수적인 남성적 특징을 가지고 있다고 지각되는 남성들에게만 부여되는 것이다(Williams, 1995).

생각해보기

남성과 여성이 돌봄을 각기 다른 방식으로 표현하는가?

- *Begany(1994)가 제시한 돌봄의 이미지에 대해 당신은 어떻게 생각하는가? 당신에게 돌봄은 어떤 의미인가?*
- *Williams(1995)는 조직들이 남성적인 행동과 여성적인 행동으로 간주하는 것에서 성별 편견을 갖고 있다고 생각했다. 그녀는 여성이 전문직에 기여한 부분을 인정하는, 성별에 민감한 평가도구를 개발해야 한다고 제안했다. 만약 당신이 그러한 평가도구를 개발하도록 되어있다면, 여성에게만 해당하는 것으로 인식하고 보상을 줄 수 있는 속성은 무엇인가? 성별에 민감한 평가도구를 사용하는 과정에서 어떠한 정의의 문제가 관여되는가?*
- *미국 남자간호사협회(AAMN)의 목적은 간호에서 일하는 남성들을 지지하고, 남자 간호사의 이익을 위해 사회적 계몽을 하는 것이다. 남자 간호사의 환자와 사회에 대한 이점을 무엇이라고 생각하는가? 이러한 이점들이 여자 간호사의 환자와 사회에 대한 이점과 어떻게 다르다고 생각하는가?*

간호에서의 성희롱

성희롱은 미국 간호에서 주로 다루어온 주제이다. 플로렌스 나이팅게일은 오늘날 보편적으로 사용하는 전략인, 여성으로서 존중받아야 한다는 방식으로써 성희롱을 반대하였다(Nightingale, 1859, 1992). 10장에서 언급하였듯이 성희롱은 1964년 민권법을 위반하는 성차별이다. 미국 고용평등위원회(U. S. Equal Employment Opportunity Commission, EEOC)는 성희롱을 '반갑지 않은 성적 접근, 성 접대 요구, 기타 성적인 내용의 언어적 · 신체적 희롱'이라고 정의하였다(EEOC, 2013). 간호사들은 어떤 행동에 대해 성희롱으로 즉각적으로 인식하지 못하거나, 종종 어떻게 그런 경험을 정확하게 묘사해야 할지 적합한 단어를 찾기 어려울 수 있다. 성희롱을 보여주는 지표는 다음과 같다:

- 공간적 침입
- 존중하지 않음
- 공공연한 다정한 행동
- 의도적이거나 계획적으로 성적 행동을 시사함
- 성희롱의 피해자가 선택할 수 있는 방안을 제한함으로써 성희롱 가해자를 지지하거나 보호하는 물리적이거나 조직적인 힘
- 노골적인 성적 농담, 빈정거림, 영상이 흔하게 있는 성적인 근무지(Madison & Minichiello, 2000)

간호사는 직장에서 성희롱에 맞서기 위해서 특수한 전략을 사용할 필요가 있다. 이런 전략에는 자기주장하기, 다른 간호사로부터 도움받기, 매 사건을 기록하기, 불만 제기하기, 법적 조치 취하기가 있다. 간호 지도자들은 성희롱에 관한 교육 프로그램, 성희롱의 문제를 표현할 수 있는 서면화된 절차, 모든 항의에 대한 조사, 희생자에 대한 상담과 같은 조직 차원에서의 전략을 개발해야 한다.

자신에게 질문하기

성희롱

간호사는 매일 많은 사람들과 가깝게 접촉한다. 간호사는 환자, 보호자와 함께 사적인 일들도 함께 의논한다. 때때로 환자가 간호사에게 성적인 접근을 하기도 한다.

- 환자의 어떤 행동이 성희롱에 해당하는가?
- 환자의 성적 접근에 어떻게 반응하는 것이 가장 최선의 방법일까?
- 간호에서 남자 간호사도 환자로부터의 성희롱에 직면할까?

간호사가 성적 대상이 되는 장면을 강화시키는 이미지를 멀리 가서 찾을 필요 없다. 가까운 문구점에 있는 '위로 카드'들도 이 점을 생생하게 보여주기 때문이다. 현재 성희롱은 성별에 관계없는 것으로 인식되고 있지만, 성희롱은 주로 여성에게 문제가 되어왔다. 더 많은 남자가 간호 분야에 들어오면 성희롱에 관한 이슈도 남자에게 좀 더 직접적인 문제가 되거나 문제로 떠오를 것이다. 간호에서 성희롱에 대한 이해, 간호에서 남자의 요구를 가장 잘 표현하는 방법은 무엇인지, 남자와 함께 일하는 여성은 어떻게 해야 하는지에 대하여 직접적인 연구가 필요하다.

현대의 성차별주의

여성이 직장에서 대부분을 차지하는 직장이라도, 성 불평등은 여전히 주요한 문제이다. 사실상 일부 분야에서는 성 불평등이 증가하고 있다. **성차별주의(sexism)**는 성별에 근거한 선입견, 폄하, 고정관념, 차별과 관련된다. 현재의 남성 중심 의료서비스체계에서 성차별주의는 다양한 방식으로 존재할 수 있다. 불행히도 간호 전문직 내에서도 남성과 관련된 성차별주의가 발생한다. 남성은 분만휴가를 쓸 필요도 없고 아픈 아이를 돌보기 위하여 휴가를 낼 필요도 없기 때문에, 취업할 때 여성보다 우위에 있다고 느낀 남자 간호사는 이러한 성차별주의의 한 예가 된다.

동성애 차별주의(heterosexism)는 이성간의 사랑이 우세한 것이며 당연하게 예상되는 것이라는 전제 하에 동성애자를 차별하는 신념 체계이다. 간호사는 이성애자로 확인되지 않은 사람을 소외시키는 이런 형태의 성차별주의를 경계해야 한다. 이러한 이슈에 대한 이해 증대가 간호 돌봄에 막대한 영향을 미칠 수 있음에도, 간호 교육과정은 이러한 이슈를 언급하는 데 큰 관심을 갖지 않고 있다.

성적 취향

레즈비언과 게이는 간호 분야에서 가장 큰 소수자 집단일 것이다. 미국 간호사 300만 명 중 레즈비언이거나 게이인 간호사의 수가 정확히 얼마나 되는지 알 수 없지만, 10만 명에서 20만 명 사이일 것으로 추정된다(Zurlinden, 1997). 이 간호사들은 모든 주의 모든 병원에서 일할 것이다. 동료, 상사, 관료 체제로부터의 성희롱과 차별에 대한 두려움을 느끼며, 많은 사람들이 자신의 성적 취향이 알려지는 것을 꺼려하고 있다.

많은 레즈비언과 게이가 받는 성희롱과 편협한 행동은 이들이 겪는 삶의 실태이다. 현대 동성애자 인권 운동이 태동한지 40년이 지났지만, 갤럽 조사 결과 미국인 43%가 동성애 관계는 도덕적으로 옳지 않다고 말한다(Saad, 2010). 이런 문화적으로 팽배한 태도는 선입견을 갖는 것부터 동성애공포증까지 다양한다. 기관 차원에서 조직화된 선입견은 차별을 초래한다. 가장 극단적인 편협한 행동은 성희롱과 물리적 폭력이다. Zurlinden(1997)은 "감추지 않은 동성애공포증은 정말로 증오, 의도적인 무시, 비열함, 그리고 편협함이다. 동성애공포증을 갖고 있는 사람들은 레즈비언이나 게이를 만나면 소리지르며 도망가는 게 아니라 잔인하게 대하는 게 당연하다는 식으로 행동하고, 주거, 고용, 교육에서 차별적으로 대하며, 다른 미국인들이 당연히 이용하는 시민 도서관을 레즈비언이나 게이는 이용하지 못하게 하는 법을 통과시키려고 한다."(p. 11)고 쓰고 있다.

직장에서, 편협한 행동은 모르는 사이에 작용하며, 동성애자를 상처 입히며, 바뀌기 어렵다. 일부 고용주는 고용, 승진, 징계 과정에서 체계적인 차별을 가한다. 이것은 기관 정책, 차별적인 행정 업무, 처벌적인 감독, 또는 동료에 의한 차별의 결과일 것이다(Zurlinden, 1997). 차별은 이성애자가 받을 수 있는 고용시 혜택을 주지 않는 형태로 이루어질 수도 있다. 일부 고용주들은 의료보험, 생명보험, 분만휴가 같은 혜택을 동성애자의 배우자에게까지 확대하고 있지만, 대부분 기관들은 그렇지 않다.

게이와 레즈비언인 간호사를 위한 법 조항들이 있다. 미국 많은 주에는 여전히 동성애 등의 특정 성관계 형태를 금지하는 법이 있다. 일부 주에서는 레즈비언이나 게이 간호사는 면허 취소 위기에 놓일 수도 있다(Zurlinden, 1997). 더불어 수많은 주의 간호협회들에는 간호 면허를 유지하려면 좋은 도덕적 성품이 필요하다는 조항이 있다. 이 정책은 문제가 될 소지가 있는데, 많은 사람들은 동성애 관계는 도덕적으로 옳지 않다고 여기기 때문이다.

비록 차별적인 관행이 여전히 남아있지만, 대부분 의료서비스 분야 전문직들은 성적 취향에 대하여 판단하지 않겠다는 태도를 공공연하게 취하고 있다. 미국간호협회, 미국정신의학회, 미국심리학협회, 미국사회복지사협회, 미국의학협회는 모두 성적 취향에 대하여 판단하지 않겠다는 입장을 보였다.

레즈비언, 게이, 양성애자, 성전환 환자를 위한 돌봄

레즈비언, 게이, 양성애자, 성전환자(Lesbian, Gay, Bisexual, & Transgender, LGBT)인 환자는 표준화된 의료서비스를 더 받는 것으로 보인다. LGBT 환자에게 적대감을 갖고 있는 의료서비스 제공자는 편견을 지닌다. LGBT 환자들은 이러한 편견에 대해 잘 알고 있기에, 자신의 성적 취향을 의료진에게 드러내지 않는다. 이로 인해 의료서비스에 접근하지 못하고, 의료진은 가정내 폭력을 확인할 수 있는 기회도 줄어들며, LGBT 환자들에게 발생할 수 있는 질병을 진단할 수도 없게 된다. 간호사는 LGBT 의료서비스 이슈를 인식하고 있어야 한다. 그리고 열린 대화를 할 수 있는 분위기를 만드는 데 민감해야 한다. 성관계에 관하여 말할 때, 간호사는 익명성 보장과 같은 사적 정보 보호에 대해 환자를 안심시켜 주며, '파트너' 같은 성 중립적 단어를 사용해야 하고, 성적 관행과 관련된 구체적 질문을 해야 한다. 다른 전문직의 관계처럼, 열린 대화는 이익이 되는 포괄적인 의료서비스를 제공하는 데 중요하다.

성별과 관련된 의사소통 문제

간호사가 서로 어떻게 의사소통하는지, 그들의 환자와 동료와 어떻게 의사소통하는지는 간호 문헌에서 오랫동안 논의되었다. 간호사는 간호실무와 관련된 사회적 역할과 기대를 어떻게 변화시켜야 하는지에 대하여 언급할 필요가 있고, 그리고 더욱 긍정적인 변화를 가져오려면 어떤 연구를 할 필요가 있는지 결정해야 한다.

간호사-의사 의사소통

노동에 대한 성별 분류는 여성이 대부분인 간호사와 남성이 대부분인 의사가 의료 현장에서 서로 어떻게 관계하는지에 중요한 요인이 된다. 의사와의 의사소통은 많은 간호사에게 가장 중요한 고민거리 중 하나로 남아있다. 간호사-의사 관계가 좋지 않으면 환자의 결과에 좋지 않은 영향을 미치는 것으로 알려졌기에, 의사소통을 개선하는 전략은 매우 절실하다(Page, 2004).

많은 간호사들이 다른 간호사나 의사와의 관계에서 갈등을 다루기 위하여 덜 직접적인 방법을 사용한다. 일반 간호사들은 회피를 사용하면서 가장 편안해했고, 반면에 간호 관리자들은 우선적인 갈등 관리 방법으로 타협을 사용하는 경향이 있었다(Valentine, 1995). 이 방법들은 회피를 갈등 관리 방법으로 주로 사용하는 간호교육자에 의해서 강화된 것일 수 있다.

간호사가 환자의 상태가 안 좋아진 것을 의사에게 납득시킬 수 없을 때, 간호사와 의사 사이의 문제 있는 의사소통은 환자에게 해를 줄 수 있다. Andrews와 Waterman(2005)은 간호사가 환자의 상태가 나빠지고 있음을 알았지만, 의사를 설득할 수 없었던 상황을 기술하였다. Andrews와 Waterman은 문제의 일부분은 간호사와 의사의 방식 차이에 기인하는 것으로 보았다. 간호사는 환자의 상태에서 아주 미묘한 변화를 감지할 수 있는 반면에, 의사는 확실하고 눈에 보이는 변화가 있을 때까지 확신하지 못한다. Tannen(2001)에 의하면, 이러저러한 의사소통상 갈등에 대한 일차적인 원인은 의사소통에서 성별에 따른 차이를 확인하고 이해하는 것과 관련된다.

의대 입학생의 거의 50%가 여성이고, 간호대학에 입학하는 학생의 12%가 남성이기에 남성 우위의 의료서비스 제도도 앞으로 변할 것이다. 이것이 간호에 어떤 점을 시사할지는 아직 정확히 알 수 없다. 몇몇 연구들은 전통적인 간호사-의사 관계에 초점을 두고 있다. 여성 또는 남성 간호사와 여성 의사 사이의 상호작용은 아직까지 조사되지 않았다.

환자와의 의사소통

평상적인 복장과 의사소통을 통하여, 간호사들은 사실상 환자와 의료 동료에게 막강한 부정적인 이미지를 전달할 수 있다. 환자의 이름을 부르는 간호사의 친근한 어조는 사회학에서는 지속적으로 전형적인 주제로 사회적 통제 기전이 된다. 우수한 간호는 이러한 고정관념을 줄여나가면서, 전문직다운 인식을 향상시킬 수 있

> **생각해보기**
>
> **남성과 여성이 다르게 의사소통하는가?**
>
> *Tannen(2001)은 남성과 여성이 문화적 충돌로 여겨질 수 있는 서로 다른 준거틀을 가지고 의사소통한다고 주장한다.*
>
> - *이 부분에 대해서 당신의 경험은 어떠한가?*
> - *당신이 교육 프로그램에서 경험한 같은 학생, 교수, 환자, 또는 의사와의 의사소통에서의 고민거리는 무엇이었는가?*
> - *당신은 임상에서 간호사–환자 의사소통을 어떻게 평가하고 있는가? 왜 그런지 기술해보자.*
> - *의사소통에서 있을 수 있는 성별에 따른 차이점을 기술해보자.*

도록 적극적인 의사소통전략을 개발할 필요가 있다(Campbell-Heider & Hart, 1993).

환자와의 성공적인 대인관계 의사소통은 간호실무의 핵심이다. 민감한 이슈와 성 정체성과 관련하여, Propst(1996)는 면허 간호사의 의사소통 연습이 부족하다는 것을 알았다. 여성 건강 분야의 간호사 대상 연구에서 응답자의 반 정도만이 환자와 성 정체성에 관한 이슈를 이야기한다고 하였다. 이것은 여성 건강처럼 특수한 실무 분야에서조차도, 간호사는 민감한 주제를 다루어야 하는 의사소통에 적응되지 않았음을 보여준다.

성별과 인종

교육받을 기회에 대한 접근성, 고용 기회, 임금 불평등과 관련된다는 점에서 인종과 관련된 이슈는 성별과 밀접히 연관된다(Amott & Matthaei, 1996). Amott와 Matthaei는 부가적으로 '인종, 성별, 그리고 일: 미국에서 여성에 관한 다문화적 경제사(Race, Gender, and Work: A Multicultural Economic History of Women in the United States)'라는 광범위한 리뷰에서 성별, 인종과 관련된 계급을 논의하고 있다. 인종, 성별, 계급이 본질적으로 서로 연관되어 있다는 자신들의 전제에 근거해서, Amott와 Matthaei는 각각의 개념이 그 자체로는 설명력이 부족하며, 이 개념들을 함께 볼 때 간호직에 들어온 여성의 삶에 대한 이해를 확장할 수 있다고 생각하였다. Achterberg(1990), Amott와 Matthaei는 모두 조산사와 다른 여성 치료자들을 의료서비스에서 몰아낸 백인 남성이 의료를 맡게 된 것과 동시에 간호 발전이 진행되었음에 동의한다.

비록 면허 간호사의 인종적 · 민족적 현황이 미국 전체 인구와는 상당히 다르다 하더라도(미국 보건복지부, 2010), 대부분의 소수집단은 간호에서도 보인다. Satcher와 Pamies(2006)는 수많은 소수(인종 혹은 민족) 학생들이 간호에서도 크게 증가하고 있고, 대부분의 의료 전문직 학교에서 늘어나고 있다고 하였다. 1994년부터 2004년까지의 10년간 소수민족 간호 학생 수는 13%에서 18.5%로 증가하였고, 소수(인종, 민족) 간호사 수는 같은 시기 동안에 13%에서 17%로 증가하였다. 2008년 정식 간호사에 대한 전국표본조사는 2001년부터 2008년 사이에 정식 간호사가 약간 감소한 것을 보여준다(미국 보건복지부, 2010). 미국 전체 인구의 66%가 백인인데, 2008년 조사에서 가장 많은 수를 차지하는 인종도 백인(83%)이었다. 2008년에 정식 간호사들은 다음과 같이 다양한 인종적 · 민족적 배경을 가졌다. 즉, 4.6%는 아프리카계 미국인, 5.8%는 아시아계, 3.6%는 라틴아메리카계, 0.3%는 미국 인디언/알라스카 인디언, 그리고 1.7%는 두 개 이상의 인종적 배경을 가지고 있었다. 아시아계와 라틴아메리카계 간호사들이 특정 지역에서 크게 증가하고 있지만, 아프리카계 미국인이 차지하는 비율도 증가하고 있다. 흥미롭게도 백인이면서 라틴아메리카계가 아닌 경우가 13.4%, 라틴아메리카계 10.5%, 그리고 아시아계와 하와이 원주민이면서 라틴아메리카계가 아닌 간호사는 8.3% 진학하는 것에 비하여, 아프리카계 미국인(14.6%)이 좀 더 많이 석사나 박사 과정 고등교육을 받는 것으로 보인다(미국 보건복지부, 2010).

미국에서 아프리카계 미국인 간호사가 경험한 풍부한 역사에 대해, Lewenson(1996)은 1800년대 후반 아프리카계 미국인 간호사를 위한 교육 프로그램과 43년의 역사를 가졌던 전국유색인간호협회(National Association of Colored Graduate Nurses, NACGN)(1908~1951)가 설립되었다고 기술하고 있다. 미국간호협회(ANA)는 대부분 주의 간호조직에서 아프리카계 미국인이 가입하는 데 차별을 두고 있지 않았기에, 전국유색인간호협회(NACGN)는 결국 미국간호협회(ANA)로 통합되었다.

인종차별주의(racism)는 어떤 인종이 다른 인종보다 우월하다는 가정을 기본으로 하며, 세기가 변화되는 시점에서 많은 아프리카계 미국인 간호사들이 일상적으로 겪어왔다. 1964년 민권법 7장(Title VII of the Civil Rights Act)에도 불구하고, 많은 아프리카계 미국인들은 지속적으로 인종차별주의를 경험하고 있다. 직장에서 인종차별을 겪은 후에, 아프리카계 미국인인 Nicole Cole은 자신의 생각을 날카롭게 기술하였다.

> 나는 아이들에게 무엇을 하든지 열심히 하고 최선을 다하면 성공할 수 있다고 말한다. 그러나 내 마음 한 구석에서는 이 말을 스스로 진심으로 믿고 있는지 잘 모르겠다. 세상은 잔인하고, 흑인이라는 건 고용될 수 없다는 표적을 지니는 것과 같다. '졸업생 대표', '미스 아메리카', 또는 '국무장관'이란 타이틀을 달아도, 여전히 피부색으로 사람을 구별하려는 사람들이 있다. 나는 가끔 "당신도 알듯이, 나는 흑인이다."라는 말을 중얼거린다(Cole, 2011).

Cole의 이러한 인식에는 그만한 이유가 있다. 역사적으로, 아프리카계 미국인은 백인에 비해서 매우 다양한 고용 경험을 해왔다. 즉, 이들은 아프리카계 미국인을 대상으로 하는 기관에 불균형하게 고용되거나 공공연하게 사립 기관에는 고용될 수 없었다(Satcher & Pamies, 2006). 이러한 고용 특성은 소수인종이 경험하고 있는 급여의 격차를 부분적으로 설명해준다. 한 뉴욕 연구에서, 같은 교육과 경력을 갖고 있는 백인 간호사에 비해서 소수인종 간호사들은 평균적으로 더 적은 금액인 6,000달러를 받았다(McGinnis & Moore, 2009). 횡문화적 간호와 관련된 논의들은 간호직 내에서의 문화적 다양성과 불균형에 대한 인식을 제기하고 있다.

간호직에서 인종적 평등을 향상시키기 위한 전략에는 간호교육과정 내에 인종 평등에 관한 이슈를 포함하고, 직원들에게 평등한 기회와 반인종차별적인 전략을 교육하고, 소수인종 교수를 채용 및 선발하고, 경력 개발을 하는 것 등이 있다. Swinney와 Dobal(2008)은 주로 라틴아메리카계나 아프리카계 미국인을 대상으로 소수민족이나 사회적으로 혜택받지 못한 간호사의 수를 증가시키기 위해 고안된 프로그램을 기술하였다. 이 프로젝트의 목적은 간호학과에 학생을 모집하고 후원해서 계속 학교에 다니게 하고, 후원금이나 장학금을 지급하는 것이다. 이 프로그램은 3년 동안 소수민족과 사회적 배려자 학생들의 수를 30%까지 증가시켰다. 이런 프로그램과 이와 유사한 프로그램들은 중요하다. 간호가 전반적인 사회의 반영이라면, 인종적 불평등에 관한 이슈는 사회적 맥락 안에서 다루어져야 한다.

요약

간호는 전문직으로서의 초기부터 성별과 관련된 이슈와 직면해왔다. 간호의 역할과 지위는 여성에 대한 사회적 기대와 의료서비스 영역에 침투해있는 가부장적 사고에 영향을 받아왔다. 성별에 대한 고려는 남성이 우세한 직종과 비교해서 보다 낮은 급여를 받는 간호사, 의사와 환자와의 의사소통패턴, 간호 돌봄을 중요하게 수행하는 능력에 대한 지각, 그리고 간호사가 어떻게 보이고 행동해야 하는지에 대한 고정관념적인 기대와 관련될 수 있다. 간호직에 있는 남성들은 사회적 고정관념들에 대처해나가면서, 또한 높은 급여의 좀 더 권위있는 직위로도 다가가야 한다. 한편 성적 취향에 근거한 차별에 관한 이슈는 모든 방면에서 발생하지만 인식되지 못하고 있는 것으로 보인다. 이러한 이슈를 알고 있으면 남성과 여성 간호사 모두가 불평등을 자각하고 변화를 위한 전략을 만들어 가게 될 것이다.

주요내용

- 돌봄 제공자의 성별과 관련해서, 아픈 사람들을 돌보는 사람들을 어떻게 불러야 하는지에 관한 논란이 있다. 간호에서 남성과 여성은 모두 사회적으로 기대하는 역할과 행동에 관한 사회적 고정관념에 대처해야 한다.
- 성적 차별이 각기 다른 간호현장에서 남성과 여성 모두에게 존재하지만, 역사적으로 여성에 대한 사회적 기대와 가부장적 사고는 간호에서 차별을 가져왔다.
- 인종과 성별에 관한 이슈는 간호에서 서로 밀접히 연관되며, 언급되어야만 한다.
- 성별과 관련된 남녀동일임금원칙 이슈는 간호에서 관심거리이다. 특히 권위있고, 책임 있는 지위와 급여를 주는 부분에서 더욱 그렇다.
- 간호사들은 성희롱에 대해 알고, 물리칠 수 있는 전략을 사용할 필요가 있다.
- 의사소통 방식과 패턴에서 성별에 근거한 차이는 간호실무 전반에 영향을 줄 수 있다. 환자의 더 나은 결과를 위해서 환자 및 동료와 효과적인 의사소통을 하도록 관심을 가져야 한다.
- 미묘하게 그리고 공공연하게 발생하는 성차별주의는 간호에서 지속적인 문제이다. 성적 취향에 근거한 희롱과 차별은 잘 인식되지 않을 수 있다.

토론주제와 탐구활동

1. 자주 인용되는 정치적 활동 전략은 같은 의견을 가진 힘 있는 사람과 연합을 형성하는 것이다. 당신이 속한 사회에서 간호사가 힘을 가지려면, 누구와 연합을 형성해야 하는가?

2. 당신의 학교나 교육과정에서는 간호직에서 인종적 평등을 향상시키기 위한 이슈를 어떤 방식으로 언급하는가?
3. 간호 대학생이 돌봄을 어떻게 배우는지에 관한 글을 읽어보자. 남학생은 돌봄에 대해 여학생과 다르게 배우고 다르게 표현하는가? 이것이 학생 간호사로서 경험한 것과 어떻게 관련되는가? 이것은 간호사를 양육자나 가정부의 이미지로 본 Begany(1994)의 관점과 어떻게 연관되는가?
4. 사회에서나 공중파 방송에서 간호사의 고정관념은 어떻게 보여지나? '위로 카드'는 어떤 형태인가? 간호사에 대한 여러 고정관념을 변화시키는 것에 대한 당신의 생각은 어떤가?
5. 당신이 속한 곳의 간호행정부를 구성하는 성별은 어떠한가? 당신의 의료서비스 현장에서 얼마나 많은 여성이 권위나 권력 있는 직위에 있는가? 그들의 급여 차이는 얼마인가? 비슷한 책임을 지닌 직위에 있는 남성과 비교해서 그들의 급여는 어떤가?
6. 간호사와 의사간에 성별에 근거한 의사소통 패턴을 관찰하라. 같은 성별의 친구나 동료에게 하는 것과 성별이 다른 친구나 동료에게 하는 당신만의 의사소통 방식을 생각해보라. 어떤 패턴을 확인하였나? 이러한 패턴이 당신의 전문적인 상호작용에 어떻게 영향을 주는가? 좀 더 효과적인 대화를 위해 수정해야 할 부분이 있는가?
7. 미국간호협회(ANA), 캐나나간호협회(CNA), 그리고 다른 전문적인 조직에서 제공하는 성희롱에 관한 지침을 확인하기 위하여 여러 웹사이트를 탐색해보자.

   미국간호협회(ANA)–http://nursingworld.org

   캐나다간호협회(CNA)–http://www.cha-aiic.ca/en

참고문헌

Achterberg, J. (1990). *Woman as healer*. Boston, MA: Shambhala.

American Assembly for Men in Nursing. (2012). About us. Retrieved from http://aamn.org/aamn.shtml

American Nurses Association. (1995). *Nursing's social policy statement* [Brochure]. Washington, DC: Author.

Amott, T., & Matthaei, J. (1996). *Race, gender, and work: A multicultural economic history of women in the United States* (2nd ed.). Boston, MA: South End Press.

Andrews, T., & Waterman, H. (2005). Visualizing deteriorating conditions. *Grounded Theory Review*, *4*(2), 63–94.

Begany, T. (1994). Your image is brighter than ever. *RN*, *57*, 28–35.

Benokraitis, N. V., & Feagin, J. R. (1995). *Modern sexism: Blatant, subtle, and covert discrimination* (2nd ed.). Englewood Cliffs, NJ: Prentice-Hall.

Campbell-Heider, N., & Hart, C. (1993). Updating the nurse's bedside manner. *Image*, *25*, 133–139.

Chinn, P. L. (1991). *Anthology on caring*. New York: National League of Nursing Press.

Cole, N. M. (2011). From hate to hope: A nursing journey. *Minority Nurse*. Retrieved from http://www.minoritynurse.com/africanamerican-black-nurses/hate-hope-nursing-journey.

Dalai Lama. (1999). *Ethics for the new millennium*. New York: Penguin Putnam.

Ekstrom, D. N. (1999). Gender and perceived caring in nurse-patient dyads. *Journal of Advanced Nursing*, *29*(6), 1393–1401.

Ellis, J., & Hartley, C. (2003). *Nursing in today's world* (8th ed.). Philadelphia: Lippincott.

Equal Employment Opportunity Commission. (2013). Sexual harassment. Retrieved from http://www.eeoc.gov/laws/types/sexual_harassment. cfm 29165_ch17_

Gilloran, A. (1995). Gender differences in care delivery and supervisory relationship: The case of psychogeriatric nursing. *Journal of Advanced Nursing*, *21*, 652–658.

Grigsby, K., & Megel, M. (1995). Caring experiences of nurse educators. *Journal of Nursing Education*, *34*, 411–418.

Hamilton, P. (1999). *Realities of contemporary nursing* (2nd ed.) Menlo Park, CA: Addison-Wesley.

Hilton, L. (2001, May 14). A few good men: Male nurses defy stereotypes and discrimination to find satisfaction in a female-dominated profession. *Nurse Week*. Retrieved July 18, 2006, from http://www.nurseweek.com/news/features/01-05/men.html

JAMA. (1996). The hospital hotel. *Journal of the American Medical Association*, *275*, 324.

Ketter, J. (1994, April). Sex discrimination targets men in some hospitals. *The American Nurse*, *26*, 1, 24.

Letizia, B. (1994, December). Ban on male nurses in labor and delivery is upheld. *RN*, *57*, 16.

Lewenson, S. (1996). *Taking charge: Nursing, suffrage, and feminism in America, 1873-1920*. New York: National League of Nursing Press.

Madison, J., & Minichiello, V. (2000). Recognizing and labeling sex-based and sexual harassment in the health care workplace. *Journal of Nursing Scholarship, 32*(4), 405-410.

McGinnis, S. L., & Moore, J. (2009). An analysis of racial/ethnic pay disparities among hospital nurses in New York City. *Policy, Politics, & Nursing Practice, 10*(4), 252-258.

Nightingale, F. (1859/1992). *Notes on nursing: What it is, and what it is not*. London: Harrison & Sons.

Page, A. (Ed.). (2004). *Keeping patients safe: Transforming the work environment of nurses*. Committee on the Work Environment for Nurses and Patient Safety, Institute of Medicine. Washington, DC: National Academy Press.

Peter, E., & Gallop, R. (1994). The ethic of care: A comparison of nursing and medical students. *Image, 26*, 47-51.

Propst, M. (1996). Registered nurses' practice and perspective toward sexuality in women's health. *Southern Nursing Research Society Abstracts*, 83.

Reskin, B., & Padavic, I. (2002). *Women and men at work* (2nd ed.). Thousand Oaks, CA: Pine Forge Press.

Reverby, S. (1987). A caring dilemma: Womanhood and nursing in historical perspective. *Nursing Research, 36*, 5-10.

Robert Wood Johnson Foundation. (2011). Nurse leaders, IOM report call for push to increase diversity in nursing. Retrieved from http://www.rwjf.org/newsroom/product.jsp?id=71931

Saad, L. (2010). Americans' acceptance of gay relations crosses 50% threshold. Gallup Politics. Retrieved from http://www.gallup.com/poll/135764/americans-acceptance-gay-relations-crossesthreshold.aspx

Satcher, D., & Pamies, R. J. (2006). *Multicultural medicine and health disparities*. New York: McGraw-Hill.

Squires, T. (1995). Men in nursing. *RN, 58*, 26-28.

Sullivan, E. J. (2000). Men in nursing: The importance of gender diversity. Journal of *Professional Nursing, 16*(5), 253-254.

Swinney, J. E., & Dobal, M. T. (2008). Embracing the challenge: Increasing workforce diversity in nursing. *Hispanic Health Care International, 6*(4), 200-204. DOI: 10.1891/1540-4153.6.4.200

Tannen, D. (2001). *You just don't understand: Women and men in conversation*. New York: Harper Collins.

Thompson, J. (1995, February). Banning male RNs from L & D is blatantly unfair [Letter to the editor]. *RN, 58*, 9.

U.S. Department of Health and Human Services. (2010). Registered Nurse Population: Findings from the 2008 national sample survey of registered nurses. Retrieved from http://bhpr.hrsa.gov/healthworkforce/rnsurveys/rnsurveyfinal.pdf

U.S. Department of Labor. (2008). Quick facts on registered nurses. Retrieved from http://www.dol.gov/wb/factsheets/Qf-nursing-08.htm

Valentine, P. (1995). Management of conflict: Do nurses/women handle it differently? *Journal of Advanced Nursing, 22*, 142-149.

Williams, C. (1995). Hidden advantages for men in nursing. *Nursing Administration Quarterly, 19*, 63-70.

Williams, C. L. (1991). *Gender differences at work: Women and men in non-traditional occupations* (reprint edition). Berkeley, CA: University of California Press.

Zurlinden, J. (1997). *Lesbian and gay nurses*. Clifton Park, NY: Delmar.

Chapter

16

초문화 및 영적 이슈

Transcultural and Spiritual Issues

신은 영이며 인간의 이해를 넘어서는 신비이므로, 우리는 오직 은유를 통해서 그 신비에 접근할 수 있다. 우리의 은유들은 물론 선, 사랑, 공정함에 대한 인간적이고 문화적인 이해로부터 유래하며..... 무엇보다 확실한 것은, 우리는 우리 자신의 이야기(초창기부터 전해들은 문화적 신화)에 의해 규정된다.

– Sewell(1991)

학습목표

16장을 공부하면, 학생은 다음을 할 수 있다.

1. 간호에서 문화적 민감성과 관련된 요인에 대해 기술할 수 있다.
2. 문화가 건강과 보건의료의 의사결정에 미치는 영향에 대해 토론할 수 있다.
3. 간호에서 초문화적 이슈들을 다루기 위한 접근방법을 확인할 수 있다.
4. 환자에게 보완대체요법을 사용하는 것과 관련된 이슈들에 대해 토론할 수 있다.
5. 초문화적 이슈들과 관련된 법적 고려사항을 확인할 수 있다.
6. 영성과 건강의 관계에 대해 토론할 수 있다.
7. 영성과 종교와 관련된 이슈들에 대해 설명할 수 있다.
8. 환자의 영적 문제들을 다루기 위한 간호의 역할을 확인할 수 있다.
9. 환자의 영성을 돌보는 것과 관련되는 고려사항을 토의할 수 있다.

서론

문화, 종교 그리고 영성은 가치 발달에 영향을 미치는 주요 요인들이다. 간호사는 다양한 문화적 · 영적 배경을 가진 사람들을 돌보기 때문에, 이러한 분야와 관련된 이슈들에 민감해야 한다. 이 장에서는 문화와 영성에 대한 일반적인 고려사항들을 제시하고 환자를 돌보면서 발생할 수 있는 관련 이슈들에 대해 토론할 것이다.

초문화적(transcultural) 이슈들

우리는 다양성이 가득한 다문화 사회에 살고 있다. 사람들과 그 배경의 다양성은 삶을 풍요롭게 하지만, 이를 판단하거나 두려워하기보다는 차이를 인정하려는 능력이 우리에게 더욱 필요하다. **다양성(diversity)**은 성별, 나이, 사회경제적 지위, 성적 지향성, 건강상태, 민족, 인종 그리고 문화로 인해 사람들 간의 차이가 있을 때 발생한다. 다양성을 다루는 것은 간호의 필수적 요소이기 때문에, 사람들은 간호사가 문화적으로 적절한 돌봄을 제공하는 역량을 보여주기를 기대한다. **문화적 역량(cultural competence)**(Engebretson, 2013; Jeffreys, 2010)은 문화 인식과 문화적 민감성을 포함한다. **문화 인식(cultural awareness)**은 가치, 신념, 행동 그리고 자신과 다른 문화에 대한 지식을 포함한다. **문화적 민감성(cultural sensitivity)**은 환자의 문화적 관점을 간호사정에 포함시키고 가능하면 환자의 문화적 관점에 맞게 간호를 변화시키는 능력을 말한다.

우리는 문화를 통해서 현실에 대한 특별한 인식방법을 배우게 된다. 이 때문에 동일한 현상이라도 다른 문화에 속한 사람들은 그것을 각기 다르게 바라볼 수 있다. 예를 들면, 우리나라에서는 달 표면의 반점을 토끼로 보도록 가르쳐 왔지만, 다른 문화에서는 개구리, 여자 또는 남자로 본다(Tafoya, 1996). 다른 관점으로 인지하는 또 다른 방법은 우리가 산골짜기에 있을 때 보는 것을 산의 중반 위쪽 또는 정상에서 보는 것과 비교해 보는 것이다. 동일한 현상에 대한 다른 인식은 바라보는 시각이 다르기 때문이다. 현상을 바라보는 하나의 관점은 다른 관점보다 더 정확한 것은 아니다. 다른 관점은 단순히 다른 시각으로부터 나오기 때문이다.

문화의 이해

자기인식(self-awareness)은 초문화적 이슈들을 해결하는 중요한 요인이다. 다른 문화에 민감해지기 위한 가장 좋은 출발점은 자신의 문화와 그 문화가 자신의 인지와 행동에 미치는 영향을 이해하는 것이다. **문화**는 상호작용하는 한 집단의 생활방식의 총체로, 그 집단이 공유하는 가치, 신념, 행동 및 관습의 학습 양식으로 구성된다(Engebretson, 2013; Leininger & McFarley, 2005; Ray, 2010). 이러한 학습 양식은 교육 체계 같은 공식적인 방법과 역할 모델 같은 비공식적인 방법을 통해 한 세대에서 다음 세대로 전달된다. 독특한 문화적 표현은 예를 들면 청각장애인 모임, 교도소 또는 보건의료계 문화 같은 각 개인이 상호작용하는 여러 집단에서 찾아볼 수 있다. 스스로가 문화의 일부임을 인식하고, 소중히 여기는 가치, 신념 및 행동을 확인할 때 우리 자신의 문화적 관점이 더 명확해진다. 이러한 과정에서, 자신의 문화를 기준으로 다른 문화에 속한 사람의 행동을 판단하는 경향을 나타내는 **민족중심주의(ethnocentrism)**를 경계하는 것이 중요하다.

자신에게 질문하기

다양성을 어떻게 다룰 것인가?

내가 알지 못하는 사람을 나와 다르다는 이유로 두려워했거나 비난했던 상황을 생각해보자.

- 나에게 비난이나 두려움을 일으켰던 사람 또는 상황은 어떤 것이었는가?
- 나는 왜 그 사람에게 또는 그 상황에서 그런 식으로 반응했다고 생각하는가?
- 어떻게 그리고 누구로부터 그런 방식으로 반응하도록 배웠는가?
- 다양성을 이해하고 두려움을 극복하도록 도움을 주었던 것은 무엇인가?
- 간호사들은 동료들 그리고 환자들과의 관계에서 다양성을 두려워하기보다 그것을 인정하는 것을 어떻게 배울 수 있는가?

미국간호협회(1991)는 간호실무에서의 민족 중심적 접근은 다양한 문화 집단의 건강과 간호요구를 충족시키는 데 비효과적이므로, 모든 간호사들은 각 문화에 대한 지식과 문화가 건강간호와의 상호작용에 미치는 영향을 충분히 인지해야 한다고 하였다. 문화적 민감성의 계발을 위해서는 다른 사람들에게 자신의 문화적 가치를 강요하지 않고, 그 문화의 맥락 안에서 행동과 가치를 이해하는 것이 필요하다.

특정 집단에 대한 선입견 때문에 그 집단의 모든 사람들이 특정한 방식으로 행동하고, 생각하고, 반응할 것이라고 기대하는 **고정관념**(stereotype)을 피하는 것도 문화적 민감성에 해당된다. 모든 문화에는 변화되는 부분이 있어서, 그 집단 내의 어떤 사람들은 그 문화에서 만들어진 모든 가치와 신념을 따르지 않을 수도 있다.

자신에게 질문하기

민족중심주의는 간호에 어떤 영향을 주는가?

문화적 맥락에 따라 발생할 수 있는 다음과 같은 행동의 다양한 의미를 생각해보자. 눈을 똑바로 쳐다보는 것은 정직 또는 강요의 의미로 해석할 수 있고, 힘찬 악수는 자신감 또는 적대감의 의미로 보여질 수 있으며, 자주 하는 목욕은 필수적인 것으로 혹은 건강에 해로운 것으로도 여겨질 수 있다.

- 우리나라의 지배적인 문화에서는 이같은 행동들을 어떻게 생각하는가?
- 의료현장에서 이루어지는 관행들과 예상되는 일들은 이와 같은 행동에 대해서 민족중심주의를 어떻게 나타내고 있는가?
- 특히, 간호현장에서의 민족중심주의나 고정관념은 다른 문화권에 속한 사람들과의 상호작용에 어떻게 영향을 미치는가?

문화적 가치와 신념

문화는 간호의 핵심 구성개념의 하나이므로, 간호사는 아래 내용에 대한 지식을 갖춰야 한다.

> 문화 집단들이 삶의 과정을 어떻게 이해하는지, 건강과 질병을 어떻게 정의하는지, 건강을 유지하기 위해서 무엇을 하는지, 질병의 원인을 무엇이라고 믿고 있는지, 치료사가 문화 집단의 구성원들을 어떻게 치료하고 간호하는지, 그리고 간호사의 문화적 배경이 간호를 하는 방법에 어떻게 영향을 미치는지(ANA, 1991).

우리는 문화적 가치와 신념에 따라 정형화된 양식으로 생각하고, 존재하고, 행동하게 된다. 건강에 대한 신념 및 건강과 치료에 관련된 경험은 정형화된 방법의 일부이며, 의미있는 중요한 문화적 요소는 의료서비스 제공 방법에 영향을 준다. 이러한 신념과 경험은 직접적인 방법과 모호한 방식으로 드러나며, 이들에 대한 민감성은 환자의 결과와 돌봄에 대한 만족도에 영향을 미칠 수 있다. 아픔의 생의학적 의미인 **질병**(disease), 그리고 질병에 대한 개인적 반응인 **불건강**(illness)의 차이는 우리의 문화가 아픈 것을 어떻게 가르치는지에 의해 결정이 되는데, 이러한 차이를 인식하는 것은 도움이 된다. 초문화적 이슈들이 간호 상황에서 종종 발생하고 있으나, 이것이 확인되지 않을 수도 있다. 그래서 환자들은 자신이 선택한 것으로 인해서 냉정하고, 비협조적이며, 제시하는 대로 따르지 않고, 이상하거나 정상이 아닌 것으로 낙인이 찍혀서, 건강이 위태로워지고 간호에도 문제가 될 수 있다. 초문화적 간호 분야의 선구자인 레닌저(Madeline Leininger, 1991)는 간호사의 초문화적 이슈를 해결하기 위해 초문화적 돌봄, 인권 및 윤리적 고려사항에 대한 원칙을 기술하였다. 그림 16-1에 나열된 이 원칙들은 문화적으로 민감한 돌봄을 제공하기 위한 기틀을 제공한다. 이러한 원칙에 비추어, 서구의 생의학적 모델에서 파생된 많은 간호실무들을 재평가해 볼 수 있다.

1. 세계의 모든 문화권에 속한 사람들은 간호와 기타 의료서비스에서 자신들의 문화적 돌봄 가치를 알리고, 존중받고, 적절하게 사용할 권리가 있다.
2. 인간의 문화는 돌봄과 치유의 양식에서 다양한 부분과 공통된 부분이 있으므로, 전문직 간호사들은 다른 문화의 사람들을 효과적이고 치료적으로 간호하기 위해 이러한 차이를 인식하고 활용할 필요가 있다.
3. 돌봄은 간호의 본질이며 성장, 치유, 안녕, 회복 및 생존을 위한 기본적인 인간의 욕구이다.
4. 문화적 돌봄은 인간의 건강, 안녕 및 질병 또는 장애로부터의 회복에 영향을 주는 중요한 요소이다.
5. 모든 문화는 건강 결과에 영향을 미치는 적어도 두 가지 종류의 의료시스템 즉, 민간(일반적, 비전문적 또는 현지인의) 의료시스템과 전문적 의료시스템을 가지고 있어서, 초문화적 간호를 하는 간호사들은 간호를 계획하고 수행할 때 이러한 지식을 활용하도록 요구받게 된다.
6. 모든 전문직 간호사들은 전세계적으로 공통된 인간의 욕구와 간호의 인간적 측면, 다양한 간호의 표현, 의미 및 실무를 존중하도록 요구받는다.
7. 간호사들이 초문화적 간호를 할 때 인간의 상태를 평가하고 이해하기 위해서는 서로 다른 가치, 신념, 규범을 갖는 각 나라의 문화를 존중하도록 요구받는다.
8. 초문화적 간호 원칙과 실무는 기존의 증상, 질병 및 치료법에 의존하는 간호실무와는 다른 모든 간호실무의 주요한 기틀이 된다.
9. 초문화적 간호는 상대적인 문화의 돌봄 가치, 신념 그리고 문화의 관습에 초점을 두기 때문에, 간호사에게 문화적 돌봄의 다양성을 반영하는 개인, 가족, 집단, 문화, 하위문화 및 기관에 맞게 간호하는 것을 요구한다.

그림 16-1 ● **초문화적 돌봄 원칙, 인권 및 윤리적 고려사항**

10. 초문화적 지식을 갖춘 간호사는 환자의 상태를 완화시키거나 생활방식을 개선시키고, 죽음을 준비하도록 하기 위해 문화에 따른 돌봄의 차이와 유사성에 적절하게 반응하도록 요구받는다.
11. 인간 문화 사이에는 윤리적 · 도덕적 차이와 유사성이 존재하는데, 간호사는 그러한 다양성을 인식하고 존중하며 적절히 대응하는 것이 필요하다.
12. 초문화적 간호를 하는 간호사는 적절한 간호 계획, 진단 및 수행을 하기 위해 문화 정보를 제공하는 대상자의 가치, 신념, 욕구 및 관습에 대해 열린 마음으로 기꺼이 배우려는 자세가 필수적이다.
13. 초문화적 간호에서 중요한 것은 간호사가 환자 혹은 가족의 인간적 조건 또는 문화적 환경을 경청하고, 이의 긍정적이거나 덜 긍정적인 양상에 따라 침묵하거나 계획을 하는 능력이다.
14. 초문화적 간호를 하기 위해서 간호사는 다른 문화의 개인, 가족, 집단을 이해하기 위해 현지 언어로 대화를 해야 할 필요도 있다.
15. 초문화적 간호를 하는 간호사는 윤리적 또는 도덕적 원칙을 구성하는 것이 무엇인지 확인해야 하고, 모든 문화가 유사하다고 가정하지 않아야 한다.
16. 초문화적 간호를 하는 간호사는 민족중심주의, 문화적으로 강요되는 관습, 환자에 대해 부적절한 윤리적 · 도덕적 판단을 하는 것을 막기 위해 초문화적 간호를 준비하지 못한 다른 간호사들을 안내해야 한다.
17. 초문화적 간호는 창의적이고 효과적인 전문적 간호실무를 개발하고 유지하기 위해, 특정 문화의 개인 또는 단체들이 적극적인 참여자이자 의사결정자임을 반영한다.
18. 다른 문화 또는 유사한 문화를 가진 대상자들은 그들의 건강과 안녕을 촉진시키기 위해 그들이 잘 알고, 사용해왔던 돌봄 양식과 표현을 받을 권리가 있다.
19. 초문화적 간호는 세계적인 관점, 환경적인 맥락, 민족사, 사회구조적 특징(종교, 연대감, 철학, 경제, 정치, 기술, 문화적 가치 포함)을 고려한다.
20. 초문화적 간호는 간호사와 환자의 관계를 넘어 가족, 집단, 기관, 지역사회와의 돌봄 관계로, 조화로운 간호실무를 촉진하고 바람직하지 않은 문화적 돌봄의 충돌, 스트레스, 부주의한 간호실무를 피하기 위해 돌봄 제공자와 대상자의 표현, 신념, 생활양식 평가에 관심을 둔다.
21. 모든 문화마다 인간의 가치와 권리에 대한 윤리적 · 도덕적 · 법적 체계가 존재하기 때문에, 다양한 문화의 핵심적이고 일반적인 정보제공자를 통해 이러한 측면을 발견하는 것이 초문화적인 간호를 하는 간호사의 과업이며 책임이다.
22. 인간의 돌봄에 대한 권리는 사회구조, 문화적 가치, 대상자의 세계관에 은연중에 깊이 자리하고 있기 때문에 초문화적 간호를 하는 간호사는 주로 질적 연구방법을 통해 이러한 측면을 발견해야 한다.
23. 초문화적 간호를 하는 간호사는 문화가 복잡하고 역동적이며 시간이 지나면서 다양한 방법으로 변하는 것을 인식한다.
24. 초문화적 간호를 하는 간호사는 세계의 많은 문화와 하위문화가 연구되지 않았음에도, 간호사들이 소수민족을 포함한 모든 사람들을 돌보아야 한다는 사실을 인식한다.
25. 초문화적 간호는 전통적인 간호 또는 의학적 질병과 증상, 불건강 모델을 따르지 않는 새로운 간호 지식과 실무를 위한 중요한 돌파구가 된다.

그림 16-1 ● **초문화적 돌봄 원칙, 인권 및 윤리적 고려사항(계속)**

환자 돌봄에 문화적 사정을 통합하는 것은 포괄적인 간호사정의 중요한 부분이다. 이러한 사정은 건강 행동과 결정에 영향을 미치는 요인들에 대한 이해를 좀 더 촉진한다. 간호사들은 문화적 사정을 통해 부정적으로 평가되거나 간호사를 혼란스럽게 하는 행동의 의미를 확인하고 이해할 수 있다(Campinha-Bacote, 2007; Engebretson, 2013; Giger & Davidhizar, 2007). 우리는 사람마다 문화적으로 독특하며, 특정 문화 집단의 사람들이 모두 비슷하게 믿거나 반응하지 않을 것이라고 생각한다. 문화적 사정은 모든 문화 집단에 분명히 존재하는 문화적 현상 즉 의사소통, 개인적 공간, 사회조직, 시간, 환경 조절, 생물학적 변이에 대한 탐색을 포함한다(Engebretson, 2013; Giger & Davidhizar, 2007). 이러한 탐구는 간호사들에게 돌봄이 좀 더 문화적으로 적합해질 수 있도록 돌봄의 변화가 통합될 수 있는 영역을 확인하도록 한다. 이 과정에서 현재의 보건의료시스템 내에서 수용하기 어려운 서로 다른 신념이 나타날 수 있지만, 차이를 인정하는 것은 환자와 보호자가 그 체계를 좀 더 편안하게 느끼도록 해 줄 것이다. 예를 들면, 간호사가 멕시코 환자의 식사 패턴과 음식 선호도를 사정할 때, 환자가 보통 아침에는 부리토라는 멕시코 요리를, 저녁에는 쌀과 콩으로 하루 두 끼를 먹는 것을 확인하게 될 수도 있다. 전형적인 병원 음식과 하루 세 끼의 식사 패턴은 이 환자에게 먹음직스럽게 보이지 않을 것이다. 환자의 영양공급은 잘 이루어지지 않을 것이고, 환자는 제대로 음식이 제공되지 않은 것이라고 생각할 것이다. 간호사는 환자에게 문화적으로 비슷한 시간대에 유사한 음식을 먹도록 조절함으로써 문화적으로 일치하는 간호를 제공할 수 있다.

사례

문화적 차이

브렌다는 가정간호사로, 뇌졸중을 앓고 회복하는 동안 딸을 포함한 가족과 함께 지내고 있는 72세인 코르테즈 부인을 돌보고 있다. 돌봄 내용에는 환자에게 근육 조절과 강화운동을 적용하는 것이 포함된다. 브렌다는 코르테즈 부인이 지시에 따라 운동을 할 때 매우 협조적이고 참을성이 강하다는 것을 알게 되었고, 코르테즈 부인이 회복에 필요한 일을 모두 할 것이라고 생각하였다. 어느 날 브렌다의 상급자인 로페즈는 코르테즈 부인의 가족으로부터 브렌다가 환자를 너무 심하게 대한다는 항의를 받았다고 브렌다에게 전했다. 브렌다는 코르테즈 부인이 전혀 불평하지 않았기 때문에 이를 이해할 수 없다고 대답했다. 또한 환자의 최대 능력만큼 운동하도록 시키려고 노력했고, 명확하고 직접적으로 지시를 내렸다고 말했다. 로페즈는 환자와 그 가족의 문화에서 노인은 매우 귀하게 여겨지며 노인을 예의바르게 대하고 존중해야 한다고 말했다. 환자는 이에 대해 표현하지는 않았지만, 그 가족은 브렌다의 직접적인 돌봄 방법이 그들의 어머니에게 무례한 것으로 인식했을지도 모른다.

생각해보기

간호사들이 어떻게 문화적 역량을 개발할 수 있을까?

- *이 상황에서 문화적인 차이점을 어떻게 알 수 있는가?*
- *문화적 역량이 부족하다는 증거는 어디에 있는가?*
- *브렌다는 환자의 문화에 좀 더 민감하게 환자를 돌보기 위해 무엇을 할 수 있는가?*
- *이와 유사한 상황에서 당신은 어떻게 반응할 것이라고 생각하는가?*
- *간호사는 어떻게 문화적 역량을 개발할 수 있는가?*

문화와 보건의료체계

건강과 치유, 옳음과 그름, 적절한 것과 그렇지 못한 것의 개념은 문화에서 기인한 것이다. 문화는 건강과 불건강에 대한 서로 다른 설명 모델을 가지고 있는데, 이는 질병의 원인, 증상 및 치료, 죽음에 대한 반응에 관한 신념을 반영한다. 설명 모델을 통해서 불건강과 또 다른 삶의 경험을 인식하고, 반응하고, 해석하고, 대처하게 되며, 또한 알게 된다(Engebretson & Headley, 2013).

초문화적 이슈는 간호사, 환자, 가족이 건강, 회복, 불건강, 또는 죽음의 과정에 대해 무엇이 중요하고 필수적인지에 대해서 다른 관점을 가질 때 발생한다. 문화적 요구에 맞는 간호를 제공하는 것은 심각한 윤리적 문제가 발생하기 전에 문제를 해결하는 데 도움이 될 수 있다. 현대 의료체계에서의 어떤 영역에서는 문화적 이슈를 해결하는 것이 어려울 수 있다. 문화적 역량이 점차 강조됨에도, 현대 의료체계는 종종 의료제공자의 관점에 따른 '환자를 위한 최선'이 무엇인지를 아는 태도를 요구한다.

일반적으로 의료제공자의 관점은 두 가지 문화적 지향의 결합에서 얻어진다. 첫 번째 문화적 지향은 생의학적 모델이며, 두 번째 문화적 지향은 제공자의 개인적인 문화 배경이다. 만약 이러한 모델과 다른 환자의 관점이 고려되지 않는다면 딜레마가 생길 것이다. 다음 상황을 고려해보자. 서양의 생의학적 모델로 학업을 마친 의사는 죽음을 무슨 수를 써서라도 극복해야 하는 '적'으로 본다. 반면 미국 원주민 문화에서 온 환자에게 죽음은 '삶의 일부'이며, 환자는 주변 환경과 조화를 이루기 위해 준비한다. 내과적 또는 외과적 중재는 환자의 삶을 조금 연장할 수 있고 이는 의사의 세계관으로 볼 때 매우 중요하나, 이 환자에게는 중요하지 않을 것이다. 자신의 질병으로 인한 고통이 속죄하는 방법이라고 믿는 어떤 환자는 보건의료전문가가 중요하다고 생각하는 진통제 복용을 거부할 수도 있다.

의료체계는 대부분의 환자가 일반적으로 제공받는 문화와 다르다. 의학용어, 가치, 규범, 행동, 의식 및 전반적인 환경은 의료서비스를 찾는 환자들에게 일반적으로 친숙하지 않다. 심지어 의료제공자로서 사회에서 같은 문화권에 속한 사람들도 종종 그 체계의 기관에 들어갈 때 이방인이 되고 만다. 지배적인 문화에 속하지 않는 사람들에게 체계와 협상하는 것은 만만찮은 일이 될 수 있다. 지배적 문화의 언어, 절차, 기대 그리고 그 밖의 다른 요소들에 대한 이해 부족은 잘못된 의사소통, 명확하지 않은 결정, 무력감 또는 통제력의 상실을 가져올 수 있다. 윤리적 또는 법적 딜레마는 오해로 인해 발생할 수 있다. 코르테즈 부인의 사례를 다시 고려해보자. 간호사의 의도에 대한 가족의 오해는 자신들의 어머니가 학대받고 있다고 인식하기 때문에, 이것은 간호를 종료하도록 결정하거나 간호사에 대한 법적 조치를 야기할 수 있다. 또 다른 예로, 미국 애팔래치아에 사는 의식이 명료한 90세의 노부인은 35년 동안 그녀를 돌본 의사가 은퇴한 후 새로운 젊은 의사로부터 진료를 받았다. 노부인에게는 심각한 건강문제가 있었지만, 그 의사가 그녀를 위해 어떤 것도 하지 않는다는 인식 때문에 몇 차례 방문 후 그 의사를 만나는 것을 그만두었다. 젊은 의사는 전 의사와는 달리 그녀와 시간을 들여 대화를 하지 않았고, 대신 그녀에게 필요하지 않고 상태를 더 악화시킨다고 느끼게 하는 약을 처방해주었다.

자율성, 선행, 정의 또는 자기결정권 같은 가치를 고려할 때, 우리는 이 가치들을 이해하는 것이 간호사의 관점인지, 아니면 환자의 관점인지 묻게 된다. 건강의 정의를 이해하는 것에서도 마찬가지이다. 예를 들면, 일부 문화권에서는 미국에 널리 퍼져있는 자립과 개인주의보다는 함께 일하고 그룹에 헌신하는 것에 중점을 둔다(Andrews, 2011; Bednarz, Schim, & Doorenbos, 2010; Chater & Tsai, 2008). 이러한 문화에서 건강문제에 대한 결정은 개인보다는 가족이나 지역사회 또는 사회에 의해 이루어질 것이다. 문화적 사정을 통해서, 환자와 간호사간의 가치와 건강에 대한 이해가 일치하는지 아닌지를 통찰하게 된다. 예를 들면 간호사는 건강을 생산성 있는 사회 구성원이 될 수 있도록 해주는 것으로 보고, 건강 문제는 성장하고 자아실현할 수 있는 기회를 제공한다고 믿고 있다. 반면, 환자는 일로 인한 부상은 운명에 의한 것이며, 통증이 없어질 것이고 극복할 수 있다는 것에 집중하고 있다. 만약 건강에 대한 이러한 지각의 차이가 인식되지 않거나 이것을 고려하지 않은 채로 환자를 재활과 직업훈련 또는 통증 조절을 위한 비 약물적 수단에 참여하게 하려고 한다면, 환자는 불만족스러워하고 이에 저항할 것이다.

보완대체요법

문화는 건강 문제 해결을 위해 언제, 어떤 종류의 돌봄을 누구에게 얼마동안 받을지에 대한 개인의 선택을 좌우한다. 기존 의료기관을 이용하는 많은 사람들이 보완대체요법 또한 사용한다는 것은 일반적인 사실이다. 이러한 요법들은 환자 문화의 전통에서 유래하였거나 다른 문화로부터 차용한 것이다. 보완대체요법(통합요법으로도 알려짐)에는 이완요법, 힐링 터치, 에너지 힐링, 영적 힐링, 바이오피드백, 영양요법, 허브요법, 마사지와 바디워크, 명상, 기도, 동종요법, 침술과 같은 매우 다양한 치료법들이 있다.

이러한 요법들은 기존 의학치료와 동시에 사용되기도 하지만, 그것 대신 선택될 수도 있다. 환자의 건강과 치유에 영향을 미치는 많은 요인들에 대한 큰 그림을 보려면, 환자에게 사용되는 다양한 요법들에 대해 인지할 필요가 있다. 환자는 보완대체요법을 거론하는 것을 주저할 수 있기 때문에 간호사는 이에 대한 논의를 개방된 마음으로 통합해서 간호사정을 해야 한다. 간호사는 보완대체요법에 대해 알기 위해 이를 사용하거나 지지할 필요는 없다. 보완대체요법은 종종 다른 패러다임에서 파생되고 기존 의료 모델의 관점에서 볼 때 이해가 되지 않을 수 있으나, 치유 과정에서 매우 유용할 수 있다. 환자가 보완대체요법에 관심을 가질 때, 간호사는 그 요법의 사용에 위험이 존재하는지 결정해줌으로써 환자를 도와줄 수 있다. 만약 심각한 위험이 존재하였는데 환자가 그 요법을 이행했다면, 우리는 위험을 최소화하고 이익을 극대화하기 위해 다른 의료 팀원과 협력해야 한다. 전통적이 아닌 치료법에 과도하게 집착하지 않아야 다양한 요법의 위험과 이익에 대해 지속적인 토론을 장려할 수 있다(Adams, Cohen, Eisenberg, & Jonsen, 2002; Barnett, 2007). 기존 보건의료제공자가 전통의학체계와 그 치료자들과 같이 일할 수 있을 때, 전반적 돌봄은 더욱 문화적으로 적합하게 된다.

간호사는 환자가 자기결정 원칙에 따라 자신의 보건의료서비스 요구를 해결하기 위해 기존 의학과 보완대체요법을 모두 사용할 권리를 존중하도록 한다. 사람을 존중한다는 것은 자신보다 다른 사람의 관점에서 볼 수 있도록 마음을 열고, 치유에 많은 경로가 있음에 감사하는 데서 드러난다. 보완대체요법이 서구 생의학적 준거틀 안에서 이해되지 않는다는 이유로 무시해서는 안 된다. 간호사는 다른 신념체계로부터 파생된 신념을 존중해야 하고, 질병에 대해 다르게 해석하는 모델이 건강에 기여하는 점을 받아들여야 한다. 서로 다른 가치와 신념을 존중하고 민족 중심적인 편견에 민감한 비 판단적인 접근법은 환자에게 모든 선택의 효과를 알아볼 수 있는 기회를 증진시킨다.

사전동의에서 보완대체요법과 관련된 중요한 질문들이 제기된다. 여러 치료법들을 안내하는 항목들은 동의서의 중요한 요소이기 때문에, 치료 대안들에 대해 논의할 때 보완대체요법에 대한 항목도 논의에 포함시키는 것이 의료인들의 윤리적 의무인지를 고려해야 할 것이다. 이와 비슷하게, 당신은 다른 치유 방법을 사용하는 전문가들도 대상자에게 의학적인 치료 대안에 대해 알려야 한다고 생각하는가? 보완대체요법을 제공하는 사람은 요법을 시작하기 전에 반드시 중재에 대해 설명하고, 위험과 예상되는 효과, 이익 그리고 치료의 선택사항들에 대해 논의해야 한다. 이 요법은 전통적인 의학적 중재에 다양한 영향을 미칠 수 있기 때문에, 보완대체요법 사용에 대해 다른 의료인에게도 알리는 것이 좋다.

기존 의학과 보완대체요법을 담당하는 치료자는 치료자의 태도에 의해 좌우되는 여러 정보로 인해서 환자의 자율성 존중에 미칠 수 있는 잠재적 위협에 민감해질 필요가 있다. 만일 환자의 가치와 사고방식이 의료인과 같다면, 의료인은 본인이 제안하는 것이 유일하게 합리적인 행동방침이라고 믿게 된다. 환자가 다른 행동방침을 선택하면, 간호사는 환자의 의사결정능력에 의문을 갖거나 그들이 비합리적이라고 여긴다. 전통적인 병원에서 전통적인 의학적 치료가 아닌 요법을 사용하는 환자를 만류하고, 심지어 그런 선택에 대해 환자를 조롱하면서 비전통적인 요법을 엉터리 치료 또는 비과학적인 것으로 여기는 것이 분명하다. 간호사의 관점에서 볼 때 비합리적인 것으로 보이는 환자의 선택이 환자가 그것에 대해 심사숙고하지 않았다는 의미는 아님을 기억해야 한다. 이러한 차이는 단순히 가치의 차이를 반영하는 것일 수 있기 때문이다.

치유과정에서 중요한 요인은 종종 그 문화에 맞게 치료법이 처방된다는 것이다. 예를 들면, 아픈 가족을 가족 중 누군가가 돌보는 것은 어떤 문화에서는 매우 중요할 것이다. 많은 가족원들이 병실 또는 복도에서 살다시피 하거나 환자의 식이에 맞지 않는 음식을 가져올 때 간호사는 큰 어려움을 겪을 수 있다. 이러한 상황에서 문화적으로 적합한 돌봄을 제공하기 위해서는 면회 규정을 완화하고 집에서 가져오는 적절한 음식에 관해 가족과 협력하는 것이 필요할 것이다. 한 환자의 요구가 같은 병실을 사용하는 다른 환자와 상이할 경우, 간호사의 개입이 필요한 딜레마가 발생할 수 있다.

생각해보기

간호사는 어떻게 보완대체요법을 다루어야 하는가?

기존의 전통의학 및 의료 종사자들은 실증적인 과학적 연구 대상이 되지 않았던 치유 양식에 대해 회의적인 경향이 있다. 이러한 이유로 치료 방법을 선택하기 위해 환자와 의논할 때, 전통 의학에서 하지 않는 치료법에 대해서는 선택 항목에 포함시키지 않고, 대부분의 의료기관에서 일반적으로 사용되지 않는다.

- *당신은 보완대체요법에 대한 이러한 태도에 대해 어떻게 생각하는가?*
- *보완대체요법에 대한 어떤 경험이 있는가?*
- *보완대체요법에 대한 태도는 환자를 위해 문화적으로 적합한 돌봄을 제공할 간호사의 능력에 어떻게 영향을 미칠 수 있는가?*
- *기존 의료기관 내에서 보완대체요법 및 치료사에 대한 환자의 접근을 제한하는 것은 윤리적으로 어떤 의미를 포함하고 있는가?*
- *당신은 간호실무에서 보완대체요법을 어떻게 경험해 봤는가?*

초문화적 이슈와 관련된 법적 고려사항

문화적 오해가 소송의 원인이 될 수 있으므로 언어적 · 비언어적 및 서면을 통한 의사소통은 항상 매우 중요하다. 환자의 모국어가 간호사의 언어와 다를 때, 간호사는 환자의 언어에 대한 자신의 이해 범위뿐만 아니라 반대로 자신의 언어에 대한 환자의 이해 범위도 확인해야 한다. 환자가 다른 언어(수화 포함)를 사용할 때, 환자의 언어에 유창한 통역자가 필수적이다. 만약 통역자가 환자 가족 중 한명이라면, 가족의 관점에 의해서 그 의미의 중요한 내용이 전달되지 않을 수도 있다. 병원에서 잘 지내지 못하는 한 캄보디아 노인을 예로 고려해보자. 그의 손자가 통역자 역할을 하는데 손자는 미국에서 태어났고, 할아버지의 오래된 방식 때문에 난처했다. 노인이 회복을 위해 매일 오후마다 국제식료품점에서 구매 가능한 특정한 전통 허브차가 필요하다고 말했을 때, 손자는 이를 총칭하여 '차'로 통역하였다. 따라서 간호사가 매일 오후마다 환자에게 차를 제공했지만, 환자의 요구는 충족되지 않았다.

절차를 설명하는 언어와 동의서의 언어에는 다른 이슈들이 존재한다. 환자나 가족이 동의서에 사용된 언어를 읽을 수 있는지와 모든 용어를 이해하는지 확인하고, 동의서가 모국어로 된 경우라도 환자의 읽고 쓰는 수준을 반드시 평가해야 한다. 만약 동의서가 환자를 위해 통역되어야 한다면, 통역자가 반드시 절차를 이해해야 불확실한 영역을 명확히 할 수 있다. 간호사를 힘들게 하거나 자신이 무지하다고 생각되지 않기를 바라기 때문에, 환자나 통역자는 이해하지 못할 때에도 이해한다고 말할 수 있다. 이러한 문제를 해결하기 위한 한 가지 방법은 간호사가 말했던 내용을 환자에게 말해보도록 하는 것이다.

영성과 종교에 관한 이슈들

영성은 문화적 경험에 따라 조절되고 형성되기도 하지만, 문화를 초월하는 보편적인 인간의 경험이다. 간호실무의 기본적인 부문은 영성에 주의를 기울이고, 개인을 신체-정신-영성의 모든 차원에서 건강문제를 경험하는 존재로 인식하는 것이다. 불건강과 질병의 본질에 대한 이해를 증가시켜온 기술과 과학이 발전하면서, 반대로 건강과 치유에 미치는 영성의 역할에 대한 인식은 감소되어왔다. 과학적 지식이 제한적이었던 과거에는 더 분명하게 영성과 영성으로부터 나오는 보이지 않는 힘이 어떤 역할을 했을 것이다. 많은 사람들이 심각한 질병일 경우에도 그들의 집에서 돌봄을 받았다. 접촉, 기도 그리고 곁에 있음은 이러한 환경에서 자연스러운 부분이었다. 역사적으로, 종교 단체들이 병원과 같은 기관들에서 영적 · 신체적 요구를 돌보는 일을 하였다. 치유와 건강관리는 오랫동안 사람들의 영성과 연결되어왔다. 토착 민족의 치유의식은 자연 속에서 영적인 것이었다. 의학적 돌봄을 찾는 사람들은 자신과 다른 사람들을 위해 그들의 돌봄에 영적, 종교적 의식과 관습을 통합하려고 한다. 'health', 'holy', 'whole'이라는 단어는 모두 전체라는 뜻을 지닌 고대 색슨어 'hal'과 그리스어 'holos'에서 파생된 단어라는 것에 주목할 만하다. 이러한 속성에 의해 건강과 치유는 'holy', 'whole'과 연관되어 있다. 깊이 생각해야 할 문제는 기술, 관리의료, 요양원, 기업합병에 의존하는 현재의 의료문화가 치유를 목표로 하여 영성을 다시 통합할 수 있을지 여부이다.

영성에의 접근

본질적으로 인간은 신체-정신-영성의 존재이다. 간호사가 만나는 각 개인의 고유성은 신체적 · 정신적 · 감성적인 것뿐만 아니라 영적인 것을 포함한다. **영성(spirituality)**은 서로 생기를 주는 힘, 삶의 원칙 또는 존재의 본질로서, 삶에 녹아들어 자신, 타인 그리고 신 또는 생명의 힘과 다각적으로 연결되어 표현되고 경험하게 된다(Burkhardt, 1994; Burkhardt & Nagai-Jacobson, 2002, 2013;

Rykkje, Eriksson, & Råholm, 2011). 삶과 생활사건의 의미와 목적은 영성으로부터 나오며 공개적이거나 개인적인 방법으로 나타난다. 종교를 믿든 믿지 않든 모든 사람은 영적인 존재다. 신념과 가치는 사회문화적 조건뿐만 아니라 영성에 의해서도 형성된다.

간호는 인간을 신체-정신-영성의 전인적 관점으로 보는 것을 지지한다. 인간이 분명히 신체-정신-영성의 존재임을 이해하면서, 의식하든 안하든 영성은 매일 직면하는 것들의 일부임을 간호사는 인식한다. 전인적 간호는 환자의 신체적 · 정신적 문제와 마찬가지로 영적인 문제도 해결하도록 하게 한다. 간호사는 모든 돌봄의 이러한 필수적인 측면을 의식적으로 간호의 상호작용으로 가져오기 위해, 우리 자신 그리고 다른 이들의 영성을 좀 더 잘 인식하기 위해 노력한다. 영성은 보편적이기는 하나 아직은 종종 개인적이고 비공식적이기 때문에 이 영역은 접근하기 어렵다는 것을 발견할 수 있다. 영적 요구를 해결하는 능력을 개발하는 것은 간호실무에서 중요한 영역이다.

완화의료에서의 영적 돌봄의 질 개선 합의 컨퍼런스(Puchalski et al., 2009)에서 돌봄에 영성을 통합시키기 위해 제시된 권장사항은 모든 간호 돌봄에 적용된다. 이러한 권장사항들은 다음과 같다.

- 영적 돌봄을 모든 환자를 중심으로 하는 보건의료시스템의 돌봄 모델에 필수적인 요소로 구성하는 것
- 영적 돌봄 모델을 모든 사람들의 존엄성을 지켜주고, 온정적 돌봄을 제공하는 것에 기반을 두는 것
- 영적 고통이나 종교적 갈등을 다른 의료적 문제나 사회적 문제와 동일한 위급성과 중요성으로 다루기
- 영성을 정기적으로 검진해야 하는 환자의 활력징후처럼 생각하기
- 의료 환경에서 공인된 종교담당자를 포함하는 학제간 영성 돌봄 모델 시행하기 (Puchalski et al., 2009, p. 891)

영성은 건강의 기본이며 간호의 필수 구성요소임을 인식해야 한다. 영성은 간호사가 환자의 언어를 듣게 하고, 행동을 관찰할 수 있게 하며, 환자와 가족들과의 모든 만남에서 영적 문제와 관련된 정보를 모을 수 있게 한다.

간호사는 영성에 대한 사정을 통해서 환자가 삶, 죽음, 건강 그리고 건강문제를 어떤 관점으로 보는지 알게 된다. 이러한 사정은 개인의 선택이나 치유에 영향을 미쳤던 중요한 관계, 신념, 행동 또는 의식을 이해할 수 있게 한다. 개방형 질문을

하거나 환자에게 자신의 이야기를 하도록 하는 과정은 영성 사정을 용이하게 한다(Burkhardt & Nagai-Jacobson, 2002, 2013; Liehr & Smith, 2008; Nagai-Jacobson & Burkhardt, 1996; Puchalski, 2007~2008). 영적 문제의 표현은 신 또는 신앙에 대한 이야기를 포함하지만, 환자는 자신의 영적 요구와 문제를 매우 다양한 방법으로도 전달한다. 그들은 현재나 과거 경험의 의미, 앞으로 벌어질 일에 대한 두려움 또는 걱정, 자신이 필요로 하는 힘을 어떻게 찾을지에 관련된 질문을 할 수 있다. 또한 중요한 관계, 화해의 필요성, 평화나 불안의 경험 또는 삶이 순조롭기를 바라는 소망에 대해 이야기를 할 수도 있다. 종교적 물품들이 그 증거가 될 수 있으며, 간호사는 환자가 기도나 명상하는 것을 관찰할 수 있다.

환자의 영성을 탐구할 기회는 많은 상황에 존재한다. 효과적인 영성 사정을 위해서는 환자와의 일상적인 상호작용에서 간호사의 온 존재가 영성을 발견하는 지표가 되어야 한다. 영성 사정을 위한 한 방법으로 '**FICA** Spiritual History Tool (Puchalski, 2007~2008)'이 있다. 이 방법은 영성에 대한 4가지 주요 요소에 대한 개방형 질문으로 구성되어 있다:

- **F**aith, belief, meaning(신앙, 신념, 의미): 자신이 스스로를 영적 또는 종교적이라고 생각하는지 그리고 자신에게 의미 있는 것은 무엇인가?
- **I**mportance and influence of these in one's life and what might be supportive in times of stress: 삶에서 위와 같은 것들의 중요성과 영향 그리고 스트레스를 완화시키는 것은 무엇인가?
- **C**ommunity(공동체): 자신이 소속되어 있고 자신에게 의미를 주며 지지해주는 영적 단체나 그 이외의 단체는 무엇인가?
- **A**ddress/action in care(돌봄 해결/행동): 건강 관리자는 치료 이외의 문제를 어떻게 해결하는가?

이 영성 사정 지침은 http://www.gwumc.edu/gwish/clinical/fica-spiritual/index.cfm에서 사용 가능하다.

영성과 종교

영성은 종교적 신념과 활동을 통해 표현될 수도 있지만, 이들 용어와 동의어는 아니다. **종교(religion)**는 신에 대한 믿음과 행동 그리고 사람들에 의해 공유되는 신과의 관계를 성문화해놓은 것이다. 종교는 이스라엘의 유대교나 인도의 힌두교처럼 지배적인 문화와 매우 밀접한 관계가 있을 수 있고, 미국의 아미시(Amish)처럼 반

문화적일 수도 있다. 많은 기독교 종파 같은 일부 종교는 다른 문화 사람들을 포함하기도 한다. 종교의 가르침은 일반적으로 옳고 그름에 대한 규칙과 이러한 영역과 관련된 이슈들을 다루기 위한 지침을 포함한다.

생각해보기

영적 문제 인식하기

영적 이슈들은 종종 설명할 수 없는 중요한 경험을 반영한다. 이러한 경험들은 고통, 용서, 희망, 사랑 또는 불가사의한 일들이다. 환자를 돌보는 동안, 간호사는 영적 문제를 반영하는 의견 또는 질문을 듣거나 행동을 관찰하게 된다. 다음의 예를 고려해보자:

환자 또는 가족이 말하기를,

"신이 나에게(또는 그녀에게) 이러는 이유를 모르겠어요."

"나는 천국에 갈 수 없을 것 같아요."

"날 위해 기도해줄래요?"

"이유는 모르겠지만, 수술 받는 게 걱정이 돼요."

"나는 그가 원할 때마다 해변에 기꺼이 가고 싶었어요."

"나는 신을 믿고 항암치료를 받지 않아야 한다고 생각해요. 신은 내가 완벽히 그를 믿기 원하세요."

"내 수입 없이 가족들이 어떻게 살지 모르겠어요."

"우리는 그에게 오토바이를 사지 말라고 말했어요."

"당신은 기적을 믿나요?"

환자 또는 가족에게서 다음 행동들을 관찰할 수 있다:

경전을 읽음

종교적 장신구 또는 의복 착용

기도 또는 명상

걱정이나 깊은 생각에 잠긴 채로 창문을 응시

위의 각 예제에서

- *이러한 말이나 행동에서 영적 문제가 어떻게 반영되어 있는가?*
- *어떠한 개인적 신념 또는 경험이 당신의 감정에 영향을 미치고 이러한 말이나 행동에 반응하게 하는가?*
- *각각의 말과 행동에서 당신에게 의문을 갖게 했던 측면을 기술해보자.*
- *당신은 이러한 말과 행동에 어떻게 반응할 것인가? 어떤 상황이 당신에게 좀 더 편안하고, 덜 편안한가?*

종교적 신념과 가르침은 특정 세계관으로부터 나오기 때문에, 규칙과 가치는 종교들 간에 다양할 수 있다. 한 종교나 종파 내의 작은 생각이 다른 종교에서는 심각한 딜레마를 만들 수 있다. 여성의 적절한 복장에 대한 규범이 한 예이다. 예를 들면, 대부분의 기독교 종파에서는 여성의 복장에 대한 규정이 거의 없지만, 일부 기독교 종파에서는 여성은 오직 치마 또는 드레스를 입어야 하며, 화장을 하거나 머리를 잘라서는 안 된다고 가르친다. 아미시 여성은 특정한 방식으로 옷을 입으며, 정통 무슬림과 유대인은 공공장소에서 여성이 어떻게 옷을 입어야 하는지에 대한 엄격한 규칙이 있다.

특정 종교에서 옳거나 그르다고 생각되는 것들이 사회 전체의 윤리적 관점과 일치하는 것은 아니다. 예를 들면, 한 여자 신생아가 아버지가 행한 음핵절제술 과정 중 생긴 생식기 부위 외상으로 인해 심각하게 감염된 상처로 병원에 도착했다. 간호사나 기관의 관점으로 볼 때, 이는 심각한 생식기 손상으로 학대에 해당한다. 다른 예는 수혈을 금기시하는 여호와의 증인의 신념으로, 수혈이 의학적으로 생명을 구하기 위한 방법으로 필요할 때 딜레마가 생기게 된다.

자신에게 질문하기

영성은 나의 간호실무에 어떻게 영향을 미쳤는가?

- 종교적 또는 영적 신념 또는 행동이 나에게 중요한가?
- 나의 영성이나 종교적 관점이 전문인으로서 간호에 대한 나의 선택에 어떻게 영향을 주었는가?
- 나의 영성 또는 종교적 관점이 나의 간호실무에 영향을 미치거나 받아들여졌다고 생각하는가?

종교성은 종교의 표현 양상인 신념 또는 행위와 관련된다. 여기에는 특히 기도, 의식, 식습관, 복장 및 경전 연구가 포함된다. 간호사가 환자와 가족에게 중요한 종교적 행동과 신념을 인식하는 것은 간호계획에 종교적 요구를 반영하는 데 도움이 된다. 또한 건강에 영향을 미칠 수 있는 다른 종교의 신념과 행동에 친숙한 것은 환자 간호에 개별적인 요구를 더 잘 반영할 수 있도록 하기 위해 중요하다(Andrews & Hanson, 2011). 이러한 정보는 간호사가 환자의 요구를 정확하게 확인하고, 환자를 지지하기 위해 또는 그들의 영적 요구를 충족시키기 위해 필요한 것을 탐구할 수 있는 기초를 제공한다. 예를 들면, 어떤 가톨릭 환자는 신부를 요청하지 않을 수 있고, 어떤 유대인 환자는 햄을 먹어도 문제가 없을 수 있으며, 종교가 없는 환자가 매일 명상을 할 수도 있다.

많은 사람들이 종교를 통해 영성을 표현하지만, 영적 표현은 여기에 국한되지 않는다. 많은 사람들이 신을 믿지만 교회에는 가지 않는다고 말한다. 대신, 그들은 자신을 위해 기도하거나 자연을 통해 또는 모든 생명에서 발견되는 초자연적인 힘이나 보편적 존재에서 신을 경험한다. 간호사는 반드시 각 환자의 표현과 영성 경험에 따라 간호계획을 세워야 한다.

신성한 공간 조성하기

의료 환경에서 종교적 문제를 해결하는 것은 간호사에게 환자와 같은 종교적 관점을 갖도록 요구하는 것은 아니다. 간호사는 다양한 영적 · 종교적 표현을 할 수 있는 환경을 조성하는 것이 필요하다. 과학과 기술 속에 신성한 공간을 만드는 것은 간호사의 창의력을 촉구한다. 간호는 환자의 명상을 위한 고요함, 개별적 의식을 위한 개인적 공간의 배치, 적절한 영적 지지자와의 연결 또는 특정 음식의 제공을 포함한다.

환자의 영적 요구에 대한 사정을 기반으로 하고, 환자의 허락을 구한 후 환자의 전통에 맞게 환자와 기도를 하거나 경전을 읽는 것은 간호의 일부가 될 수 있다. 그 경전은 기도의 치료적 가치에 대한 근거를 제공하며, 기도는 중요한 중재가 될 수 있다(Breslin & Lewis, 2008; Dossey, 2001; Helming, 2011; Narayanasamy & Narayanasamy, 2008). 치료적 중재로서, 환자를 위한 기도를 하기 전에 환자에게 허락을 구하는 것은 간호에서 중요한 부문이다. 환자가 부탁하지 않은 의료인의 기도는 환자나 가족을 불편하게 하거나 환자의 것과는 다른 치료목표를 가져오게 되고, 환자는 이를 비윤리적이라고 여길 것이다(French & Narayanasamy, 2011; Narayanasamy & Narayanasamy, 2008). 이러한 경향이 심한 간호사는 개인적인 기도에 환자의 최대 이익을 위한 기도를 포함하는 것이 좋다. 결론적으로 간호사는 다른 사람에게 자신의 견해를 강요하지 않도록 주의하면서, 자신의 영적 · 종교적 관점을 벗어난 행동을 인식할 필요가 있다.

종교적 신념에 대한 딜레마

환자가 종교적 신념이나 영적 견해를 이유로 의학적 치료를 거부할 때, 딜레마가 발생할 수 있다. 예를 들면, 암 치료를 위해 항암요법보다 치유 기도에 의지하기로 한 환자는 비합리적인 사람으로 생각되고, 그들의 의사결정 능력은 의심을 받게 될 것이다. 만약 환자가 발생 가능한 모든 위험에 대해 설명을 듣고도 종교적 신념을 이유로 수혈을 거부한다면, 이는 신중한 결정으로 간주할 수 있다. 하지만 만약 부모가 같은 신념을 이유로 자녀에 대한 수혈을 거부한다면, 방치 또는 학대로 재판을 받을 수 있다. 학대받는 한 여성에게 결혼생활을 그만두도록 권고한 건강제공자는 환자가 종교적 신념을 이유로 이를 거부하는 경우에 도움을 요청하는 환자의 요구에 소극적인 반응을 하게 될 수도 있다.

사례

종교적 신념과 의학적 치료가 충돌하는 경우-Part 1

수엘라는 33세 미혼 여성으로 성결교회(Holiness)에 다니면서 뱀을 다루는 의식에 참여한다. 3일 전, 그녀는 예배 중에 뱀에게 두 번이나 물렸다. 예배가 끝난 다음, 그녀는 교회의 관습에 따라 치료를 위해 기도를 해주는 목사와 함께 있었다. 그 종교에서는 해독제를 믿지 않았다. 수엘라와 같은 교회 소속이 아닌 그녀의 부모와 자매들은 그녀를 병원에 데려왔다. 수엘라는 신부전이었다. 입원시에 그녀는 의식이 있었으나 무기력했고, 간호사에게 반복적으로 어떠한 수혈, 투석, 영양 튜브 삽입 또는 연명의료도 받지 않겠다고 말했다. 그녀는 신을 믿어서 해독제를 원하지 않았다고 주장하면서 "나의 왕께서 나를 돌봐주실 거예요."라고 말했다. 그녀가 중환자실로 옮겨질 때, 주치의는 그녀가 수혈, 투석, 영양 튜브, 심폐소생술 또는 연명의료를 원하지 않았음을 나타내는 환자와의 대화를 문서화하였다. 주치의는 또한 투석 지시를 내렸던 신장내과 의사와도 의논하였다. 두 번째 투석 치료를 준비하려던 간호사는 주치의의 기록을 읽고 윤리적 딜레마를 인식하였다.

생각해보기

종교적 신념과 의학적 치료간의 갈등 다루기

- *이 상황에서 간호사는 무엇을 해야 하는가?*
- *당신은 이 환자의 결정에 어떻게 반응할 것인가?*
- *당신은 종교적 신념 때문에 발생한 딜레마를 다루는 데 어떤 원칙을 따를 것인가?*
- *개인적으로 어떤 종교적 또는 영적 행동이 당신의 건강에 중요한가?*
- *어떤 개인적 신념이 당신의 건강 돌봄 결정에 영향을 주는가?*

사례

종교적 신념과 의학적 치료가 충돌하는 경우–Part 2

이 상황에서 간호사는 윤리적 상담을 요청했고, 병원 윤리위원회 임원들은 수엘라와 대화를 했다. 비록 환자는 무기력했지만, 그녀는 질문을 받았을 때 고개를 끄덕이거나 "네", "아니오"로 대답했다. 환자는 입원시 기록처럼, 같은 바람으로 다시 강조하여 말하였다. 치료를 받지 않을 경우 어떤 일이 생기는지 그녀에게 물어봤을 때, 그녀는 "내가 죽겠죠."라고 대답했다. 의사는 윤리위원회 임원 앞에서 환자에게 다시 말했고, 그녀는 다시 한 번 이전의 바람을 되풀이했다. 의사는 투석을 멈췄고, 가족들이 환자를 만난 후 그들과 만나는 자리를 마련했다. 그날 이후 환자는 마음을 바꿨다고 말했고, 이제는 모든 것을 다 하길 원했다. 윤리위원회 임원들이 다시 한 번 소집되었다. 그들이 그녀에게 왜 마음을 바꿨는지 물어봤을 때, 그녀는 "가족 때문에요."라고 대답했다. '모든 것'의 의미를 좀 더 살펴보면, 환자는 투석, 수혈, 영양 튜브는 시행하되, 심폐소생술과 기관내삽관은 거부하는 것을 의미했다.

생각해보기

가족이 다른 종교적 신념을 가진 경우

- *간호사로서, 이 환자의 새로운 의사결정에 대해 어떻게 느끼는가?*
- *현재 상황이 만드는 새로운 딜레마를 알 수 있는가?*
- *이 상황에서 강제성의 근거가 있는가? 만약 있다면, 당신은 어떻게 반응할 것인가?*
- *당신의 영적 견해는 이 환자와 가족에 대한 당신의 돌봄에 어떻게 영향을 미칠 것인가?*

영성의 육성

돌봄 제공은 간호사의 신체적 · 감성적 건강과 마찬가지로 영적 건강에 의해서도 영향 받는다. 다른 사람의 영성을 돌보는 능력을 갖추려면 먼저 간호사 스스로 자신의 영성을 돌보아야 한다(Burkhardt & Nagai-Jacobson, 2002, 2013). 고유의 신체–정신–영성을 가진 존재로서 우리 스스로를 인식하는 것을 포함하는 자기인식은 다른 사람에게서 동일한 전체성을 인식하는 기초가 된다.

신체와 정신의 건강에 유지와 돌봄이 필요한 것처럼, 영성 또한 육성이 필요하다. 영성을 돌보는 것은 명상과 내면에 주의를 기울이는 것을 포함한다. 영성은 여러 가지 방법으로 육성할 수 있으며, 성장하기 위해 스스로의 영적 요구를 발견해야 한다. 기도, 명상, 음악, 예배, 의식 공유는 중요할 수 있다. 영성은 가정, 자연 또는 신성한 공간에서 친구나 가족과 특별한 시간을 갖거나 혼자 시간을 보내면서 육성될 수 있다. 휴식, 놀이, 창조적 활동에 대한 욕구에 집중하는 것은 영성을 돌보는 다른 방법이다. 영성은 자신의 이야기를 공유함으로써 매우 심오한 방식으로 육성될 수 있다. 간호사가 자신의 영성을 육성하는 데 좀 더 익숙해지게 되면, 환자와 가족과 함께 이 과정을 더 잘 인식하고 지원할 수 있게 된다.

요약

환자를 돌볼 때 영적 · 문화적 측면에 주의를 기울이는 것은 전인적 간호의 중요한 부문이다. 우리 사회에서 문화적 · 영적 표현의 다양성은 간호사가 이 영역들의 문제와 이슈들을 확인하고 그것들을 능숙하고 자신 있게 해결하도록 요구한다. 다양한 문화와 종교의 가치, 신념 및 행동에 대해 잘 아는 것은 주의깊게 환자의 문화적 · 영적 사정을 하는 데 유용하다. 간호사의 문화적 · 영적 가치, 신념 그리고 표현에 대한 자기인식은 이러한 부문을 환자와 해결하기 위해 필수적이다. 이러한 인식은 다른 사람들에게 자신의 관점을 강요하지 않도록 주의하면서, 간호사를 자신의 영적 · 문화적 관점에 따라 행동하도록 한다. 이러한 방법으로, 환자의 문화적 · 영적 표현과 경험에 대한 이슈와 요구를 확인하는 사정을 통해 돌봄 계획을 더 잘 세울 수 있다.

주요내용

- 문화는 건강과 치유에 대한 신념과 행동에 영향을 주기 때문에, 문화적 사정은 포괄적인 간호 사정에 필수적이다.
- 다문화 사회의 다양성으로 효과적인 간호를 제공하는 것은 간호사의 문화적 역량을 필요로 한다. 문화적 역량은 환자와 간호사 사이에 문화적 관점의 차이가 있을 때 발생하는 딜레마를 방지할 수 있다.
- 의료기관의 문화는 그 기관의 서비스를 받는 사람들의 문화와 매우 다를 수 있다. 자율성, 선행, 자기결정권과 같은 가치를 환자, 가족 그리고 의료제공자의 문화적 관점으로 각각 생각해 볼 필요가 있다.
- 보완대체요법 또는 통합요법을 전통적인 의료기관을 찾는 많은 사람들이 사용한다. 환자가 사용되는 다양한 요법을 간호사가 인지하고 있을 때, 간호가 향상된다. 전통의료지식, 전통의료기관과의 협조, 전통치료사는 간호사가 좀 더 문화적으로 적합한 간호를 제공할 수 있도록 도울 수 있다.

- 의사소통은 문화적으로 적합하고 영성적으로 민감한 돌봄을 제공하고, 법적 문제나 다른 딜레마를 막는 필수 요소이다.
- 건강과 치유는 'holy' 그리고 'whole'과 관련이 있다. 인간은 본질적으로 신체적-정신적-영적 존재이기 때문에, 영성은 오랫동안 치유와 건강관리의 구성요소가 되어왔다.
- 전인적 관점에 근거하여 간호는 영성의 사정과 영적 요구를 해결하는 중재를 포함하는데, 이는 종교적 · 영적 관점이 의료 선택에 영향을 미칠 수 있다는 것을 인식하고 있기 때문이다.
- 영성에 대한 표현은 다양하며 종교적 표현에만 국한되지 않는다. 종교적 가치는 사회 전체의 윤리적 관점과 항상 일치할 수는 없다.
- 영적 간호를 제공하는 것은 간호사에게 자신의 영성과 환자의 영적 문제에 주의를 기울이고, 종교적 · 영적 표현이 다양한 환경을 조성하도록 요구한다. 간호사는 그들 자신의 문화적 · 영적 또는 종교적 관점으로부터 나오는 행동을 인식할 필요가 있으며, 이러한 관점을 다른 사람들에게 강요해서는 안 된다.

토론주제와 탐구활동

1. 문화적 · 영적 · 종교적 가치가 건강과 치유에 대한 개인적 선택에 어떻게 영향을 미치는지 고려해보자. 이 문제에 대한 유사점과 차이점에 주목하면서, 다른 친구들과 논의해보자.
2. 보건의료체계의 어떤 면이 간호사로서 당신을 힘들게 하는가? 개인적 갈등 그리고 그 갈등에 내재된 신념과 가치를 확인해보자.
3. 당신 또는 지인이 의료기관 내의 다른 사람과 갈등을 겪었던 때를 회상해보자. 어떠한 가치, 신념 또는 이해관계가 갈등의 원인이 되었는가?
4. 당신 또는 지인이 경험했던 비전통적 요법 또는 민간요법에 대해 다른 학생들과 논의해보자. 왜 그 요법을 사용했는가? 그 요법에 대해 어떻게 알게 되었는가? 그 요법은 기존 의학적 치료를 대신해서 사용되었는가? 아니면 동시에 사용되었는가? 결과는 어떠했는가? 국립보완대체의학센터(http://www.nccam.nih.gov)를 통해 보완대체요법에 대해 조사해보자.

5. 당신을 영적으로 성장시키는 10가지를 나열해보자. 어제, 지난주 또는 지난달에 당신은 이러한 것들을 얼마나 자주 했었는지 생각해보자. 다음 주 동안 매일 적어도 한 가지씩 하기 위한 계획을 세워보자.
6. 친숙하지 않은 종교적 관습 또는 보완대체요법을 선택해보자. 이러한 관습 또는 요법에 대해 문헌을 읽거나 동료, 의사 또는 그 관습을 행했거나 요법을 받았던 사람들과 논의를 통해 탐구해보자.
7. 의료 환경에서 간호사가 어떻게 신성한 공간을 만들 수 있는지 논의해보자.
8. 딜레마를 느꼈던 종교적 신념에 기반한 환자의 건강관리 선택 또는 행동에 대해 논의해보자. 어떻게 전문적인 방식으로 이 상황에 접근할지 고려해보고, 자신의 선택을 이끈 윤리적 입장을 설명해보자.
9. 다음 웹사이트를 통해 문화적 역량, 다양성 및 영적 간호에 대한 지식을 확장해보자.

http://www.nursingworld.org/MainMenuCategories/EthicsStandards/Ethics-Position-Statements

http://www.innovations.ahrq.gov/CulturalCompetence.aspx

http://nccc.georgetown.edu/ (National Center for Cultural Competence)

http://www.hrsa.gov/culturalcompetence/index.html

http://www.tcns.org/index.html (Transcultural Nursing Society)

http://www.tcns.org/TCNStandardsofPractice.html (Standards of Practice for Culturally Competent Nursing Care)

http://cccm.thinkculturalhealth.hhs.gov/ (USDHHS Office of Minority Health)

http://www.gwumc.edu/gwish/clinical/fica-spiritual/index.cfm (Institute for Spirituality and Health, George Washington University)

http://www.spiritualityandhealth.duke.edu/

http://www.ish-tmc.org/ (Institute for Spirituality and Health, Texas Medical Center)

http://www.csh.umn.edu/modules/index.html (Free online learning-integrative therapies)

http://www.spiritualityhealth.com

http://www.ahna.org/

참고문헌

Adams, K. E., Cohen, M. H., Eisenberg, D., & Jonsen, A. R. (2002). Ethical considerations of complementary and alternative medical therapies in conventional medical settings. *Annals of Internal Medicine, 137*(8), 660–664.

American Nurses Association. (1991, October 22). Ethics and human rights position statements: Cultural diversity in nursing practice. Author. Retrieved February 13, 2012, from http://www.nursingworld.org/MainMenuCategories/EthicsStandards/Ethics–Position–Statements/prtetcldv14444.html

Andrews, M. M. (2011). Cultural diversity in the health care workforce. In M. M. Andrews & J. S. Broyle (Eds.), *Transcultural concepts in nursing care* (6th ed., pp. 297–326). Philadelphia: Lippincott, Williams & Wilkins.

Andrews, M. M., & Hanson, P. A. (2011). Religion, culture, and nursing. In M. M. Andrews & J. S. Broyle (Eds.), *Transcultural concepts in nursing care* (6th ed., pp. 355–407). Philadelphia: Lippincott, Williams & Wilkins.

Barnett, H. (2007). Complementary and alternative medicine and patient choice in primary care. *Quality in Primary Care, 15*, 207–212.

Bednarz, H., Schim, S., & Doorenbos, A. (2010). Cultural diversity in nursing education: Perils, pitfalls, and pearls. *Journal of Nursing Education, 49*(5), 253–260.

Breslin, M. J., & Lewis, C. A. (2008). Theoretical models of the nature of prayer and health: A review. *Mental Health, Religion & Culture, 11*(1), 9–21.

Burkhardt, M. A. (1994). Becoming and connecting: Elements of spirituality for women. *Holistic Nursing Practice, 8*, 12–21.

Burkhardt, M. A., & Nagai–Jacobson, M. G. (2002). *Spirituality: Living our connectedness*. Clifton Park, NY: Delmar.

Burkhardt, M. A., & Nagai–Jacobson, M. G. (2013). Spirituality and health. In B. M. Dossey & L. Keegan, *Holistic nursing: A handbook for practice* (6th ed., pp. 721–749). Burlington, MA: Jones & Bartlett Learning.

Campinha–Bacote, J. (2007). *The process of cultural competence in the delivery of healthcare services: The journey continues*. Cincinnati, OH: Transcultural C.A.R.E. Associates.

Chater, K., & Tsai, C. T. (2008). Palliative care in a multicultural society: A challenge for Western ethics. *Australian Journal of Advanced Nursing, 26*(2), 95–100.

Dossey, L. (2001). *Healing beyond the body*. London: Times Warner.

Engebretson, J. C. (2013). Cultural diversity and care. In B. M. Dossey & L. Keegan (Eds.), *Holistic nursing: A handbook for practice* (6th ed., pp. 677–702). Burlington, MA: Jones & Bartlett Learning.

French, C., & Narayanasamy, A. (2011). To pray or not to pray: A question of ethics. *British Journal of Nursing, 20*(18), 1198–1204.

Giger, J. N., & Davidhizar, R. E. (2007). *Transcultural nursing: Assessment and intervention* (5th ed.). St. Louis, MO: Mosby.

Helming, M. B. (2011). Healing through prayer: A qualitative study. *Holistic Nursing Practice, 25*(1), 33–44.

Jeffreys, M. (2010). *Teaching cultural competence in nursing and health care* (2nd ed.). New York: Springer Publishing.

Leininger, M. (1991). Transcultural care principles, human rights, and ethical considerations. *Journal of Transcultural Nursing, 3*, 21–22.

Leininger, M., & McFarley, M. R. (2005). *Culture care diversity and universality: A worldwide nursing theory* (2nd ed.). Burlington MA: Jones & Bartlett Learning.

Liehr, M. P. R., & Smith, M. J. (2008). Story theory. In M. J. Smith & P. R. Liehr (Eds.), *Middle range theory for nursing* (2nd ed.). New York: Springer.

Nagai–Jacobson, M. G., & Burkhardt, M. A. (1996). Viewing persons as stories: A perspective for holistic care. *Alternative Therapies in Health and Medicine, 2*, 54–58.

Narayanasamy, A., & Narayanasamy, M. (2008). The healing power of prayer and its implications for nursing. *British Journal of Nursing, 17*(6), 394–398.

Puchalski, C. M. (2007 - 2008). Spirituality and the care of patients at the end–of–life: An essential component of care. *Omega, 56*(1), 33 - 46.

Puchalski, C. M., Ferrell, B., Virani, R., Otis–Green, S. Baird, P., Bull, J., . . . Sulmasy, D. (2009). Improving the quality of spiritual care as a dimension of palliative care: The report of the Consensus Conference. *Journal of Palliative Medicine, 12*(10), 885–904.

Ray, M. A. (2010). *Transcultural caring dynamics in nursing and health care*. Philadelphia, PA: F. A. Davis.

Rykkje, L., Eriksson, K., & Råholm, M. (2011). A qualitative metasynthesis of spirituality from a caring science perspective. *International Journal for Human Caring, 15*(4), 40–53.

Sewell, M. (Ed.). (1991). *Cries of the spirit: A celebration of women's spirituality*. Boston: Beacon Press.

Tafoya, T. (1996, May). Embracing the shadow: Mending the sacred hoop. Paper presented at the South Texas AIDS Training (STAT) for Mental Health Providers: The Human, Transcultural, and Spiritual Dimensions of HIV/AIDS, San Antonio, TX.

Appendix

부록

〈부록 1〉

한국간호사 윤리선언

제 정 2006. 2. 23

개 정 2014. 2. 19

우리 간호사는 인간의 존엄성과 인권을 옹호함으로써 국가와 인류사회에 공헌하는 숭고한 사명을 부여받았다.

이에 우리는 간호를 통한 국민의 건강 증진 및 안녕 추구를 삶의 본분으로 삼고 이를 실천할 것을 다음과 같이 다짐한다.

우리는 어떤 상황에서도 간호전문직으로서의 명예와 품위를 유지하며, 최선의 간호로 국민건강 옹호자의 역할을 성실히 수행한다.

우리는 인간 존엄성에 영향을 줄 수 있는 생명과학기술을 포함한 첨단 과학시술의 적용에 대해 윤리적 판단을 견지하며, 부당하고 비윤리적인 의료행위에 참여하지 않는다.

우리는 간호의 질 향상을 위해 노력하고, 모든 보건의료종사자의 고유한 역할을 존중하며 국민 건강을 위해 상호 협력한다.

우리는 이 다짐을 성심으로 지켜 간호전문직으로서의 사회적 소명을 완수하기 위해 최선을 다할 것을 엄숙히 선언한다.

〈부록 2〉

한국간호사 윤리강령

제정: 1972. 5. 12
개정: 1983. 7. 21
1995. 5. 25
2006. 2. 23
2013. 7. 23

간호의 근본 이념은 인간 생명의 존엄성과 기본권을 존중하고 옹호하는 것이다.

간호사의 책무는 인간 생명의 시작으로부터 끝에 이르기까지 건강을 증진하고, 질병을 예방하며, 건강을 회복하고, 고통을 경감하도록 돕는 것이다.

간호사는 간호대상자의 자기결정권을 존중하고, 간호대상자 스스로 건강을 증진하는 데 필요한 지식과 정보를 획득하여 최선의 선택을 할 수 있도록 돕는다.

이에 대한간호협회는 국민의 건강과 안녕에 이바지하는 전문인으로서 간호사의 위상과 긍지를 높이고, 윤리의식의 제고와 사회적 책무를 다하기 위하여 이 윤리강령을 제정한다.

I. 간호사와 대상자

1. 평등한 간호 제공: 간호사는 간호대상자의 국적, 인종, 종교, 사상, 연령, 성별, 정치적 · 사회적 · 경제적 지위, 성적 지향, 질병과 장애의 종류와 정도, 문화적 차이를 불문하고 차별 없는 간호를 제공한다.
2. 개별적 요구 존중: 간호사는 간호대상자의 관습, 신념 및 가치관에 근거한 개인적 요구를 존중하여 간호를 제공한다.
3. 사생활 보호 및 비밀유지: 간호사는 간호대상자의 사생활을 보호하고, 비밀을 유지하며 간호에 필요한 정보 공유만을 원칙으로 한다.
4. 알 권리 및 자기결정권 존중: 간호사는 간호대상자를 간호의 전 과정에 참여시키며, 충분한 정보 제공과 설명으로 간호대상자가 스스로 의사결정을 하도록 돕는다.
5. 취약한 대상자 보호: 간호사는 취약한 환경에 처해 있는 간호대상자를 보호하고 돌본다.
6. 건강 환경 구현: 간호사는 건강을 위협하는 사회적 유해환경, 재해, 생태계의 오염으로부터 간호대상자를 보호하고, 건강한 환경을 보전 · 유지하는 데에 참여한다.

II. 전문가로서 간호사의 의무

7. 간호표준 준수: 간호사는 모든 업무를 대한간호협회 업무 표준에 따라 수행하고 간호에 대한 판단과 행위에 책임을 진다.
8. 교육과 연구: 간호사는 간호 수준의 향상과 근거기반 실무를 위한 교육과 훈련에 참여하고, 간호 표준 개발 및 연구에 기여한다.
9. 전문적 활동: 간호사는 전문가로서의 활동을 통해 간호정책 및 관련제도의 개선과 발전에 참여한다.
10. 정의와 신뢰의 증진: 간호사는 의료자원의 분배와 간호활동에 형평성과 공정성을 유지하여 사회의 공동선과 신뢰를 증진하는 데에 참여한다.
11. 안전한 간호 제공: 간호사는 간호의 전 과정에서 인간의 존엄과 가치, 개인의 안전을 우선하여야 하며, 위험을 최소화하기 위한 조치를 취한다.
12. 건강 및 품위 유지: 간호사는 자신의 건강을 보호하고 전문가로서의 긍지와 품위를 유지한다.

한국간호사 윤리강령 (계속)

III. 간호사와 협력자

13. 관계윤리 준수: 간호사는 의료와 관련된 전문직 · 산업체 종사자와 협력할 때, 간호대상자 및 사회에 대한 윤리적 의무를 준수한다.
14. 대상자 보호: 간호사는 간호대상자의 건강과 안전이 위협받는 상황에서 적절한 조치를 취한다.
15. 생명과학기술과 존엄성 보호: 간호사는 인간생명의 존엄성과 안전에 위배되는 생명과학기술을 이용한 시술로부터 간호대상자를 보호한다.

〈부록 3〉

한국간호사 윤리지침

제 정 2007. 2. 23

개 정 2014. 2. 19

제1장 총 칙	제11조(비밀 유지)	제22조(간호업무의 위임)
제1조(목적)	제12조(의무기록 관리책임)	제23조(옹호자 역할 수행)
제2조(제반 법령 준수)	제13조(자기결정권 존중)	제24조(비윤리적 행위 거부)
제2장 일반적 윤리	제14조(알권리 존중)	제25조(비윤리적 행위 보고)
제3조(간호사의 사명)	제15조(가족참여 존중)	제26조(비공인 간호행위 금지)
제4조(인권 존중)	제16조(건강환경 구현)	제27조(간호사의 자기계발)
제5조(윤리적 간호 제공)	제17조(인간존엄성 보호와 생명과학기술)	제28조(간호연구 활동)
제6조(건강 및 품위유지)	제18조(연명의료와 간호)	제29조(전문직 단체 활동)
제3장 대상자에 대한 윤리	제19조(임종과정의 환자 간호)	제30조(간호정책 참여)
제7조(평등한 간호제공)	**제4장 전문직으로서의 윤리**	제31조(정의와 신뢰의 증진)
제8조(취약한 대상자 보호)	제20조(간호표준 준수)	**제5장 협력자에 대한 윤리**
제9조(개별적 요구 존중)	제21조(개인적 책임)	제32조(관계윤리 준수)
제10조(사생활 보호)		제33조(대외협력)

제1장 총칙

제1조(목적) 이 '한국간호사 윤리지침'(이하 '지침'이라 한다.)의 목적은 대한간호협회가 제정한 '한국간호사 윤리선언'과 '한국간호사 윤리강령'의 기본정신을 실천하기 위한 구체적 행동지침을 마련함으로써 국민의 건강 및 안녕을 증진하고 인권 신장에 기여하는 데 있다.

제2조(제반 법령 준수) 이 지침은 국제적으로 공인된 간호윤리에 관한 선언 · 강령 · 지침과 대한민국의 관련 제 법령, 대한민국 정부가 조인하거나 승인한 관련 조약과 국제협약 등을 준수한다.

제2장 일반적 윤리

제3조(간호사의 사명) 간호사는 인간의 존엄성과 인권을 존중하고 옹호하며, 간호대상자의 건강과 안녕을 증진하는 사명을 갖는다. (본 윤리지침에서 간호대상자는 개인, 가족, 지역사회를 포함한다.)

제4조(인권 존중)

① 간호사는 어떠한 이유에서도 인간을 수단으로 이용해서는 아니 되며, 목적 자체로 대우하여야 한다.

② 간호사는 인간의 윤리적 의무, 법적 권리에 대해 알고 있어야 하며, 그들의 권리를 존중하고 옹호하여야 한다. 특히 다음 각 호의 인권을 존중하여야 한다.

1. 인간은 온전한 인간으로서 존경받으며 태어날 권리를 가진다.
2. 인간은 품위 있는 죽음을 맞이할 권리를 가진다.
3. 인간은 자신의 신체에 대해 양도당하지 않을 권리를 가진다.
4. 인간은 건강한 생활을 누릴 권리를 가진다.

제5조(윤리적 간호 제공)

① 간호사는 선의를 가지고 성실하게 간호대상자를 간호하여야 한다.

② 간호사는 어떤 상황에서도 간호대상자에게 최선의 간호를 제공하기 위해 노력하여야 한다.

③ 간호사는 간호가 필요한 상황에서 어떠한 경우라도 간호대상자를 떠나거나 방치하여서는 아니 된다.

④ 간호사는 간호대상자를 간호할 때 소홀함, 부주의, 고의, 악의, 잘못된 정보제공 등으로 간호대상자에게 해를 끼쳐서는 아니 된다.

제6조(건강 및 품위유지)

① 간호사는 민주사회의 시민으로서 갖추어야 할 품위와 명예를 지키고, 법과 사회 상규가 요구하는 사항을 준수하여야 한다.

② 간호사는 주류, 마약, 향정신성 의약품 복용 및 대마 사용의 상태에서 간호에 임해서는 아니 된다.

③ 간호사는 자신의 신체적 건강은 물론 정신적, 사회 심리적, 영적 건강을 위해 건전한 생활을 유지하여야 한다.

④ 간호사는 전문직에 부합하는 단정한 용모와 복장, 언행 등을 갖추어 간호사의 이미지를 향상시켜야 한다.

⑤ 간호사는 교차 감염이나 의인성 질병이 발생하지 않도록 자기의 위생 관리를 철저히 하여야 한다.
⑥ 간호사는 자신의 직위를 이용하여 특혜나 정당하지 않은 이익을 취하여서는 아니 된다.
⑦ 간호사는 간호할 때 간호대상자가 성적 접촉으로 오인하거나 유도될 수 있는 행동과 사적 관계 형성을 피하여야 한다.
⑧ 간호사는 간호직의 품위를 손상시키는 동료의 행위를 개선하기 위하여 노력하여야 한다.

제3장 대상자에 대한 윤리

제7조(평등한 간호제공)

① 간호사는 간호대상자의 국적, 인종, 연령, 성별, 정치적 · 사회적 · 경제적 지위, 성적 지향을 불문하고 차별 없는 간호를 제공하여야 한다.
② 간호사는 간호대상자의 종교와 신념, 사상의 자유를 존중하여야 하며, 자신의 종교적 관점과 신앙 행위를 강요하여서는 아니 된다.
③ 간호사는 간호대상자의 관습과 문화의 다양성을 이해하고 존중하여야 한다.
④ 간호사는 간호대상자의 질병과 장애의 종류와 정도에 무관하게 동등한 간호를 제공하여야 한다.

제8조(취약한 대상자 보호)

① 간호사는 노인, 여성, 아동, 장애인, 시설수용자, 불법 체류자, 정신질환자, 극빈자 등 자신의 권익을 위한 주장과 의사결정이 어려운 취약한 대상자의 인권을 옹호하여야 한다.
② 간호사는 취약한 환경에 처해 있는 간호대상자들이 의료 자원의 분배나 진료 및 간호의 우선순위 결정 등에서 불이익을 받지 않도록 그들의 권익을 대변하여야 한다.
③ 간호사는 취약한 환경에 처해 있는 간호대상자가 신체적, 정신적, 성적 학대를 받지 않고 그들의 인권이 침해되지 않도록 감시하고 보호하여야 한다.
④ 간호사는 취약한 환경에 처해 있는 간호대상자의 약점을 이용하여 연구가 이루어질 경우, 간호대상자 보호를 위해 적극적으로 활동하여야 한다. 임상시험심의위원회(IRB: Institutional Review Board) 등 관련 기구의 승인을 받은 경우는 심의규정을 준수하는지 감시한다.

제9조(개별적 요구 존중)

간호사는 간호대상자의 신체적, 사회 심리적, 영적 요구 등 개인의 요구에 따라 차별화된 간호를 제공하여야 한다.

제10조(사생활 보호)

① 간호사는 간호대상자의 사적인 환경을 조성하고 이를 유지하도록 도와야 한다.

② 간호사는 간호대상자의 사적인 대화, 간호 처치 및 개인위생 시 사생활이 보호되도록 노력하여야 한다.

③ 간호사는 간호 관련 인력과 간호학생 등이 간호대상자의 사생활을 존중하도록 교육하고 지도하여야 한다.

제11조(비밀 유지)

① 간호사는 간호대상자의 비밀을 유지하며 간호에 필요한 정보 공유만을 원칙으로 한다. 이때의 비밀은 간호사가 간호대상자나 가족, 보건 의료인으로부터 전달받은 사항뿐 아니라 간호사가 관찰한 것, 들은 것, 이해한 것 등을 포함한다.

② 간호사는 인수인계와 보고 시 간호대상자의 정보가 관계자 외의 타인에게 노출되지 않도록 주의하여야 한다.

③ 간호사는 학술 집담회 등에서 사례발표 시 간호대상자의 신분이 노출될 수 있는 정보를 공개하여서는 아니 된다.

④ 간호사는 간호대상자가 타인과 자신에게 해를 가할 우려가 있다고 판단될 때는 법령이 허용하는 범위 안에서 관계자에게 필요한 정보를 제공할 수 있다.

⑤ 간호사는 간호대상자의 서명이나 동의 없이 간호나 치료 상황을 녹음 · 촬영하여 공개하는 행위를 하지 말아야 하고, 또한 그러한 상황을 묵인하여서도 아니 된다.

⑥ 간호사는 직원과 간호학생 등이 간호대상자의 비밀을 보장하도록 교육하고 지도하여야 한다.

제12조(의무기록 관리책임)

① 간호사는 의무기록, 전자의무기록 및 건강기록부 등 간호대상자에 대한 기록을 방치하거나 소홀하게 관리해서는 아니 된다.

② 간호사는 간호수행 직후 사실에 근거하여 진실하고 성실하게 의무기록을 작성하여야 하며 허위 기록 및 수정을 요구받을 경우 이를 거부하여야 한다.

③ 간호사는 모든 형태의 의무기록 규정을 준수하여야 한다.

제13조(자기결정권 존중)

간호사는 간호대상자가 제반 간호에 대하여 선택하거나 거부할 권리를 존중하여야 한다. 단, 그 결정이 간호대상자에게 위해를 초래하는 경우는 예외로 한다.

제14조(알권리 존중)

① 간호사는 간호대상자가 자신의 건강상태나 자신에게 수행되는 간호에 대해 정확한 정보를 가질 권리가 있음을 인정하고 이를 존중하여야 한다.

② 간호사는 간호대상자가 자신에게 수행되는 진료 및 간호에 대해 충분한 정보를 가지고 의사결정에 참여할 권리가 있음을 인정하고 이를 존중하여야 한다.

③ 간호사는 간호대상자가 간호전문직의 권한과 책임 이외의 정보를 요구할 때 관계자의 도움을 받을 수 있도록 주선한다.

④ 간호사는 간호대상자에게 간호를 제공할 때, 간호대상자의 요구와 관심, 교육정도, 연령, 심신상태, 이해능력 등을 고려하여 간호의 목적, 방법, 기대되는 결과와 그에 따르는 위험성 등을 설명하여야 한다.

⑤ 간호사는 간호대상자가 의사결정 능력이 없거나 부족한 경우, 의사결정을 할 수 없는 경우, 미성년자인 경우, 기타 이에 상응하는 경우에는 법정 대리인 또는 성년후견인의 동의를 구하여야 한다.

제15조(가족참여 존중)

간호사는 간호대상자의 가족을 간호의 동반자로 인정하고 그들의 참여를 존중하여야 한다.

제16조(건강환경 구현)

① 간호사는 간호대상자의 생명과 안전을 보전하는 건강환경이 위협받을 소지가 있을 때 이를 묵인하여서는 아니 되며, 건강환경 구현을 위해 노력하여야 한다.

② 간호사는 재해위협으로부터 간호대상자를 보호하고, 재난 발생 시 개인적 또는 집단적으로 구호활동을 수행하여야 한다.

제17조(인간존엄성 보호와 생명과학기술)

① 간호사는 과학기술의 발전에 따른 올바른 가치관을 정립하고 인간중심의 간호에 관심을 두어야 한다.

② 간호사는 새로운 생명과학기술을 적용받는 간호대상자를 돌볼 때 해당 과학기술의 목적, 이득, 한계점을 인식할 수 있어야 한다.

③ 간호사는 다양한 과학기술에 관한 의료기관의 방침과 계획에 대해 알고 있어야 한다.

④ 간호사는 기증자에 의한 인공수정, 시험관 아기, 대리출산 등 보조생식술 사용에 대해 도덕적인 정당성을 확인할 수 있어야 한다.

⑤ 간호사는 간호대상자의 유전정보 노출에 따른 제반 문제점을 인식하고 유전정보 유출을 방지하여야 한다.

⑥ 간호사는 생명복제기술의 부작용과 이에 따른 인간의 존엄성 침해에 대해 인식하여야 한다.

⑦ 간호사는 장기 등을 매매하거나 이를 교사 또는 방조하여서는 아니 되며, 이를 알게 된 경우 관련 부서나 기관에 신고하여야 한다.

제18조(연명의료와 간호)

① 간호사는 연명의료와 간호를 받는 간호대상자의 생명에 관련된 문제 등을 간호사 자신의 가치 기준에 의해 판단하여서는 아니 된다.

② 간호사는 연명의료 결정으로 심폐소생술금지 처방이 내려진 간호대상자라도 기본적인 간호는 제공하여야 한다.

제19조(임종과정의 환자 간호)

① 간호사는 임종과정에 있는 간호대상자에게 안위를 제공하고 동반자 역할을 수행함으로써 간호대상자의 존엄성을 유지하도록 한다.

② 간호사는 임종과정에 있는 간호대상자에게도 수분과 영양공급 등 생명유지에 필요한 통상적인 간호는 제공하여야 한다.

③ 간호사는 연명의료를 결정한 간호대상자나 가족, 대리인이 호스피스 · 완화 간호를 요구할 때 이를 제공하여야 한다.

제4장 전문직으로서의 윤리

제20조(간호표준 준수)

간호사는 간호지식과 기술을 바탕으로 전문직 단체에서 개발한 간호실무표준에 따라 간호대상자에게 간호를 제공하여야 한다.

제21조(개인적 책임)

간호사는 자신의 전문적인 판단과 의사결정에 의해 수행한 간호에 대해 그 정당성을 설명하고 책임질 수 있어야 한다.

제22조(간호업무의 위임)

① 간호사는 간호행위를 위임할 경우에 위임받는 자의 자격과 업무능력의 범위를 고려하여야 하며, 그 위임하는 간호행위의 범위와 책임 소재 등을 명확히 정하여야 한다.

② 간호사는 무자격자에 의한 간호행위를 묵인 또는 방조하여서는 아니 된다.

③ 간호사는 교육에 필요한 제한된 범위 내에서 간호사의 지도 · 감독 하에 간호학생에게 간호업무를 수행하게 할 수 있으며, 그 결과에 대한 책임을 받아들여야 한다.

제23조(옹호자 역할 수행)

간호사는 보건의료인, 가족 등의 의사결정이 윤리적으로 정당하지 못하거나 간호대상자에게 불이익을 초래한다고 판단될 경우 간호대상자의 편에 서서 권익을 옹호하여야 한다.

제24조(비윤리적 행위 거부)

간호사는 인공임신중절, 안락사, 뇌사와 장기이식, 임종과정의 환자 치료 및 간호 등과 관련하여 윤리적으로 정당하지 않은 행위에는 참여를 거부하여야 한다.

제25조(비윤리적 행위 보고)

① 간호사는 보건의료인으로부터 불법 행위 또는 비윤리적 행위에 대한 협조 요청이 있을 경우 이를 해당 부서에 보고하여야 한다.

② 간호사는 보건의료인의 부적절한 행위로 인하여 간호대상자의 안녕이 위협받거나 위협받을 우려가 있는 경우, 정해진 절차에 따라 관련 부서나 기관에 보고하여야 한다.

제26조(비공인 간호행위 금지)

간호사는 근거중심의 간호를 수행하여야 하며, 간호학계에서 공인하지 않은 새로운 간호요법과 기술을 환자에게 적용하여서는 아니 된다.

제27조(간호사의 자기계발)

① 간호사는 원만한 인간관계와 효과적인 의사소통기술을 향상시키기 위해 노력하여야 한다.

② 간호사는 건강교육자로서 건강행위의 실천과 모범을 보여야 한다.

③ 간호사는 계속 학습을 통해 직무능력을 유지하고 개발하도록 노력하여야 한다.

④ 간호사는 시 · 도간호사회, 의료기관, 분야별 학회, 연구회 등에서 주관하는 연수, 보수 교육에 참여하여 새로운 간호지식과 기술을 습득하고 연마하여야 한다.

第28조(간호연구 활동)

① 간호사는 간호지식체계 및 기술 개발을 위해 연구 활동에 참여할 경우, 연구 윤리를 준수해야 하며 연구결과를 실무에 활용하여 간호의 질을 향상시키도록 노력하여야 한다.

② 간호연구자는 연구 참여 대상자에게 연구목적을 충분히 설명한 후 자발적인 동의를 받아야 한다.

③ 간호연구자는 연구과정 및 결과와 관련해 연구대상자의 사생활과 익명성을 보장하여야 한다.

④ 간호연구자는 연구방법에 대한 지식을 갖추어 연구과정에서 연구대상자에게 위해를 가하지 않도록 노력하여야 한다.

第29조(전문직 단체 활동)

① 간호사는 전문성 향상 및 권익보장을 위하여 대한간호협회, 한국간호과학회 등 전문직 단체 활동에 적극 참여하여야 한다.

② 간호사는 전문직 단체를 통하여 바람직한 간호실무 환경을 조성하고, 사회경제적으로 공정한 근무조건을 달성하고 유지하기 위한 활동에 참여하여야 한다.

③ 간호사가 전문직 단체행동에 참여할 때는 간호대상자의 안전과 이익을 우선적으로 고려하여야 한다.

第30조(간호정책 참여)

① 간호사는 간호 관련 정책의 형성과정과 입법 활동에 관심을 가지고 참여하여야 한다.

② 간호사는 국민건강을 위한 보건의료환경 조성에 필요한 제도나 정책을 국가와 사회에 요구하여야 한다.

③ 간호사는 국가의 보건의료환경에 관한 제도나 정책의 수행과정을 감시하여야 한다.

第31조(정의와 신뢰의 증진)

① 간호사는 간호대상자에게 필요한 의료자원과 사회 · 경제적 자원이 공정하게 배분되도록 그 과정을 감시해야 한다.

② 간호사는 사회의 요구에 대해 개방적인 태도로 임하며 윤리적인 행위로 반응하되, 간호전문직 가치와의 형평성을 유지하여 공동선을 지향하고 전문직 간호사로서 신뢰를 증진시키는 역할에 참여하여야 한다.

제5장 협력자에 대한 윤리

제32조(관계윤리 준수)

① 간호사는 보건의료인으로서의 고유한 역할과 직무가치를 이해하고 존중하며, 직무상 상호협력적인 관계를 유지하여야 한다.

② 간호사가 다른 보건의료인으로부터 업무를 위임받을 때, 서로 협력하며 책임 한계를 명확히 하여야 한다.

③ 간호사는 다른 보건의료인들과 상호 비방, 모함, 사생활 공개, 폭력 등의 언행을 삼가고 갈등 해소를 위해 노력해야 한다.

④ 간호사는 보건의료인 등 협력자와 갈등이 있을 때 간호대상자의 안전을 최우선으로 여겨야 한다.

⑤ 간호사는 의사의 처방을 수행하기 전에 처방이 간호대상자에게 최선의 이익을 줄 수 있는 것인지를 확인해야 하며, 부적절하다고 판단되는 경우 이를 의사에게 확인하여야 한다.

제33조(대외협력)

① 간호사는 국민의 건강요구 충족을 위한 지역적 · 국가적 · 국제적 노력에 협력하여야 한다.

② 간호사는 사회 재난 및 국가 위급 상황에서 간호사의 협력을 필요로 할 경우 적극적으로 참여하여야 한다.

〈부록 4〉

나이팅게일 선서

나는 일생을 의롭게 살며 전문 간호직에 최선을 다할 것을 하느님과 여러분 앞에 선서합니다.

나는 인간의 생명에 해로운 일은 어떤 상황에서도 하지 않겠습니다.

나는 간호의 수준을 높이기 위하여 전력을 다하겠으며, 간호하면서 알게 된 개인이나 가족의 사정은 비밀로 하겠습니다.

나는 성심으로 보건의료인과 협조하겠으며 나의 간호를 받는 사람들의 안녕을 위하여 헌신하겠습니다.

본 선서문은 히포크라테스 서약문을 일부 따른 것이며 나이팅게일을 기념하기 위해 그의 이름으로 바쳐진 것이다. 1893년 미국 미시건주 디트로이트시 하퍼 병원 파라나 간호학교 졸업식에서 처음으로 사용된 것이 쓰여 왔으나, 각 간호교육기관에서 사용하는 서약문이 통일되지 않아 사용중인 서약문들을 수집 분석하여 서약문을 '선서'로 하고, 대표자회의(1988. 1. 22)에서 통일번역문안을 마련, 제55회 정기대의원총회(1988. 2. 12)에서 확정했다.

※ 부록 1~4 출처: 대한간호협회
http://www.koreanurse.or.kr

〈부록 5〉

THE ICN CODE of Ethics for Nurses

제정 1953년
최근 개정 2012년

The ICN Code of Ethics for Nurses has four principal elements that outline the standards of ethical conduct.

ELEMENTS OF THE CODE

1. Nurses and people

The nurse's primary professional responsibility is to people requiring nursing care.

In providing care, the nurse promotes an environment in which the human rights, values, customs and spiritual beliefs of the individual, family and community are respected.

The nurse ensures that the individual receives accurate, sufficient and timely information in a culturally appropriate manner on which to base consent for care and related treatment.

The nurse holds in confidence personal information and uses judgement in sharing this information.

The nurse shares with society the responsibility for initiating and supporting action to meet the health and social needs of the public, in particular those of vulnerable populations.

The nurse advocates for equity and social justice in resource allocation, access to health care and other social and economic services.

The nurse demonstrates professional values such as respectfulness, responsiveness, compassion, trustworthiness and integrity.

2. Nurses and practice

The nurse carries personal responsibility and accountability for nursing practice, and for maintaining competence by continual learning.

The nurse maintains a standard of personal health such that the ability to provide care is not compromised.

The nurse uses judgement regarding individual competence when accepting and delegating responsibility.

The nurse at all times maintains standards of personal conduct which reflect well on the profession and enhance its image and public confidence.
The nurse, in providing care, ensures that use of technology and scientific advances are compatible with the safety, dignity and rights of people.
The nurse strives to foster and maintain a practice culture promoting ethical behaviour and open dialogue.

3. Nurses and the profession

The nurse assumes the major role in determining and implementing acceptable standards of clinical nursing practice, management, research and education.
The nurse is active in developing a core of research–based professional knowledge that supports evidence–based practice.
The nurse is active in developing and sustaining a core of professional values.
The nurse, acting through the professional organisation, participates in creating a positive practice environment and maintaining safe, equitable social and economic working conditions in nursing.
The nurse practices to sustain and protect the natural environment and is aware of its consequences on health.
The nurse contributes to an ethical organisational environment and challenges unethical practices and settings.

4. Nurses and co–workers

The nurse sustains a collaborative and respectful relationship with co–workers in nursing and other fields.
The nurse takes appropriate action to safeguard individuals, families and communities when their health is endangered by a co–worker or any other person.
The nurse takes appropriate action to support and guide co–workers to advance ethical conduct.

출처: www.icn.ch

〈부록 6〉

뉘른베르크 강령(The Nuremberg Code)[1]

1. 인체실험 대상자의 자발적 동의는 절대 필수적이다. 이것은 피시험자가 동의할 수 있는 법적 능력을 가져야 함을 의미한다. 즉,
   1) 피시험자는 폭력, 사기, 기만, 구속(拘束), 술책, 또는 그 밖의 표면적으로 나타나지 않은 방식의 압박이나 강제 등과 같은 어떠한 요소의 개입이 없이 선택의 자유권을 행사할 수 있는 상황에 놓여 있어야 한다.
   2) 피시험자는 분별 있고 사리에 밝은 결정을 내릴 수 있도록 실험에 관련된 내용의 모든 구성 요소에 관한 충분한 인식과 이해를 가져야 한다. 이 조항은 피시험자의 승낙 결정을 받기 전에 다음과 같은 것들을 알려 주어야 한다고 요구한다.
      (1) 실험의 성격, 기간, 목적
      (2) 실험이 수행되어질 방법과 수단
      (3) 논리적으로 예측되는 모든 불편과 위험성들
      (4) 실험에 참가함으로써 야기될 가능성이 있는 피시험자의 건강과 피시험자에게 미칠 영향, 실험의 시작, 감독, 실험의 시행 등에 관련된 각 개인은 동의의 적격함을 확인하는 의무와 책임을 가진다. 이것들은 타인에게 양도하여도 처벌을 면할 수 없는 개인적 의무와 책임이다.
2. 본질적으로 실험은 사회를 위해서 유익한 결과를 생산하는 것이어야 하며, 다른 방법의 연구와 수단으로는 얻을 수 없는 것이어야 하고, 임의적이거나 불필요한 것이어서는 안 된다.
3. 실험은 동물실험의 결과와 연구를 통해 얻어진 질병이나 기타 문제의 자연사(自然史)에 관한 지식에 근거하여 고안되어져서, 실험의 예상 결과가 실험의 실행을 정당화할 수 있어야 한다.
4. 실험은 모든 불필요한 물리적, 정신적 고통과 손상을 피하도록 수행되어져야 한다.

---

[1] 조백현, 뉘른베르크 강령: 생명의학, 국가, 그리고 사회적 이념, 『의철학연구』 2014, 제17집, pp. 3~36에서 발췌함(13~14p). 뉘른베르크 강령은 제2차 세계대전 중에 일부 독일 의사들이 자행한 반인륜적 잔학행위를 단죄하기 위한 뉘른베르크 군사재판의 판결문(1947년)에 명시된 10가지 인체실험 연구 원칙을 1949년 미국정부가 발췌하여 작성한 것이다. 원전 출처: Washington, D.C.: U.S. Government Printing Office(1949), Trials of War Criminals before the Nuremberg Military Tribunals under Control Council Law No. 10, Vol 2, pp.181–182.

5. 실험을 수행하는 의사들이 피시험자로 동참하는 실험을 제외하고, 사망이나 불구를 초래할 손상이 일어날 것으로 믿어지는 연역적 추리가 존재하는 실험은 금지한다.
6. 감수해야 할 위험의 정도가 그 실험을 통해서 해결될 문제의 인도주의적 중요성으로 사정(査定)된 정도를 초과해서는 안 된다.
7. 손상, 불구, 또는 사망의 가능성이 희박할지라도, 이에 대하여 피시험자를 보호하기 위한 적절한 준비가 마련되어야 하고, 적정 시설이 제공되어야 한다.
8. 실험은 과학적으로 자격을 갖춘 사람들에 의해서만 수행되어져야 한다. 최고도의 술기(術技)와 주의(注意)는 실험을 수행하거나 개입하는 실험의 모든 단계에 걸쳐서 요구되어져야 한다.
9. 실험 과정 중에 피시험자는 자신의 육체적, 정신적 상태가 실험을 지속하기 불가능한 상태에 이르렀다고 생각되면, 자유롭게 실험을 중단할 수 있어야 한다.
10. 실험 과정 중에 책임과학자는 그에게 요구되는 선의(善意), 우월한 술기, 신중한 판단을 수행함에 있어서, 실험의 존속이 피시험자에게 손상, 불구, 또는 죽음을 초래할 것 같다고 믿을 만한 상당한 근거에 직면하면, 어떤 단계에서든 실험을 중단할 수 있도록 준비되어 있어야 한다.

〈부록 7〉

온라인 자료

Online Resources

Code of Ethics for Nurses

American Nurses Association

www.ana.orgd
www.nursingworld.org/codeofethics

The Patient Care Partnership

Understanding Expectations, Rights and Responsibilities

American Hospital Association
www.aha.org

Code of Ethics for Registered Nurses

Canadian Nurses Association

www.cna-aiic.ca

용어설명

Accountability The state of being answerable to someone for something one has done.

Active voluntary euthanasia An act in which the physician both provides the means of death for a patient, such as a lethal dose of medication, and administers it.

Activism A passionate approach to everyday activities that is committed to seeking a more just social order through critical analysis, provocation, transformation, and rebalancing of power.

Act-utilitarianism A basic type of utilitarianism that suggests people choose actions that will, in any given circumstance, increase the overall good.

Administrative law The branch of law that consists mainly of the legal powers granted to administrative agencies by the legislature, and the rules that the agencies make to carry out their powers.

Advance directives Instructions that indicate which health care interventions to initiate or withhold, or that designate someone who will act as a surrogate in making such decisions, in the event that a person loses decision-making capacity.

Advocacy The act of supporting, speaking for, defending, or interceding on behalf of another.

Allocative policies Policies designed to provide net benefits to some distinct group or class of individuals or organizations, at the expense of others, in order to ensure that public objectives are met.

Anonymity A situation in which even the researcher cannot link information with a particular participant in a study.

Appeals to conscience Personal and subjective beliefs, founded on a prior judgment of rightness or wrongness, that are motivated by personal sanction, rather than external authority.

Assault The unjustifiable attempt or threat to touch a person without consent that results in fear of immediately harmful or threatening contact.

Assent Agreeing to or concurring with a decision or proposal(such as a child agreeing with a parent's decision related to participating in a research protocol).

Assisted suicide A situation in which patients receive the means of death from someone, such as a physician, but activate the process themselves.

Authority The state of having legitimate power and sovereignty.

Autonomy An ethical principle that literally means self-governing. It denotes having the freedom to make independent choices.

Axiology The branch of philosophy that studies the nature and types of values.

Battery The unlawful touching of another or the carrying out of threatened physical harm, including every willful, angry, and violent or negligent touching of another's person, clothes, or anything attached to his or her person or held by him or her.

Belmont Report Policies developed by the U.S. National Commission for the Protection of Human Subjects of Biomedical and Behavioral Research (1978) regarding ethical principles for research with human subjects.

Beneficence The ethical principle that requires one to act in ways that benefit another. In research, this implies the protection from harm and discomfort, including a balance between the benefits and risks of a study.

Breach of duty A failure to perform a promised act or obligation.

Bullying Acting in an intimidating, badgering, or demeaning way toward another or others—often with the intent to exert power over the other.

Cartesian philosophy A widespread belief during the Renaissance related to Descartes's proposals that the universe is a physical thing, that all therein is analogous to machines that can be analyzed and understood, and that the mind and body are separate entities.

Case law The basis of the judicial system, also known as common law.

Categorical imperative The Kantian maxim stating that no action can be judged as right that cannot reasonably become a law by which every person should always abide.

Causation A legal term denoting a causal relationship between an action and the resulting harm or injury.

Character ethics Theories of ethics, sometimes called virtue ethics, that are related to the concept of innate moral virtue.

Cheating Dishonesty and deception regarding examinations, projects, or papers.

Civil law (Also called private law) The law that determines a person's legal rights and obligations in many kinds of activities involving other people.

Cloning The process of using biotechnology to create a genetically identical copy of a cell or organism.

Code of nursing ethics Explicit declaration of the primary goals and values of the profession that indicate the profession's acceptance of the responsibility and trust with which it has been invested by society.

Coercion Actual or implied threat of harm or penalty for not participating in a research project, or offering excessive rewards for participation in the project.

Common law A system of law, also known as case law, based largely on previous court decisions. In this system, decisions are based upon earlier court rulings in similar cases, or precedents. Over time, these precedents take on the force of law.

Communitarian theories Theories of justice that place the community, rather than the individual, the state, the nation, or any other entity, at the center of the value system; that emphasize the value of public goods; and that conceive of values as rooted in communal practices.

Compassion A focal virtue combining an attitude of active regard for another's welfare with an imaginative awareness and emotional response of deep sympathy, tenderness, and discomfort at the other person's misfortune or suffering.

Competence A person's ability to make meaningful life decisions. A declaration of incompetence involves legal action with a ruling by a judge that the person is unable to make such life decisions.

Complementary therapies Therapeutic interventions that derive from traditions other than conventional Western medicine that are used by patients with or without the knowledge of conventional medical practitioners.

Confidentiality The ethical principle that requires nondisclosure of private or secret information with which one is entrusted. In research, confidentiality refers to the researcher's assurance to participants that information provided will not be made public or available to anyone other than those involved in the research process without the participant's consent.

Consent Agreeing to or approving of a request, proposal, or decision.

Consequentialism A theory of ethics, sometimes called utilitarianism.

Constitutional law A formal set of rules and principles that describe the powers of a government and the rights of the people.

Contract An agreement between two or more people that can be enforced by law.

Contract law A type of law that deals with the rights and obligations of people who make contracts.

Cosmology A branch of philosophy that describes the structure, origin, and processes of the universe.

Covert values Expectations that are not in writing that are often identified only through participation in, or controversies within, an organization or institution.

Criminal law A type of law that deals with crimes or actions considered harmful to society.

Cultural awareness Knowledge about values, beliefs, behaviors, and the like of cultures other than one's own.

Cultural competence Skill in dealing with transcultural issues, which is demonstrated through cultural awareness and cultural sensitivity.

Cultural sensitivity The ability to incorporate a patient's cultural perspective into nursing assessments, and to modify nursing care in order to be as congruent as possible with the patient's cultural perspective.

Culture The total lifeways of a group of interacting individuals, consisting of learned patterns of values, beliefs, behaviors, and customs shared by that group.

Damages Monetary compensation awarded by a court to an individual who has been injured through the wrongful actions of another person.

Decision-making capacity The ability of a person to understand all information about a health condition, to communicate understanding and choices, and to reason and deliberate, as well as the possession of personal values and goals that guide the decision.

Declaration of Helsinki Principles issued by the World Medical Assembly in 1964 to guide clinical research; revised in 1975.

Defamation Harm that occurs to a person's reputation and good name, diminishes others' value or esteem of that person, or arouses negative feelings toward the person by the communication of false, malicious, unprivileged, or harmful words.

Defendant The person sued or accused in a court of law.

Deontology Related to the term duty, deontology is a group of ethical theories based upon the rationalist view that the rightness or wrongness of an act depends upon the nature of the act, rather than the consequences that occur as a result of it.

Dilemma A problem that requires a choice between two options that are equally unfavorable and mutually exclusive.

Discernment A focal virtue of sensitive insight, acute judgment, and understanding that results in decisive action.

Disease The biomedical explanation of sickness.

Distributive justice Application of the ethical principle of justice that relates to fair, equitable, and appropriate distribution in society, determined by justified norms that structure the terms of social cooperation. Its scope includes policies that allot diverse benefits and burdens such as property, resources, taxation, privileges, and opportunities.

Diversity The experience within nursing of differences among colleagues and patients in areas such as gender, age, socioeconomic position, sexual orientation, health status, ethnicity, race, or culture.

Do not resuscitate (DNR) orders Written directives placed in a patient's medical chart indicating that cardiopulmonary resuscitation is to be avoided.

Durable power of attorney Allows a competent person to designate another as a surrogate or proxy to act on her or his behalf in making health care decisions in the event of the loss of decision-making capacity.

Duty of care An overarching legal principle that calls for the nurse to act as an ordinary, prudent, reasonable nurse would act in similar circumstances.

Egalitarian theories Theories of justice that promote ideals of equal distribution of social benefits and burdens and that recognize the social obligation to eliminate or reduce barriers that prevent fair equality of opportunity.

Empirical Knowledge gained through the processes of observation and experience.

Empowerment A helping process and partnership, enacted in the context of love and respect for self and others, through which individuals and groups are enabled to change situations and are given the skills, resources, opportunities, and authority to do so. It involves creating a vision, taking risks, making choices, and behaving in authentic ways.

Ethic A personal consciousness of the moral importance that guides personal action in particular situations.

Ethic of caring An approach to ethical decision making grounded in relationship and mutual responsibility, in which choices are contextually bound and strategies are focused on maintaining connections and not hurting anyone.

Ethic of justice An approach to ethical decision making, based on objective rules and principles, in which choices are made from a stance of separateness.

Ethic of responsiveness An approach that demonstrates respect for persons and a desire to do good for this particular patient on this particular day. The nurse with this quality responds with sensitivity to the concerns, needs, and preferences of each patient.

Ethical dilemma Occurs when there are conflicting moral claims.

Ethical principles Basic and obvious moral truths that guide deliberation and action. Major ethical principles include autonomy, beneficence, nonmaleficence, veracity, confidentiality, justice, fidelity, and others.

Ethical treatment of data Implies integrity of research protocols and honesty in reporting findings.

Ethics A formal process for making logical and consistent decisions based upon moral beliefs.

Ethnocentrism Judging behaviors of someone from another culture by the standards of one's own culture.

Eugenics Meaning "good birth," eugenics is based in the belief that some human traits are more desirable for society than others, and that society should weed out what proponents consider to be undesirable traits. Proponents of eugenics advocate policies that encourage so-called "genetically superior" people to have children, while discouraging so-called "genetically inferior" people from having children, through practices such as forced sterilization.

Euthanasia Causing the painless death of a person in order to end or prevent suffering.

Expertise The characteristic of having a high level of specialized skill and knowledge.

External locus of control The belief that forces outside of oneself direct or rule one's life, whether these be generalized forces such as fate or other persons who are perceived as more powerful.

External standards of nursing practice Guides for nursing care that are developed by non-nurses, legislation, or institutions.

Faith A generic feature of the human struggle to find and maintain meaning flowing from an integration of ways of knowing and valuing.

False imprisonment The unlawful, unjustifiable detention of a person within fixed boundaries, or an act intended to result in such confinement.

Felonies Serious crimes that carry significant fines and jail sentences. Examples of felonies include first- and seconddegree murder, arson, burglary, extortion, kidnapping, rape, and robbery.

Fidelity An ethical principle related to the concept of faithfulness and the practice of promise keeping.

Forgery Includes fraud or intentional misrepresentation.

Formalism A term often used to refer to deontology.

Foreseeability The legal concept that a person has the ability to reasonably anticipate that damage or injury may result from certain acts or omissions.

Fraud A deliberate deception for the purpose of securing an unfair or unlawful gain.

Full disclosure Indicates that a research participant must be fully informed of the nature of a study, anticipated risks and benefits, time commitment, expectations of the participant and the researcher, and the right to refuse to participate.

Genetic diagnosis A process of biopsy of embryos to determine the presence of genetic flaws and gender prior to implantation.

Genetic engineering The ability to genetically alter organisms for a variety of purposes, particularly to promote their health and strength.

Genetic screening A process for determining whether persons are predisposed to certain diseases, and whether couples have the possibility of giving birth to a genetically impaired infant.

Grassroots lobbying Lobbying efforts that involve mobilizing a committed constituency to influence the opinions of policy makers.

Guardian ad litem A court-appointed guardian for a particular action or proceeding; such a guardian may not oversee all of the person's affairs.

Health policies Authoritative decisions focusing on health that are made in the legislative, executive, or judicial branches of government and are intended to direct or influence the actions, behaviors, or decisions of others; their lifestyles and personal behaviors; and improvements in the availability, accessibility, and quality of their health care services.

Human trafficking Modern-day slavery that involves the acquisition, harboring, and trade of persons through force, threats, deception, or other forms of coercion with the aim of exploiting them for forced labor, for their organs, and for sexual services.

Illness A personal response to disease flowing from how one's culture teaches one to be sick.

Incivility A term for social behavior that lacks respect, is rude, impolite, discourteous, and offensive.

Informed consent A process by which patients are informed of the possible outcomes, alternatives, and risks of treatments and are required to give their consent freely. This implies legal protection of a patient's right to personal autonomy by providing the opportunity to choose a course of action regarding plans for health care, including the right to refuse medical recommendations and to choose from available therapeutic alternatives. In research, this refers to consent to participate in a research study after the research purpose, expected commitment, risks and benefits, any invasion of privacy, and ways that anonymity and confidentiality will be addressed have been explained.

Injury A wrong or damage done to another person, which may be physical or emotional harm as well as damage to reputation or dignity, loss of a legal right, or breach of contract.

Integrity Refers to adherence to moral norms that is sustained over time. Implicit in integrity is trustworthiness and a consistency of convictions, actions, and emotions.

Intentional torts Willful or intentional acts that violate another person's rights or property.

Internal locus of control The belief that one is able to influence or control things that happen in one's life.

Internal standards of nursing practice Standards of nursing practice that are developed within the profession of nursing.

Intervening factors Elements that appear in the situation in such a way as to interfere with, alter, or obstruct action.

Invasion of privacy Includes intrusion on the patient's physical and mental solitude or seclusion, public disclosure of private facts, publicity that places the patient in a false light in the public eye, or appropriation of the patient's name or likeness for the defendant's benefit or advantage.

Journals Personal written records kept on a periodic or regular basis containing factual material and subjective interpretations of events, thoughts, feelings, and plans.

Judicial decisions Authoritative court decisions that direct or influence the actions, behaviors, or decisions of others.

Justice An ethical principle that relates to fair, equitable, and appropriate treatment in light of what is due or owed to persons, recognizing that giving to some will deny receipt to others who might otherwise have received these things. In research, justice implies the rights of fair treatment and privacy, including anonymity and confidentiality.

Kantianism A deontological theory of ethics based upon the writings of the philosopher Immanuel Kant.

Lateral (horizontal) violence Incivility, shaming, humiliating, damaging, and belittling behavior directed toward peers or colleagues.

Law The system of enforceable principles and processes that governs the behavior of people in respect to relationships with others and with the government.

Libel Printed defamation by written words and images that injure a person's reputation or cause others to avoid, ridicule, or view the person with contempt.

Libertarian theories Theories of distributive justice that propose that the just society protects the rights of property and liberty of each person, allowing citizens to improve their circumstances by their own effort.

Living wills Legal documents developed voluntarily by persons, giving directions to health care providers related to withholding or withdrawing life support if certain conditions exist.

Lobbying The art of persuasion–attempting to convince a legislator, a government official, the head of an agency, or a state official to comply with a request–whether it is convincing them to support a position on an issue or to follow a particular course of action.

Locus of control Beliefs about the ability to control events in one's life.

Loyalty Showing sympathy, care, and reciprocity to those with whom we appropriately identify; working closely with others toward shared goals; keeping promises; making mutual concerns a priority; sacrificing personal interests to the relationship; and giving attention to these over a substantial period of time.

Malpractice The form of negligence in which any professional misconduct, unreasonable lack of professional skill, or nonadherence to the accepted standard of care causes injury to a patient or client.

Managed care An integrated form of health care delivery and financing that represents attempts to control costs by modifying the behavior of providers and patients.

Material rules Rules by which distributive justice decisions regarding entitlement are made.

Medical futility Situations in which medical interventions are judged to have no medical benefit, or in which the chance for success is low.

Misdemeanor A criminal offense of a less serious nature than a felony, usually punishable by a fine or short jail sentence, or both.

Modern era A somewhat arbitrary term often used in common language to refer to present or recent time. The term is used in this text and many others to refer to the historical period immediately following the Renaissance, generally thought to include the late sixteenth through the late eighteenth centuries.

Moral courage The willingness to stand up for personal core values and ethical beliefs, even when we stand alone.

Moral development A product of the sociocultural environment in which one lives and develops that reflects the intellectual and emotional process through which one learns and incorporates values regarding right and wrong.

Moral distress The reaction to a situation in which there are moral problems that seem to have clear solutions, yet one is unable to follow one's moral beliefs because of external restraints. This may be evidenced in anger, frustration, dissatisfaction, and poor performance in the work setting.

Moral integrity A focal virtue that relates to soundness, reliability, wholeness, an integration of character, and fidelity in adherence to moral norms sustained over time.

Moral outrage A state that occurs when someone else in the health care setting performs an act the nurse believes to be immoral. In cases of moral outrage, the nurse does not participate in the act and therefore does not feel responsible for the wrong, but feels powerlessness to prevent it.

Moral particularism Moral particularism utilizes the principles and rules of other moral theories, embracing the uniqueness of cases, the culturally significant ethical features, and ethical judgment in each particular case.

Moral philosophy The philosophical discussion of what is considered to be good or bad, right or wrong.

Moral reckoning Moral reckoning is a three-stage process that includes a stage of ease, a situational bind, resolution, and reflection. It may include other processes such as moral distress, moral agony, and moral outrage.

Moral thought Individuals' cognitive examination of right and wrong, good and bad.

Moral uncertainty A state that occurs when one senses that there is a moral problem, but is not sure of the morally correct action; when one is unsure what moral principles or values apply; or when one is unable to define the moral problem.

Moral values Preferences or dispositions reflective of right or wrong, should or should not, in human behavior.

Naturalism A view of moral judgment that regards ethics as dependent upon human nature and psychology.

Necessity In general, necessity refers to the fact of being required or indispensable. As a defense to battery, necessity refers to touching a person with the purpose of helping them in an emergency, even though consent was not obtained.

Negligence The omission to do something that a reasonable person, guided by those ordinary considerations that ordinarily regulate human affairs, would do, or doing something that a reasonable and prudent person would not do.

Noncompliance Denoting an unwillingness on the part of the patient to participate in health care activities that have been recommended by health care providers.

Nonmaleficence An ethical principle related to beneficence that requires one to act in such a manner as to avoid causing harm to another, including deliberate harm, risk of harm, and harm that occurs during the performance of beneficial acts.

Nuremberg Code A set of principles for the ethical conduct of research against which the experiments in the Nazi concentration camps could be judged.

Nurse practice acts Legislative statutes within each state that define nursing, describe boundaries of practice, establish standards for nurses, and protect the domain of nursing.

Nursing process A model commonly used for decision making in nursing.

Obligation Being required to do something by virtue of a moral rule, a duty, or some other binding demand, such as a particular role or relationship.

Overt values Values of individuals, groups, institutions, and organized systems that are explicitly communicated through philosophy and policy statements.

Palliative care A comprehensive, interdisciplinary, and total care approach, focusing primarily on comfort and support of patients and families facing illness that is chronic or not responsive to curative treatment.

Parentalism A nongender term that parallels the meaning of paternalism, while avoiding gender bias.

Partisan Adherence to the ideology of a particular political party.

Paternalism A gender-biased term that literally means acting in a "fatherly" manner, the traditional view of which implies well-intended actions of benevolent decision making, leadership, protection, and discipline that, in the health care arena, manifest in the making of decisions on behalf of patients without their full consent or knowledge.

Patient Self-Determination Act A federal law requiring institutions such as hospitals, nursing homes, health maintenance organizations, and home care agencies receiving Medicare or Medicaid funds to provide written information to adult patients regarding their rights to make health care decisions.

Philosophy The intense and critical examination of beliefs and assumptions.

Plagiarism Taking another's ideas or work and presenting them as one's own.

Plaintiff The term used for the complaining or injured party in a lawsuit.

Policy formulation A phase of the policy-making process that includes such actions as agenda setting and the subsequent development of legislation.

Policy implementation A phase of the policy-making process that follows enactment of legislation and includes taking actions and making additional decisions necessary to implement legislation, such as rule making and policy operation.

Policy modification A phase of the policy-making process that exists to improve or perfect legislation previously enacted.

Political Relates to the complex process of policy making within the government.

Political issues Those issues that are regulated or influenced by decisions within either the executive, judicial, or legislative branch of government.

Political parties Organized groups with distinct ideologies that seek to control government.

Power The ability to do or act; the capability of doing or accomplishing something.

Practical dilemma A situation in which moral claims compete with non-moral claims.

Practical imperative The Kantian maxim requiring that one treat others always as ends and never as a means.

Precautionary principle When an activity raises threats of harm to human health or the environment, precautionary measures should be taken even if some cause-and-effect relationships are not fully established scientifically.

Precedents Court rulings upon which subsequent rulings in similar cases are based. Over time these precedents take on the force of law.

Principles Basic and obvious truths that guide deliberation and action.

Privacy Privacy refers to the right of an individual to control the personal information or secrets that are disclosed to others.

Private law (Also called civil law) The law that determines a person's legal rights and obligations in many kinds of activities involving other people.

Problem A problem is a discrepancy between the current situation and a desired state.

Profession A complex, organized occupation preceded by a long training program geared toward the acquisition of exclusive knowledge necessary to provide a service that is essential or desired by society, leading to a monopoly that provides autonomy, public recognition, prestige, power, and authority for the practitioner.

Professional codes of ethics Explicit, discipline-specific rules of behavior for members of a profession that are developed to protect the people the profession serves, ensure the competence of members, and safeguard the integrity and trustworthiness of the discipline.

Public law Law that defines a person's rights and obligations in relation to government, and describes the various divisions of government and their powers.

Quality of life A subjective appraisal of factors that make life worth living and contribute to a positive experience of living.

Racism The assumption that members of one race are superior to those of another.

Rationalism A view of moral judgment that regards truth as necessary, universal, and superior to the information received from the senses, having an origin in the nature of the universe or in the nature of a higher being.

Regulatory policies Policies that are designed to influence the actions, behaviors, and decisions of others through directive techniques.

Religion The codification of beliefs and practices concerning the Divine and one's relationship with the Divine that are shared by a group of people.

Religiosity Beliefs and practices that are the expressive aspects of religion.

Respect for autonomy An ethical principle that denotes the ethical obligation to honor the autonomy of the other persons.

Respect for human dignity Implies the rights of patients to full disclosure and self-determination regarding participation in research and in making health care choices.

Respect for persons An attitude by which one considers others to be worthy of high regard.

Right to fair treatment Assures equitable treatment of participants in the research selection process, during the study, and after the completion of the study.

Right to privacy The right to be left alone or to be free from unwanted publicity. In research, this is the right of research participants to determine when, where, and what kind of information is shared, with an assurance that information and observations are treated with respect and kept in strict confidence.

Rules or regulations Policies that are established to guide the implementation of laws and programs.

Rule-utilitarianism A type of utilitarianism that suggests people choose rules that, when followed consistently, will maximize the overall good.

Self-awareness Conscious awareness of one's thoughts, feelings, physical and emotional responses, and insights in various situations.

Sexism The assumption that members of one sex are superior to those of the other.

Sexual harassment All unwelcome sexual advances, requests for sexual favors, and other conduct of a sexual nature.

Situational bind A moral problem in a particular situation in which core beliefs come into irreconcilable conflict with social or institutional norms or other claims.

Slander Defamation that occurs when one speaks unprivileged or false words about another.

Spirituality The animating force, life principle, or essence of being that permeates life and is expressed and experienced in multifaceted connections with self, others, nature, and God or Life Force.

Stage of ease A time after the novice period, in which the professional has confidence in technical skill and a sense of comfort with rules and expectations in the workplace. Internal and external values and expectations are congruent.

Stakeholders Persons with interest in a given situation.

Standards of nursing practice Written documents outlining minimum expectations for nursing care.

Statutes or laws Legislation that has been enacted by legislative bodies and approved by the executive branch of government.

Statutory (legislative) law Formal laws written and enacted by federal, state, or local legislatures.

Stem cell Considered a "master cell" that can grow into a variety of other cells? cell that is unspecialized (does not yet have a specific function), and has the capacity to divide and replace itself and to differentiate into various types of specialized cells.

Stereotyping Expecting all persons from a particular group to behave, think, or respond in a certain way based on preconceived ideas.

Sympathy Sharing, in imagination, of others' feelings.

Theory A proposed explanation for a class of phenomena.

Tort A wrong or injury that a person suffers because of someone else's action, either intentional or unintentional. The action may cause bodily harm; damage a person's property, business, or reputation; or make unauthorized use of a person's property.

Trustworthiness A focal virtue that results in recognition by others of one's consistency and predictability in following moral norms.

Unintentional torts Torts that occur when an act or omission causes unintended injury or harm to another person.

Utilitarian theories Theories of distributive justice that distribute resources based on the premise of the greatest good for the greatest number of people. These theories place social good before individual rights.

Utilitarianism A moral theory holding that an action is judged as good or bad in relation to the consequence, outcome, or end result derived from it.

Utility The property of usefulness in any object, whereby it tends to produce benefit, advantage, pleasure, good, or happiness or prevent mischief, pain, evil, or unhappiness.

Values Ideals, beliefs, customs, modes of conduct, qualities, or goals that are highly prized or preferred by individuals, groups, or society.

Values clarification Refers to the process of becoming more conscious of and naming what one values or considers worthy.

Values conflict Internal or interpersonal conflict that occurs in circumstances in which personal values are at odds with those of patients, colleagues, or the institution.

Veracity Truth telling.

Victim blaming Holding the people burdened by social conditions accountable for their own situations and responsible for needed solutions.

Virtue ethics Theories of ethics, usually attributed to Aristotle, that represent the idea that an individual's actions are based upon innate moral virtue.

Whistle-blowers Persons who alert the public about serious wrongdoing created or concealed within an organization, such as unsafe conditions, incompetence, or professional misconduct.

Whistle-blowing Speaking out about unsafe or questionable practices affecting patient care or working conditions. This should be resorted to only after a person has unsuccessfully used all appropriate organizational channels to right a wrong, and has a sound moral justification for taking this action.

찾아보기

ㄱ

가다머 _ 41

가부장주의 _ 344, 345

가치 _ 134

가치갈등 _ 140

가치관 발달 _ 152

가치론 _ 134

가치 명료화 _ 137

가치 습득 _ 135

간호과정 _ 207

간호법 _ 187

간호사 윤리강령 _ 176

간호: 사회정책서 _ 8

간호실무표준 _ 186

간호의 사회정책서 _ 8

간호의 암흑기 _ 21

간호전문직 _ 140

간호표준 _ 245

감정 _ 209

개인건강정보 _ 331

개인적 가치 _ 275

개인정보보호 _ 119

게이 _ 430

결과주의 _ 78

경제 _ 316

경험적 _ 16

경험적인 치유 _ 17

고의적 불법행위 _ 251

고정관념 _ 444

고집 _ 4

고집 방법 _ 155

공감 _ 76, 89

공격 _ 253

공동체주의 이론 _ 409

공리 _ 79

공리의 원칙 _ 79

공리주의 _ 35, 78

공리주의 이론 _ 408

공법 _ 240

과실 _ 242

과실재 _ 53

과오 _ 242

과학적 객관성 _ 391

과학혁명 _ 22

관계 _ 289

괴롭힘 _ 293

구두에 의한 명예훼손 _ 255

구조주의 _ 49

국제간호협의회 _ 238

권력 불균형 _ 204

권위 _ 4

권위 방법 _ 155

권한 _ 190, 263

규칙 공리주의 _ 80

그르다 _ 34

근대 _ 22

긴박성 _ 205

길리건 _ 156

ㄴ

나쁘다 _ 34

낙태 _ 366

남자 간호사 _ 423

내포된 가치 _ 140

뉘른베르크 강령 _ 383
니체 _ 113

ㄷ

다양성 _ 442
대리인 지정 _ 354
대한간호협회 _ 178
덕 _ 73
덕윤리 _ 87
데카르트 _ 23
도덕성 발달 _ 152
도덕적 가치 _ 135
도덕적 고뇌 _ 142, 217, 218
도덕적 분노 _ 221
도덕적 불확실성 _ 199
도덕적 사고 _ 135
도덕적 숙고 _ 7
도덕적 심사숙고 _ 222
도덕적 진실성 _ 208
도덕적 추론 _ 7
도덕적 특수주의 _ 91
도덕철학 _ 73
돌봄 _ 180
돌봄의 윤리 _ 159
돕는 전문직 _ 6
동료 폭력 _ 287
동의 _ 253
동질감 _ 191
딜레마 _ 199

ㄹ

레비스트로스 _ 49
레즈비언 _ 430
르네상스 _ 22

ㅁ

마녀사냥 _ 20
매니지드 케어 _ 185
메들린 레닌저 _ 181
명시적 가치 _ 140
명예훼손 _ 255
무례 _ 287
무의미 _ 313
무의미한 연명의료 _ 313
문제 분석 _ 198
문제 해결 _ 274
문화 _ 443
문화 인식 _ 442
문화적 가치와 신념 _ 444
문화적 민감성 _ 442
문화적 역량 _ 442
미국간호협회 _ 177
미국 민권법 _ 294
미국 장애인법 _ 296
미셸 푸코 _ 50
민감성 _ 208
민법 _ 241
민족중심주의 _ 443
밀 _ 22, 79

ㅂ

반응 윤리 _ 210
방해 요인 _ 201
베르그손 _ 45
벤담 _ 35, 79
벨몬트 보고서 _ 383
보건의료체계 _ 448
보완대체요법 _ 450
보완요법 _ 365
복제 _ 328
부권주의 _ 106
부정행위 _ 381
분리된 사전동의 _ 370
분배 정의 _ 113, 404
분석철학 _ 43
불건강 _ 444
불문법 _ 241
불법 _ 242
불법감금 _ 254
불법행위 _ 241, 242
불확실성 _ 202
비밀유지 _ 119, 121, 331, 372
비판적 사회이론 _ 6
빌헬름 딜타이 _ 41

ㅅ

사기 _ 251
사례 관리 _ 249
사생활 침해 _ 252
사전동의 _ 105, 348, 388
사전의료의향서 _ 322, 353

사회문화적 관점 _ 153
사회생물학 _ 63
사회적 요구 _ 6
삶의 질 _ 307
삶의 철학 _ 44
상황적 곤경 _ 224
생물학적 결정론 _ 62
생의학적 _ 444
생전유언 _ 354
서면에 의한 명예훼손 _ 255
선행 _ 109, 308, 384
선행의 원칙 _ 86
선험성 _ 4
선험적 방법 _ 156
성문법 _ 241
성별 _ 425
성별 영향 _ 9
성실한 실무 _ 263
성전환 환자 _ 430
성차별 _ 297, 422
성차별주의 _ 428
성찰일지 쓰기 _ 138
성품윤리 _ 87
성희롱 _ 297
세계보건기구 _ 179
세계인권선언 _ 405
소크라테스 대화법 _ 13
손해배상청구 _ 257
쇼펜하우어 _ 45
수액공급 _ 320
신념 _ 160
신념 발달단계 _ 160
신뢰성 _ 90
신성 _ 11
신성한 공간 _ 458
신의 _ 123
실존철학 _ 48
실증주의 _ 36
실천명령 _ 84
실천적 딜레마 _ 201
심폐소생술 금지 _ 315

ㅇ

아스클레피우스 _ 11
악행금지 _ 111, 308
안락사 _ 313
압력 _ 386
양성애자 _ 430
에드워드 윌슨 _ 63
여성의 지위 _ 18
여성 치유자 _ 19
영성 _ 453
영적/종교적 영향 _ 9
옳다 _ 34
옹호 _ 107
완전공개 _ 386
완화의료 _ 324
우생학 _ 327
우주론 _ 10, 152
원격간호 _ 260
위조 _ 381
유전공학 _ 327
유전자 검사 _ 327
유전학적 진단검사 _ 327
윤리 _ 73, 88, 210
윤리원칙 _ 100
윤리이론 _ 70
윤리적 딜레마 _ 200
윤리적 의사결정 _ 207, 210
윤리적 의사결정 모델 _ 211
의료과오 _ 257
의료과오 소송 _ 262
의료관리제도 _ 25
의료에 대한 권리 _ 405
의무론 _ 83
의무의 명령 _ 85
의사결정 _ 70, 206
의사결정능력 _ 355
의사소통 _ 334
이론 _ 156
이해관계자 _ 202
인간 본성 _ 62
인간존엄성 존중 _ 384
인격존중 _ 100
인격존중의 원칙 _ 86
인공영양 _ 320
인종차별 _ 294
인종차별주의 _ 433
일지 _ 138
임종 _ 310
임파워먼트 _ 208

ㅈ

자격 _ 404
자기결정 _ 344
자기인식 _ 136, 138
자료의 윤리적 처리 _ 393
자연주의 _ 75
자유주의 이론 _ 408
자율성 _ 101, 183, 344
자율성 존중 _ 101
자율성 존중의 원칙 _ 86
장기이식 _ 330
장 보드리야르 _ 53
장애인 차별 _ 296
적극적 · 자발적 안락사 _ 369
전문가 증인 _ 265
전문성 _ 182
전문적 지위 _ 172
전문직 _ 174
전문직 기준 _ 173
전문직 윤리강령 _ 73, 74
전자 통신상 비밀유지 _ 259
정보 _ 349
정신분석학 _ 46
정언명령 _ 84
정의 _ 113, 347, 384, 404
정의의 윤리 _ 159
정직 _ 116, 380
젠더 _ 420
조달 _ 330
조력자살 _ 369
종교개혁 _ 21
좋다 _ 34
죽음 _ 310
줄기세포 _ 329
중세 종교의 영향 _ 16
지시불이행 _ 108
질병 _ 444
집단 괴롭힘 _ 287

ㅊ

차별 _ 293
책무 _ 186
책임 _ 276
책임보험 _ 264
철학 _ 71
철학적 영향 _ 10
초기 기독교 시대 _ 14
초문화적 _ 152
초문화적 숙고 _ 365
초문화적 이슈 _ 452
추론 _ 4, 156
충성 _ 276
취약성 _ 122
취약성의 원칙 _ 121
치유자 _ 11
치유 전문직 _ 6

ㅋ

칸트 _ 22, 34
칸트주의 _ 83
콜버그 _ 156, 157
콜버그의 도덕성 발달 이론 _ 157
콩트 _ 36
쾌락주의적 _ 79
키에르케고르 _ 48

ㅌ

테크놀로지 _ 306
통찰력 _ 90
통합성 _ 90, 137
투약 오류 _ 245

ㅍ

파울러 _ 160
퍼스 _ 42, 155
편안한 단계 _ 222
평등주의 이론 _ 409
포르노 _ 58
표절 _ 380
프라이버시 _ 331
프래그머티즘 _ 42
프로이트 _ 46
프로테스탄티즘 _ 21
프리드리히 슐라이에르마허 _ 40
플라톤 _ 33
플렉스너 _ 172
플로렌스 나이팅게일 _ 10, 23
피아제 _ 157
피아제의 인지발달단계 _ 157

ㅎ

하이데거 _ 48
한국간호사 윤리강령 _ 178

한국간호사 윤리선언 _ 178
합리주의 _ 76
해의 원칙 _ 121
해석학 _ 40
핸더슨 _ 107
행위 공리주의 _ 80
헬싱키 선언문 _ 383
현상학 _ 37, 38
형식주의 _ 83
환자의 자기결정권 법령 _ 357
환자 자율성 침해 _ 103
후기구조주의 _ 50
후설 _ 37
후천성 면역결핍증후군 _ 370
히포크라테스 _ 11, 12

A

A. Comte _ 36
A. Schopenhauer _ 44
abortion _ 366
accountability _ 186
Achterberg _ 10, 15
act-utilitarianism _ 80
active voluntary euthanasia _ 369
advanced directives _ 322
advocacy _ 107
American Medical Association, AMA _ 25
American Nurses Association, ANA _ 25
a priori _ 4
Aristotle _ 14
Asclepius or Asklepios _ 11
assault _ 253
assisted suicide _ 369
authority _ 155
autonomy _ 101, 344
axiology _ 134

B

Barstow _ 20
battery _ 253
Beauchamp _ 73
Belmont Report _ 383
beneficence _ 109, 308
Bok _ 118
bullying _ 287

C

C. Léevi-Strauss _ 49
Callahan _ 209
categorical imperative _ 84
character ethics _ 87
cheating _ 381
Childress _ 89
cloning _ 328
CNA _ 74
code of nursing ethics _ 176
coercion _ 386
communitarian theories _ 408
compassion _ 89
complementary therapy _ 365
confidentiality _ 119, 372
consent _ 253
consequentialism _ 78
cooperation _ 391
cosmology _ 10
courage _ 392
covert values _ 140
cultural awareness _ 442
cultural competence _ 442
cultural sensitivity _ 442

D

Davidhizar _ 447
decision-making capacity _ 355
Declaration of Helsinki _ 383
defamation _ 255
deontology _ 83
dilemma _ 199
discernment _ 90
disease _ 444
distributive justice _ 113
diversity _ 442
DNR 오더 _ 318
Dolan _ 11, 14
Donchin _ 93
DNR, Do Not Resuscitate _ 315
Doyle _ 146
durable power of attorney _ 354

E

Edmund Husserl _ 37
egalitarian theories _ 409
Ehrenreich & English _ 19
empirical _ 16
engenics _ 327
equitability _ 391
ethic _ 210
ethical dilemma _ 200
ethical principles _ 100
ethical treatment of data _ 393
ethic of caring _ 159
ethic of justice _ 159
ethic of responsiveness _ 210
ethics _ 73
ethnocentrism _ 443
euthanasia _ 313
expertise _ 182

F

faith _ 160
false imprisonment _ 254
fidelity _ 123
Florence Nightingale _ 10, 23
forgery _ 381
formalism _ 83
forthrightness _ 392
fraud _ 251
Freire _ 6
full disclosure _ 386
Fulton _ 5
futility _ 313

G

genetic diagnosis _ 327
genetic engineering _ 327
genetic screening _ 327

H

H. G. Gadamer _ 41
H. L. Bergson _ 45
Habermas _ 6
Hartman Value Profile _ 143
Hedin _ 5
hermeneutics _ 40
HIV/AIDS _ 370
HIV 검사 _ 370

I

illness _ 444
illumination _ 391
impeccability _ 391
incivility _ 287
informed consent _ 348
integrity _ 90
integrity and truthfulness _ 391
intentional tort _ 251
International Council of Nurses, ICN _ 178
intervening factor _ 201

J

J. Bentham _ 35
J. S. Mill _ 35
Jameton _ 5, 199
Jean Baudrillard _ 53
Jeremy Bentham _ 79
journals _ 138
justice _ 113

K

Kantianism _ 83

L

lateral or horizontal violence _ 287
Lavinia Lloyd Dock _ 24
law _ 238
libel _ 255
libertarian theories _ 408
living will _ 354
loyalty _ 276

M

malpractice _ 242
managed care _ 25
medical futility _ 313
Michel Foucault _ 50
modern era _ 22
moral development _ 152
moral distress _ 142, 218
moral outrage _ 221
moral particularism _ 91

moral philosophy _ 73
moral reckoning _ 222
moral thought _ 7, 135
moral uncertainty _ 199
moral values _ 135

N

naturalism _ 75
necessity _ 253
negligence _ 242
nobility _ 391
noncompliance _ 108
nonmaleficence _ 111
Nuremberg Code _ 383
nurse practice acts _ 187
nursing process _ 207

O

obligation _ 276
overt values _ 140

P

palliative care _ 324
paternalism _ 106, 345
Patient Self-Determination Act, PSDA _ 357
Peirce _ 4
phenomenology _ 38
PHI _ 331
philosophy _ 71
plagiarism _ 380
practical dilemma _ 201
practical imperative _ 84
pragmatism _ 42
privacy _ 119
private law _ 240
problem _ 198
profession _ 174
Protestantism _ 21
public law _ 240

Q

quality of life _ 307

R

R. Descartes _ 33
racism _ 433
Raphael _ 77
rationalism _ 76
reasoning _ 156
religion _ 455
respect for autonomy _ 101
respect for persons _ 100
right to privacy _ 252
Roberts _ 5
rule-utilitarianism _ 80

S

S. Freud _ 46
S. Kierkegaard _ 48
scientific objectivity _ 391
self-awareness _ 138
sexism _ 428
situational bind _ 224
slander _ 255
spirituality _ 453
stage of ease _ 222
stakeholder _ 202
standards of nursing practice _ 186
stem cell _ 329
stereotype _ 444
Stevens _ 5

T

tenacity _ 155
theory _ 156
Thomas Aquinas _ 15
tort _ 242
trustworthiness _ 90

U

unintentional tort _ 242
utilitarianism _ 78
utilitarian theories _ 407
utility _ 78

V

value clarification _ 137
values _ 134
veracity _ 116
virtue ethics _ 87

W

W. Dilthey _ 41